V. Schumpelick · R. Kasperk (Hrsg.)
Divertikulitis

Mit freundlicher Empfehlung

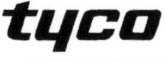

Healthcare

Ihr Partner im Krankenhaus

Springer

*Berlin
Heidelberg
New York
Barcelona
Hongkong
London
Mailand
Paris
Tokio*

V. Schumpelick · R. Kasperk (Hrsg.)

Divertikulitis
Eine Standortbestimmung

Mit 61 Abbildungen davon 19 Farbabbildungen
und 86 Tabellen

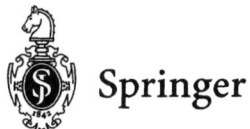

Prof. Dr. med. Dr. h.c. Volker Schumpelick
Chirurgische Universitätsklinik
Pauwelstraße 30
52074 Aachen
Deutschland

Prof. Dr. med. Reinhard Kasperk
Chirurgische Universitätsklinik
Pauwelstraße 30
52074 Aachen
Deutschland

ISBN-13: 978-3-540-42044-6   e-ISBN-13:978-3-642-59493-9
DOI: 10.1007/978-3-642-59493-9

Die Deutsche Bibliothek-CIP-Einheitsaufnahme

Divertikulitis: eine Standortbestimmung/Hrsg.: Volker Schumpelick; Reinhard Kasperk. – Berlin; Heidelberg; New York; Barcelona; Hongkong; London; Mailand; Paris; Tokio: Springer, 2001
ISBN-13: 978-3-540-42044-6

Dieses Werk ist urheberrechtlich geschützt. Die dadurch begründeten Rechte, insbesondere die der Übersetzung, des Nachdrucks, des Vortrags, der Entnahme von Abbildungen und Tabellen, der Funksendung, der Mikroverfilmung oder der Vervielfältigung auf anderen Wegen und der Speicherung in Datenverarbeitungsanlagen, bleiben auch bei nur auszugsweiser Verwertung, vorbehalten. Eine Vervielfältigung des Werkes oder von Teilen dieses Werkes ist auch im Einzelfall nur in den Grenzen der gesetzlichen Bestimmungen des Urheberrechtsgesetzes der Bundesrepublik Deutschland vom 9. September 1965 in der jeweils geltenden Fassung zulässig. Sie ist grundsätzlich vergütungspflichtig. Zuwiderhandlungen unterliegen den Strafbestimmungen des Urheberrechtsgesetzes.

Springer-Verlag ist ein Unternehmen der BertelsmannSpringer Science+Business Media GmbH
© Springer-Verlag Berlin Heidelberg 2001

Die Wiedergabe von Gebrauchsnamen, Handelsnamen, Warenbezeichnungen usw. in diesem Werk berechtigt auch ohne besondere Kennzeichnung nicht zu der Annahme, daß solche Namen im Sinne der Warenzeichen- und Markenschutz-Gesetzgebung als frei zu betrachten wären und daher von jedermann benutzt werden dürften.

Produkthaftung: Für Angaben über Dosierungsanweisungen und Applikationsformen kann vom Verlag keine Gewähr übernommen werden. Derartige Angaben müssen vom jeweiligen Anwender im Einzelfall anhand anderer Literaturstellen auf ihre Richtigkeit überprüft werden.

Herstellung: Goldener Schnitt, Sinzheim
Satz: Cicero Lasersatz, Dinkelscherben
Einbandherstellung: design & production, Heidelberg
Gedruckt auf säurefreiem Papier   SPIN: 10834833   18/3130   5 4 3 2 1 0

Inhaltsverzeichnis

I **Grundlagen**
(Anatomie, Ätiologie, Physiologie, Pathologie)

1 Divertikel: Allgemeine Grundlagen der Nomenklatur,
Klassifikation, Lokalisation und Anatomie 1
A. PRESCHER

2 Historische Entwicklungen 15
H.W. SCHREIBER, M. REHNER

3 Divertikulose –
eine ernährungsbedingte Volkskrankheit 29
W. ARNOLD

4 Ursachen der Divertikelbildung:
Motilitätsstörungen oder Drucksteigerung? 34
M. WIENBECK, CH. STRASSER

5 Ist die Divertikelkrankheit mit intestinalen
Innervationsstörungen assoziiert? 38
T. WEDEL, U.J. ROBLICK, T.H.K. SCHIEDECK, S. SCHRADER,
H. VON KOSCHITZKY, H.-P. BRUCH, H.-J. KRAMMER

6 Modell zur In-vitro-Untersuchung
von Motilitätsstörungen des Kolons –
Erste Ergebnisse zur Divertikulose 44
U. ROBLICK, H. V. KOSCHITZKY, S. SCHRADER

7 Matrixmetalloproteinasen (MMP) und ihr Einfluss
auf die Pathogenese der Divertikelerkrankung 51
Eine immunhistochemische und morphometrische Studie
A. BRUNN, U. KLINGE, R. KASPERK

8 Gibt es ultrastrukturelle Veränderungen,
die zu einer Divertikelbildung prädestinieren? 57
TH. OCHSENKÜHN, B. GÖKE

9	Pathologie der Divertikulose/Divertikulitis des Kolons ...	64
	B. Klosterhalfen	

10	Zusammenfassung Grundlagen (Anatomie, Ätiologie, Physiologie, Pathologie)	73
	R. Kasperk	

IIa Klinik und Komplikationen I

11	Divertikelträger: Bei wem entwickelt sich aus einer Divertikulose eine Divertikulitis?	77
	B. May, T. Griga	

12	Divertikulitis: Klassifikation nach Schweregraden H.-R. Zachert, H.-J. Meyer	82

13	Erfahrungen mit einer klinisch-pragmatischen Stadieneinteilung	92
	W. Stock, O. Hansen, T. Heinz	

14	Warum entwickeln Divertikel im Sigmadickdarm häufiger Komplikationen als Divertikel anderer Lokalisationen? ...	100
	T. Raguse, D. Tusek, I. Vecqueray	

15	Ist die Divertikulitis bei unter 40- bis 50-Jährigen eine aggressivere Erkrankung?	111
	H. Lippert, R. Mantke	

16	Zusammenfassung Klinik und Komplikationen I	119
	R. Kasperk	

IIb Klinik und Komplikationen II

17	Divertikelblutung als selbstlimitierende Komplikation? ..	123
	S. Katsoulis, U.R. Fölsch	

18	Interventionelle Therapie bei divertikulitischem Abszess P. Bertram, S.N. Truong, M. Jansen, V. Schumpelick	130

19	Divertikulitis – ein Chamäleon im klinischen Erscheinungsbild	137
	T. Mansfeld, W. Teichmann	

20	Besonderheiten der Divertikulitis beim Diabetiker	141
	M. Berger	

21	Natürlicher Verlauf der Divertikulitis – eine Langzeitstudie W. HOHENBERGER, TH. MEYER	151
22	Verlauf der operativ und konservativ behandelten Sigmadivertikulitis E.C. JEHLE	158
23	Zusammenfassung Klinik und Komplikationen II R. KASPERK	164

IIIa Diagnostik I

24	Stellenwert der Sonographie in der Diagnostik der Kolondivertikulitis S. TRUONG, S. MÜLLER, P. BERTRAM, V. SCHUMPELICK	169
25	Divertikulitis – wann Kolonkontrasteinlauf oder CT? W. PIROTH, P. HAAGE, J.E. WILDBERGER, R.W GÜNTHER	176
26	Das Hydro-CT in der Diagnostik der Sigmadivertikulitis H.J. KAHL, P. HEIM, C.F. EISENBERGER, V.M. HEINRICHS, J.R. IZBICKI	184
27	Was leistet das CT bei der Stadieneinteilung der Kolondivertikulitis? H. CLASSEN, O. HANSEN, W. STOCK	190
28	Divertikulitis – Stellenwert der Endoskopie B.C. MANEGOLD, K.L. SCHUSTER, H. SCHMIDT	194
29	Diagnostisches Vorgehen bei Verdacht auf Divertikelblutung K.E. GRUND	204
30	Zusammenfassung Diagnostik I R. KASPERK	213

IIIb Diagnostik II und Konservative Therapie

31	Welche Diagnostik ist nach erfolgreicher medikamentös-konservativer Therapie einer akuten unkomplizierten Divertikulitis durchzuführen? H.N. NGUYEN	217

32 Präoperative Diagnostik bei der Divertikulitis 222
    Was ist unter besonderer Berücksichtigung
    der Kosten-Nutzen-Relation notwendig?
    H.D. Röher, G. Fürst, B.J. Lammers

33 Konservative Therapie der akuten Divertikulitis –
    Standards? 228
    J. Willert, S. Hollerbach, W.H. Schmiegel

34 Zusammenfassung Diagnostik II
    und Konservative Therapie 238
    R. Kasperk

IVa Operative Therapie I

35 Natural history of diverticular disease 243
    M.R.B. Keigley

36 Wie definiert sich der optimale Resektionszeitpunkt
    nach einem akuten Schub einer unkomplizierten
    Divertikulitis? 247
    J.R. Siewert, R. Rosenberg

37 Muss die einfache Sigmadivertikulitis laparoskopisch
    operiert werden? 256
    N. Senninger, G. Drews

38 Grenzen des laparoskopischen Vorgehens? 262
    J.M. Müller

39 Ergebnisse und Indikation der laparoskopischen
    Sigmaresektion bei der komplizierten Verlaufsform
    der Divertikulitis 264
    J.-P. Ritz, C.-T. Germer, C. Isbert, H.J. Buhr

40 Laparoskopische Chirurgie der Sigmadivertikulitis
    auch im fortgeschrittenen Hinchey-Stadium 268
    E. Bärlehner, St. Anders

41 Laparoskopische versus offene Technik: Lebensqualität .. 273
    A. Tittel, R. Kasperk, V. Schumpelick

42 Zusammenfassung Operative Therapie I 278
    R. Kasperk

IVb Operative Therapie II

43 Wann und wie wird bei/nach einer Divertikelblutung
reseziert? 283
O. HORSTMANN, H. BECKER

44 Prognostische Kriterien bei komplizierter Divertikulitis.
Grenzen des einzeitigen Verfahrens 289
U. PONTENAGEL, B. ULRICH

45 Stufenkonzept der Behandlung der Peritonitis
bei Divertikulitis 298
S.A. MÜLLER, R. KASPERK, S. WILLIS, V. SCHUMPELICK

46 Diskontinuitätsresektion bei komplizierter Divertikulitis:
Chancen der Kontinuitätswiederherstellung? 302
B. ILLERT, A. THIEDE

47 Rechtsdivertikulitis – Besonderheiten des Vorgehens 311
H.-P. BRUCH, O. SCHWANDNER, R. KELLER, E. REUSCHE

48 Zusammenfassung Operative Therapie II 318
R. KASPERK

IVc Operative Therapie III

49 Gibt es eine Rezidivgefahr nach Resektion? 323
E.H. FARTHMANN, R.U. HÄRING

50 Rezidiv nach operativer Therapie der Kolondivertikulitis –
eine Nachuntersuchung 328
O. HANSEN, K. STERNEMANN, T. HEINZ, W. STOCK

51 Incidence and Prevention of Adhesions after Surgical
Treatment or Diverticular Disease 333
J. JEEKEL

52 Postoperative Komplikationen bei Divertikulitis 337
J.-P. RITZ, H.J. BUHR

53 Handassistierte laparoskopische elektive Chirurgie
der Sigmadivertikulitis
Guter Kompromiss oder nicht mehr minimal-invasiv? ... 346
W. HEITLAND

54 Zusammenfassung Operative Therapie III 351
    R. KASPERK

IVd Operative Therapie IV

55 Stage-Dependent Surgery of Colonic Diverticulitis 355
    S.A STRONG

56 What is Evidence-based in Surgery for Diverticular
    Disease of the Colon? 364
    BOON-SWEE OOI, F. SEOW-CHOEN

Sachverzeichnis 373

Verzeichnis der erstgenannten Autoren

ARNOLD, W., Prof. Dr. med.
Direktor der Klinik für Innere Medizin II
Zentralkrankenhaus
St.-Jürgen-Str. 1, 28205 Bremen

BÄRLEHNER, E., Dr. med.
Chefarzt der Chirurgischen Klinik
Klinikum Berlin-Buch
Hobrechtsfelder Chaussee 100, 13125 Berlin

BECKER, H., Prof. Dr. med.
Direktor der Klinik für Allgemeinchirurgie
Universität Göttingen
Robert-Koch-Str. 40, 37075 Göttingen

BERGER, M., Prof. Dr. med. Dr. h.c. mult.
Direktor der Klinik für Stoffwechselkrankheiten und Ernährung
Heinrich-Heine-Universität Düsseldorf
Moorenstr. 5, 40225 Düsseldorf

BERTRAM, P., Dr. med.
Chirurgische Universitätsklinik und Poliklinik der RWTH Aachen
Pauwelsstraße 30, 52074 Aachen

Bruch, H.-P., Prof. Dr. med.
Direktor der Chirurgischen Universitätsklinik
Universität zu Lübeck
Ratzeburger Allee 160, 23538 Lübeck

BRUNN, A., Dr. med.
Institut für Neuropathologie
Universitätsklinik der RWTH Aachen
Pauwelsstraße 30, 52074 Aachen

BUHR, H.J., Prof. Dr. med.
Direktor der Chirurgischen Klinik und Poliklinik
Universitätsklinikum Benjamin Franklin
Hindenburgdamm 30, 12200 Berlin

CLASSEN, H., Dr. med.
Chirurgische Abteilung Marien-Hospital
Rochusstr. 2, 40479 Düsseldorf

FARTHMANN, E., Prof. Dr. med. Dr. h.c.
Direktor d. Abt. f. Allgemeinchirurgie mit Poliklinik
Albert-Ludwigs-Universität
Hugstetter Str. 55, 79106 Freiburg

GÖKE, B., Prof. Dr. med.
Direktor der Medizinischen Klinik u. Poliklinik II
Klinikum der Universität München
Marchioninistraße 15, 81377 München

GRUND, K.E., Prof. Dr. med.
Leiter der Chirurgischen Endoskopie
Chirurgische Universitätsklinik
Klinikum Schnarrenberg
Hoppe-Seyler-Str. 3, 72076 Tübingen

HANSEN, O., Dr. med.
Chirurgische Abteilung
Marien-Hospital
Rochusstr. 2, 40479 Düsseldorf

HEITLAND, W., Prof. Dr. med.
Chefarzt der Chirurg. Abteilung
Städt. Krankenhaus München-Bogenhausen
Englschalkinger Str. 77, 81925 München

HOHENBERGER, W., Prof. Dr. med.
Direktor der Chirurgischen Klinik und Poliklinik
Universität Erlangen-Nürnberg
Krankenhausstr. 12, 91054 Erlangen

ILLERT, B., Dr. med.
Chirurgische Universitätsklinik
Julius-Maximilians-Universität
Josef-Schneider-Str. 2, 97080 Würzburg

JEEKEL, J., Prof. Dr. med.
Dept. of Surgery
University Hospital Rotterdam
Dijkzigt Hospital
P.O. Box 2040, NL-3000 CA Rotterdam

JEHLE, E.C., Priv.-Doz. Dr. med.
Chirurgische Universitätsklinik
Hoppe-Seyler-Str. 3, 72076 Tübingen

KAHL, H.-J., Dr. med.
Klinik und Poliklinik für Chirurgie
Abt. f. Allgemeinchirurgie
Universitätsklinikum Hamburg-Eppendorf
Martinistr. 52, 20246 Hamburg

KATSOULIS, Priv.-Doz. Dr. med.
1. Medizinische Universitätsklinik
Schittenhelmstr. 12, 24105 Kiel

KEIGHLEY, M.R.B., Prof., FRCS
Department of Surgery
Queen Elisabeth Hospital
Edgbaston
Birmingham, Great Britain

KLOSTERHALFEN, B., Priv.-Doz. Dr. med.
Institut für Pathologie
Universitätsklinikum der RWTH Aachen
Pauwelsstraße 30, 52074 Aachen

LIPPERT, H., Prof. Dr. med.
Direktor d. Klinik f. Allgemein-, Viszeral- und Gefäßchirurgie
Universitätsklinikum
Leipziger Str. 44, 39120 Magdeburg

MANEGOLD, B.C., Prof. Dr. med.
Chefarzt d. Abt. für Endoskopie der Chirurgischen Klinik
am Klinikum Mannheim
Theodor-Kutzer-Ufer, 68167 Mannheim

MANSFELD, R., Dr. med.
Chirurgische Abt. für Allgemein- und Viszeralchirurgie
Allg. Krankenhaus Hamburg-Altona
Paul-Ehrlich-Str. 1, 22763 Hamburg

MAY, B., Prof. Dr. med.
Chefarzt Abt. Gastroenterologie
Krankenhaus Bergmannsheil
Bürkle-de-la-Camp-Platz 1, 44789 Bochum

MEYER, H.-J., Prof. Dr. med.
Chefarzt der Klinik für Allgemein- und Viszeralchirurgie
Städtisches Klinikum Solingen
Gotenstraße 1, 42653 Solingen

MÜLLER, J.M., Prof. Dr. med.
Direktor der Universitätsklinik und Poliklinik für Chirurgie
Universitätsklinikum Charité
Schumannstr. 20/21, 10117 Berlin

MÜLLER, S.A., Dr. med.
Chirurgische Universitätsklinik und Poliklinik der RWTH Aachen
Pauwelsstraße 30, 52074 Aachen

NGUYEN, H., PD Dr. med.
Ltd. Oberarzt der Medizinischen Klinik III
Universitätsklinikum der RWTH Aachen
Pauwelsstraße 30, 52074 Aachen

PIROTH W., Dr. med.
Klinik für Radiologische Diagnostik
Universitätsklinikum der RWTH Aachen
Pauwelsstraße 30, 52074 Aachen

PONTENAGEL, U., Dr. med.
Chirurgische Klinik
Städt. Kliniken, Krankenhaus Gerresheim
Gräulinger Straße, 40625 Düsseldorf

PRESCHER, A., Priv.-Doz. Dr. med.
Institut für Anatomie
Universitätsklinikum der RWTH Aachen
Pauwelsstraße 30, 52074 Aachen

RAGUSE, T.M., Prof. Dr. med.
Chefarzt der Chirurgischen Klinik
Evang. Krankenhaus
Wertgasse 30, 45468 Mülheim

RITZ, J.-P., Dr. med.
Chirurgische Klinik und Poliklinik I
Universitätsklinikum Benjamin Franklin
Hindenburgdamm 30, 12200 Berlin

ROBLICK, U., Dr. med.
Chirurgische Klinik der Medizinischen Universität zu Lübeck
Ratzeburger Allee 160, 23538 Lübeck

RÖHER, H.-D., Prof. Dr. med.
Direktor der Chirurgischen Klinik und Poliklinik
Heinrich-Heine-Universität
Moorenstr. 5, 40225 Düsseldorf

SCHMIEGEL, W.-H., Prof. Dr. med.
Direktor der Klinik für Innere Medizin
Knappschaftskrankenhaus der Ruhr-Universität
In der Schornau 23-25, 44892 Bochum

SCHREIBER, H.W., Prof. Dr. med. Dr. h.c.
Alte Landstr. 40, 22339 Hamburg

SENNINGER, N., Prof. Dr. med.
Direktor der Chirurgischen Klinik und Poliklinik
Wilhelms-Universität Münster
Waldeyerstr. 1, 48149 Münster

SEOW-CHOEN, F., Prof., MD
Department of Colorectal Surgery
Singapore General Hospital
Outram Road, Singapore 0316

SIEWERT, J.R., Prof. Dr. med.
Direktor der Chirurgischen Klinik
Klinikum rechts der Isar
Ismaninger Str. 22, 81675 München

Stock, W., Prof. Dr. med.
Chefarzt der Chirurgischen Abteilung
Marien-Hospital
Rochusstr. 2, 40479 Düsseldorf

STRONG, SCOTT A., M.D.
Department of Colorectal Surgery
The Cleveland Clinic Foundation
9500 Euclid Avenue/A 111, Cleveland, Ohio 44195, USA

TITTEL, A., Dr. med.
Chirurgische Universitätsklinik und Poliklinik der RWTH Aachen
Pauwelsstraße 30, 52074 Aachen

TRUONG, S.N., Prof. Dr. med.
Chirurgische Universitätsklinik und Poliklinik der RWTH Aachen
Pauwelsstraße 30, 52074 Aachen

ULRICH, B., Prof. Dr. med.
Chefarzt der Chirurgischen Klinik
Städtische Kliniken, Krankenhaus Gerresheim
Gräulinger Straße, 40625 Düsseldorf

Wedel, T., Priv.-Doz.. Dr. med.
Institut für Anatomie
Medizinische Universität Lübeck
Ratzeburger Allee 160, 23538 Lübeck

Wienbeck, Prof. Dr. med.
Direktor der Medizinischen Klinik III
Zentralklinikum
Stenglinstr. 2, 86156 Augsburg

Vorwort

Volkskrankheiten wie z.B. Hypertonie oder Diabetes finden aufgrund ihrer Häufigkeit bei Arzt und Patienten stets große Aufmerksamkeit. Im Vergleich hierzu führt die Divertikelkrankheit des Kolons eher ein Schattendasein im Bewusstsein von Arzt und Patienten, obwohl sie im Hinblick auf Prävalenz und Inzidenz durchaus mit den vorgenannten Krankheiten zu vergleichen ist. Auch aus ökonomischer Sicht hat die Divertikelkrankheit des Kolons z.B. mit 60.000 stationären Behandlungsfällen pro Jahr eine nicht unerhebliche Relevanz, wobei sie in dieser Dimension die Ulkuskrankheit bereits eingeholt hat. Auch hinsichtlich des Risikopotentials mit erheblicher Morbidität und Mortalität im Komplikationsfall hätte die Divertikulitis mehr Beachtung verdient. Dies gilt insbesondere deswegen, da wir aufgrund der zunehmenden Überalterung der Bevölkerung und der anhaltenden Tendenz zur schlackenarmen Ernährung erst am Anfang einer kaum zu bremsenden Inzidenzzunahme stehen.

Auf der anderen Seite hat sich, basierend auf neuen Erkenntnissen und Entwicklungen, in verschiedensten Bereichen das diagnostische und therapeutische Spektrum der Divertikulitis in den letzten 20 Jahren erheblich verändert. Durch den differenzierten Einsatz unterschiedlicher diagnostischer Modalitäten und interventioneller sowie operativer Verfahren unter Einschluss der Laparoskopie ist es heute möglich, das Krankheitsbild in fast allen Fällen zu heilen, bevor die Komplikationen auftreten. Mit diesen potentiellen Heilungschancen steht die Divertikulitis unter den anderen gastroenterologischen Erkrankungen fast einzigartig dar. Dennoch entpflichtet uns dies nicht davon, weitergehende Fragen in Hinblick auf Prädisposition, Prävention und konservative Beeinflussungsmöglichkeiten zu verfolgen und das Optimum der Therapie zu definieren.

Vor diesem Hintergrund erschien es uns angezeigt, die Sigmadivertikulose/-divertikulitis in das Zentrum einer »State-of-the-Art«-Analyse zu stellen. Ziel eines dreitägigen Kongresses war es, alle relevanten Aspekte der Ätiopathogense, Diagnostik und Therapie kontrovers und konstruktiv zu diskutieren, um damit den aktuellen Kenntnisstand umfassend zu dokumentieren und um gesicherte Empfehlungen zum diagnostischen und therapeutischen

Vorgehen ableiten zu können. Angesichts des derzeitigen Mangels prospektiver Studien war dies die einzige Möglichkeit evidencebasiert vorzugehen, wohl wissend, dass es einen großen Nachholbedarf exakter wissenschaftlicher Analysen über Divertikulitis gibt.

Somit entstand ein Buch aus der Praxis, um für heute und auch morgen nachvollziehbare und reproduzierbare Handlungsanweisungen zu vermitteln. Zugleich aber sollte diese Zusammenstellung daraufhin wirken, dass dieses zu Unrecht eher vernachlässigte, häufige Krankheitsbild in Zukunft vermehrte Aufmerksamkeit und wissenschaftliche Bearbeitung erfahren wird.

V. Schumpelick, R. Kasperk

I Grundlagen (Anatomie, Ätiologie, Physiologie, Pathologie)

1 Divertikel:
Allgemeine Grundlagen der Nomenklatur, Klassifikation, Lokalisation und Anatomie

A. Prescher

Nomenklatur und Klassifikation

Der Begriff »Divertikel« leitet sich von dem lateinischen Verb devertere, deverto: abwenden, abkehren ab und liegt dem Substantiv »Deverticulum«, was soviel wie »Abweg« oder metaphorisch auch »Schlupfwinkel« bedeutet, zugrunde. Erst der spätere Sprachgebrauch formte unseren heutigen Begriff »Divertikel«, der allgemein für die Wandausstülpung eines Hohlorgans gebraucht wird.

Prinzipiell können die Divertikel in wahre und falsche Divertikel unterteilt werden, wie dies schon Fleischmann 1815 feststellte. Das entscheidende Klassifizierungsmerkmal ist dabei der Wandaufbau. Das Diverticulum verum besitzt alle orthischen Wandschichten des Mutterorgans, wohingegen das Diverticulum spurium nur aus der Schleimhaut gebildet wird. Das Diverticulum verum kann dann weiter eingeteilt werden, je nachdem, ob es sich um eine kongenitale Bildung handelt oder aber um eine im späteren Leben erworbene, also akquisite. Die akquisiten, wahren Divertikel sind meistens Bildungen, die durch Zug von außen, z.B. durch Narbenzug, entstehen, und die deshalb nach v. Zenker u. v. Ziemssen (1877) als Traktionsdivertikel bezeichnet werden. Nur selten kommen kongenitale Traktionsdivertikel vor, die auf embryonale Adhäsionen zurückzuführen sind (Kaduk 1977). Das Diverticulum spurium, auch als Pseudodivertikel bezeichnet, ist in der Regel ein akquisites Divertikel, bei dem die Schleimhaut durch einen Locus minoris resistentiae nach außen gestülpt wird. Dies geschieht oft durch intraluminäre Druckerhöhung, weshalb man auch von Pulsionsdivertikeln spricht. Wenn diese Divertikel vollständig ausgebildet sind, werden sie bei geeigneter Lokalisation an ihrer Außenseite vom Peritoneum viscerale überkleidet und können deshalb auch als Schleimhauthernie aufgefasst und bezeichnet werden. Fehlt jedoch der Peritonealüberzug, sollten sie systematisch korrekt als Schleimhautprolaps benannt werden. Für die einzelnen Entitäten können die folgenden exemplarischen Beispiele angeführt werden: Das Paradebeispiel eines kongenitalen wahren Divertikels ist das bekannte Meckel-Divertikel, das durch Fabricius Hildanus erstmals im Jahre 1598 beschrieben wurde und das auf die Teilpersistenz des Ductus omphaloentericus zurückgeht, der bis zur 6. Embryonalwoche eine Verbindung zwischen dem Embryo und dem Dottersack herstellt. Ein typisches Beispiel für ein erworbenes, echtes Traktionsdivertikel ist das Ösophagusdivertikel auf Höhe der Trachealbifurkation, das durch Narbenzug von außen, in der Regel durch vernarbende Bifurkationslymphknoten, hervorgerufen wird. Auch das sog. epibronchiale Divertikel gehört in diese Kategorie. Es wird

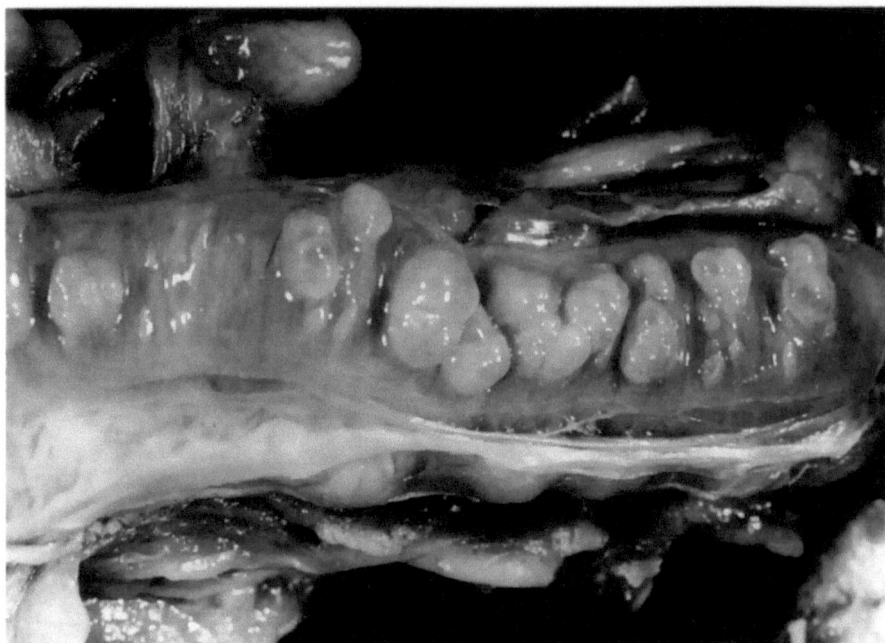

Abb. 1.1. Colon sigmoideum mit typischen, reihig ausgebildeten Graser-Divertikeln zwischen den Taenien

jedoch durch einen abnorm starken M. bronchooesophageus aus dem Ösophagus herausmodelliert. Das typische akquisite Pulsionsdivertikel tritt uns in Form der sog. Graser-Kolondivertikel (Abb. 1.1) entgegen. Da diese Divertikelform im Mittelpunkt der vorliegenden Publikation steht, möchte ich mich im Folgenden auf die anatomischen Grundlagen und die morphologischen Eigenarten dieser Entität konzentrieren.

Das Kolondivertikel wurde wahrscheinlich zuerst von Giovanni Battista Morgagni im Jahre 1761 in seinem grundlegenden Werk »De sedibus et causis morborum per anatomen indagatis libri quinque« beschrieben. Jedoch erst in den Jahren 1898 und 1899 erfolgte die Publikation einer genaueren anatomisch-pathologischen Untersuchung der Sigmadivertikel durch Ernst Graser in Erlangen. In seiner Arbeit »Das falsche Darmdivertikel« berichtet Graser im Langenbeck Archiv (1899) über seine Untersuchungen und beschreibt sehr viele morphologische Details, die auch heute noch von Bedeutung sind. Wegen dieser zeitlosen Darstellung ist auch das Eponym »Graser-Divertikel« gebildet worden. Um die Graser-Divertikel im Folgenden etwas näher zu betrachten, soll zuerst die anatomische Architektur des Kolons beleuchtet werden.

Anatomie des Kolons

Wandaufbau

Prinzipiell haben wir folgenden stratigraphischen Aufbau des Kolons, von innen nach außen (Abb. 1.2):
1. Tunica mucosa bestehend aus: Lamina epithelialis mucosae, Lamina propria mucosae und Lamina muscularis mucosae
2. Tela submucosa
3. Tunica muscularis (sog. Muscularis propria) bestehend aus einem inneren Stratum circulare und einem äußeren Stratum longitudinale
4. Tunica adventitia oder Tela subserosa mit Tunica serosa (je nach Lokalisation)

In diesen Schichtenaufbau fügt sich das Darmwandnervensystem, ebenfalls in Schichten gegliedert, ein. In der Tela submucosa befinden sich der Plexus submucosus externus (Schabadasch) und der Plexus submucosus internus (Meissner), zwischen dem Stratum circulare und dem Stratum longitudinale der Plexus myentericus (Auerbach) und unter der Adventitia der Plexus subserosus. Zum Auerbach-Plexus muss noch gesagt werden, dass er eigentlich mehr im Stratum longitudinale liegt als zwischen den beiden Muskellagen. Die Betrachtung geeigneter Präparate lehrt nämlich, dass der Plexus oft noch von wenigen Längsmuskelzügen eingefasst wird.

Im Folgenden werden die wesentlichen Eigenschaften der verschiedenen Schichten kurz geschildert, wobei ich mich eng an die Darstellung Goerttlers (1932) zum konstruktiven Bau der Darmwand anlehne.

Lamina epithelialis. Diese Schicht ist prinzipiell nicht dehnbar und muss deshalb Reservefalten aufweisen, um sich den unterschiedlichen Füllungszuständen anpassen zu können. Das Reservematerial steht in Form der nicht ortsgebundenen Plicae semicirculares als Vorratsfaltung zur Verfügung. Durch dieses Reservematerial ist die Tunica mucosa prinzipiell zu lang für das muskuläre Darmrohr. Wird das Kolon gedehnt, verstreicht das Innenrelief.

Lamina muscularis mucosae. Die Muskelfasern verlaufen flächenhaft parallel zu den Bindegewebezügen der Submukosa und der Serosa und bilden ein regelmäßiges Gitter. Es fehlen ringförmige oder achsenparallele Faserelemente.

Tela submucosa. Diese Schicht besteht aus einem zarten Bindegewebe, dessen Fasern ein typisches Scherengitter bilden. In den Maschen dieses Gitters sind zahlreiche Gefäße angeordnet, sodass eine Art Schwellkörper entsteht. Die Submukosa stellt eine essentielle Verschiebeschicht für die Schleimhaut dar (Goerttler 1932; Petersen 1935; Becker 1983).

Tunica muscularis. Ein wichtiger architektonischer Unterschied zwischen Dünn- und Dickdarm ist der apolare Bau des Kolons (Goerttler 1932; Stelzner 1976). Das heißt, dass auf- und absteigende spiralige Muskelfasern im und gegen

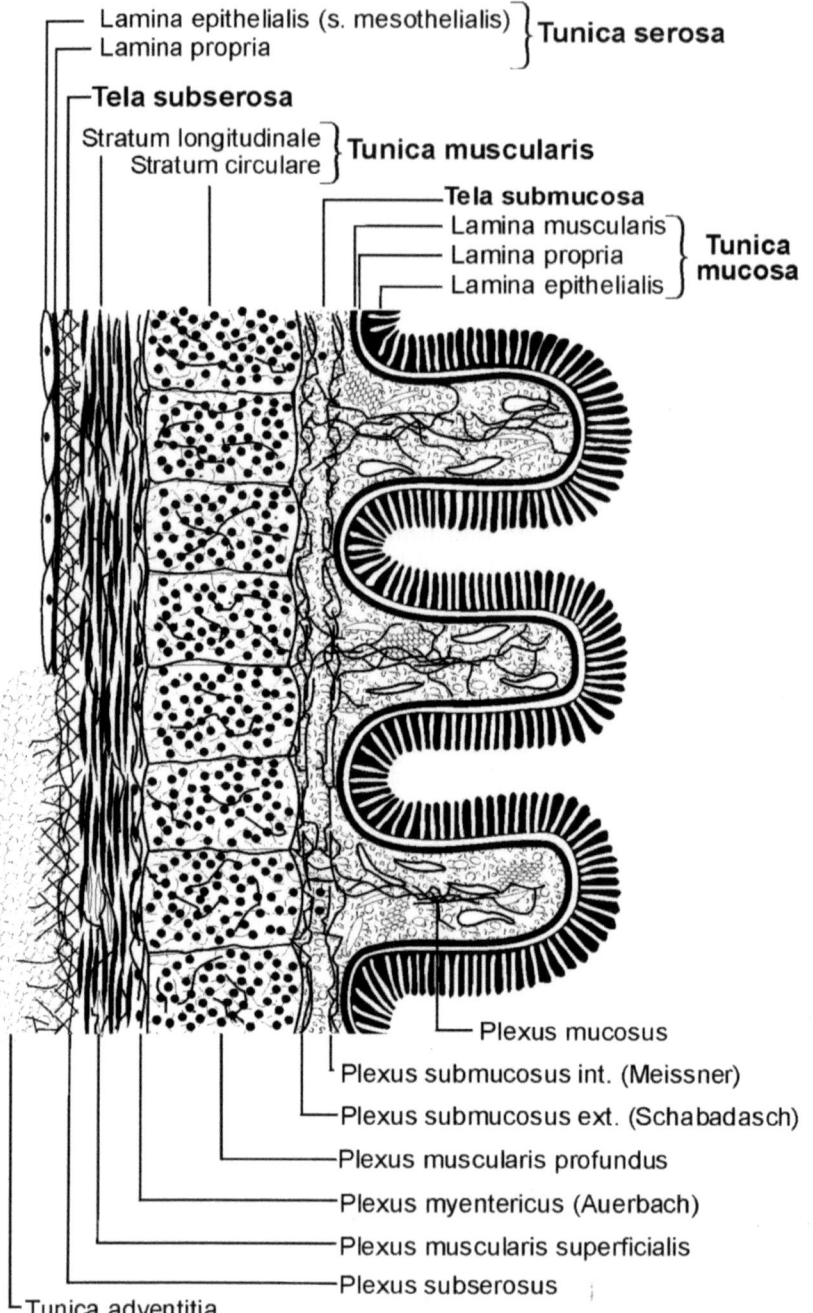

Abb. 1.2. Schematische Darstellung der stratigraphischen Architektur der Kolonwand und des Darmwandnervensystems. *Oben:* intraperitonealer Darmabschnitt mit Tunica serosa; *unten:* retroperitonealer Darmabschnitt mit Tunica adventitia

den Uhrzeigersinn verlaufen und sich überkreuzen. Dieses Bauprinzip erklärt die im Kolon physiologischerweise auch auftretende Antiperistaltik.

Es besteht ein dickes Stratum circulare und ein dünnes Stratum longitudinale. Beim Stratum longitudinale handelt es sich nicht mehr um eine geschlossene Muskelschicht, sondern die Muskulatur ist auf drei kräftige Längsmuskelzüge (s. Abb. 1.3a), die sog. Taenien, konzentriert. Man unterscheidet die vordere, frei sichtbare Taenia libera, die im Bereich des Mesokolons gelegene Taenia mesocolica und die Taenia omentalis, an der im Bereich des Colon transversum das Omentum majus befestigt ist. Zwischen diesen Taenien ist die Längsmuskelschicht entweder sehr dünn oder fehlt vollständig. Dadurch wölbt sich der dazwischen gelegene, schwache Wandabschnitt nach außen vor und bildet die den Dickdarm kennzeichnende Haustrierung aus. Die einzelnen Haustren werden durch die an der Außenseite eingezogenen und an der Innenseite prominenten Plicae semilunares voneinander getrennt.

Dieser Bau des Kolons lässt sich nach Goerttler (1932) aus der mechanischen Beanspruchung der Darmwand ableiten, die durch zwei Faktoren bedingt wird:
1. durch den Inhaltsdruck und
2. durch die Tätigkeit der Wandmuskulatur.

Maßgeblich ist vor allem der Inhaltsdruck. In einem Zylinder, der von innen gleichmäßig belastet wird, ist die auftretende Querspannung doppelt so groß wie die Längsspannung. Diese physikalische Beziehung erklärt die dicke Ringmuskelschicht und die dünne Längsmuskelschicht. Nach Goerttler (1932) besteht die Darmwand aus zwei verschiedenen ineinander gebauten Rohren und man kann das Konstruktionsprinzip mit dem Bau eines Geschützrohres vergleichen. Die Tunica mucosa bildet das innere »Seelenrohr«, wohingegen die Tunica muscularis das äußere »Mantelrohr« formt. In gleicher Weise äußert sich auch Petersen (1935), der feststellt, dass die Tela submucosa beide Schichten in ihrer Form voneinander unabhängig mache.

Angioarchitektur des Kolons

Das Kolon wird von den Ästen der A. marginalis (Drummond) versorgt, die in fast konstanten Abständen als funktionelle Endarterien an das Darmrohr herantreten und wegen ihres gestreckten Verlaufes als Vasa recta bezeichnet werden. Diese Vasa recta verzweigen sich unter der Serosa und treten als kleine Arterienäste durch die Muskulatur in die Submukosa ein. Topographisch liegen diese muskulären Eintrittspforten parataenial und durchsetzen die Kolonwand in einer deutlich schrägen Streichrichtung. Dabei können zwei Typen unterschieden werden:
- Typ 1: Der Gefäßkanal durchsetzt schräg sowohl die Ring- als auch die Längsmuskelschicht.
- Typ 2: Am Übergang von der Längs- zur Ringmuskelschicht findet ein treppenartiger Versatz des Gefäßkanals statt. Die Venen der Kolonwand sammeln sich in der Submukosa am Innenrand der Ringmuskulatur und treten als große Äste nach außen und zwar in der Gegend des Mesenterialansatzes. Aus

dieser Topographie wird sofort deutlich, dass die arteriellen und venösen Gefäße einen unterschiedlichen, getrennten Verlauf nehmen, wie dies schon von Hansemann 1896 feststellte.

Anatomische Grundlagen der Divertikelentstehung

An den geschilderten anatomischen Strukturen der Darmwand können sich jetzt diverse Veränderungen abspielen, die zur Ausbildung von Divertikeln führen. Dabei beteiligen sich nach den Ausführungen Beckers (1983) alle Wandstrukturen des Kolons (s. Abb. 1.3b):
1. Die Schleimhaut herniert und bildet den Divertikelsack.
2. Die Submukosa bildet eine essentielle Verschiebeschicht für die Schleimhaut.
3. Die Gefäße fungieren als Gleitschienen und ihre Gefäßlücken sozusagen als Bruchpforten.
4. Die Ringmuskulatur führt zur Ausbildung von sog. Druckkammern und unterhält einen erhöhten intraluminären Druck.
5. Die kontrakten Taenien verkürzen das muskuläre Darmrohr und bedingen die sog. Konzertinaform.

Betrachten wir diese Punkte systematisch und in ihrer kausalen Abfolge. Von besonderer Bedeutung sind die beiden Muskelschichten: Eine zu starke, überschießende Kontraktion der Längsmuskelschicht mit den drei Taenien führt zu einer deutlichen Verkürzung des Kolons (Abb. 1.3a und b). Makroskopisch tritt dies durch die sog. Konzertinaform – der Begriff wurde 1910 von dem Anatomen Sir Arthur Keith geprägt – in Erscheinung. Der Darm weist makroskopisch eine typische Ziehharmonikastruktur auf und die Appendices epiploicae liegen auffallend dicht beieinander. Diese überschießende Kontraktion der Längsmuskelschicht scheint nach den Untersuchungen von Raguse u. Kühnel (1981) einen myogenen Ursprung zu haben und manifestiert sich in strukturellen Änderungen (spitzwinklig zueinander orientierte Myozyten in den Taenien) und einer erheblich gesteigerten Stoffwechselaktivität. Die gleichzeitig bestehende Verdickung der Ringmuskelschicht wird eher durch eine passive Zusammenschiebung (Stauchung) der Schicht als durch eine echte Hypertrophie bedingt (s. Abb. 1.3b). Raguse u. Kühnel konnten in ihrer Untersuchung keine morphologischen Dokumente einer verstärkten Kontraktion der Ringmuskelschicht nachweisen. Durch die Verkürzung des Kolons entstehen aus den normalen Haustren sog. Druckkammern (Painter 1975). In diesen Druckkammern wird durch ein unkoordiniertes Muskelspiel und vielleicht auch durch Interferenzeffekte der peristaltischen und antiperistaltischen Wellen eine erhebliche Drucksteigerung (bis 90 mmHg) bewirkt, die wiederum den Pulsionseffekt auf die Schleimhaut und die Gefäßlücken unterhält.

Durch die Verkürzung des Darmrohres orientieren sich die schräg verlaufenden Gefäßlücken zu senkrecht die Darmwand durchsetzende Lücken um, worauf schon Reifferscheidt (1967) frühzeitig hinwies. Außerdem werden die Gefäßlücken im Alter durch Turgorverlust und Gewebeatrophie geräumiger und dadurch in ihrer Stabilität erheblich geschwächt. Der von innen auf die Darm-

1 Divertikel: Allgemeine Grundlagen der Nomenklatur, Klassifikation, Lokalisation, Anatomie

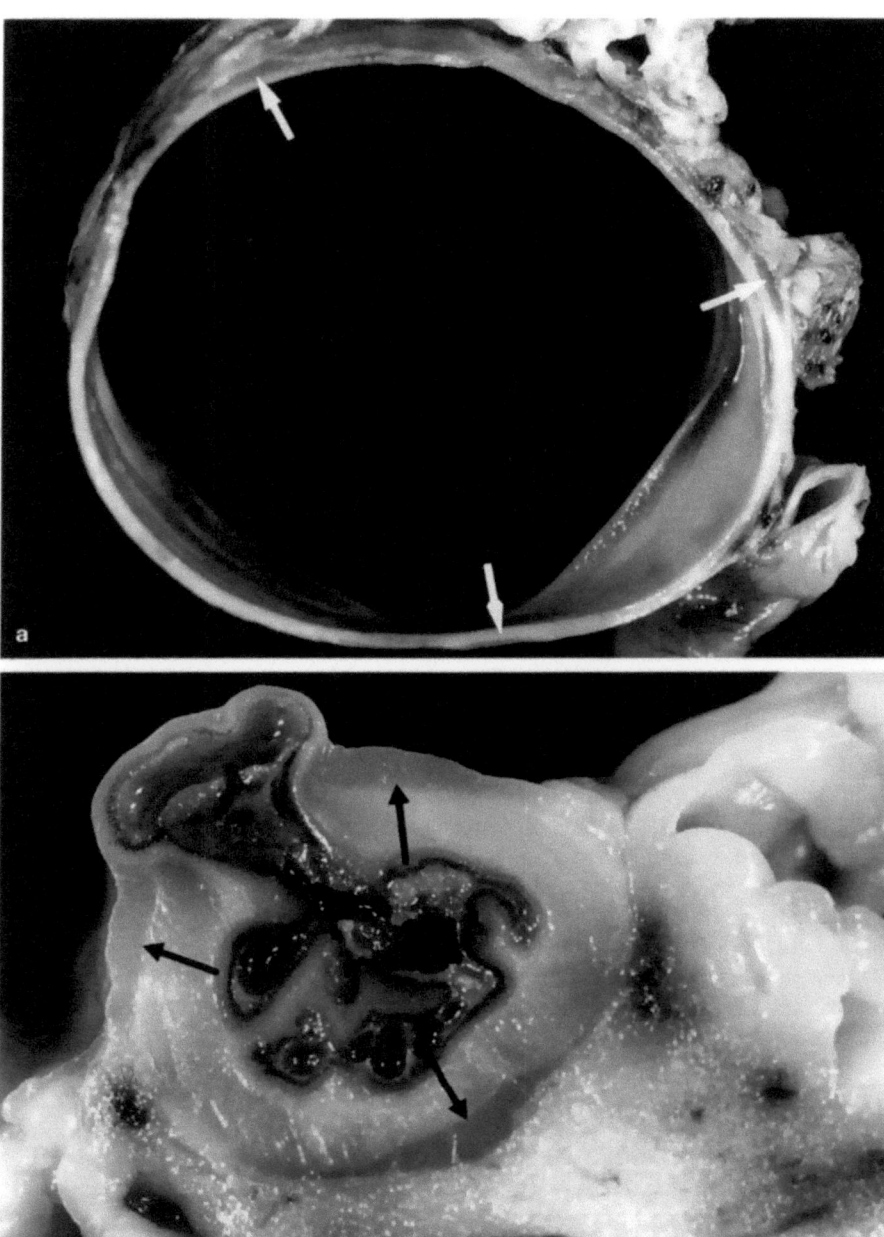

Abb. 1.3a,b. *a* Querschnitt durch die regelrechte Wand des Kolons. Die Pfeile weisen auf die Taenien. Man beachte die ausgesprochen geringe Dicke der Taenien. *b* Querschnitt durch ein divertikeltragendes Colon sigmoideum. Man beachte die erhebliche Verdickung der drei Taenien (*Pfeile*) und die zusätzlich bestehende kräftige Verdickung des Stratum circulare. Der Divertikeldurchschnitt illustriert, dass alle Strukturen der Kolonwand an der Divertikelbildung beteiligt sind und dass die zu lange, stark gefältelte Schleimhaut das Lumen erheblich obliteriert. Zusätzlich besteht eine Pseudomelanosis coli

wand einwirkende Druck stülpt jetzt die Schleimhaut dellenartig in den Gefäßkanal ein. Dadurch wird die Bedeutung der intraluminären Druckerhöhung augenfällig und der Begriff »Pulsionsdivertikel« erhält seine Berechtigung. Progredient schiebt sich das Divertikel durch den Gefäßkanal, sodass zuerst das sog. intramurale oder inkomplette Divertikel (Abb. 1.4a) entsteht, das von Völker (1906) in seiner Dissertation erstmalig beschrieben wurde und auf dessen exorbitante Bedeutung sowohl Schreiber (1965) als auch Schumpelick u. Koch (1974) aufmerksam gemacht haben. Diese Divertikel in Statu nascendi erreichen aber die Organoberfläche noch nicht, sodass die Divertikelkuppe immer noch von einer kräftigen Muskelschicht bedeckt wird (Abb. 1.4a). Es ist auch möglich, dass diese inkompletten Divertikel an den Gefäßlücken vom Typ 2 entstehen und dann quasi an der intakten Längsmuskelschicht auf eine Barriere stoßen. Weiterhin ist es denkbar, dass bei bestehender Divertikulose und dadurch bedingter Störung der gesamten Darmwandmotorik ein Teil der inkompletten Divertikel sozusagen arretiert wird und sich nicht zu kompletten, extramuralen Formen fortentwickelt. Es muss auf jeden Fall hervorgehoben werden, dass diese intramuralen Divertikel oft einen sehr engen Hals aufweisen und in ihrem Lumen meistens Zelldetritus und Fäzes enthalten. Aus diesem Grunde sind sie auch für eine Divertikulitis prädisponiert. Die Formierung der intramuralen oder inkompletten Divertikel ist wegen der Entzündungsprädisposition auf jeden Fall ein Meilenstein in der Ausbildung entzündlicher Komplikationen (Schreiber 1965). Im Gegensatz zum inkompletten Divertikel weist das komplette (extramurale) Divertikel meistens einen weiten Hals auf und der Divertikelsack wird nicht mehr von Muskulatur bedeckt (Abb. 1.4b).

Es muss augenblicklich unentschieden bleiben, auf welchem Weg sich die kompletten Formen bilden: Denkbar wäre, dass sie sich über die Vorform des intramuralen Divertikels konstituieren und die zwischenzeitlich bedeckende Muskelschicht mit der Zeit druckatrophisch und schließlich dehiszent wird. Möglich wäre aber auch, dass sie sich auf direktem Weg an der Gefäßlücke vom Typ 1 bilden, da hier keine Barriere den Marsch des Divertikels durch die Darmwand hemmt.

Die beschriebene Ausstülpung der Schleimhaut kann nur stattfinden, wenn die Schleimhaut auf ihrer Unterlage beweglich angebracht ist. Durch die mächtig ausgebildete Submukosa, die noch dazu aus lockerem und zartem Bindegewebe besteht, werden geradezu optimale Verhältnisse für eine Verschiebung, Abhebung oder Ausstülpung der Schleimhaut geschaffen.

Die Bedeutung der Submukosa für die Divertikelentstehung zeigt die Beobachtung, dass beim Morbus Crohn und bei der Colitis ulcerosa, die beide mit einer Vernarbung der Submukosa einhergehen, keine Divertikel mehr gebildet werden. Die intakte Submukosa ist eine Conditio sine qua non für die Divertikelentstehung (Becker 1983)! Hinzu kommt, dass das ursprünglich schon zu lange Schleimhautrohr (»Seelenrohr« n. Goerttler) durch die Verkürzung des kontrakten Muskelrohres (»Mantelrohr« n. Goerttler) noch eine zusätzliche Verlängerung erfährt und das Darmlumen oftmals geradezu obliteriert (Morson 1975). Die überschüssige Schleimhaut bildet dann Stelzners »Falten nach außen«, eben das Divertikel aus. Den enormen Schleimhautüberschuss dokumentieren auch die Schleimhautfalten an den Divertikelöffnungen (s. Abb. 1.4a).

1 Divertikel: Allgemeine Grundlagen der Nomenklatur, Klassifikation, Lokalisation, Anatomie

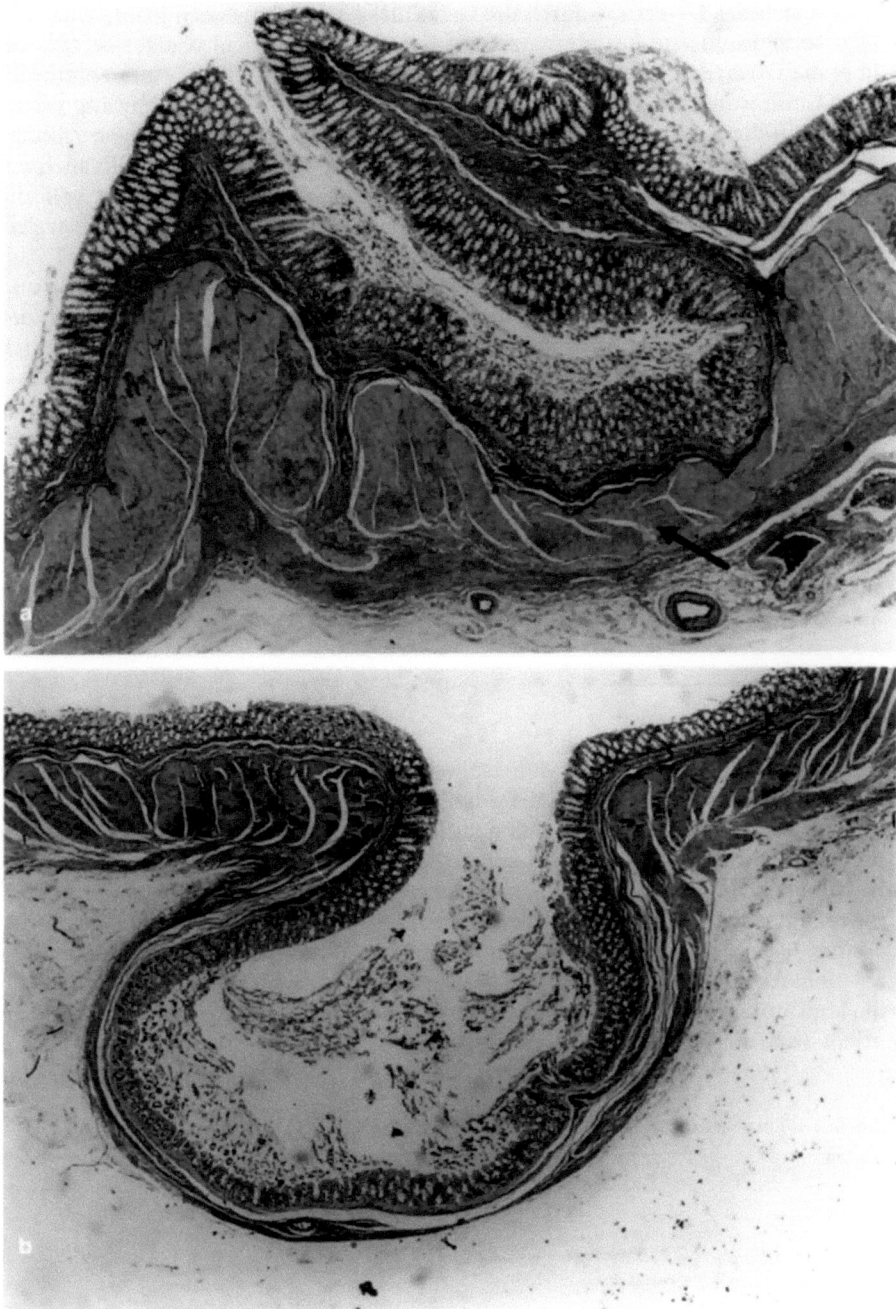

Abb. 1.4a,b. *a* Inkomplettes (intramurales) Divertikel. Man beachte die enge Divertikelöffnung und den engen Divertikelhals. Der *Pfeil* weist auf die noch bestehende muskuläre Abdeckung des Divertikels. *b* Komplettes (extramurales) Divertikel. Man beachte die weite Divertikelöffnung. Das Divertikel durchsetzt alle Wandschichten und wird nur noch vom Peritoneum viscerale bedeckt

Da sich das Divertikel durch die Gefäßlücke schiebt, hat es a priori eine sehr enge topographische Beziehung zu den Gefäßen. Dabei zieht das Vas rectum oft über die Divertikelkuppe und über die Divertikelwand, kann bei einer entzündlichen Gefäßwandschädigung arrodiert werden und eine Divertikelblutung verursachen. In diesem Zusammenhang ist interessant, dass die rechtsseitigen Zäkumdivertikel durchschnittlich größer sind und dass das Vas rectum deshalb auch auf einem größeren Abschnitt geschädigt werden kann. Diese Tatsache soll die empirisch bekannte, größere Blutungsneigung der rechtsseitigen Divertikel anatomisch erklären.

Das komplette (extramurale) Divertikel durchsetzt alle Wandschichten und bildet an der Außenseite des Darmes einen kuppelförmigen Divertikelkopf, der nur noch vom Peritoneum viscerale überkleidet wird (s. Abb. 1.4b) oder der sich in das perisigmoidale oder mesenteriale Fettgewebe erstreckt. Da das Divertikel langsam herausgearbeitet wird, erklärt sich der morphologische Befund einer manchmal noch nachweisbaren dünnen Muskelschicht auf der Divertikelkuppe. Es handelt sich um den noch nicht atrophisch gewordenen Rest der Lamina muscularis mucosae oder um ein dünnes Relikt der Längsmuskelschicht.

Makroskopisch liegen die erbs- bis haselnussgroßen Divertikel oft in typischen, paarigen Reihen (»strickleiterartig«) zwischen den Taenien und können sich auch in die Appendices epiploicae, die ja nichts anderes sind als fettbeladene Serosasäckchen, hineinentwickeln.

Lokalisation

Über die Lokalisation der Kolondivertikel informiert umfassend die tabellarische Zusammenstellung von Jansen u. Kaden (1974; Tabelle 1.1).

Der bevorzugte Befall des Colon sigmoideum, des entwicklungsgeschichtlich jüngsten Kolonabschnittes, wird sofort augenfällig. Interessant und augenblicklich unerklärlich ist, dass die Japaner umgekehrte Verhältnisse aufweisen und bevorzugt eine Divertikulose des Zäkums ausbilden. Der bevorzugte Befall des Sigmas lässt sich aus seiner anatomischen und physiologischen Sonderstellung ableiten: Am Ende des Sigmas geht die diskontinuierliche Längsmuskelschicht in die kontinuierliche Längsmuskelschicht des Rektums über. An diesem Übergang bricht sich die peristaltische Welle prellbockartig und setzt das Sigma starken

Tabelle 1.1. Lokalisation der Kolondivertikel n. Jansen u Kaden (1974)

Lokalisation	Zahl der Fälle [109]	%
Sigma	56	51,3
Sigma und Colon descendens	16	14,7
Sigma und Colon transversum	1	0,9
Sigma, Colon ascendens und descendens	1	0,9
Sigma und Rektum	5	4,6
Gesamtes Kolon (ohne Sigma)	12	11,0
Colon ascendens	1	0,9
Colon descendens	16	14,7
Rektum	1	0,9

intraluminären Drücken aus. Weiterhin ist das Colon sigmoideum besonders stark vaskularisiert und weist deshalb zahlreiche Gefäßlücken auf, die den Divertikeln als Weg dienen können. Hinzu kommt die physiologische Rezeptorfunktion des Sigmas für den gastrokolischen Reflexweg und die daraus resultierende hohe Irritabilität und Muskelerregbarkeit.

Schlussfolgerung

Die geschilderten Prozesse stellen verschiedene, morphologisch nachweisbare und an die anatomischen Strukturen der Kolonwand gekoppelte Phänomene dar, die aber unbedingt im Zusammenhang mit physiologischen und konstitutionellen Faktoren gesehen werden müssen. Insbesondere kommt sicherlich auch dem aufrechten Gang eine wesentliche Rolle bei der Divertikelentstehung zu. Becker (1976) fasst die Divertikulose sogar als direkte Folge des aufrechten Ganges auf. Es muss unbedingt betont werden, dass die Causa prima des gesamten Geschehens noch nicht benannt werden kann und sich hierbei sicherlich unterschiedlichste Faktoren bedingen, ergänzen oder zusammenspielen. Die Ansicht Beckers (1983), dass es keine wirkliche Erkenntnis der Phänomene »Divertikulose« und »Divertikulitis« geben kann, wenn immer nur Einzelaspekte (Altersveränderungen, Muskulatur, Bindegewebebeschaffenheit, Innendruck, Transitzeit, diätetische Faktoren u.v.a.m) bearbeitet und betrachtet werden, ist hier unbedingt zu unterstützen.

Abschließend lässt sich feststellen, dass die morphologische Divertikelforschung mit Ernst Graser in Erlangen begann und knapp 100 Jahre später sehr erfolgreich von dem Pathologen Volker Becker in Erlangen wieder aufgegriffen wurde. Mit der uneingeschränkt immer noch gültigen Aussage Beckers (1980) zum Divertikuloseproblem möchte ich diese einleitenden Ausführungen beschließen:

»Die gesamte Divertikuloselehre ist voll von klaren Konzepten, die aber durch vielfältige Ausnahmen wieder fragwürdig werden«.

Vielleicht trägt das vorliegende Buch mit seinen das Problem von allen Seiten beleuchtenden Aufsätzen dazu bei, dass dieses, unser fragwürdiges Wissen anmahnende Wort bald zur Vergangenheit gehört.

Literatur

Becker V (1976) Pathologisch-anatomische Aspekte zur Entstehung von Divertikeln und ihren Komplikationen. Langenbecks Arch Chir 342:401–409
Becker V, Lauterwald A (1980) Die Divertikelkrankheit des Dickdarms. Chir Praxis 27:595–644
Becker V (1983) Divertikulose – Anatomische Aspekte. Radiologe 23:533–539
Fleischmann G (1815) Leichenöffnungen. Palm, Erlangen
Goerttler K (1932) Der konstruktive Bau der menschlichen Darmwand. Morphol Jahrb 69:329–379
Graser E (1898) Entzündliche Stenose des Dickdarmes, bedingt durch Perforation multipler falscher Divertikel. Centralbl Chir 25:140–142
Graser E (1899) Das falsche Darmdivertikel. Arch Klin Chir 59:638–647

Jansen HH, Kaden R (1974) Die Divertikulose des Dickdarms und ihre Komplikationen. Hess Ärztebl 35: 665-678

Kaduk B (1977) Kongenitales Riesendivertikel des Colon descendens. Leber Magen Darm 7:36-39

Keith A (1910) Diverticula of the alimentary tract of congenital or of obscure origin. Brit Med J 1:376-380

Morson BC (1975) Pathology of diverticular disease of the colon. Clin Gastroenterol 4:37-52

Painter NS, Burkitt DP (1975) Diverticular disease of the colon, a 20th century problem. Clin Gastroenterol 4:3-20

Petersen H (1935) Histologie und mikroskopischen Anatomie. J Bergmann, München

Raguse T, Kühnel W (1981) Zur Pathogenese der Divertikelerkrankung des Kolons. Leber Magen Darm 11:147-158

Reifferscheid M (1967) Pathogenese der Sigma-Divertikulitis und die Indikation zur Resektionsbehandlung. Langenbecks Arch Klin Chir 318:134-160

Schreiber HW (1965) Neue Gesichtspunkte zur Divertikulitis des Dickdarms. Dtsch Med Wochenschr 90:1998-2004

Schumpelick V, Koch G (1974) Die Bedeutung des inkompletten Dickdarmdivertikels für die Divertikulitis. Langenbecks Arch Chir 336:1-14

Stelzner F (1976) Strukturveränderungen der Colonwand als Ursache der Divertikulose und der Divertikulitis. Langenbecks Arch Chir 342:411-412

v. Hansemann D (1896) Über die Entstehung falscher Darmdivertikel. Virchows Arch 144:400-405

Völker O (1906) Ein Beitrag zur Kenntnis der falschen Darmdivertikel. Speyer & Kaerner, Freiburg

v. Zenker FA, v. Ziemssen H (1877) Krankheiten des Oesophagus. In: Handbuch der Krankheiten des Chylopoetischen Apparates. 1.1. Hälfte Anhang. In: Handbuch der speziellen Pathologie und Therapie, Bd. 7.1. Vogel, Leipzig

2 Historische Entwicklungen

H.W. SCHREIBER und M. REHNER

In Cruveilhiers zwischen 1829 und 1842 publiziertem Werk »Anatomie pathologique du corps humain« findet sich keine Aussage über Divertikel. Erst 1849 beschreiben er und im gleichen Jahrzehnt auch andere Autoren dieses Krankheitsbild. Bis zur Jahrhundertwende hielt man die Divertikel für eine Rarität und war bis in die dreißiger Jahre hinein nicht bereit, sie als Entität zu akzeptieren (Parks 1974).

Der Mensch lebt von Augenblick zu Augenblick. Verstehen kann er sein Leben und Tun nur im Blick zurück. Aber er muss in eine Zukunft leben, die nur bedingt kalkulierbar ist. Deshalb braucht der Mensch einen Kompass, d.h. die Erfahrung aus der Geschichte. Es gibt keine Forschung ohne irgendeine Erfahrung, weder im Ansatz noch im Ergebnis. Wissenschaft hat immer auch eine empirische Anamnese. Analoges gilt auch für Ergebnisse. In der ärztlichen Praxis müssen beide Bereiche in einen logischen Verbund treten.

> »Unsere Wissenschaft, das heißt Naturwissenschaft, ist empirisch eingerahmt. Nur soweit Erfahrung möglich ist, ist Naturwissenschaft möglich.« (C.F. VON WEIZSÄCKER).

Wer die Geschichte leugnet, läuft Gefahr, nur zufällig auf der Welt zu weilen. Geschichte beginnt immer schon heute.

Nach der uns bekannten dokumentierten Geschichte wurden Divertikel erstmals 1761 von dem Anatomen Giovanni Baptista Morgagni (1682–1781) aus Padua publik gemacht in seinem Werk »De sedibus et causas morborum – per anatomen indagatis libri quinque« (1761).

Er war Schüler von A.M. Valsalva (1666–1723). Morgagni übernahm 1712 den Lehrstuhl für theoretische Medizin zu Padua, drei Jahre später die Lehrkanzel für Anatomie. Sein Werk gründete auf etwa 700 Krankengeschichten, die er in Briefe fasste und mit 79 Jahren publizierte. Morgagni waren Divertikel an Duodenum, Dünn- und Dickdarm bekannt. Am Dickdarm unterschied er echte und unechte Formen in unserem Verständnis. Morgagnis großes Verdienst liegt u.a. darin, dass er erstmals Krankheitsbilder mit anatomischen Veränderungen zu identifizieren suchte.

Rudolf Virchow schrieb dazu:

> »... von daher können wir sagen, daß erst mit und durch Morgagni der Dogmatismus der alten Schule gänzlich gebrochen ist und daß damit die neue Zeit begann.« (zit. nach Brunn 1973)

Die heute maßgeblichen Begriffe gehen auf den Anatomen und Pathologen Fleischmann aus Erlangen (1815) zurück (zit. nach Neff 1938). Sein Text lautet:

> *»Unter falschen Divertikeln verstehe ich alle die Darmanhängsel, sie mögen nun vor oder nach der Geburt entstanden seyn, welche sowohl am dicken als dünnen Darme vorkommen, und eine mehr oder weniger unregelmäßige rundliche, blasige, kugelförmige ins Breite gezogene, birnförmige Gestalt haben, und an ihrer Grundfläche am Darme etwas zusammengezogen sind. Sie kommen selten einzeln, meist an mehreren Darmstellen zugleich vor, und entstehen wohl häufiger erst nach, als vor der Geburt, weil die Ursache ihrer Entstehung einmal in einer zufälligen Cohäsionsminderung der Darmhäute und oft wohl zugleich in einer mechanischen Gewalt zu suchen ist, und die erstere zwar vor der Geburt da seyn, die letztere aber nicht so leicht und in dem nöthigen Grade statt finden kann.*
> *Diese falschen Divertikeln entstehen also hauptsächlich durch eine krankhafte Erschlaffung und Ausdehnung der Muskelhaut, die Muskelfasern weichen an einer solchen Stelle auseinander, bilden gleichsam eine Spalte und begeben sich nicht über die Ausdehnung fort, sind entweder gar nicht, oder blos der Länge nach über dem Divertikel noch hie und da zu sehen, und die übrigen Häute, die Gefäßehaut und die Zellhaut, treiben sich dann an einem solchen schwachen Orte durch die gewichene Muskelhaut durch und bilden gleichsam einen Bruch oder Vorfall, um welchen die zurückgetretenen Muskelfasern gleichsam einen Sphincter bilden.«*

Fleischmann unterschied damit wahre, falsche und gemischte Divertikel. Er formulierte und definierte zeitlos gültig. Er sah das Neue, das vor aller Augen lag und er gab ihm einen Namen. Letztes ist – so Nietzsche – das originäre Verdienst der Entdecker.

Der Name Divertikel leitet sich vom lateinischen »deverticulum« ab (nicht »diverticulum«), das »Seitenweg« bedeutet.

Nach den möglichen Stadien krankhafter Veränderungen kannte man eine unkomplizierte Form, die Divertikulosis sive Divertikulose, und eine infizierte komplizierte Form, die Divertikulitis.

Neben diesen klassischen Begriffen gab es weitere Namen, z.B. Prädivertikulose in Form kleiner Zähnelungen bzw. Warzen oder leichter Entzündung bzw. Irritation der an sich unauffälligen Oberfläche (Knothe 1925; von Bergmann 1936). Ausgeschieden wurde der Name konditionale Divertikel (Bayer u. Pansdorf 1933) – eine Mischung aus angeborenem und erworbenen Divertikel, die es nicht gibt. Man hat nie einen Säugling mit Divertikeln gesehen und man hat erfahren, dass es nach Resektionen Rezidive geben kann.

Der Name »Hernia tunicaria« (oberflächliche Hernie, tunica: Unterkleid) von Cruveilhier (1849), auch die von Spriggs (1921) eingebrachte an sich realistische Bezeichnung »Sacculose« und »Sacculitis« (Säckchen) blieben bedeckt. Analoges erfuhr der Eigennahme Ruppert'sche Divertikel (lt. Bier, nach Bumm, Hufeland'sche Gesellschaft Berlin, 12.12.1931). Bis in unsere Zeit hielt sich der Name »Graser-Divertikel«. Grasers Referate (1898/1899) vor der Deutschen Gesellschaft für Chirurgie verschafften der bislang kaum bekannten Krankheit ein weites Echo.

Es ist bemerkenswert, dass die Divertikulitis schon um die Jahrhundertwende etwa gleichzeitig in Frankreich, England, den USA und in Deutschland auf pathologisch-anatomisches, klinisches und chirurgisches Interesse stieß.

Dabei ist zu berücksichtigen, dass die Diagnose nur bei einer Operation und bei der Autopsie möglich war. Dies änderte sich erst mit der von G.F. Haenisch (1914) und dann auch anderen Ortes erprobte radiologische Darstellung des Dickdarms inkl. der Divertikel mit Hilfe von Kontrastmitteln.

Als reale Disposition galt das Alter etwa ab dem 4. Dezennium. Am meisten betroffen war das phylogenetisch jüngste Darmsegment, das Colon sigmoideum. Dort finden sich 95% aller Divertikel, gefolgt von etwa 2% im Zäkum und Colon ascendens und 1% im Colon transversum. Bevorzugt schienen adipöse Konstitution und das männliche Geschlecht. Divertikel traten regelhaft in der Mehrzahl auf.

Wenn man die Begriffe »Diverticulose« und »Diverticulitis« prospektiv bewerten möchte, dann kommen der Divertikulose und dem Karzinom maßgebliche Bedeutung zu. In der Entwicklung der Divertikulose liegt der Schlüssel zur Pathogenese wie auch zur Behandlung der Divertikulitis.

Falsche Divertikel sind auf Zeit gesicherte, gleichwohl immer scharfe Minen. Alles weitere, also Divertikulitis und ihre Komplikationen, sind u.U. bedrohliche (auf unserem derzeitigen Wissensstand) zufällige Ereignisse.

Wie unterschiedlich die Meinungen über den Krankheitswert der Dickdarmdivertikel sind, mag man aus einigen Zitaten messen:

»Die Divertikel bilden den Ausgangspunkt mannigfacher pathologischer Zustände. ... Das latente Stadium entspricht der Diverticulosis; die Beschwerden dieser Patienten werden oft als neurotisch aufgefasst, müssten aber zum mindesten an Darmdivertikel denken lassen« (Neff 1938).

»The majority of patients with diverticulosis have either no symptoms or symptoms of such a minor nature that they never seek medical attention. Some patients have symptoms such as intermittent abdominal pain, bloating, excessive flatulence, and irregular defecation. Nausea, anorexia, passage of pellet-like stools, or attacks of diarrhoea may also be present. Rectal bleeding is uncommon in patients with uncomplicated diverticular disease« (Simmang u. Shires 1998).

»Bei der Diverticulose des Dickdarmes handelt es sich um einen pathologisch-anatomischen Begriff, der das Vorhandensein von Divertikeln beschreibt. Dieser Zustand hat keinen Krankheitswert« (Karavias 1995).

»Da eine Divertikulose keine Beschwerden verursacht, sollte der Begriff Divertikelkrankheit nicht gebraucht werden« (Vogt u. Schölmerich 1996).

Zur Deutung der Wanderung von Schleimhaut durch die Darmwand gab es verschiedene Vorstellungen. Realiter bricht die Mukosa nirgends durch. Es gibt keine Residuen von Verletzungen. Die Schleimhaut gleitet. So hielt auch die Mehrzahl der Autoren die Divertikel für das Produkt einer Pulsionswirkung. Es stellt sich die Frage: Wie kommt der dazu notwendige Druck bzw. die Schwächung der Darmwand zustande?

Fleischmann schuldigte eine erschlaffte Muskulatur an. Dabei sollte die Obstipation Schrittmacher zur Dehnung der Lamina muscularis sein.

Eichhorn (1898) vertrat erstmals die Meinung, dass der Schwund der Muskelfasern, eine Verbreiterung der Muskelspaltung und die Auffüllung derselben mit reichlichem lockeren Bindegewebe das Maßgebende bei der Entwicklung der Divertikel seien und dass sich die Schleimhaut allmählich in die entstehende Lücke hineinbewege. Er fand solche histologischen Bilder von Spaltbildungen in der Muskulatur, über die die Schleimhaut glatt hinwegzog, und schloss daraus, dass sie in diese hineingedrückt werden müsste, wenn ein gesteigerter Darminnendruck Hauptursache der Divertikelentstehung wäre.

Lockhart-Mummery (1930) dazu später:

»*Mir scheint am wahrscheinlichsten, daß Divertikel als Schleimhauthernien durch die schwachen Stellen der Ringmuskulatur beginnen und daß retinierter Kot die Entzündung auslöst. Wahrscheinlich ist eine erworbene Schwäche, Degeneration der Muskulatur, eventuell vom Alter oder unnatürlicher Darmfunktion erste Ursache. Dafür spricht, daß Divertikel bei Fetten und in der zweiten Lebenshälfte am häufigsten gesehen werden.*«

Klebs (1898) vertrat als Erster die Vorstellung, dass eine große Zahl der Divertikel den Durchtrittsstellen der Gefäße durch die Darmwand folgt. Graser konnte diese Befunde durch eigene Untersuchungen bestätigen. Er fand die austretende Schleimhaut an den Appendices epiploicae sehr zahlreich. Überdies stellte Graser auch ein überzufällig häufiges Zusammentreffen von mesenterialen und kardialen Stauungen mit rezidivierender Drucksteigerung im Darm durch Kotretention fest.

Sudsuki (1900) fand Divertikel häufig bei adipösen Patienten. Daraus schloss er auf eine Mitwirkung von Fettgewebe in den Gefäßlücken. Fettmangel bei Kachexie, interkurrente Erkrankungen und Diät führen zu Fettschwund in bzw. an den Gefäßscheiden. Das bedeutet, dass sowohl Fettsucht als auch Fettschwund zur Divertikelbildung führen können.

Völker meinte 1906, unter den Ursachen sei nicht der gesteigerte Darminnendruck, sondern die geringere Widerstandsfähigkeit der Wand von Belang.

Eine andere Vorstellung war, dass die Schleimhauthernien den Prolaps an der schwachen Stelle der Ringmuskulatur beginnen und dabei durch retinierten Darminhalt infiziert werden. Druckuntersuchungen am Sigma (Heschl 1880) hatten gezeigt, dass der aufgeblähte Darm immer an den Eintrittsstellen der Mesenterialgefäße platzte. Hier sei der geringste Widerstand der Darmwand, somit also der Eingang zum Tunnel für die Schleimhaut.

Von Graser (1898, 1899) wurde eine lokale Insuffizienz der Darmwand z.B. durch Stauung der mesenterialen Venen vermutet. Dabei sollte auch durchlässiges degeneriertes Fettgewebe mitwirken. Analog dem genannten Konzept von Klebs (1898) sah er den Weg der Schleimhaut entlang der Gefäße gebahnt.

Weitere z.T. irreversible Veränderungen der Divertikulitis waren eine partielle Hyperplasie und Sklerose der Muskulatur. Dabei war die Darmwurzel oft mitbetroffen. Tumorös und derb sklerotisch aufgetrieben konnten sie Abszesse und selten auch ein Karzinom bergen.

Hyperplastisch oder degeneriert kann der Auerbach-Plexus sein. Diese genannten Reaktionen waren oft von dichten Rundzellherden durchsetzt, ähnlich wie bei den inkompletten Divertikeln.

Bei der Entwicklung von Divertikeln wurden auch verschiedene sog. »ferne Quellen« diskutiert, z.B. Fokalherde. Bei Divertikelträgern fand man in 65% Zahneiterungen, in 72% spondylarthrotische Veränderungen u.Ä.m. im Vergleich zu geringeren bzw. selteneren Befunden bei Menschen ohne Divertikel (Spriggs u. Marxer 1927). Ähnliches sollte auch für Genussgifte, z.B. Nikotin, Alkohol u.a.m. gelten. Telling fand bei 100 radiologischen Kolonuntersuchungen von Divertikelträgern seltener Korrelationen zum klinischen Problem der Obstipation als bei einer Vergleichsstichprobe ohne Divertikel.

Lokale Passagestörungen können Divertikel provozieren: Lane (1885) fand bei der Operation eines Leistenbruchs das Sigma im Bruchsack eingeklemmt. In diesem Segment fanden sich Divertikel und sonst nirgends. Bei stenosierenden Karzinomen konnte man Divertikel ober- und unterhalb des Tumors antreffen.

Neben den genannten mechanischen Entstehungsursachen kann es auch funktionelle Auslöser geben. Ein reflektorischer Ansatz wurde von Barsony (1928) vertreten. Dabei sollen sich Darmsegmente spastisch kontrahieren, andere vollkommen erschlaffen. Sofern sich ein Muskelsegment spastisch kontrahiert und das anliegende Segment sich relaxiert, bildet die relaxierte Vorwölbung die Form eines Divertikels: Sie ist Spiegelbild der spastischen Darmeinziehung. Ein solches Divertikel, das sich aus allen drei Hauptschichten der Darmwand zusammensetzt, ist zunächst ein echtes Divertikel.

Die in Relaxation befindliche Muskelpartie atrophiert und führt zu einer anhaltenden Vorwölbung. Es entfernen sich die Fasern der überdehnten Muskulatur voneinander, bis schließlich eine Unterbrechung der Lamina muscularis zustande kommt. So sollen sich die muskelfreien Kulissen in der divertikeltragenden Darmwand entwickeln. Es kann auch primär schon ein muskelloses Segment durch Relaxation entstehen, indem sich die Schleimhaut durch atrophische Muskelanteile vorstülpt.

Andere Autoren möchten Dyskinesien in der Motilität des Darmrohres verantwortlich machen (von Bergmann 1936; Bayer u. Pansdorf 1933). Für die Annahme, dass spastische Darmbewegungen eine latente Divertikulose entstehen lassen, könnte eine Beobachtung Barlings sprechen: Er sah bei der Freilegung einer entzündlich veränderten Sigmaschleife eine starke Kontraktion und zugleich das Heraustreten zahlreicher Divertikel. Beim Nachlassen der Kontraktionen verschwanden die Knospen. Von Belang scheint u.a. ein wechselnder Tonus der Taenien wie der Ringmuskulatur zu sein.

Neff (1938)vergleicht die Möglichkeiten zur Divertikulogenese des Sigma – ähnlich denen des Duodenum nach Hahn (1933) – wie folgt:

> »... auf Grund des uns bis heute vorliegenden Materials, läßt sich die Entstehung der Schleimhauthernie als Kombinationseffekt erklären, bedingt durch lokale Schädigung der Muscularis selbst, pathologische Erweiterung präformierter Lücken in der Muscularis und einer abnormen Steigerung des Binnendruckes.«

Diese abnorme Steigerung des Darminnendrucks ist vielfach nicht mechanisch, sondern durch Störungen im normalen Ablauf der Darmfunktion bedingt.

Nachdem man alle morphologischen Strukturen des Sigma in eine Rolle bei der Divertikulose gebracht hatte, diskutierte Neff damit erstmals einen neuen funktionellen Weg. Es ist der wechselnde Tonus des Darmes an den Taenien und an der Ringmuskulatur, der für das Auftreten der falschen Divertikel mit von Belang ist. Von daher stellte sich die Divertikulose auch als eine Störung neuromuskulärer Partialfunktionen vor. Ähnliches – d.h. spastische Muskelkontraktionen hatten zuvor schon Keith (1910) und Lane (1920) vermutet. Die spezielle Bedeutung wie Entwicklung der Spastik blieb dabei lange ohne Echo offen.

Diese Anamnese wurde von Stelzner u. Lierse (1976) und 20 Jahre später von Stelzner allein (1998) vertieft. Sie sahen in nicht umkehrbaren myostatisch asymmetrischen Kontrakturen der glatten Muskulatur die initialen Schrittmacher der Divertikulose. So mag sich ein Befund von Wolf (1984) erklären, der in 11,4% der wegen einer fortschreitenden Sigmadivertikulitis Resezierten ein Rezidiv feststellen musste. Bumm hatte 1933 schon eine analoge Erfahrung mitgeteilt. Bei nichtradikalen Resektionen sind Rezidive grundsätzlich möglich.

Manometrische Untersuchungen haben eine gesteigerte Segmentationsrhythmik mit erhöhtem intraluminären Druck bei der Divertikulose gezeigt. Neben segmentalen Kontraktionen mit extremer Haustrierung und Bildung sog. Überdruckkammern kommt elektromyographisch vor allem der fast tetanischen Kontraktion der Längsmuskulatur eine pathogenetische Bedeutung zu.

Möglicherweise sind inkomplette oder intramurale Divertikel mit Hyperplasie von Schleimhaut, der Muskulatur und des Auerbach-Plexus mit dichter Durchsetzung von lymphatischem Gewebe Denkmäler segmentaler Kontraktionen und zugleich Schutzfaktoren in Form hyperplastischer Muskelabschnitte vor einem weiteren Ausbruch von Divertikeln. Gleichwohl disponiert ihre Struktur zu Infektionen, die sich manschettenartig innerhalb der muskulären Darmwand oder/und als perforierende Abszesse mit Ausdehnung ins Mesosigma oder in die Peritonealhöhle ausbreiten. Die inkompletten Gebilde sind jünger als die kompletten Formen!

Zu den überzeugendsten Berichten über die Entwicklung der Divertikulose gehören nach Parks (1974) die Untersuchungen von Painter u. Truelove (1962). Sie fanden bei gleichzeitiger Druckmessung und Kineradiographie Koninzidenzen von Druckveränderungen und Kaliberweite des Darmes. Unter Morphin- und Prostigmingaben stiegen die Druckwellen enorm und ebenso die Frequenz von Kaliberänderungen. Die Analyse zeigte, dass der Höchstdruck in einem Kolonsegment gelegen war, dessen Lumen sich durch riegelartige Falten völlig verschloss. Die Muskelbewegung ist dabei segmental und nicht peristaltisch. Hohe Drücke entstehen, wenn zwei Segmentbewegungen gleichzeitig auftreten und den eingeschlossenen Darminhalt blockieren. Painter u. Truelove erklären die Ergebnisse mit einer Hypersensibilität der zirkulären Kolonmuskulatur gegenüber physiologischen und pharmakologischen Reizen bei Divertikulosekranken.

Williams (1967) fokussierte die myostatische Aktivität mit einer Verkürzung der Längsmuskulatur.

Weitere pharmakologische Untersuchungen dazu von Parks (1974) ließen bei regelrechter Reaktion der zirkulären Muskulatur schon nach geringer Stimulation unkontrollierte Aktionen der Längsmuskulatur mit Hypertension in fixierten Druckkammern erkennen. Damit erscheint eine plausible Erklärung gefunden – es fehlen die Druckauslöser. Parks folgert dazu:

»Es steht lediglich fest, daß die Kolonmuskulatur durch einen chemischen Wirkstoff, der ausschließlich auf die Mukosa aufgebracht wird, beeinflußt werden kann. Vielleicht entsteht bei schlackenarmer Ernährung ein Wirkstoff, der zur Reaktion führt, wie wir sie am Colon descendens beobachten können.«

Wenn die Muskulatur so maßgeblich erscheint, müsse die Resektion des Sigma möglichst radikal sein, sonst sind Rezidive zu erwarten (Parks 1974).

Einen Übergang von Divertikulose zur Divertikulitis fand Mayo (1907) – also zeitlich noch vor der Röntgendiagnostik – bei jedem dritten Divertikelträger. Ähnliche Daten geben auch andere an, z.B. Spriggs u. Marxer (1927). Berg fand 1920 eine Umwandlung bei jedem Zweiten, Abel gab 1935 Quoten von 10–20% an. Bei der Wiederentdeckung der Divertikulose nach dem 2. Weltkrieg stellte Ungeheuer (1962) eine Häufigkeit von 5–10% bei der Bevölkerung über 50 Jahre fest. Entsprechende Umwandlungen bewegten sich danach insgesamt gestreut zwischen 12 und 60%.

Parks (1969) konnte 297 Patienten mit akuter Divertikulitis über 15 Jahre beobachten. Von diesen mussten nur 7% operiert werden, 40% wurden beschwerdefrei. Aus dem eigenen Krankengut von 310 Patienten mit akuter Divertikulitis konnten 75 konservativ behandelt werden, von diesen wurden 86% im späteren Verlauf beschwerdefrei.

Der Engländer Telling stellte bereits 1908 einen Katalog üblicher Folgen der Divertikulitis auf, der kaum einer modernen Ergänzung bedarf (s. Übersicht). Er unterschied fünf mechanische Komplikationen: die Bildung von Kotsteinen in Divertikeln, Torsionen, Ablagerung von Fremdkörpern, mechanische Perforation bei Klysmen und Inkarzerationen. Dann folgten neun Komplikationen entzündlicher und infektiöser Genese, wie wir sie kennen. An letzter Position steht das »sekundäre Karzinom«.

Seither gilt Telling als der »Systematiker« der Divertikulitis, Neff als das »Gedächtnis der Divertikulose/Divertikulitis« und Parks als der erfahrene »Langzeitbeobachter«.

Eine kürzere Aufstellung zu den Komplikationen zugunsten klinischer Kriterien hat uns Mayo (1908) hinterlassen. Er unterschied
– die lokale Divertikulitis und Peridivertikulitis,
– die Divertikulitis und Peridivertikulitis mit Abszess,
– enterointestinale, enterovesikale und enterokutane Fisteln,
– die Divertikulitis mit Stenosen und
– die Divertikulitis als Grundlage der Karzinombildung.

Zum Karzinom gab es folgende Meinungen:
– Fehleinschätzung eines Divertikulitistumors zugunsten des Karzinoms (Karzinommimikry, Moynihan 1907). Umgekehrtes ist auch möglich.

> **Erste systematische Zusammenstellung
> von Divertikel- und Divertikulitiskomplikationen durch Telling (1908)**
>
> Mechanische (Komplikationen)
> - Bildung von Kotsteinen in Divertikeln
> - Torsion des Divertikels
> - Ablagerung von Fremdkörpern (Gallensteine, Fischgräten)
> - Mechanische Perforation (Klysmen)
> - Inkarzeration des Divertikels (Finsterer 1925)
>
> Entzündliche Komplikationen
> - – Divertikulitis
>   - Gangränöse
>   - Akute
>   - Subakute
>   - Chronische
>   - Latente
> - Passage von Mikroorganismen ohne Perforation
> - Peridiverticulitis chronica hyperplastica mit Tendenz zur Darmstenose
> - Perforation des Divertikels mit allgemeiner Peritonitis, lokaler Abszessbildung, Fistelbildung, speziell in die Blase, Eiterung in einem Herniensack
> - Bildung von Adhäsionen, speziell zu Dünndarm, Blase, weiblichen Genitalien
> - Chronische lokale Peritonitis
> - Chronische Mesosigmoiditis
> - Metastatische Eiterung
> - Allgemeininfektion
> - Sekundäre Karzinomentwicklung

- Es stellte sich die Frage nach den kausalen Beziehungen zwischen Divertikulitis und Karzinom. Das Karzinom kann eine Stenose bedingen und so die Divertikulose und Divertikulitis fördern. Hierzu gibt es zahlreiche Mitteilungen. Dazu Neff: »Es bleibt die Tatsache, daß die Mehrzahl der Stenosen bösartig ist.«
- Häufig diskutiert wurde die Frage nach der sekundären Tumorentstehung. Das Vorkommen eines Karzinoms in einem divertikeltragenden Darmstück ist von vielen Autoren beobachtet worden. Eine Mehrheit glaubt an ein zufälliges Zusammentreffen.

Reifferscheid (1967) fand in kleinen intramuralen Divertikeln Epithelhyperplasien und Adenombildungen und diskutierte eine Präkanzerose. »Bei der polypösen Randwallhypertrophie des inkompletten Divertikels ist eine Disposition zu diskutieren,« so Kümmerle u. Reifferscheid beim Symposion in Aachen 1973.

Neff schrieb dazu bereits 1938:

> *»Tatsächlich kann es nach kritischer Sichtung des Schrifttums nicht mehr zweifelhaft erscheinen, daß die Divertikelentzündung den Boden für eine spätere Entartung abgeben kann.«*

Die Geschichte der Divertikulose und Divertikulitis verlief schubweise. Phasen anfänglicher Aktivitäten wechselten mit längeren Pausen. Die von Haenisch 1914 eingeführte Radiologie des Dickdarms samt Divertikeln förderte die Aufmerksamkeit und das Interesse, vor allem weitaus bessere, wenn auch aus heutiger Sicht simple diagnostische Möglichkeiten; prägend blieben üblicherweise die Operation und die Autopsie. Dickdarmdivertikel blieben bis vor etwa 50 Jahren im Schatten allgemeiner klinischer Aufmerksamkeit.

1919 schreibt Lanz im Lehrbuch der Chirurgie von Wullstein u. Wilms noch recht undifferenziert über die Divertikulitis des S-romanum. Sie konkurriert hier mit einer Sigmoiditis chronica hyperplastica, mit einer chronisch sklerosierenden Form, einer Sigmoiditis chronica pseudocarcinomatosa und einer Perisigmoiditis. Als Therapie sollen nach vergeblicher internistischer Behandlung die Anlage eines Anus praeter oder eine Zökostomie in Frage kommen. Erfahrungen mit einer Ileosigmoidostomie seien weniger günstig.

Kleinschmidt u. Hohlbaum (1927) schreiben 8 Jahre später in der renommierten Operationslehre von Kirschner und Nordmann zur »Divertikulitis des Dickdarms«:

»*Über die Ursachen der Entstehung weiß man nichts Sicheres. Stauungen im Pfortaderkreislauf (Graser), Anhäufung von Fettgewebe in den Gefäßlücken oder deren Schwund (Hansemann), Kot- und Gasstauung im Darm werden als Ursachen angenommen. Wahrscheinlich dürfte aber auch bei diesen Divertikeln eine angeborene Disposition die wesentliche ätiologische Rolle spielen. ... Retinierte Kotbröckel in den Divertikeln können zu geschwürigen Prozessen der Schleimhaut, Abszedierung und Perforation führen. Akute Perforation eines Divertikels mit tödlicher Peritonitis, gelegentlich ohne jede Vorboten, ist des öfteren beobachtet worden. ... Die Prognose der Erkrankung ist ernst. Wie ernst zeigt die Statistik Friedemanns. Von 81 Fällen akuter Divertikulitis wurden nur 6 geheilt. Alle übrigen mit einer Ausnahme starben. Von 200 chronischen Fällen konnten nur 14 durch Operation geheilt oder gebessert werden.*«

Curschmann äußerte auf dem Wiesbadener Internistenkongress 1934:

»*Die Divertikulose des Darmes, als Krankheit, ist in Hand- und Lehrbüchern zu kurz gekommen.*«

Es gibt mehrere analoge Meinungen. Clairmont schrieb 1935:

»*Von der Darstellung im Schrifttum bis zur allgemeinen Einbürgerung neuer Kenntnisse ist ein weiter Weg. Das zeigt die Lehre von der Divertikulose des Dickdarmes und ihrer Komplikationen besonders deutlich. Anders ist nicht zu erklären, daß heute noch die akute und chronische Divertikulitis und die Beteiligung der Umgebung an dieser Entzündung, die in verschiedener Weise stattfinden kann, und die bösartige Entartung in der Regel nicht erkannt werden und mit einer erschreckenden Sterblichkeit belastet sind. Praktiker, Internisten und Chirurgen stehen hier auf diesem Gebiet nicht auf der Höhe.*«

Die Prognose für die operativ behandelten komplizierten Divertikulitiskranken war der Entwicklung der Dickdarmchirurgie und der Peritonitisbehandlung angemessen. Die Problematik begann schon bei der Diagnose, die auch noch nach Beginn der Röntgenära unbefriedigend sein konnte. So war die Diagnose bei 107 Kranken, darunter 24 eigenen (Telling 1920) in keinem Fall vor der Operation gestellt worden.

Eisenberg (1913) sammelte aus der Literatur 55 Divertikulitiskranke, darunter zwölf Resektionen mit sieben Heilungen und fünf Todesfällen.

In Friedemanns Statistik (1921) waren von 81 Kranken mit akuter Divertikulitis nur sechs geheilt worden. Die Diagnose wurde nur einmal vermutungsweise gestellt. Von über 200 chronisch Kranken konnten nur 14 durch Operation geheilt oder gebessert werden. Bei acht Verstorbenen wurde die Diagnose bei der Sektion gestellt.

Gerzowitsch (1925) fand bei 316 operierten Kranken eine operative Sterblichkeit von 12% bei Resektionen. Durchweg tödlich war der Verlauf bei Kranken mit diffuser Peritonitis. Die Eingriffe waren meist einzeitige Resektionen und in Notfällen die Anlage eines Anus praeternaturalis.

Die allgemeine Verfahrenswahl orientierte sich an der Kolonchirurgie mit dem Unterschied, dass auch akute Formen der Divertikulitis noch einer konservativen Behandlung zugänglich sein konnten. Abszesse wurden später vor allem von Internisten auch perkutan sonographisch kontrolliert punktiert. Sonst gewann die einzeitige Resektion Anhänger auch schon in frühen Phasen (Reifferscheid 1973), während die ausgedehnte Peritonitis eher mehrzeitig z.B. durch die Hartmann-Operation behandelt wurde. Bei all dem musste und muss das Karzinom differentialdiagnostisch kalkuliert werden (Hollender 1974; Kraft-Kinz 1976; Kümmerle 1977; Parks 1970; Raguse 1979).

Eine Sonderstellung nimmt die Myotomie ein. Sie berücksichtigt die muskuläre Hyperplasie, die hypertone Kammerung des Darmes und damit die Pathogenese von Divertikulose und Divertikulitis. Der Premiere von Reilly (1964 – longitudinale Myotomie) folgten Modifikationen von Hodgson (1972 – Myotomie der Taenien) und Kettlewell (1977 – Kombination beider Methoden).

Zur Beurteilung der Myotomie möchten wir die Wiener Arbeitsgruppe von Dinstl (Dittrich et al. 1989) auszugsweise zitieren:

> *»Was spricht dann aber aus heutiger Sicht gegen die Myotomie?*
> *1. Die Erfolge der konservativen Therapien bei Divertikulose und Divertikulitis.*
> *2. Die intraluminäre Druckminderung ist nur temporär. Passad konnte das bereits 1971 nachweisen, innerhalb von 3 Jahren kommt es zu einem Druckanstieg auf die Ausgangswerte. Nur ein physiologisch belasteter Darm (Ballaststoffe) gewinnt seinen Normaltonus zurück, wobei das sowohl für die Myotomie wie auch für die Resektion gilt.*
> *3. Der Entzündungsherd bei jeder Form der Divertikulitis, bei Konglomerattumoren und bei entzündlichen Stenosen, bleibt in situ.*
> *4. Die Divertikelblutung kann dadurch nicht beherrscht werden.*
> *5. Die Morbidität und die Letalität der Myotomien sind beträchtlich. Die Myotomie ist keine einfach und schnell durchzuführende Operation.*

Gibt es heute noch Indikationen zur Myotomie?
Indiziert ist der Eingriff bei langstreckigem Befall des Kolons und rezidivierenden Beschwerden, wobei röntgenologisch das Bild des spastischen Kolons geboten wird und in Ausnahmefällen in Verbindung mit einer Resektion zur Rezidivprophylaxe.
Die Myotomie sollte jedenfalls als kombinierte horizontale und longitudinale Methode nach Kettlewell angewendet werden. Nicht geeignet ist dieses Operationsverfahren bei kurzstreckigem Befall, bei Stenosen, bei jeder Form entzündlicher Veränderungen und bei Divertikelblutungen.«

Als wir 1957 in Bonn erstmals über 23 Kranke mit einer Dickdarmdivertikulitis publizierten, hatten wir eine Premiere. Was uns heute noch schwer fällt zu begreifen, war die Tatsache, dass es Krankengeschichten mit solcher Diagnose in dem sonst bis zurück zum Jahr 1880 mustergültigen Archiv nicht gab. Wir haben uns gefragt: Wo waren diese Patienten früher? Gab es sie nicht? Waren sie unter anderer Diagnose abgelegt?

Wir haben sie nicht vermisst, weil uns das Krankheitsbild nicht geläufig war. Wir wissen u.a. von Ungeheuer in Frankfurt, dass es ihm ganz ähnlich erging.

Hier muss der historische Rückblick enden. Wir haben mit einem Pathologen begonnen und möchten auch analog schließen – und zwar mit einem Lehrbuch zur Allgemeinen und speziellen Pathologie von Riede u. Schaefer aus dem Jahre 1995. Dies ist zugleich der Übergang in unsere Gegenwart.

Die Ausführungen zur Dickdarmdivertikulitis umfassen eine halbe und eine viertel Seite:

»Pathogenetisch sind die Graser-Divertikel letztlich noch ungeklärt. Diskutiert werden folgende vermutlich zusammenwirkende Faktoren: Druckerhöhung im Darmlumen durch segmentale Kontraktur der Ringmuskulatur, wobei eine pflanzenfaserarme Kost unterstützend wirken soll.
Kolonwandschwäche: Die Schleimhaut stülpt sich durch anatomisch präformierte Schwachstellen in der Muscularis propria (Gefäßlücken) aus. Dementsprechend sind die Graser-Divertikel an beiden Seiten der ein- und ausmündenden Gefäße und somit rechts und links der Arterien anzutreffen. Eine Schwächung des intestinalen Bindegewebes infolge Kollagensynthesestörung und/oder Alterung dürfte die mechanische Belastbarkeit dieser Schwachstellen entscheidend herabsetzen.

Komplikationen:
1. Divertikulitis 30%. Meist kommt es zu einer Retention und Eindickung von Kot im Divertikelkopf, was infolge Druckerosion der Schleimhaut eine chronisch-granulierende Entzündung, gelegentlich mit abszedierendem oder gangräneszierendem Charakter nach sich zieht.
2. Perforation 10%. Bricht eine Divertikulitis durch, so entsteht eine Perforation mit perikolischem Abszeß, später auch mit Peritonitis.
3. Fisteln 10%: meist kolovesikal, seltener kolokutan oder koloenterisch.
4. Darmstenosen 20% infolge narbiger Schrumpfung.
5. Karzinom (selten).

Mit der Ankündigung des Schlusses dürfen wir festhalten: Divertikulose und Divertikulitis haben uns zunehmend Respekt vor dem Dickdarm, speziell dem Sigma, seiner hohen Sensibilität und seinem imponierenden vielfältigen Reaktionsvermögen gelehrt.

Dieser Unterricht scheint noch nicht am Ende zu sein: Welche Reize können ein solch aufwendiges selbstmörderisches Abwehrsystem aktivieren? Der aus der Geschichte verbliebene Auftrag gilt der Entwicklung der Divertikulose und der Aufmerksamkeit gegenüber dem Karzinom. Es muss uns beeindrucken, wenn der internationale Krankheitscode erst seit wenigen Wochen – also in 2001 – Divertikulose und Divertikulitis mit den Komplikationen Perforation, Peritonitis und Blutung – und nicht mehr! – aufgenommen hat.

Der Rückblick soll mit einem Ausblick schließen:
- Mit Hilfe leistungsfähigerer diagnostischer und auch forscherischer Möglichkeiten sind wir der Divertikulose näher gekommen.
- 200 Jahre haben manche Probleme vor allem der Pathogenese der Divertikulose als dem möglichen Introitus der Divertikulitis dem Geist und Fleiß der Nachfahren überlassen.
- Möge sich dieses Symposion aus der späteren Geschichte rühmlich abheben.

Literatur

Abel N (1935) Diagnosis and treatment of diverticulitis and diverticulosis. Surgery Gynec Obstet 38:370–375
Anschütz W (1909) Erworbene falsche Divertikel des Dickdarmes. Tagungsbericht nordwestdeutscher Chirurgen zu Kiel 3. Juli 1909.Zbl Chir 36:1176
Aschoff L (1929) Divertikel. In: Pathologische Anatomie, II. Bd: Spezielle Pathologische Anatomie, 4.Aufl. Fischer, Jena, S 915
Barsony Th (1928) Das Divertikel als 2. Krankheit. Wien Klin Wschr II:1308–1310
Bayer L, Pansdorf H (1933) Der röntgenologische Nachweis von Divertikeln im Bereich des Verdauungskanals und seine klinische Bedeutung. Ergebn Med Strahlenforsch 6:495–560
Becker V, Brunner HP (1973) Divertikulose, Divertikulitis: Pathogenese und pathologische Anatomie. In: Reifferscheid M (Hrsg) Kolondivertikulitis. Thieme, Stuttgart, S 24
Berg HH (1929) Ueber Divertikulose des Dickdarms. Dtsch Med Wschr 55:1059–1061
Bergmann A von (1936) Zur Diagnose und Behandlung der Darmocclusionen. Arch Klin Chir 61:885–940
Brown PW (1939) Treatment and prognosis of diverticulitis of the colon. Amer J Surg 46:162–170
Brunn A von (1973) Geschichte der Chirurgie. Reprint. Springer, Berlin Heidelberg, S 234–235
Bumm R (1933) Die Divertikel des Dickdarms und ihre Komplikationen. Arch Klin Chir 83:627–636
Celio A (1952) Zur Pathologie der chronischen stenosierenden Diverticulitis coli (sog.Diverticulitis-Tumor). Helv Chir Acta 19:93–118
Clairmont P (1935) Zur Divertikulose des Dickdarms. Chirurg 7:270–279
Cruveilhier J (1829–1842) Anatomie Pathologique du Corps Humaine. Ballière, Paris
Cruveilhier J (1849) Traité d'Anatomie Pathologique Generale, vol 1. Ballière, Paris
Dittrich K, Kriwanek St, Blauensteiner W, Dinstl K (1989) Besteht für die Myotomie heute noch eine Indikation? In: Häring R (Hrsg) Divertikel des Dünn- und Dickdarmes. Überreuter Wissenschaft, Wien Berlin
Edel M(1894) Über erworbene Darmdivertikel. Virchows Arch Path Anat 138:347–364
Eisenberg C (1913) Ueber die von erworbenen Divertikel der Flexura sigmoidea ausgehenden entzündlichen Erkrankungen. Beitr Klin Chir (LXXXII) 3:627–638
Finsterer A (1925) Incarceration eines Graserschen Divertikels der Flexura sigmoidea. Med Klin II:1841
Fischer AW (1932) Über Beziehungen zwischen Carcinom und Diverticulosis des Dickdarmes. Zbl Chir 59:2844

Franke F (1909) Zur Pathologie und Therapie der falschen (erworbenen) Divertikel des Dickdarms. Dtsch Med Wschr 35:98-103

Friedmann R (1921) Über Diverticulitis des Dickdarms. Arch Klin Chir 118:564-568

Gerzowitsch M (1925) Ueber die Resultate der verschiedenen operativen Behandlungsmethoden der Diverticulose des Dickdarmes. Schweiz Med Wschr 6:124-128

Graser E (1899) Das falsche Darmdivertikel. Verh Dtsch Ges Chir 28. Congress II:480-489

Graser E (1899) Über multiple falsche Darmdivertikel in der Flexura sigmoidea. Münch Med Wschr 46:721-723

Graser E (1898) Darmstenose bedingt durch Perforation multipler unechter Divertikel. Verh Dtsch Ges Chir 27. Congress:98-101

Gütgemann A, Schreiber HW, Wülfing D (1963) Zur Therapie der Dickdarmdiverticulitis. Langenbecks Arch Klin Chir 302:716-742

Haenisch GF (1914) Röntgenologische Darmdiagnostik. Dtsch Med Wschr I:732

Hansemann D (1896) Über die Entstehung falscher Darmdivertikel. Arch Path Anat Physiol 144: 400-405

Hochenegg J (1902) Resultate bei operativer Behandlung carcinomatöser Dickdarmgeschwülste. Verh Dtsch Ges Chir, 31. Congreßband:402

Hodgson WJB (1972) Transverse taeniomyotomy for diverticular disease. Brit Med J 3:729-732

Hollender LF, Meyer Ch, Bur F, Marie A (1974) Plädoyer für die Frühresektion der Sigma-Diverticulitis. In: Reifferscheid M (Hrsg) Kolondivertikulitis. Thieme, Stuttgart

Karavias Th (1995) Divertikel . In: Häring R, Zilch H (Hrsg) Diagnose und Differentialdiagnose in der Chirurgie und benachbarten Fachgebieten, Bd II, 2. Aufl. Chapman & Hall, London Glasgow Weinheim, S 944

Kettlewell MGW, Molony GE (1977) Combined horizontal and longitudinal colomyotomy for diverticular disease; preliminary record. Dis Colon Rectum 20:24-28

Klebs S (1868) Handbuch der pathologischen Anatomie. Hirschwald, Berlin

Kleinschmidt O, Hohlbaum J (1927) In: Kirschner M, Nordmann O (Hrsg) Die Chirurgie, Bd V, Urban & Schwarzenberg, Wien, S 980-982

Koch A, Müller-Lissner S (2000) Divertikel und Hernien. In: Klinische Gastroenterologie und Stoffwechsel. Springer, Berlin Heidelberg NewYork Tokyo, S 15

Knothe W (1927) Röntgenstudien am Schleimhautrelief des normalen und kranken Dickdarms. Fortschr Röntgenstr 36:55 (Kongreßheft)

Körte W (1921) Über entzündliche Geschwülste am Darm. Langenbecks Arch Klin Chir 118:138

Kraft-Kinz H, Prexl I (1976) Die komplizierte Divertikulitis und ihre Behandlung. Langenbecks Arch Chir 342:431-438

Kümmerle F, Brückner R (1977) Chirurgische Therapie der Divertikelkrankheit des Darmes. Schweiz Med Wschr 107:498-505

Lane W (1885) Ursache und Pathologie der Diverticulitis. Lancet (1920):220

Lanz O (1919) Flexura sigmoidea. In: Wullstein, Wilms (Hrsg) Lehrbuch der Chirurgie, 2. Bd, 6. Aufl. Fischer, Jena

Lockhart-Mummery JP(1930) The aetiology of diverticulitis. Lancet 218:231-232

Lockhart-Mummery JP (1938) Late results of diverticulitis. Lancet 2:1401-1404

Mayo WJ, Wilson LB, Griffin HZ (1907) Acquired diverticulitis of the large intestine. Surg Gynec Obstet 5:8-15

Mayo WJ (1908) Über erworbene Diverticulitis am Dickdarm (Referat). Zbl Chir 35:377

Morgagni GB (1761) De sedibus et causas morborum – per anatomen indagatis libri quinque. Padua

Neff G, Van Sonnenburg E, Casola G, Wittich GR, Hoyt DB, Halasz NA, Martini DJ (1987) Diverticular abscess percutaneous drainage. Radiology 163:15-18

Neff G (1938) Die Darmdivertikel. Ergebn Chir Orthop 31:302-444 (umfangreichste historische Sammlung bis 1938)

Quervain F de (1914) Zur Diagnose der erworbenen Dickdarmdivertikel und der Sigmoiditis diverticularis. Dtsch Z Chir 128:76

Painter NS (1964) The etiology of diverticulosis of the colon with special reference to the action of certain drugs on the behaviour of the colon. Ann Roy Soc Surg Engl 34:98-119

Painter NS, Truelove SC (1964) The intraluminal pressure patterns in diverticulosis of the colon. I. Resting patterns of pressure. Gut 5:201-206; II. The effect of morphine. Gut 5:207-210; III. The effect of prostigmine. Gut 5: 365-368

Parks TG (1962) Divertikulitis. Pathophysiologie und chirurgische Indikationen. In: Reifferscheid M (Hrsg) Kolondivertikulitis. Thieme, Stuttgart

Parks TG (1969) Natural history of diverticular disease of the colon. A review of 521 cases. Brit Med J 4(684):639-642

Parks TG (1970) Prognosis in diverticular disease of the colon. Proc Royal Soc Med 63:1262-1263

Raguse Th (1979) Untersuchungen zum therapeutischen Vorgehen bei der Dickdarmdivertikulitis. Z Gastroenterol 17:621-622
Reifferscheid M (1962) Darmchirurgie. Thieme, Stuttgart
Reifferscheid M (1973) Kolondivertikulitis. Aktuelle Probleme der Diagnostik und Therapie. Symposium. Thieme, Stuttgart
Reifferscheid M (1976) Die Frühresektion der Divertikulitis. Langenbecks Arch Klin Chir (Kongreßband):342-344
Reifferscheid M (1983) Chirurgie von Dünndarm, Dickdarm, Appendix. In: Schreiber HW, Carstensen C (Hrsg) Chirurgie im Wandel der Zeit 1945-1983. Springer, Berlin Heidelberg NewYork, S 296-297
Reifferscheid M, Raguse T (1977) Die chirurgische Behandlung der Diverticulitis. Chirurg 46:577-580
Reily M (1964) Sigmoid myotomy. Proc Roy Soc Med 57:556-559
Riede HN, Schaefer HE (1995) Divertikel. In: Allgemeine und spezielle Pathologie, 4. Aufl. Thieme, Stuttgart NewYork, S 721
Rothmund M (1985) Intraabdominelle Abszesse – percutane oder chirurgische Drainage? Dtsch Med Wschr 110:527-528
Rotter J (1900) Ueber entzündliche Strikturen des Colon sigmoideum und pelvinum. Arch Klin Chir 61:866-884
Schreiber HW (1965) Neue Gesichtspunkte zur Divertikulitis des Dickdarms. Dtsch Med Wschr 90:198-202
Schreiber HW, Koch W, Oestern HF (1966) Über den Krankheitswert der inkompletten Divertikel. Zbl Chir 91:1740-1746
Schreiber L (1902) Ueber multiple Divertikelbildung im Dickdarm. Dtsch Arch Klin Med 74:122-140
Schumpelick V, Koch G (1974) Die Bedeutung des inkompletten Divertikels für die Diverticulitis. Langenbecks Arch Chir 336:1-4
Simmang CL, Shires GT (1998) Diverticular disease of the colon. In: Sleisenger u. Fordtrans (eds) Gastrointestinal and liver diseases, vol 2, chapt. 106, 6th ed. WB Saunders, Philadelphia
Spriggs E, Marxer OA (1927) Intestinal diverticula. Quart J Med 19:1-19
Spriggs E, Marxer OA (1927) Multiple Diverticula of the colon. Lancet CCXII:1067-1074
Stelzner F (1998) Divertikulose und Divertikulitis. In: Chirurgie an Viszeralen Abschlußsystemen. Thieme, Stuttgart, S 98-102
Stelzner F, Lierse W (1976) Über die Entwicklung der Divertikulose und Divertikulitis. Langenbecks Arch Klin Chir 341:271-280
Sudeck P (1920) Ueber die entzündlichen Dickdarmgeschwülste. Berlin Klin Wschr 57:416-418
Sudzuki K (1900) Ueber Divertikel am S romanum. Arch Klin Chir 61:708-716
Telling WHM (1908) Acquired diverticula of the sigmoid flexure. Lancet 86:928-931
Ungeheuer E, Scior H (1958) Die Divertikulose des Dickdarms und ihre klinische Bedeutung. Chirurg 25:1005-1013
Ungeheuer E (1962) Klinik und Therapie der Sigmoiditis. (Sitzungsbericht 79. Tagung Dtsch Ges Chir). Langenbecks Arch Klin Chir 301:296-302
Virchow R (1853) Historisches, Kritisches und Positives zur Lehre der Unterleibsaffektionen. Virchows Arch 5:280-375
Wilson RF (1985) Special problems in the diagnosis and treatment of surgical sepsis. Surg Clin N Amer 65:963-989
Williams I (1965) The resemblance of diverticular disease of the colon to myostatic contracture. Brit J Radiol 38:437-443
Williams I (1967) Diverticular Disease of the sigmoid colon without diverticula. Radiology 89:401-417
Wolff BC (1948) Influence of sigmoid resection on progression of diverticular disease of the colon. Dis Colon Rectum 27:645

3 Divertikulose – eine ernährungsbedingte Volkskrankheit

W. ARNOLD

Zusammenfassung

Die Divertikulose nimmt zumindest in der westlichen Zivilisation in den letzten Jahrzehnten an Häufigkeit zu und ist damit zu einer typischen Volkskrankheit geworden. Zur Frage nach ernährungsbedingten Zusammenhängen werden verschiedene Theorien, u.a. zu geringe Ballaststoffzufuhr, zu hohe Aufnahme von rotem Fleisch und Fett, angenommen. Der Einfluss von Alkohol, Rauchen und Koffein auf die Häufigkeit der Divertikulose konnte nicht belegt werden.

Im folgenden Beitrag werden die verschiedenen prospektiven Kohortenstudien dargelegt. Neu ist der Aspekt der mangelnden Bewegung. Es werden Ernährungsrichtlinien gegeben, die dem Ernährungsbericht 2000 der DGE weitestgehend entsprechen: Bevorzugung pflanzlicher Lebensmittel, Verzehr von Fett und rohem Fleisch reduzieren, mehrmals pro Tag Obst und Gemüse essen und Zunahme der körperlichen Aktivitäten.

Der Problemkreis »Ernährungsbedingt« bei Divertikulose ist in aktuellen Lehrbüchern der Ernährungsmedizin nur am Rande erwähnt. Bei Studien des Ernährungsberichtes 2000 der DGE stellt man fest, dass diese Frage überhaupt nicht angeschnitten wurde. So bleibt vorab die Frage, ist die Divertikulose eine seltene Krankheit und ist die Divertikulose evtl. nicht ernährungs(mit)bedingt?

Vergleicht man die Divertikulose mit anderen Volkskrankheiten, so ergibt sich zunächst aus dem Ernährungsbericht 2000 der DGE die Verteilung der häufigsten typischen Volkskrankheiten wie folgt: Adipositas (BMI >30): 15%, Diabetes Typ 2: 6%, koronare Herzkrankheiten (KHK): 2%, Fettstoffwechselstörung: ca. 15%, Osteoporose: ca. 6% und Divertikulose (USA, Gesamtbevölkerung): 12%. Damit kann man die Divertikulose ohne Einschränkung als häufige Volkskrankheit ansehen. Bemerkenswert ist die hohe Dunkelziffer: Es gibt Angaben über Divertikulosehäufigkeiten, die zwischen 10 und über 50% schwanken!

Die Divertikulose ist wie die Adipositas und der Diabetes mellitus Typ 2 und die koronare Herzkrankheit eine typische Erkrankung der westlichen Zivilisation. Weiterhin bemerkenswert ist eine deutliche Zunahme im höheren Lebensalter: So haben die ca. 45-Jährigen zu ungefähr 30% und die über 85-Jährigen zu 65% Divertikulose (Painter u. Burkitt 1971; Almy u. Howell 1980).

Divertikulose eine Mangelerkrankung?

Die Hypothese, dass die Divertikulose eine Mangelerkrankung der westlichen Zivilisation sei, wurde bereits in den frühen 70er-Jahren vorgetragen, wobei diese Hypothese durch eine Reihe historischer und epidemiologischer Datenbeobachtungen unterstützt wird (Painter u. Burkitt 1971). So waren die Divertikelerkrankungen um 1900 fast unbekannt und wurden innerhalb von 70 Jahren zur häufigsten Dickdarmerkrankung westlicher Länder. Die dramatische Zunahme der Häufigkeit spricht gegen einen wesentlichen Einfluss genetischer Ursachen. In den Entwicklungsländern Afrikas und Südostasiens mit gleich bleibend hoher Ballaststoffzufuhr sind Divertikelerkrankungen extrem selten. Eine wesentliche Ursache für die Zunahme der Divertikelkrankheit dürfte u.a. die Umstellung der Mühlentechnik um 1880 in England gewesen sein, die zu einer Reduktion der Faserbestandteile im Mehl um etwa 2/3 geführt hat: Weißes Brot und raffinierte Kohlehydrate wurden als Statussymbol eingeführt und mit etwa 40-jährigem Abstand folgte dann entsprechend das Ansteigen der Divertikulosehäufigkeit (Painter u. Burkitt 1975). Hierzu passt auch die Tatsache, dass im industrialisierten Schweden die Inzidenz der Divertikulose dreimal höher als im benachbarten Finnland lag.

Die Übernahme westlichen Lebensstils durch Einwanderer (amerikanische Farbige, Japaner auf Hawaii) führte zur Angleichung der Divertikulosemorbidität (Stemmermann et al. 1985). Gleiches gilt für die Übernahme westlicher Lebensgewohnheit in den industriell entwickelten Ländern (z.B. Japan). Gesichert ist auch für die USA, dass der Faseranteil der Nahrung zwischen 1909 und 1975 um 28% abnahm.

Gegen die geschilderte Ballaststoffhypothese sind ebenfalls eine Reihe von Argumenten angeführt worden: So konnte in Griechenland in städtischer Umgebung häufiger Divertikulose nachgewiesen werden als auf dem flachen Land, obwohl die Ernährung ziemlich gleichartig in Städten und auf dem Land war (Manousos 1985). Weiterhin wurde bezweifelt, dass die Ballaststoffaufnahme in den letzten 100 Jahren abgenommen habe, vielmehr sei die Zusammensetzung von Körnern zu mehr Gemüse und Obst übergegangen. Nicht auszuschließen ist außerdem, dass die übrigen vermehrt aufgenommenen Nahrungsbestandteile (z.B. Fett, Protein und Zucker) über ihre Auswirkung auf die Darmflora eine Zunahme der Divertikulose bewirkt haben. In den afrikanischen Ländern wird spekuliert, ob das bis zu 2 Jahre anhaltende Stillen der Säuglinge einen Einfluss auf die Darmwand hat und diese dadurch eine Verstärkung der Wanddicke bewirkt und somit vor Divertikulose schützt.

Wenn man die Literatur durchsieht, gibt es doch eine erfreulich große Zahl von zum Teil guten Studien zum Thema Divertikulose und Divertikulitis. So wurde nachgewiesen, dass Divertikuloseinzidenz bei Vegetariern unter sonst gleichen Umständen deutlich geringer ist als bei Nichtvegetariern (12% gegenüber 33%). Der mittlere tägliche Ballaststoffverzehr betrug 42 g/Tag gegenüber 21 g/Tag bei Nichtvegetariern (Gear et al. 1979).

Eine weitere vegetarische Studie vergleicht Vegetarier mit und ohne Divertikulose. Der mittlere tägliche Ballaststoffverzehr unterscheidet sich mit 28 g/Tag gegenüber 23 g/Tag ähnlich deutlich wie in der erstgenannten Studie (Brodribb et al. 1976).

Diese Befunde stützen die Vorstellung, dass die Ballaststoffzufuhr selbst, nicht aber andere Nahrungsbestandteile die Divertikulose begünstigen.

In einer weiteren Studie wurde der Fasergehalt der Kost von 40 Patienten mit Divertikulose und 80 vergleichbaren Kontrollen nichterkrankter Personen verglichen: Die Patienten nahmen signifikant weniger Ballaststoffe zu sich als die Kontrollen (Fasermenge pro Tag Mittel ca. 50% der Kontrollgruppe!). Außerdem war die niedrigere Ballaststoffaufnahme signifikant assoziiert mit der Ausbildung von Hämorrhoiden, Varikosis, Hernien und Gallensteinen (Brodribb et al. 1976).

In einer Fallkontrollstudie wurden 100 Patienten mit Divertikelkrankheit und 110 Kontrollpersonen bezüglich Diät und anderer möglicher ätiologischer Faktoren untersucht: Das Risiko einer Divertikulose war bei Personen, die viel Fleisch und wenig Gemüse aßen, fast 50fach erhöht im Vergleich zu denjenigen, die wenig Fleisch und viel Gemüse aßen. Ein Einfluss anderer Faktoren wie Alkoholkonsum, Gewicht, Abführmittelgebrauch, Rauchen oder Sport wurde bei dieser Studie nicht gefunden (Aldoori et al. 1995b). Zwischen Patienten und Kontrollgruppe bestanden im Übrigen keine Unterschiede bezüglich intestinaler Transitzeit oder Stuhlfrequenz, sodass eine Obstipation keinen Einfluss auf die Entwicklung der Divertikulose habe (Manousos et al. 1985). Mit diesen Befunden stimmt das Ergebnis einer Metaanalyse überein, in der nachgewiesen wurde, dass die Zufuhr von Ballaststoffen die Stuhlmenge und Transitzeit allenfalls partiell wieder herstellt. Offenbar ist eine Motilitätsstörung ursächlich verantwortlich (Müller-Lissner 1988).

Divertikulosetierstudien

Um die Auswirkungen einer faserreichen Ernährung zu testen, wurden 1800 Ratten in 9 Diätgruppen daraufhin untersucht, ob sie im Laufe ihres Lebens Divertikel entwickeln: Der Zusammenhang war signifikant und bestätigte ältere Befunde, die ebenfalls im Einklang mit der Ballaststoffhypothese von Painter et al. stehen (Fisher et al 1985). Ähnliche Ergebnisse wurden bei Kaninchen erzielt. In einem weiteren Rattenfütterungsversuch konnte nachgewiesen werden, dass der Ballaststoffgehalt des Futters sogar einen signifikanten Einfluss auf die Divertikelhäufigkeit der Folgegeneration hatte (Wess et al. 1996).

Prospektive Kohortenstudie I und II

1994 wurden in einer prospektive Kohortenstudie 47.888 Männern (Health Professional's Follow-up Study) zwischen 40 und 75 Jahren untersucht. In 4 Jahren des Follow-up wurden 503 Fälle einer Divertikelerkrankung neu registriert, davon waren 385 symptomatisch.

Mit einem semiquantitativen Fragebogen wurden die Ernährungsgewohnheiten der symptomatischen Divertikelträger alle zwei Jahre mit denen der übrigen Kohorte verglichen (91–96% Rücklauf der Fragebögen pro Jahr). Die sehr aufwendige statistische Aufarbeitung dieser Daten ergab folgende Resultate:

- Das relative Risiko, an einer Divertikulose zu erkranken, ist unter Ballaststoffen signifikant reduziert. Die Aufschlüsselung zeigte, dass Obst und Gemüse, nicht aber Zerealien zu dieser Risikosenkung beitragen. Die üblichen Inhaltsstoffe dieser faserhaltigen Kost wie Beta-Karotin, Vitamin C, Kalium und Magnesium sind naturgemäß ebenfalls invers mit dem Risiko korreliert, da in Obst und Gemüse entsprechend hoch vorhanden (Aldoori et al. 1998).
- Die Höhe der Energiezufuhr hatte bei dieser Kohortenstudie keinen Einfluss auf das relative Risiko.
- Das relative Risiko ist signifikant erhöht unter einer Ernährung mit rotem Fleisch und unter hohem Fettkonsum (Aldoori et al. 1994, 1995).
- Der negative Einfluss von rotem Fleisch wurde bereits in einer früheren Studie aus Griechenland publiziert. Vermutlich ist dies ein Teilaspekt der geringen Divertikelprävalenz bei Vegetariern. Es wird über toxische Metaboliten oder ein »Spasmogen« mit Einfluss auf die Darmwand und damit die Entwicklung von Divertikeln spekuliert (Manousos 1985).

Zusammengefasst unterstützen die Befunde die Hypothese, dass eine Ernährung mit hohem Ballaststoffanteil, insbesondere aus Obst und Gemüse, aber wenig Fett bzw. wenig rotem Fleisch, das Risiko der Divertikelkrankheit deutlich reduziert. Entsprechend den Befunden der Kohortenstudie lassen sich in erster Linie diese Befunde auf Männer über 40 verallgemeinern. Es gibt jedoch keinen realen Grund, sie nicht auf Frauen und andere Altersgruppen zu übertragen.

In einer weiteren Analyse dieser Daten konnte ein Einfluss von Alkohol, Rauchen sowie Koffein auf die Häufigkeit der Divertikulose ausgeschlossen werden (Aldoori et al. 1995).

In einer Auswertung der Daten aus der Health Professional's Follow-up Study wurde in einer Kohortenstudie II der Einfluss körperlicher Arbeit und Aktivität auf die Divertikelkrankheit untersucht: Kraftbetonte körperliche Aktivität wie Joggen/Rennen ist mit einer signifikant verminderten Divertikuloserate assoziiert. Möglicherweise spielt die beschleunigte intestinale Passagezeit dieser Patienten doch eine Rolle, vielleicht auch multifaktorielle andere Einflüsse hormoneller, vaskulärer oder mechanischer Natur (Aldoori et al. 1995).

Fasst man beide Kohortenstudien zusammen, ist das Divertikuloserisiko besonders hoch bei Personen, die körperlich inaktiv sind (Beispiel für USA: über 20 Stunden Fernsehkonsum pro Woche!) und wenig Ballaststoffe aber dafür viel Fleisch essen.

Schlussbemerkungen

Die Divertikulose gehört zu den häufigsten Erkrankungen besonders älterer Menschen in der westlichen Zivilisation. Es gibt zunehmend überzeugende Hinweise darauf, dass die Divertikelkrankheit mit einer ballaststoffarmen, fleisch- und fettreichen Ernährung assoziiert ist.

Neu kommt hinzu der Aspekt der mangelnden Bewegung.

Es muss als gesichert angesehen werden, dass der westliche Lebensstil die Divertikulose zumindest erheblich begünstigt und eine Änderung der

Ernährungsgewohnheit begründet, wie sie von der Deutschen Gesellschaft für Ernährungsmedizin (DGE) aus anderen Gründen als »vollwertige Ernährung« gefordert wird (Ernährungsbericht 2000):
- Bevorzugung pflanzlicher Lebensmittel,
- Verzehr von Fett und rotem Fleisch reduzieren,
- 5-mal täglich Obst und Gemüse,
- dazu körperliche Aktivität.

Literatur

Aldoori WH, Giovannucci EL, Rimm EB, Wing AL, Trichopoulos DV, Willett WC (1994) A prospective study of diet and the risk of symptomatic diverticular disease in men. Am J Clin Nutr 60:757–764

Aldoori WH, Giovannucci EL, Rimm EB et al. (1995) Prospective study of physical activity and risk of symptomatic diverticular disease in men. Gut 36:276–282

Aldoori WH, Giovannucci EL, Rimm EB, Wing AL, Trichopoulos DV, Willett WC (1995b) A prospective study of alcohol, smoking, coffein and the risk of symptomatic diverticular disease in men. Ann Epidemiol 5:221–228

Aldoori WH, Giovannucci EL, Rockett HR, Sampson L, Rimm EB, Willett WC (1998) A prospective study of dietary fiber types and symptomatic diverticular disease in men. J Nutr 128:714–719

Almy TP, Howell DA (1980) Diverticular disease of the colon. New Engl J Med 302:324–331

Brodribb AJM, Humphreys DM (1976) Diverticular disease: three studies Part I – Relation to other disorders and fibre intake. Brit Med J 1:424–430

Ernährungsbericht (2000) Dtsch Ges Ernährung (DGE), Frankfurt/Main, S 354–377

Fisher N, Berry CS, Fearn T, Gregory JA, Hardy J (1985) Cereal dietary fiber consumption and diverticular disease: a lifespan study in rats. Am J Clin Nutr 42:788–804

Gear JSS, Fursdon P, Nolan DJ et al. (1979) Symptomless diverticular disease and intake of dietary fibre. Lancet 1(8115):511–514

Hotz J (2000) Divertikelkrankheit. In: Hahn EG, Riemann JF (Hrsg) Klinische Gastroenterologie, Thieme, Stuttgart New York

Lux G, Langer M, Stabenow-Lohbauer U, Orth KH, Bozkurt T, Meyer MJ (1998) Diverticulosis ans diverticulitis in the elderly. Fortschr Med 116:26–28/30:32–34

Manousos ON, Day NE, Tzonou A et al. (1985) Diet and other factors in the aetiology of diverticulosis: an epidemiological study in Greece. Gut 26:544–549

Manousos ON, Truelove SC, Lumsden K (1967) Prevalence of colonic diverticulosis in general population of Oxford area. Brit Med J 3:762–763

Müller-Lissner S (1988) Effect of wheat bran on weight of stool and gastrointestinal transit time: a meta analysis. Brit Med J 296:615–617

Nair P, Mayberry JF (1994) Vegetarianism, dietary fibre and gastro-intestinal disease. Dig Dis 12:177–185

Painter NS, Burkitt DP (1971) Diverticular disease of the colon. Brit Med J 2:450–454

Painter NS, Burkitt DP (1975) Diverticular disease of the colon, a 20th century problem. Clin Gastroenterol 4:3

Parks TG (1969) Natural history of diverticular disease of the colon. a review of 521 cases. Brit Med J 4:639–645

Stemmermann G, Nomura AM, Heilbrun LK, Mower H, Hayashi T (1985) Colorectal cancer in Hawaiian Japanese men: a progress report. Natl Cancer Inst Monogr 69:125–131

Wess L, Eastwood M, Busuttil A, Edwards C, Miller A (1996) An association between maternal diet and colonic diverticulosis in an animal model. Gut 39:423–427

4 Ursachen der Divertikelbildung: Motilitätsstörungen oder Drucksteigerung?

M. Wienbeck und Ch. Strasser

Zusammenfassung

Die Pathogenese der Divertikelbildung ist immer noch nicht vollständig geklärt. Dementsprechend gibt es gewichtige Argumente pro, aber auch contra Motilitätsstörungen und Drucksteigerung in der Entstehung der Divertikel. Unter Berücksichtigung all dieser Argumente sprechen die bekannten Fakten dafür, dass Veränderungen in der Muskelarchitektur und Störungen der Motilität konsekutiv zu einer intraluminalen Drucksteigerung beitragen, die dann wiederum die Mukosa an den schwächsten Stellen der Wand, den Gefäßdurchtritten, nach außen presst und dadurch den morphologischen Befund einer Divertikulose schafft. Motilitätstörungen und Druckerhöhung tragen mithin gemeinsam zur Pathogenese von Divertikeln bei.

Einleitung

Mehrere Fakten legen die Bedeutung der Motilität und/oder des intraluminalen Druckes bei der Entstehung von Kolondivertikeln nahe (Cortesini u. Pantalone 1991):
1. Im Bereich der Divertikel erscheint die Muskulatur meistens verdickt und in ihrer Struktur verworfen.
2. Divertikel sind meistens im engsten Abschnitt des Dickdarms gelegen, nämlich im Sigma.
3. Die Mukosaausstülpungen der (inkompletten) Kolondivertikel finden sich an den schwächsten Stellen der Kolonwand, nämlich an den Gefäßdurchtritten. Diese Gefäßkanäle penetrieren die Muscularis propria im Bereich der beiden freien Taenien und zu beiden Seiten der mesenterialen Taenie.

Motilitätsstörungen

Argumente pro gestörter Motilität

Mit zunehmendem Lebensalter lässt die Spannkraft der Muscularis propria im Dickdarm nach (Eastwood et al. 1982; Watters u. Smith 1990). Dies macht den Muskel anfälliger, auseinander zu weichen und Lücken zuzulassen. Im Bereich der Divertikel finden sich die Taenien meistens verkürzt, was auf eine gestörte Motilität hinweist. In gleicher Weise zeigt die vermehrte Segmentierung der Kolonlichtung im divertikeltragenden Abschnitt eine Bewegungsstörung an, wobei physikalisch die Taenienverkürzung eine gesteigerte Segmentbildung der Lichtung begünstigt. Mit verschiedenen Motilitätsmessmethoden wurde auch im Bereich von Kolondivertikeln eine gesteigerte Kontraktionstätigkeit gefunden, gewöhnlich ausgedrückt als ein erhöhter Motilitätsindex. Außerdem sprechen positive Beobachtungen nach Myotomien der Taenien für die Bedeutung der Motilität in der Pathogenese von Divertikeln, da durch diese Taeniotomien im Tierversuch der Motilitätsindex sowohl in diesem Bereich als auch ober- und unterhalb davon deutlich reduziert wurde (Wienbeck u. Erckenbrecht 1984). Allerdings war dies kein anhaltender Effekt; bereits nach 12 Wochen waren fast wieder die Ausgangswerte erreicht.

Argumente contra gestörter Motilität

Obwohl die Kolonmotilität bei der Divertikulose gestört erscheint, wurden bisher noch keine spezifischen Motilitätsmuster beschrieben (Katschinski et al. 1990). Es werden überhaupt keine einheitlichen Störungen im Muster der Kolonmotilität beobachtet. Es kommt hinzu, dass die bisher gesehenen Motilitätsbefunde widersprüchlich sind. Neben gesteigerter Motilität wurde auch Bewegungstätigkeit völlig im Rahmen des breiten Normalbereiches beschrieben. In anderen Studien wiederum waren die Befunde variabel, d.h. die Motilität war nur in klinisch symptomatischen Phasen gestört, dazwischen aber wieder völlig normal. Auf keinen Fall kann eine Motilitätsstörung nur im Sigma für die Pathogenese verantwortlich gemacht werden, denn Divertikel kommen zwar ganz überwiegend, aber nicht ausschließlich im Sigma vor. Das Colon descendens und das Colon ascendens sind gar nicht selten Lokalisationen mit klinisch symptomatischen Divertikeln.

Drucksteigerung

Argumente pro Drucksteigerung

Druck ist nach heutiger Vorstellung das Hauptmoment, das die Aussackung der Mukosa bei der Divertikelbildung bewirkt. Es ist daher nahe liegend, in einer Steigerung des intraluminalen Druckes einen besonders wichtigen pathogenetischen Faktor zu suchen. Welche Argumente sprechen daher für eine Drucksteigerung bei der Verursachung der Divertikulose? Im Bereich von Divertikeln ist die Darmlichtung meistens enger als in der Nachbarschaft. Dafür werden die aufgeworfene Mukosa und die prominente Ringmuskulatur verantwortlich gemacht, wobei dies natürlich durch die Kontraktion der Längsmuskulatur begünstigt wird. Der in der Darmlichtung entstehende Druck unterliegt dem Laplace-Gesetz ($P = k \times T/r$). Dabei bedeutet P Druck, k Konstante, T Wandspannung und r Radius. Bei gleicher Wandspannung wird der Druck auf die Wand also umso größer, je kleiner der Radius der Lichtung ist. Ein besonders starker intraluminaler Druckanstieg wurde im divertikeltragenden Abschnitt nach Stimulation beobachtet, sei es durch Nahrungsaufnahme oder sei es durch Pharmaka wie Morphin (Trotman u. Misiewicz 1988). Auch die Tatsache, dass die Divertikel bei ihrer Hernierung den Gefäßkanälen, d.h. den nachgiebigsten Stellen in der Kolonwand folgen, spricht für den Faktor eines erhöhten intraluminalen Druckes, der sich hier eine Entlastung sucht. Schließlich ist die symptomatisch bei schmerzhafter Divertikulose/Divertikulitis meist wirksame Behandlung mit Spasmolytika ein gewichtiges Argument für den Faktor Druck (Wienbeck u. Erckenbrecht 1984).

Argumente contra Drucksteigerung

Völlig überzeugt die Hypothese einer intraluminalen Drucksteigerung als besonders wichtiger pathogenetischer Faktor der Divertikulose aber nicht. So wurde nicht in allen publizierten Studien zur Divertikulose ein erhöhter intraluminaler Druck beschrieben (Smith et al. 1981). In anderen Studien wiederum wurde eine Drucksteigerung nur in symptomatischen Perioden der Erkrankung gemessen, nicht dazwischen (Cortesini u. Pantalone 1991). Auch die Tatsache, dass Divertikel gelegentlich sogar ausschließlich außerhalb des besonders zur Druckerhöhung neigenden Sigmas vorkommen, lässt gewisse Zweifel an der Druckhypothese aufkommen. Schließlich muss auch die Messmethodik ins Kalkül gezogen werden: Katheter und Druckaufnehmer zur Registrierung des intraluminalen Druckes beengen die Darmlichtung nicht nur an der Registrierstelle, sondern auch entlang des Katheterverlaufes. Dies behindert einen Druckausgleich mit Darmabschnitten in der Nachbarschaft. Bei einer Darmkontraktion wird also leichter ein hoher intraluminaler Druck registriert, als wenn keine Katheter intraluminal vorhanden wären.

Synthese

Aus den aufgeführten Argumenten lässt sich mithin eine pathogenetische Sequenz ableiten, wie sie in Abb. 4.1 dargestellt ist. Das bedeutet, dass sich mit Verkürzung der Taenien und konsekutiver Einengung sowie Segmentierung der Darmlichtung und unter Einwirkung äußerer Faktoren segmental der Innendruck in Kolonabschnitten erhöht, bis Mukosaprolapse, d.h. sog. Divertikel auftreten (Aldoori et al. 1995).

Schlussfolgerungen

In divertikeltragenden Dickdarmabschnitten ist die Muskelarchitektur gewöhnlich verändert (Smith 1986). Änderungen der Motilität lassen sich nicht eindeutig von strukturellen Veränderungen abgrenzen. Die resultierende Segmentierung von Kolonabschnitten geht dann mit erhöhten intraluminalen Drücken einher.

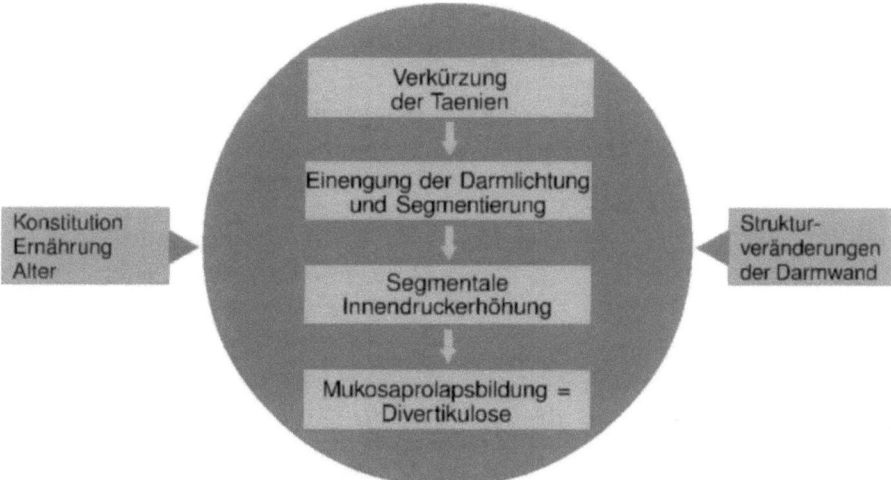

Abb. 4.1. Hypothese zur Pathogenese der Divertikulose

Drucksteigerung erklärt dann am ehesten die Hernierung der Mukosa an den schwächsten Stellen der Dickdarmwand, nämlich an den Durchtrittsstellen der Gefäßverläufe. Motilitätsstörungen und vielleicht noch etwas mehr eine intraluminale Drucksteigerung tragen mithin entscheidend zur Pathogenese von Kolondivertikeln bei.

Literatur

Aldoori WH, Giovannucci EL, Rimm EB et al. (1995) Prospective study of physical activity and risk of symptomatic diverticular disease in men. Gut 36: 276–282
Almy TP, Howell DA (1980) Diverticular disease of the colon. N Engl J 302:324–331
Cortesini C, Pantalone D (1991) Usefulness of colonic motility study in identifying patients at risk for complicated diverticular disease. Dis Col Rect 34:339–342
Eastwood MA, Watters DAK, Smith AN (1982) Diverticular disease – Is it a motility disorder? Clinics in Gastroenterol 11:545–561
Katschinski M, Lederer P, Allermann A, Ganzleben R, Lux G, Arnold R (1990) Myoelectric and manometric patterns of human rectosigmoid colon in irritable bowel syndrome and diverticulosis. Scand J Gastroenterol 25:761–768
Smith AN (1986) Colonic muscle in diverticular disease. Clin Gastroenterol 15:917–935
Smith AN, Shepherd J, Eastwood MA (1981) Pressure changes after balloon distension of the colon in diverticular disease. Gut 22:841–844
Trotman IF, Misiewicz JJ (1988) Sigmoid motility in diverticular disease and the irritable bowel syndrome. Gut 29:218–222
Watters DAK, Smith AN (1990) Strength of the colon wall in diverticular disease. Br J Surg 77:257–259
Wienbeck M, Erckenbrecht J (1984) Therapeutic possibilities in colonic motility disorders. Scand J Gastroenterol [Suppl] 96:137–144

5 Ist die Divertikelkrankheit mit intestinalen Innervationsstörungen assoziiert?

T. Wedel, U.J. Roblick, T.H.K. Schiedeck, S. Schrader,
H. von Koschitzky, H.-P. Bruch und H.-J. Krammer

Zusammenfassung

Neben ballaststoffarmer Ernährung und Bindegewebsveränderungen der Darmwand gelten intestinale Motilitätsstörungen als Ursache der Divertikelkrankheit (DK). Da die Vermittlung intestinaler Motilität maßgeblich dem enterischen Nervensystem unterliegt, wurden die intramuralen Nervengeflechte von Patienten mit DK und einer Kontrollgruppe untersucht. Die Beurteilung der immunhistochemisch (PGP 9,5) dargestellten Nervenplexus erfolgte an Schnitt- und Schichtpräparaten der Darmwand. Bei 25% der Patienten mit DK fand sich eine oligoneuronale Hypoganglionose des Plexus myentericus. 41,6% zeigten hypertrophe submuköse Nervenfaserstränge auf, 16,6% zusätzlich Riesenganglien. Die Befunde belegen, dass die DK mit intestinalen Innervationsstörungen assoziiert ist. Daher sollten insbesondere bei Divertikelträgern mit obstipativer Symptomatik und einem hyperkontraktilen Kolon Fehlbildungen des enterischen Nervensystems ätiologisch berücksichtigt werden.

Einleitung

Ursachen der Divertikelkrankheit

Die Entstehung der Divertikelkrankheit (DK) gilt auch heute als nicht vollständig geklärt. Als auslösende Faktoren werden neben einer ballaststoffarmen Ernährung und Bindegewebsveränderungen der Darmwand Störungen der Kolonmotilität diskutiert. So konnte gezeigt werden, dass in divertikeltragenden Kolonabschnitten erhöhte intraluminale Druckverhältnisse vorherrschen (Painter et al. 1965). Die durch segmentäre Kontraktionen hervorgerufenen Hockdruckzonen (»Blasenkolon«) wurden als Ursache für die Hernierung der Schleimhaut angesehen (Trotman et al. 1988). Symptomatische Divertikelträger zeichnen sich u.a. dadurch aus, dass sie höhere Motilitätsindizes und längere Transitzeiten aufweisen als Kontrollkollektive bzw. asymptomatische Divertikelträger (Cortesini et al. 1991; Howell et al. 1978).

Das enterische Nervensystem und die Divertikelkrankheit

Das enterische Nervensystem spielt eine zentrale Rolle in der Vermittlung einer regelrechten intestinalen Motilität. Morphologische und funktionelle Veränderungen dieses intrinsischen Nervensystems sind erwiesenermaßen die Ursache für eine Vielzahl von gastrointestinalen Motilitätsstörungen (Goyal et al. 1996). Obwohl auch die DK mit Störungen der Kolonmotilität einhergeht, lassen sich in der Literatur vergleichsweise wenige Untersuchungen zu intestinalen Innervationsstörungen finden.

Aufgrund seiner morphologischen Befunde – intraganglionäre Gliazellproliferation und Ektopien myenterischer Ganglien – postulierte Macbeth (1965), dass die divertikeltragende Kolonwand nicht nur muskulären, sondern auch nervalen Veränderungen im Sinne eines »acquired neuromuscular derangement« unterlegen sei. Stoss und Meier-Ruge (1991) konnten bei der DK eine Vergrößerung von Ganglien und Nervenfasern innerhalb des submukösen Plexus beobachten und stellten damit die Diagnose einer sog. intestinalen neuronalen Dysplasie. Neben diesen strukturellen Fehlbildungen des enterischen Nervensystems wurden darüber hinaus auch Veränderungen der Neurotransmitterhomöostase in der Darmwand von Divertikelträgern beschrieben (Milner et al. 1990).

Dem gegenüber stehen allerdings Untersuchungen, in denen sich die dargestellten neuropathologischen Auffälligkeiten bei der DK nicht bestätigen ließen (Vuong et al. 1985). Aufgrund dieser uneinheitlichen Datenlage wurden die morphologischen Charakteristika des enterischen Nervensystems von Patienten mit DK systematisch erfasst und histopathologisch beurteilt.

Material und Methoden

Patientenkollektive

Es wurden Kolonresektate von 12 Patienten mit DK (Durchschnittalter 59,7 Jahre, 11 Frauen, 1 Mann) gewonnen, die elektiv im entzündungsfreien Intervall operiert wurden. Als Kontrollgruppe dienten 14 Patienten (Durchschnittsalter 63,9 Jahre, 7 Frauen, 7 Männer), die wegen nichtobstruierender Kolonneoplasien operiert wurden. Die Anamnese und der präoperativ ermittelte Obstipationsscore ergaben bei keinem der Patienten aus der Kontrollgruppe Hinweise auf intestinale Motilitätsstörungen.

Untersuchung des enterischen Nervensystems

Die Darstellung der intramuralen Nervenplexus erfolgte immunhistochemisch mit dem panneuronalen Marker Protein Gene Product 9,5. Neben konventionellen Schnittpräparaten wurden sog. Schichtpräparate der Darmwand hergestellt. Letzteres Verfahren ermöglicht eine flächenhafte Visualisierung der intramuralen Nervengeflechte und erlaubt damit eine optimale Beurteilung von strukturellen Veränderungen der Plexusarchitektur (Krammer et al. 1993; Wedel et al. 1999).

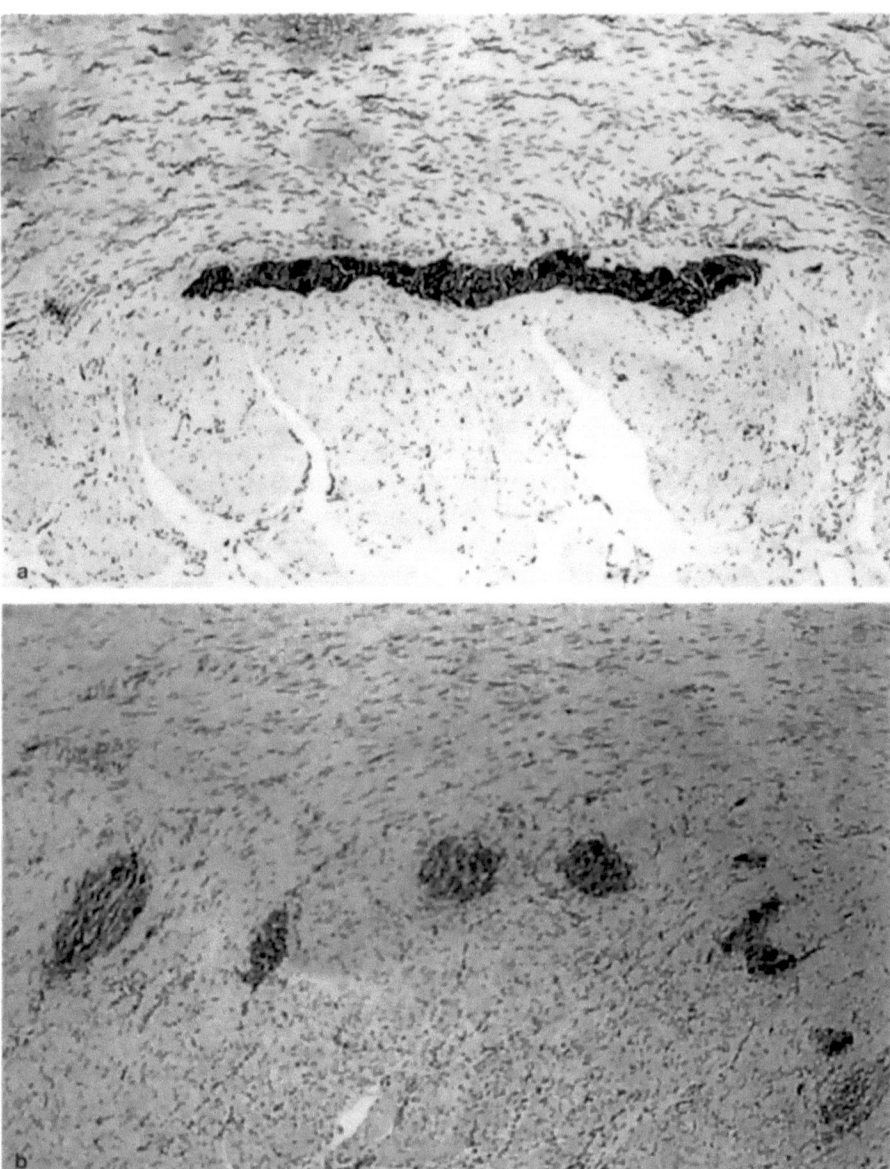

Abb. 5.1a,b. Plexus myentericus bei Kontrollgruppe (*a*) und DK (*b*). Im Vergleich zur Kontrollgruppe sind bei der DK die Ganglien verkleinert, enthalten weniger Nervenzellen und befinden sich teilweise in ektoper Lage, d.h. außerhalb der Plexusloge. Schnittpräparate der Kolonwand, PGP 9,5 mit Hämalaun-Gegenfärbung

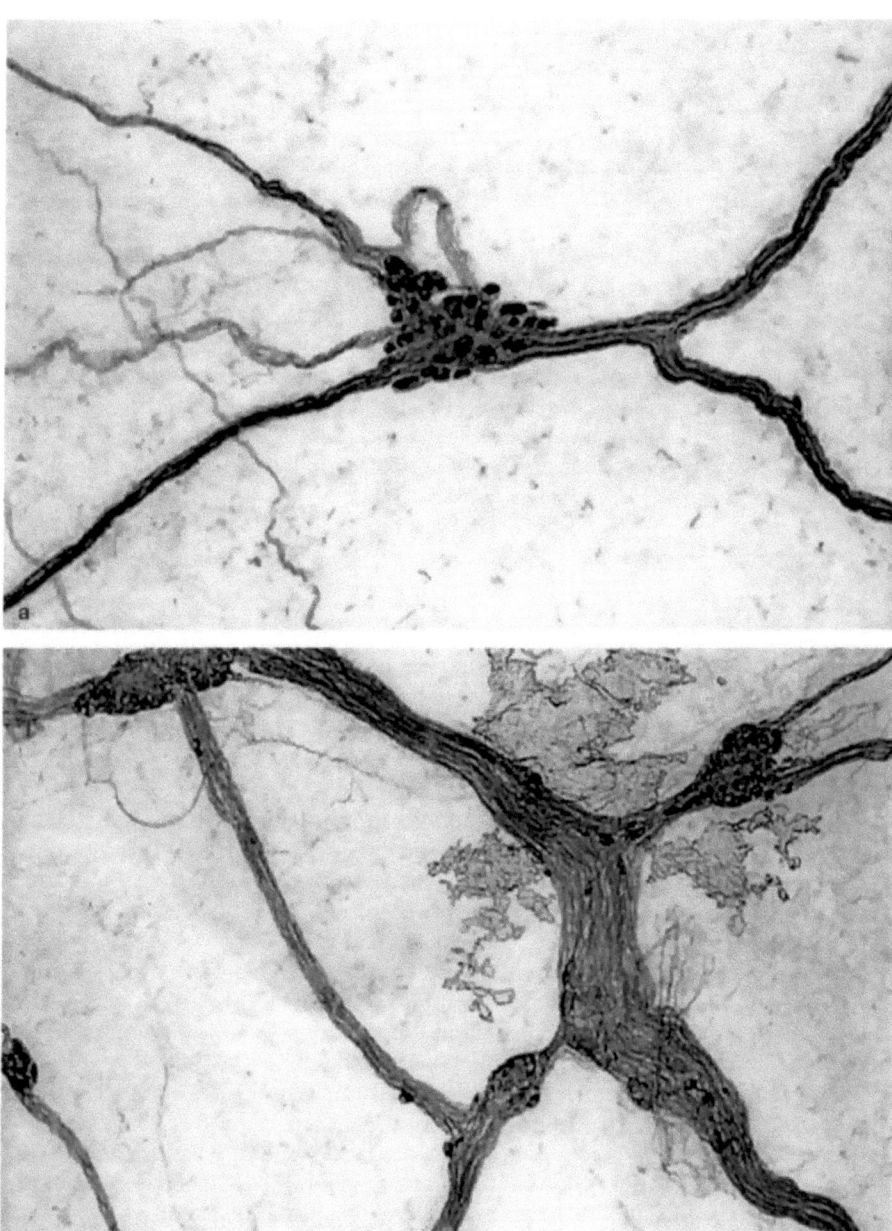

Abb. 5.2a,b. Plexus submucosus externus bei Kontrollgruppe (*a*) und DK (*b*). Im Vergleich zur Kontrollgruppe zeigen die interganglionären Nervenfaserstränge bei der DK eine deutliche Hypertrophie mit Zunahme der Durchmesser. Schichtpräparate der Kolonwand, PGP 9,5

Ergebnisse

Bei 25% der Patienten mit DK ließ sich eine Hypoganglionose des Plexus myentericus nachweisen (Abb. 5.1a,b). Die myenterischen Ganglien waren insgesamt verkleinert und zeigten einen reduzierten Gehalt an Nervenzellen auf. Teilweise befanden sich die oligoneuronalen Ganglien in ektoper Lage außerhalb der intermuskulären Plexusloge.

Im Bereich der submukösen Nervengeflechte fiel bei 41,6% der Divertikelträger eine deutliche Hypertrophie der interganglionären Nervenfaserstränge insbesondere im Plexus submucosus externus auf (Abb. 5.2a,b). Zusätzlich zu den verdickten Nervenfasersträngen konnte in 16,6% der Präparate das Vorliegen von sog. submukösen Riesenganglien beobachtet werden, d.h. von Ganglien, deren Nervenzellgehalt über dem Zwei- bis Dreifachen der Norm liegt. In diesen Fällen wurden die von Meier-Ruge etablierten histopathologischen Kriterien für eine intestinale neuronale Dysplasie erfüllt (Meier-Ruge et al. 1994).

Diskussion

Die Befunde belegen, dass die DK zum Teil durch Fehlbildungen der intramuralen Nervengeflechte gekennzeichnet ist. Während sich die histologischen Ergebnisse von Macbeth (1965) mit der hier verwandten immunhistochemischen Technik weitgehend bestätigen ließen, lag die Häufigkeit einer intestinalen neuronalen Dysplasie (16,6%) deutlich unterhalb der in der Literatur angegebenen Häufigkeit von 100% (Stoss et al. 1991).

Auffällig ist, dass die morphologischen Veränderungen insbesondere diejenigen Nervengeflechte betreffen, die maßgeblich an der Vermittlung motorischer Funktionen beteiligt sind – den Plexus myentericus und den Plexus submucosus externus (Timmermans et al. 1997). Entsprechend beeinträchtigt ein Defekt dieser Nervengeflechte vorrangig die Bewegungsabläufe der Darmwand.

Die vorliegenden Ergebnisse unterstützen das von Macbeth (1965) formulierte Konzept eines »neuromuscular derangement«. Dem zufolge entwickelt die Darmwand aufgrund einer intrinsischen Innervationsstörung eine muskuläre Hyperkontraktilität, die die Ausbildung von Divertikeln begünstigt.

Dennoch lässt sich aus den aufgezeigten Befunden keine Monokausalität ableiten, da über die Hälfte der Patienten mit DK keine strukturellen Veränderungen der Nervenplexus aufwiesen. Unter den auslösenden Faktoren einer DK könnten intestinale Innervationsstörungen vor allem in solchen Fällen eine pathogenetische Rolle spielen, bei denen das rektosigmoidale Kolon vorwiegend durch eine glattmuskuläre Spastik gekennzeichnet ist und klinisch eine chronisch-obstipative Symptomatik im Vordergrund steht. Insofern sollten insbesondere bei jüngeren Patienten mit kolorektalen Passagestörungen, deren Darmwand noch keine altersbedingte Wandschwäche aufweist, Fehlbildungen des enterischen Nervensystems ätiologisch berücksichtigt werden.

Literatur

Cortesini C, Pantalone D (1991) Usefulness of colonic motility study in identifying patients at risk for complicated diverticular disease. Dis Colon Rectum 34: 339–342

Goyal RK, Hirano I (1996) Mechanisms of disease. The enteric nervous system. N Engl J Med 334: 1106–1115

Howell DA, Crow HC, Almy TP, Ramsey WH (1978) A controlled double-blind study of sigmoid motility using psyllium mucilloid in diverticular disease. Gastroenterology 74: 1046

Krammer HJ, Karahan TK, Rumpel E, Klinger M, Kühnel W (1993) Immunohistochemical visualization of the enteric nervous system using antibodies against protein gene product (PGP) 9,5. Ann Anat 175: 321–325

Macbeth WAAG, Hawthorn JHR (1965) Intramural ganglia in diverticular disease of the colon. J Clin Pathol 18: 40–42

Meier-Ruge W, Gambazzi F, Käufeler RE, Schmid P, Schmidt CP (1994) The neuropathological diagnosis of neuronal intestinal dysplasia (NID B). Eur J Pediatr Surg 4: 267–273

Milner P, Crowe R, Kamm MA, Lennard-Jones JE, Burnstock G (1990) Vasoactive intestinal polypeptide levels in sigmoid colon in idiopathic constipation and diverticular disease. Gastroenterology 99: 666–675

Painter NS, Truelove SC, Ardran GM, Tuckey M (1965) Segmentation and the localization of intraluminal pressures in the human colon, with special reference to the pathogenesis of colonic diverticula. Gastroenterology 49: 169–177

Stoss F, Meier-Ruge W (1991) Diagnosis of neuronal colonic dysplasia in primary chronic constipation and sigmoid diverticulosis – endoscopic biopsy and enzyme-histochemical examination. Surg Endosc 5: 146–149

Timmermans JP, Adriaensen D, Cornelissen W, Scheuermann D (1997) Structural organization and neuropeptide distribution in the mammalian enteric nervous system, with special attention to those components involved in mucosal reflexes. Comp Biochem Physiol 118: 331–340

Trotman IF, Misiewiecz JJ (1988) Sigmoid motility in diverticular disease and the irritable bowel syndrome. Gut 29: 218–222

Vuong NP, Sezeur A, Balaton A, Malafosse M, Camilleri JP (1985) Plexus myéntériques et diverticulose colique: résultats d´une étude histologique. Gastroenterol Clin Biol 9: 434–436

Wedel T, Roblick U, Gleiß J, Schiedeck T, Bruch HP, Kühnel W, Krammer HJ (1999) Organization of the enteric nervous system in the human colon demonstrated by wholemount immunohistochemistry with special reference to the submucous plexus. Ann Anat 181: 327–337

6 Modell zur In-vitro-Untersuchung von Motilitätsstörungen des Kolons – Erste Ergebnisse zur Divertikulose

U. ROBLICK, H. V. KOSCHITZKY und S. SCHRADER

Zusammenfassung

Neben ballaststoffarmer Ernährung und altersbedingten Kolonwandveränderungen werden auch intestinale Motilitätsstörungen als ätiologische Faktoren der Divertikulose diskutiert. Das hier vorgestellte In-vitro-Modell bietet die Möglichkeit, die glattmuskuläre Aktivität der Kolonwand und den Einfluss von intrinsischen Neurotransmittern unter standardisierten Organbadbedingungen zu untersuchen. Als Untersuchungsmaterial dienten Muskelstreifenpräparate von Patienten mit Divertikulitis (n=12) und einer Kontrollgruppe (n=15). Nach Aufzeichnung der Spontanaktivität und Messung der isometrischen Kraftentwicklung nach Gabe von Acetylcholin erfolgte die Untersuchung des Einflusses inhibitorischer (VIP) und exzitatorischer (Substanz P) Neurotransmitter. Durch die elektrische Feldstimulation (EFS) vor und nach Blockade parasympathischer und sympathischer Nerven ließen sich die Effekte nonadrenerger und noncholinerger Substanzen überprüfen. Es konnte gezeigt werden, dass sowohl die inhibitorisch-relaxierende Wirkung der EFS als auch die VIP-induzierte Relaxation bei Divertikulosepräparaten gegenüber der Kontrollgruppe vermindert waren. Diese insuffiziente Wandrelaxation könnte eine Steigerung des intraluminalen Drucks bedingen und damit der Divertikelbildung Vorschub leisten. Die Befunde sprechen für eine abnorme intrinsische Innervation bei der Divertikulose und leisten damit einen Beitrag zur Klärung der Ätiologie.

Einleitung

Ätiologie der Divertikulose

Die Entstehung der Divertikulose ist noch ungeklärt und wird als multifaktoriell angesehen. Die Erkrankung findet sich gehäuft in der Bevölkerung der Industrienationen und lässt sich u. a. auf ballaststoffarme Ernährung sowie eine altersbedingte verminderte Zugfestigkeit und Elastizität der Kolonwand zurückführen. Die Tatsache, dass derartige Wandveränderungen jedoch auch bei divertikelfreien Patienten gleichen Alters anzutreffen sind, spricht dafür, dass zusätzliche Faktoren ätiologisch bedeutsam sein müssen. So ließ sich ein erhöhter intraluminaler Druck im divertikelbefallenen Kolonsegment im Vergleich zu nichtbefallenen Darmabschnitten nachweisen (Painter u. Truelove 1964; Weinreich u. Andersen 1976).

Störungen der intestinalen Motilität

Die Steuerung der intestinalen Motilität wird neben extrinsischen Einflüssen überwiegend durch das in die Darmwand eingelagerte, intrinsische bzw. enterische Nervensystem (ENS) gewährleistet (Painter u. Truelove 1964; Giaroni et al. 1999; Wedel et al.1999). Parasympathische und sympathische Nervenbahnen greifen lediglich modulierend auf das ENS ein, das über 100 Millionen Nervenzellen verfügt (»brain within the gut«). Die enterische Signalübertragung ist plurichemisch und wird durch verschiedene, die peristaltischen Reflexe auslösende Neurotransmitter vermittelt. Die prädominierenden Substanzen des Transmitterspektrums sind Acetylcholin (Ach), Substanz P (SP), vasoaktives intestinales Polypeptid (VIP) und Stickoxyd (NO) (Furness et al. 1995; Giaroni et al. 1999). Intrinsische Innervationsstörungen können zu teilweise schwerwiegenden funktionellen Passagestörungen führen, die vom Morbus Hirschsprung, der »slow-transit constipation« bis hin zur chronischen Pseudoobstruktion reichen (Wedel et al. 1999). Die klinische Präsentation einer gestörten Kolonmotilität ist vielfältig. So lassen sich auch die intraluminalen Drucksteigerungen bei der Divertikulose und die bei vielen Patienten synchron auftretenden obstipativen Beschwerden als Folge einer motorischen Dysfunktion des Kolons ansehen (Painter u. Truelove 1964; Viebig et al. 1994; Weinreich u. Andersen 1976).

Ziel der Organbaduntersuchungen

Ziel der vorliegenden Untersuchung war es, die Aktivität von Muskelstreifenpräparaten bei klinisch und histopathologisch nachgewiesener Sigmadivertikulose unter standardisierten Bedingungen in einem Organbad zu analysieren und mit einer Kontrollgruppe zu vergleichen. Hierzu wurden die spontane Muskelaktivität sowie die mechanische Reizantwort auf elektrische Feldstimulation (EFS) und der Einfluss von exzitatorischen und inhibitorischen Neurotransmittern auf die Kontraktilität registriert.

Methodik

Streifenpräparation/Organbad

Aus einem nichttraumatisierten Abschnitt eines Kolonresektates wird ein Segment (3×3 cm) entnommen und in gekühlte (4°C) Präparierlösung (Na 144, K 5,9, Ca 3,7, Cl 157 [mmol/l]) gegeben. Das Kolonsegment wird in einer Präparationsschale flächig ausgebreitet und auf physiologische Länge gedehnt. Nach Dissektion der Mukosa und Submukosa werden zirkuläre und longitudinale Muskelstreifen von 15 mm Länge und 1 mm Breite (Querschnitt: 2 mm²) aus der Tunica muscularis herausgeschnitten. Jeweils sechs Streifen werden pro Patient angefertigt und in oxygenierten (95% O_2, 5% CO_2) Organbadkammern befestigt (Abb. 6.1).

Pro Kammer werden je drei Ring- und Längsmuskelstreifen an der Stimulationselektrode fixiert. Ein Transducer setzt die isometrische Kontraktion in ein

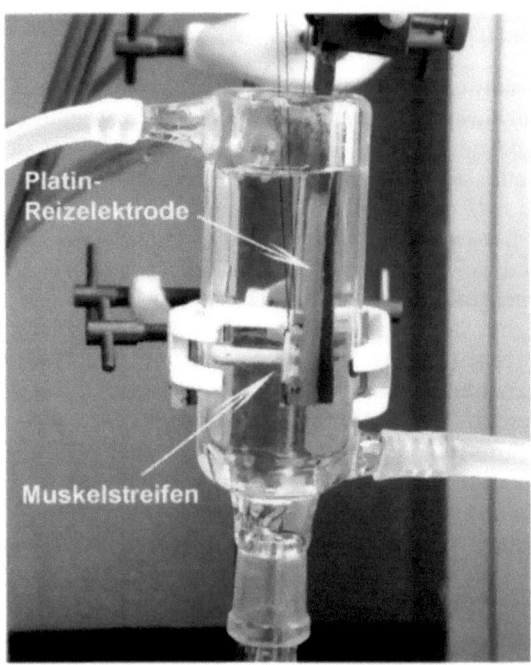

Abb. 6.1. Doppelwandige Organbadkammer mit begaster Krebs-Lösung (95%O_2/5%CO_2 [Vol%]; pH=7,4) während der Aufzeichnungsphase

elektrisches Signal um, das sowohl analog als auch über einen AD-Wandler digital aufgezeichnet wird (Data Translation GmbH, Bietigheim-Bissingen, Typ DT21-EZ). Um die Funktionsfähigkeit der Streifenpräparate für die Dauer der Experimente (ca. 8 h) aufrechtzuerhalten, wird eine nach Krebs-Henseleit modifizierte physiologische Salzlösung (Na 137, K 5,9, Ca 2,5, Mg 1,2, Cl 124,1, HCO_3 25, H_2PO_4 1,2, Glukose 11,5 [mmol/l]) mit einem pH-Wert zwischen 7,3–7,4 verwendet (Huizinga et al. 1999; Tomita et al. 2000). Die Streifen werden mit 5 mN/mm² vorgedehnt. Hierdurch wird ein physiologischer Spannungszustand der Muskelzellen erzielt, der Erregung, Kontraktion und Spontanaktivität zulässt. Bei korrekter Begasung und stabiler Temperatur (37 °C) erfolgt eine Adaptationsperiode von ca. 60 min, in der die Spontanaktivität der Streifenpräparate aufgezeichnet wird.

Versuchsablauf

Die eigentliche Versuchsperiode beginnt mit der Applikation von Acetylcholin. Die Substanz wird in steigender Konzentration (10^{-7}–10^{-4} mol/l) im Abstand von 3 min ins Organbad titriert ("Acetylcholintreppe"). Hierdurch können die maximale Kraftentwicklung und die Vitalität der Streifen geprüft werden. Zum Abschluss der Versuchsreihe wird Papaverin ins Organbad gegeben (1×10^{-3} mol/l), um durch komplette Relaxation der Streifen die elastische Komponente des Muskeltonus bestimmen zu können (Hoyle et al. 1992; Mandrek u. Milenov 1988).

Transmittersubstanzen

Als inhibitorische Transmittersubstanz wird VIP, als exzitatorisch wirkender Transmitter das Tachykinin Substanz P angewandt. VIP und Substanz P sind als nonadrenerge, noncholinerge Neurotransmitter (NANC) beschrieben, die die motorische Aktivität des Kolons modulieren. VIP entfaltet seine inhibitorische Wirkung sowohl über direkte Relaxation der glatten Muskulatur als auch über die Stimulation inhibitorischer Neurone. Substanz P wirkt direkt kontraktionsfördernd auf die glatten Muskelzellen und teilweise durch parallele Freisetzung von Acetylcholin aus exzitatorischen Neuronen. Die Substanz-P-vermittelten Muskelkontraktionen können in gleicher Weise durch Atropin und Tetrodotoxin (TTX) gemindert werden, was auf eine Stimulation parasympathischer Nerven durch Substanz P hinweist (Hoyle et al. 1992; Mandrek u. Milenov 1988).

Elektrische Feldstimulation

Einen wichtigen Teil des Versuchs stellt die elektrische Feldstimulation (EFS) dar. Über eine Platinelektrode werden Rechteckimpulse von bis zu 50 V und einer Reizdauer von 1 ms als Einzelimpulse oder periodisch appliziert. Eine starke Relaxation der Muskelstreifen wird erreicht, wenn periodische Impulse von 50 V und 1 ms Dauer mit einer Wiederholungsrate von 5 Hz verabreicht werden (Mandrek u. Milenov 1988; Tomita et al. 2000). Typischerweise folgt dieser Relaxation nach Beendigung der Stimulation ein exzitatorischer Peak (»Rebound-Phänomen«). Die niedrige Reizfrequenz wirkt selektiv stimulierend auf die Nervenzellen und lässt die glatten Muskelzellen unberührt. Somit ist eine isolierte Untersuchung der Funktionstüchtigkeit der intramuralen Nervenzellen möglich. Durch eine EFS nach Blockade von parasympathischen und sympathischen Nerven (Atropin, Phentolamin und Propanolol) kann die inhibitorische Komponente der NANC-Innervation detektiert und evaluiert werden (Mandrek u. Milenov 1988).

Bisherige Untersuchungen

Es wurden Muskelstreifenpräparate (n=72) von 12 Patienten mit Sigmadivertikulitis untersucht. Das Alter der Patienten lag zum Zeitpunkt der Operation zwischen 52 und 73 Jahren. Alle untersuchten Patienten wurden elektiv im entzündungsfreien Intervall operiert. Die ermittelten Daten wurden mit denen einer Kontrollgruppe verglichen, die sich aus 15 Patienten (entspricht 90 Muskelstreifenpräparaten) mit nichtlumeneinengenden Kolonadenomen bzw. Karzinomen zusammensetzte. Das Alter dieser Gruppe lag zwischen 45 und 77 Jahren. Es wurde streng darauf geachtet, dass die Anamnese sowie der Obstipationsscore bei keinem der Kontrollgruppenpatienten einen Hinweis auf eine obstipative Symptomatik ergab. In der Kontrollgruppe konnte die Divertikulose im Rahmen der Adenom- bzw. Tumordiagnostik ausgeschlossen werden. Keiner der in die Untersuchung integrierten Patienten erhielt eine motilitätsbeeinflussende Langzeitmedikation.

Ergebnisse

Kontrolldarm

Die Muskelstreifenpräparate zeigten eine ausgeprägte Spontanaktivität mit stabiler Reizantwort über bis zu 24 h (Vitalitätskontrolle durch Acetylcholintreppe). Wie im Tiermodell zeigt die Gabe von VIP (10^{-9}–10^{-7} mol/l) eine konzentrationsabhängige Hemmung dieser Spontanaktivität, sowohl an Längs- als auch an Ringmuskelstreifen. Die Gabe von Substanz P (10^{-9}–10^{-7} mol/l) führt zu einer konzentrationsabhängigen exzitatorischen Reizantwort. Die durch Applikation von VIP- und Substanz-P-induzierten Effekte können durch Gabe von TTX nicht vollständig blockiert werden, was auf eine partielle direkte Stimulation der glatten Muskulatur hindeutet. Die Muskelstreifen zeigen einen spontanen Tonus, der bis zu 40% der Kontraktion bei supramaximaler Reizung mit Acetylcholin (10^{-4} mol/l) erreicht. Die EFS wirkt stark inhibitorisch, sowohl auf die longitudinale als auch auf die zirkuläre Muskelschicht der Kolonwand. Auch einzelne elektrische Stimuli führen zu einer nahezu maximalen Relaxation der Streifen. Dieser inhibitorische Effekt wird durch die Gabe von TTX komplett aufgehoben, was für eine neurogene Reizübertragung spricht.

Vergleich Divertikeldarm – Kontrolldarm

Die Kontraktionsamplitude nach Applikation einer supramaximalen Dosis Acetylcholin (10^{-4} mol/l) war in der Divertikulitisgruppe und der Kontrollgruppe gleich. Nach pharmakologischer Blockade parasympathischer und sympathischer Nerven reagierten die Streifenpräparate der Kontrollgruppe mit einer stärkeren Relaxation während der EFS als die der Divertikulitisgruppe (Abb. 6.2).

Auch die inhibitorische Wirkung von VIP war in der Kontrollgruppe etwas stärker ausgeprägt. Dagegen ergab die Stimulation nach Applikation des Tachykinins Substanz P keine Unterschiede in den exzitatorischen Effekten.

Diskussion

Die Rolle der im ENS beschriebenen Neurotransmitter ist nicht nur speziesabhängig, sondern variiert auch in den verschiedenen Regionen des Verdauungstraktes. Unter den etwa 30 verschiedenen Transmittern nehmen VIP, NO und PACAP als inhibitorisch und Acetylcholin und Substanz P als exzitatorisch wirkende Substanzen eine zentrale Bedeutung ein (Furness et al.1995; Giaroni et al. 1999; Tomita et al.1999a, b). Allerdings liegen nur wenige Untersuchungen vor, die das Kontraktilitätsverhalten der Kolonwand unter dem Einfluss dieser enterischen Transmitter bei Divertikulosepatienten überprüft haben (Huizinga et al. 1999; Tomita et al. 2000; Tomita et al 1993).

Da Motilitätsstörungen (intraluminale Druckerhöhung, Hypersegmentationen) als ätiologischer Faktor für die Divertikulose diskutiert werden (Painter u. Truelove 1964; Viebig et al. 1994; Weinreich u. Andersen 1976), erscheint die

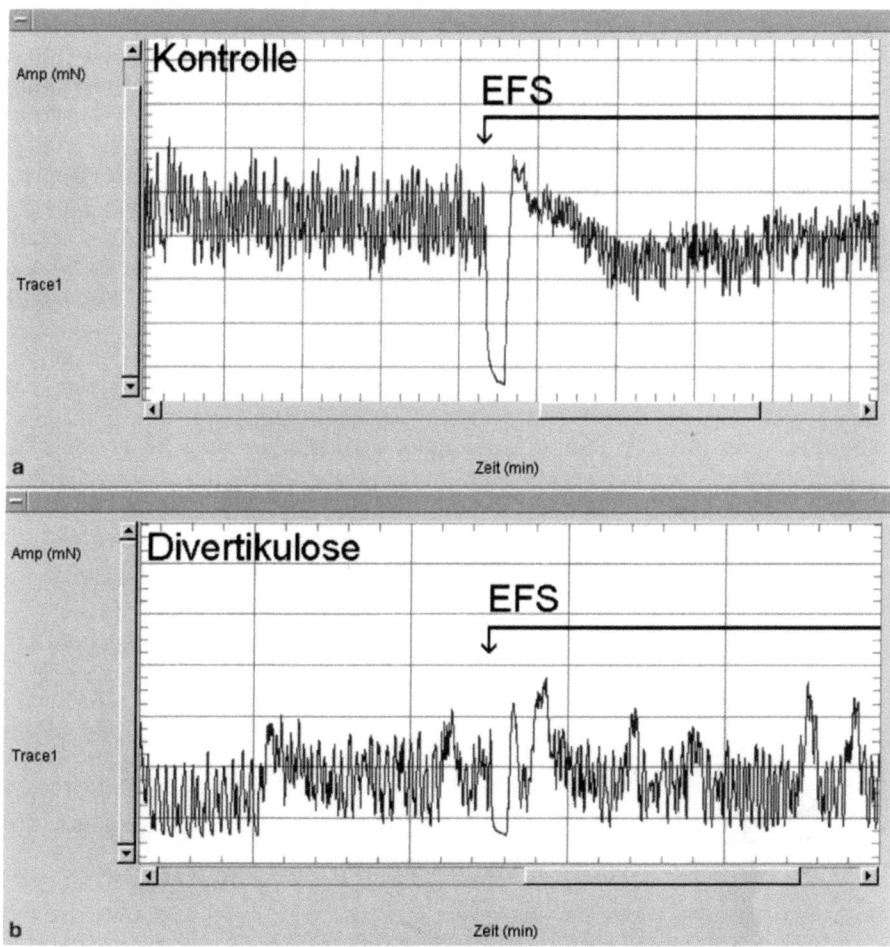

Abb. 6.2a,b. Darstellung des inibitorischen Effektes nach EFS am Normaldarm (*a*; Kontrolle) und am Divertikulosepräparat (*b*). Der Relaxationseffekt ist am Divertikulosestreifen deutlich geringer ausgeprägt

Untersuchung der Relaxationsfähigkeit der Darmwand nach Applikation inhibitorischer Transmitter und durch die EFS von besonderem Interesse. So konnte gezeigt werden, dass sowohl die inhibitorisch-relaxierende Wirkung der EFS als auch die VIP-induzierte Relaxation bei Divertikulosepräparaten vermindert sind. In über 50% der Fälle zeigte sich gegenüber der Kontrolle ein abgeschwächter Effekt nach VIP-Applikation. Dies deckt sich mit Daten der Arbeitsgruppe um Tomita, die bei Untersuchung von 36 Divertikulitisstreifen und ähnlichem Versuchssetting in weniger als 35% der Fälle eine adäquate Relaxation nach VIP-Gabe beobachten konnten (Tomita et al. 1993). Von verschiedenen Untersuchern wurde am Divertikulosedarm ein erhöhter cholinerg-exzitatorischer Effekt nach supramaximaler Stimulation mit Acetylcholin beschrieben (Huizinga et al. 1999;

Tomita et al. 1993). Dies war an den von uns untersuchten Präparaten in nur 3 Fällen nachweisbar. Huizinga und Mitarbeiter (1999) berichteten in einer Untersuchung der cholinergen Stimulation zirkulärer Muskelstreifen von Divertikulitispatienten von ähnlichen Beobachtungen. Sie konnten in verschiedenen Streifen des Divertikeldarms desselben Patienten neben unphysiologischen auch normale Reaktionsmuster auf Carbachol (Parasympathomimetikum) feststellen.

Ob die insuffiziente Reaktion des Divertikelkolons auf die EFS und auf relaxierende Neurotransmitter als wesentlicher Faktor in der Ätiologie der Divertikulose angesehen werden kann, muss durch Untersuchungen größerer Patientenkollektive geklärt werden. Dennoch legt die Zusammenschau unserer Ergebnisse und der Literaturdaten eine abnorme intrinsische Innervation nahe. Die insuffiziente Wandrelaxation könnte eine unphysiologische Steigerung des intraluminalen Drucks bedingen und damit der Divertikelbildung Vorschub leisten. Die Korrelation der Organbadbefunde mit neuropathologischen und klinischen Befunden stellt unserer Ansicht nach einen verheißungsvollen Ansatz dar, um neue Einblicke in den komplexen Entstehungsmechanismus der Kolondivertikulose zu gewinnen. Ein besseres Verständnis der zugrunde liegenden Pathophysiologie könnte in Zukunft helfen, intrinsische Fehlinnervationen pharmakologisch zu kompensieren und neue Strategien in der Behandlung bzw. der Prävention der Divertikulose zu entwickeln.

Literatur

Furness JB, Young HM, Pompolo S, Bornstein JC, Kunze WA, McConalogue K (1995) Plurichemical transmission and chemical coding of neurons in the digestive tract. Gastroenterology 108: 554–563

Giaroni C, De Ponti F, Cosentino M, Lecchini S, Frigo G (1999) Plasticity in the enteric nervous system. Gastroenterology 117: 1438–1458

Hoyle CH, Kamm MA, Lennard-Jones JE, Burnstock G (1992) An in vitro electrophysiological study of the colon from patients with idiopathic chronic constipation. Clin Auton Res 2: 327–333

Huizinga JD (1986) Electrophysiology of human colon motility in health and disease. Clin Gastroenterol 15: 879–901

Huizinga JD, Waterfall WE, Stern HS (1999) Abnormal response to cholinergic stimulation in the circular muscle layer of the human colon in diverticular disease. Scand J Gastroenterol 34: 683–688

Mandrek K, Milenov K (1988) Effects of VIP on gastric and duodenal muscle: a comparison with other neuropeptides and transmitters, Atp and electrical field stimulation. Regul Pept 22: 418–423

Painter NS, Truelove SC (1964) The intraluminal pressure patterns in diverticulosis of the colon. Gut 5: 201–213

Tomita R, Fujisaki S, Tanjoh K, Fukuzawa M (2000) Role of nitric oxide in the left-sided colon of patients with diverticular disease. Hepatogastroenterology 47: 692–696

Tomita R, Munakata K, Aoki N, Tanjoh K, Kurosu Y (1993) A study on the peptidergic nerves (VIP, substance P) in the colon of patients with diverticular disease. Regul Pept 46: 244–246

Tomita R, Tanjoh K, Fujisaki S, Fukuzawa M (1999a) Physiological studies on nitric oxide in the right sided colon of patients with diverticular disease. Hepatogastroenterology 46: 2839–2844.

Tomita R, Tanjoh K, Fujisaki S, Fukuzawa M (1999b) The role of nitric oxide (NO) in the human pyloric sphincter. Hepatogastroenterology 46: 2999–3003

Viebig RG, Pontes JF, Michelsohn NH (1994) Electromanometry of the rectosigmoid in colonic diverticulosis. Arq Gastroenterol 31: 135–144

Wedel T, Roblick U, Gleiss J, Ott V, Eggers R, Kuhnel W, Krammer HJ (1999) Disorders of intestinal innervation as a possible cause for chronic constipation. Zentralbl Chir 124: 796–803

Wedel T, Roblick U, Gleiss J, Schiedeck T, Bruch HP, Kuhnel W, Krammer HJ (1999) Organization of the enteric nervous system in the human colon demonstrated by wholemount immunohistochemistry with special reference to the submucous plexus. Anat Anz 181: 327–337

Weinreich J, Andersen D (1976) Intraluminal pressure in the sigmoid colon of patients with sigmoid diverticula and related conditions. Scand J Gastroenterol 11: 581–586

7 Matrixmetalloproteinasen (MMP) und ihr Einfluss auf die Pathogenese der Divertikelerkrankung

Eine immunhistochemische und morphometrische Studie

A. BRUNN, U. KLINGE und R. KASPERK

Zusammenfassung

Die Matrixmetalloproteinasen (MMP) 1, 2, 3, 9 und 13 zeigen im divertikulitisch veränderten Kolon im Vergleich zur unauffälligen Dickdarmwand bei Kolonkarzinomen eine Veränderung ihrer immunhistochemischen Expression. In Relation zu gleichzeitig untersuchten Veränderungen des Kollagengehaltes sowie Veränderungen im Bereich des Plexus submucosus ergibt sich somit, dass MMPs offensichtlich eine wesentliche Rolle im komplexen Mechanismus der Pathogenese der Divertikelerkrankung einnehmen. Zur weiteren Quantifizierung der Ergebnisse sind in Zukunft molekularbiologische Untersuchungen erforderlich. Zudem müssen weitere Untersuchungen zeigen, ob es sich bei den Innervationsstörungen um primäre Veränderungen handelt oder ob hier sekundäre Phänomene in Zusammenhang mit sonstigen Wandveränderungen der Dickdarmwand durch das Zusammenspiel der MMPs bestehen.

Einleitung

Die Pathogenese der Divertikelerkrankung ist bislang insbesondere auch im Hinblick auf die autonome Dickdarminnervation nur unzureichend untersucht. Es wurden allerdings bereits mehrfach verschiedene Faktoren beschrieben, die die Entwicklung einer Divertikelerkrankung beeinflussen oder begünstigen. So werden eine ballaststoffarme Ernährung sowie ein inadäquat hoher intraluminaler Druck im Colon sigmoideum als Hauptfaktoren der Pathogenese diskutiert. Letzterer soll zu der Hernierung der Mukosa durch die Ringmuskelschicht im Bereich von Wandschwächen, also in erster Linie den Vasa recta, führen. Nur selten werden primäre Veränderungen in der Struktur der Dickdarmwand diskutiert. Hierbei sind insbesondere Veränderungen in der Innervation sowie der Extrazellulärmatrix von Interesse. Bereits mehrfach wurde eine Elastose der Dickdarmwand bei der Divertikulose beschrieben (Köhler et al. 1999; Whiteway u. Morson 1985). Des Weiteren sind Patienten, die an einer systemischen Bindegewebserkrankung leiden, wie z.B. dem Ehlers-Danlos-Syndrom oder dem Marfan-Syndrom, besonders häufig und früh von einer Divertikulose betroffen. Dies zeigt bereits eine mögliche Verbindung zu pathogenetisch relevanten Veränderungen der Extrazellulärmatrix der Dickdarmwand an. Kollagen ist das wichtigste extrazelluläre Matrixprotein, das für die mechanische Stabilität von Binde-

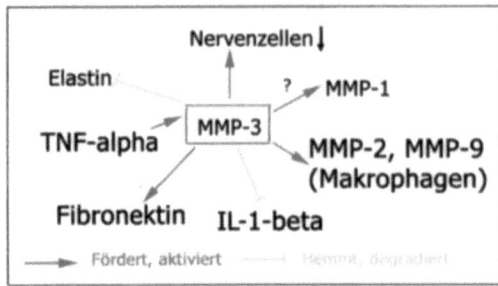

Abb. 7.1. Einfluss von MMP-3. Aktivierung von MMP-1, MMP-2, MMP-9 und Fibronektin; Förderung von Nervenzellabbau; Hemmung von IL-1β; Abbau von Elastin; TNF-α aktiviert MMP-3

gewebe verantwortlich ist. Von größter Bedeutung ist dabei Kollagen vom Typ I und III. Der Kollagenabbau erfolgt durch das Zusammenspiel verschiedener MMPs, einer Familie zinkabhängiger Endopeptidasen, die umfangreiche proteolytische Fähigkeiten haben und in verschiedene physiologische und pathologische Prozesse involviert sind (Ries u. Petrides 1995). Die einzelnen MMPs nehmen dabei unterschiedliche Funktionen wahr. MMP-1 und MMP-13 sind die beiden wichtigsten Matrixenzyme zur Spaltung von Kollagen Typ I und III. MMP-2 und -9 sind Gelatinasen, die der Verdauung denaturierten Kollagens dienen. Daneben sind sie entsprechend ihrem Vorkommen in Makrophagen in Prozesse der Zellinvasion im Rahmen entzündlicher Prozesse involviert. MMP-3 (Stromelysin-1) erfüllt die umfangreichsten Aufgaben (Abb. 7.1).

Neben der Aktivierung von MMP-1, -2 und -9 (Shimada et al. 1999) steht die Reduktion von Nervenzellen durch MMP-3 im Vordergrund. Außerdem wird MMP-3 durch Entzündungsmediatoren und hier insbesondere den Tumornekrosefaktor α (TNF-α) aktiviert. Weitere Substrate des MMP-3 sind Fibronektin, Proteoglykane Laminin und Elastin. Aufgrund dieser zahlreichen Funktionen nimmt MMP-3 einen zentralen Punkt in den Überlegungen eines möglichen Einflusses auf die Pathogenese der Divertikelerkrankung ein, da hier durch Veränderungen des MMP-3 sowohl Veränderungen in der Extrazellulärmatrix als auch Veränderungen der Innervation die Folge sein können. Aktuelle In-vitro-Studien konnten zeigen, dass im Gegensatz zum normalen Dickdarm bei der Divertikelerkrankung der Dickdarm fokal vorwiegend durch cholinerge Nerven innerviert wird (Tomita et al. 2000). Bei sonstigen entzündlichen Darmerkrankungen wurde eine deutliche Überexpression von MMP-1 und MMP-3 mRNA gefunden (von Lampe et al. 2000).

Material und Methoden

In der vorliegenden Studie wurden Kolonsegmente von 11 Patienten mit einer Sigmadivertikulitis mit den Kolonsegmenten von 13 Patienten, die an einem Karzinom des linksseitigen Kolons litten, verglichen. Ausschließende Kriterien für die Kontrollfälle waren sowohl sonstige entzündliche Erkrankungen als auch eine nebenbefundlich diagnostizierte Divertikulose. Die Kolonabschnitte wurden in Formalin fixiert und in Paraffin eingebettet. 5 μm dicke Schnitte wurden zur Übersicht nach H&E sowie zur Bestimmung des Kollagengehaltes nach EvG gefärbt. Zusätzlich erfolgten immunhistochemische Untersuchungen mittels der Peroxidasereaktion mit Antikörpern gegen die Matrixmetalloproteinasen MMP-1, MMP-2, MMP-3, MMP-9, MMP-13 und Protein Gene Product 9,5 (PGP 9,5), einem panneuronalen Marker zur Visualisierung von Nervenfasern und Nervenzellen. Antigenantikörperkomplexe wurden mittels 3'4'-Diaminobenzidine (DAB) gefärbt und mit Hämalaun gegengefärbt. Die Ganglienzelldichte des Plexus submucosus wurde mittels der Reaktionen nach Inkubation mit Antikörpern gegen PGP 9,5 jeweils anhand von 5 Gesichtsfeldern (sog. High-Power-Fields) computermorphometrisch (Programm KS300 der Firma Zeiss, Oberkochen) ausgewertet. Der Kollagengehalt wurde zum einem anhand der Breite der Tela submucosa zum anderen anhand eines Subscores auf einer Skala von 0–3 festgelegt. Die immunhistochemischen Reaktionen der Matrixmetalloproteinasen wurden sowohl anhand der Reaktionsstärke als auch anhand der Stellen, an denen eine Reaktion eintrat, verglichen.

Ergebnisse

Der Kollagengehalt bei Divertikulitiden war im Vergleich zu den Kontrollfällen erhöht und die Tela submucosa verbreitert (Tabelle 7.1). Der Plexus submucosus war bei den Divertikulitiden rarefiziert, wenngleich vereinzelt hypertrophische Nervenfasern zur Darstellung gelangt sind (Abb. 7.2). Sowohl die einzelnen Ganglienzellen als auch die Gesamtfläche der Ganglienzellen in den untersuchten Gesichtsfeldern waren bei den Kontrollfällen deutlich größer (s. Tabelle 7.1). MMP-1 und MMP-13 waren bei den Divertikulitiden vermindert, was zu dem entsprechenden geringen Kollagenabbau passt. MMP-2 (Abb. 7.3a) und MMP-9 waren bei den Divertikulitiden, insbesondere im Bereich entzündlicher Infiltrate in der Mukosa, deutlich erhöht (s. Tabelle 7.1). Für MMP-3 (Abb. 7.3b) ergaben sich zwar nur eher geringfügige Unterschiede, jedoch zeichnete sich auch hier eine erhöhte Expression bei den Divertikulitiden ab, was somit zu einer Rarefizierung von Nervenzellen im Rahmen der Divertikulitis führen kann (s. Tabelle 7.1).

Tabelle 7.1. Immunhistochemische Untersuchungsergebnisse

	Divertikulitis	Kontrolle
Breite Tela submucosa (Mittelwert)	78 µm ± 19 µm	31 µm ± 16 µm
Kollagengehalt Subscore (Skala 0–3)	2,5	1,1
Plexus submucosus, PGP 9,5		
Anzahl der Ganglienzellen in 5 Gesichtsfeldern (Mittelwert)	49 ± 18	99 ± 23
Fläche der Ganglienzellen in 5 Gesichtsfeldern (Mittelwert)	0,55 mm^2 ± 0,23 mm^2	1,7 mm^2 ± 0,31 mm^2
MMP-1	Vermindert	Verstärkt
MMP-13	Vermindert	Verstärkt
MMP-2	Erhöht	Vermindert
MMP-9	Erhöht	Vermindert
MMP-3	Erhöht	Vermindert

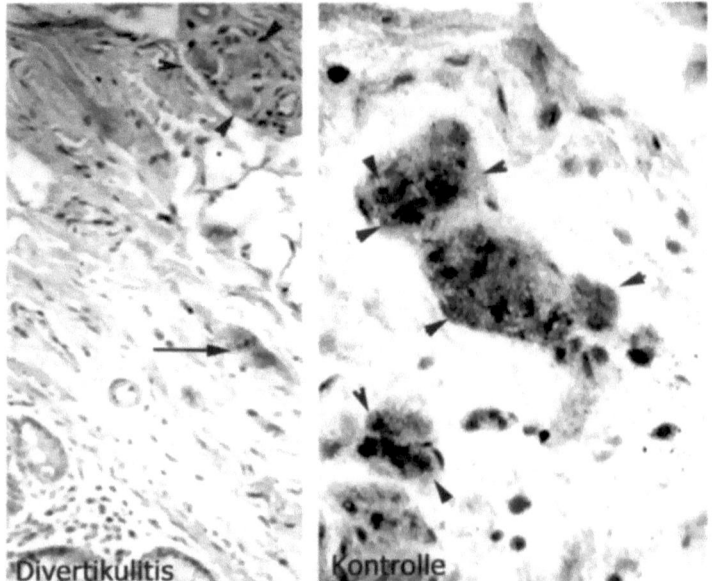

Abb. 7.2. Plexus submucosus nach Inkubation mit Antikörpern gegen PGP 9,5. Rarefizierung der Ganglienzellen (*Pfeilköpfe*) bei Sigmadivertikulitis (*links*) mit nur einzelnen hypertrophischen Nervenfasern (*Pfeil*) im Vergleich zu Kontrollfällen (*rechts*)

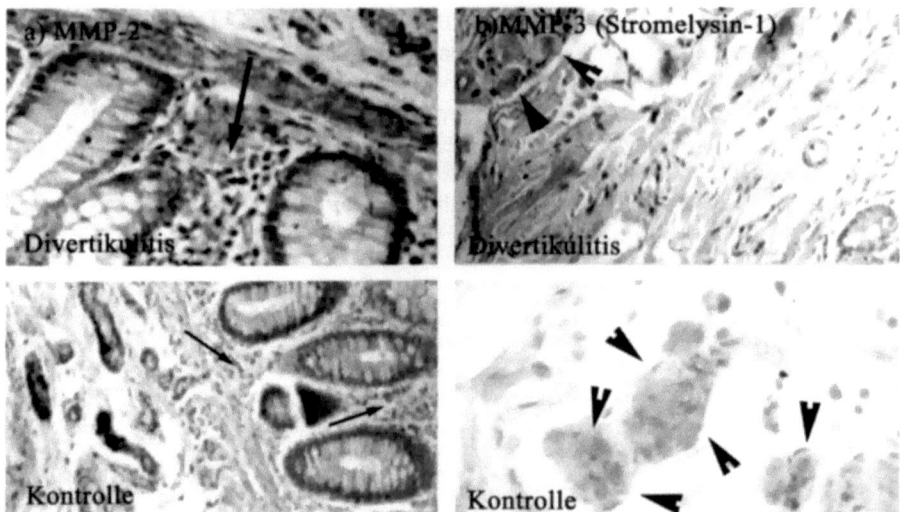

Abb. 7.3a,b. Plexus submucosus nach Inkubation mit Antikörpern gegen MMP-2 (*a*) und MMP-3 (*b*). Verstärkte Expression von MMP-2 bei Sigmadivertikulitiden im Bereich lymphozytärer Infiltrate (*oben links, Pfeile*) im Vergleich zu den Kontrollen und mäßig verstärkte Expression von MMP-3 bei Sigmadivertikulitis (*oben rechts, Pfeil*) im Vergleich zu den Kontrollfällen

Diskussion

Die Rarefizierung des Plexus submucosus, die allerdings von einzelnen Nervenfaserhypertrophien im Bereich des Plexus submucosus begleitet wird, wurde bereits in ähnlicher Form in einer Arbeit von Wedel et al. (1999) beschrieben. Dabei wurde jedoch die vereinzelt (in ca. 16%) nachweisbare Hyperganglionose in den Vordergrund gestellt, während die gesamte Rarefizierung des Plexus submucosus nicht weiter diskutiert wurde. Bei akuten Schüben chronisch entzündlicher Darmerkrankungen wie M. Crohn und Colitis ulcerosa fand sich eine deutliche Überexpression von MMP-1 und MMP-3 mRNA (von Lampe et al. 2000), sodass hierin ein wesentlicher Faktor für die Gewebezerstörung im Rahmen der Entzündung gesehen wurde. In unserer Studie fand sich hingegen eine verminderte Expression von MMP-1, was entsprechend zu einem erhöhten Kollagengehalt führt. Hier scheint ein wesentlicher Unterschied zwischen der Divertikulitis sowie anderen chronisch entzündlichen Darmerkrankungen zu bestehen. Ein vergleichbares Ergebnis bezüglich der Expression von MMP-1 zeigte auch eine Arbeit von Stumpf et al. (2001). Auch für MMP-2 konnte nach von Lampe et al. (2000) eine Überexpression beim M. Crohn sowie bei der Colitis ulcerosa nachgewiesen werden. In der vorliegenden Arbeit fand sich ebenfalls eine erhöhte Expression von MMP-2. Dies galt jedoch insbesondere für die entzündlichen Infiltrate im Bereich der Mukosa, während sonstige Infiltrate der Dickdarmwand in der Kontrollgruppe fast keine immunhistochemische Markierung aufwiesen. Das Gleiche galt auch für MMP-9. Somit ist für diese beiden MMPs anzunehmen, dass im Rahmen der Divertikulitis die wichtigste Aufgabe weniger in der Verdauung denaturierter Proteine als vielmehr in der Vermittlung entzündlicher Reaktionen im Rahmen der Zellinvasion besteht. Die immunhistochemischen Ergebnisse für MMP-3 waren nicht so deutlich, jedoch hinreichend, um ebenfalls eine vermehrte Expression in der Divertikulitisgruppe diagnostizieren zu können. Diese Überexpression hat entsprechend der zahlreichen Funktionen, die MMP-3 wahrnimmt, umfangreiche Folgen für das von der Überexpression betroffene Gewebe. Dabei sind neben der Aktivierung anderer MMPs insbesondere die Reduktion von Nervenzellen von Bedeutung. Jedoch kann anhand der vorliegenden Arbeit nicht geklärt werden, ob das Zusammenspiel der verschiedenen MMPs, die letztlich zu einer Rarefizierung der Ganglienzellen des Plexus submucosus bei der Divertikulitis führt, als Zeichen einer primären Innervationsstörung zu werten ist oder ob es sich hierbei um ein sekundäres Phänomen im Rahmen von Gewebezerstörung und Umformung bei Divertikulitis handelt. Um diesbezüglich weitere Differenzierungen vornehmen zu können, sind neben exakt quantifizierenden Untersuchungen insbesondere Untersuchungen in unterschiedlichen Stadien der Divertikulose bzw. Divertikulitis erforderlich. Aber bereits jetzt kann abschließend festgestellt werden, dass MMPs in jedem Fall einen der offensichtlich zahlreichen Schlüssel zum näheren Verständnis der Pathogenese der Divertikelerkrankung darstellen und zu der nachgewiesenen Innervationsstörung sowie zu den Strukturveränderungen der Dickdarmwand beitragen.

Literatur

Kohler L, Sauerland S, Neugebauer E (1999) Diagnosis and treatment of diverticular disease: results of a consensus development conference. The Scientific Committee of the European Association for Endoscopic Surgery. Surg Endosc 13:430-436

Lampe von B, Barthel B, Coupland SE, Riecken EO, Rosewicz S (2000) Differential expression of matrix metalloproteinases and their tissue inhibitors in colon mucosa of patients with inflammatory bowel disease. Gut 47:63-73

Ries C, Petrides PE (1995) Cytokine regulation of matrix metalloproteinases activity and ist regulatory dysfunction in disease. Biol Chem Hoppe Seyler 376:345-355

Shimada T, Nakamura H, Ohuchi E, Fujii Y, Murakami Y, Sato H, Seiki M, Okada Y (1999) Characterization of a truncated recombinant form of human membrane type 3 matrix metalloproteinase. Eur J Biochem 262:907-914

Stumpf M, Cao W, Klinge U, Klosterhalfen B, Kasperk R, Schumpelick V (2001) Increased disribution of collagen type III and reduced expression of matrix metalloproteinase 1 in patients with diverticular disease. Int J Colorect Dis 2001 (in press)

Tomita R, Fujisaki S, Tanjoh K, Fukuzawa M (2000) Role of nitric oxide in the left-sided colon of patients with diverticular disease. Hepatogastroenterology 47:692-696

Wedel T, Roblick UJ, Schiedeck THK, Bruch HP, Krammer HJ (1999) Ist die Divertikelkrankheit mit intestinalen Innervationsstörungen assoziiert? Viszeralchirurgie 34:307-311

Whiteway J, Morson BC (1985) Elastosis in diverticular disease of the sigmoid colon. Gut 26:258-266

8 Gibt es ultrastrukturelle Veränderungen, die zu einer Divertikelbildung prädestinieren?

TH. OCHSENKÜHN und B. GÖKE

Einleitung

Die meisten Divertikel des Kolons, ob echte oder falsche, entwickeln sich infolge eines chronisch erhöhten intraluminalen Drucks. Dieser Druck führt zu einer Hernierung der Mukosa und der Submukosa durch die relativ schwachen Areale der zirkulären Muskelschichten des Kolons. Diese Schwachpunkte sind meist dort lokalisiert, wo die submukosalen Blutgefäße durch den Muskel treten, also meistens auf der mesenterialen Seite. Die Tatsachen, dass Divertikel meist durch den Muskel treten, dass sie fast nie im Rektum, sondern meist im Sigma auftreten, dass die Erkrankung erst ab dem 40. Lebensjahr auftritt und dann immer häufiger wird, lässt die Frage aufkommen, ob und warum ultrastrukturelle Veränderungen der Darmwand gerade an diesem Muskel, im Sigma oder im Alter auftreten, die dann zur Divertikulose prädestinieren. Abgesehen von einigen seltenen Bindegewebserkrankungen (Almy u. Howell 1980) sowie dem Marfan-Syndrom oder den verschiedenen Ehlers-Danlos-Erkrankungen, gibt es keine Hinweise für eine angeborene Divertikuloseneigung. Veränderungen des Kollagen- und Elastinstoffwechsels bei Patienten mit Divertikulose und beim Tier haben jedoch ein Modell der Divertikelpathophysiologie entstehen lassen, das hier vorgestellt wird.

Kollagenstoffwechsel am Tiermodell

Mehrere Studien, die sich mit Fragen der Wundheilung am operierten Darm beschäftigten, haben den Kollagenstoffwechsel des Dickdarms untersucht. Der Einfluss der Darmflora und mechanischer Noxen auf den Kollagenmetabolismus der Dickdarmwand wurde mit Hilfe von keimfrei aufgezogenen und herkömmlich, also nicht keimfrei aufgezogenen Ratten untersucht (Tornquist et al. 1990). Die Kollagenmenge wurde – wie in den meisten dieser Studien – durch die Bestimmung von Hydroxyprolin in der Darmwand errechnet, die Kollagensynthese durch die Inkorporation von radioaktiv markiertem Hydroxyprolin. Als die keimfreien und nichtkeimfreien Tiere miteinander verglichen wurden, wiesen sie keine Unterschiede in der Syntheserate und der Menge des Kollagens in der Darmwand auf. Wenn jedoch zusätzlich operativ eine stenosierende Kolonobstruktion angelegt wurde, reagierten beide Gruppen mit einer vergleichbaren Zunahme der Kollagensynthese proximal der Stenose. Diese Befunde lassen darauf schließen, dass Bakterien keine größere Rolle in der Regulation des Kollagenstoffwechsels der Dickdarmwand spielen, weder unter normalen Bedingungen noch in der künstlichen Obstruktion mit fäkalem Aufstau, sondern dass eher mechanische Faktoren dominieren. Zusätzlich scheint der auf die Schleimhaut und Darmwand ausgelöste »Stress« im Kolon der Tiere eine Synthesereaktion im Kollagenmetabolismus auszulösen.

Eine andere Studie hatte einen gegenteiligen Ansatz gewählt, um nach Elimination jeglichen Stresses auf die Darmwand den Kollagenstoffwechsel zu untersuchen (Blomquist et al. 1985). Die Versuchstiere, Wistar-Ratten, erhielten ein ableitendes proximales Kolostoma, d.h. es wurde kein Fäkalstrom mehr durch das Kolon geleitet. Der Effekt der Stilllegung des Kolons führte bereits nach sehr kurzer Zeit zu einer deutlich reduzierten Kollagensynthese und Kollagenmenge im ausgeschalteten Kolon distal des Stomas. Die Autoren schlossen aus diesen Beobachtungen, dass die Anwesenheit eines intraluminalen Reizes in Form des Fäzesstroms den Kollagenmetabolismus positiv zu beeinflussen scheint.

Brasken et al. (1990) untersuchten den Kollagenstoffwechsel am Beispiel der postoperativen Anastomosenheilung im Rattenkolon. Dabei zeigte sich, dass die Kollagenbildung bereits am zweiten postoperativen Tag einsetzt, um am siebten postoperativen Tag ein Maximum zu erreichen, was wohl aufzeigt, wie schnell der Kollagenmetabolismus auf Traumata reagieren kann.

Die ultrastrukturelle Zusammensetzung und die biomechanischen Eigenschaften der Dickdarmwand des linken Kolons wurden an Ratten verschiedenen Alters (4, 14 und 27 Monate) untersucht (Christensen et al. 1992). Gehalt und Konzentration des Kollagens, wiederum errechnet durch die Hydroxyprolinanalyse, waren bei den alten Tieren um etwa ein Drittel höher als bei den jungen Tieren und etwa ein Fünftel höher als bei den mittelalten Tieren. Im biomechanischen Untersuchungsteil der Studie wurden Darmwandstreifen gleicher Größe mit verschiedenen Gewichten bis zur Ruptur belastet. Die dabei gemessene maximale Belastungsfähigkeit war zwar bei den mittelalten Tieren im Vergleich zu den jungen Tieren um 21% besser, die alten Tiere hielten jedoch um 13% weniger Gewichtsbelastung aus als die mittelalten Tiere. Es fand sich also gleichzeitig eine Zunahme des Kollagengehalts und der Kollagenkonzentration zusammen mit einer Abnahme der Dehn- und Zugkraft des Gewebes, also eine Verschlechterung der funktionalen Integrität des linken Kolons im höheren Alter.

Dickdarmmuskel am Tiermodell

Andere interessante Beobachtungen fanden sich am Modell der alternden Ratte, das etabliert wurde, um Fragen der altersabhängigen Veränderungen am Gastrointestinaltrakt untersuchen zu können. (McDougal et al. 1984). So berichteten die Autoren, ähnlich den Befunden am Menschen, eine Verlängerung der intestinalen Transitzeit um 45% bei alten im Vergleich zu jungen Versuchstieren. In der gleichen Studie wurde mit Hilfe eines elektrischen In-vitro-Stimulationsmodells die Kontraktionskraft von explantierten Muskelstreifen quantifiziert. Dabei konnte gezeigt werden, dass die zirkuläre Muskulatur des Dickdarms alter Versuchstiere ein Drittel weniger Kontraktionsleistung erbrachte als die Muskulatur junger

Versuchstiere, obwohl die Muskelstreifen in beiden Gruppen die gleiche Muskelschichtdicke und Anzahl an Muskelfasern aufwiesen. Dieses Phänomen könnte eine der Ursachen für den Divertikeldurchtritt gerade an der zirkulären Muskulatur darstellen.

In-vitro-Untersuchungen bei Patienten mit Divertikulose

Der Einfluss des Alterns auf die Divertikulose macht sich in der Tatsache bemerkbar, dass die Krankheit vor dem 30. Lebensjahr selten ist, aber schon im sechsten Lebensjahrzehnt ein Drittel der Menschen unserer Hemisphäre und dann später sogar mehr als die Hälfte der über 80-Jährigen befallen hat (Morson u. Dawson 1972). Als Ausdruck des Alterungsprozesses kommt es neben einer erhöhten Divertikelneigung zu einer Abnahme der strukturellen und mechanischen Integrität der Dickdarmwand, in Form einer Verdickung der zirkulären und longitudinalen Muskelschichten und einer kontinuierlichen Zunahme der Dicke der individuellen Bindegewebskomponenten der Dickdarmwand, wie Kollagen und Elastin (Watters et al. 1985).

Morson (1963) fand bei Patienten mit Divertikulose ein Phänomen, das er als Muskelabnormalität beschrieb, eine Verdickung der Muskelschichten der zirkulären Muskulatur und der längsgerichteten Taenien der Dickdarmwand, die deutlich ausgeprägter war als bei Patienten ohne Divertikulose. Obwohl die Autoren eine Hypertrophie oder Hyperplasie der einzelnen Muskelzellen als Ursache der Verdickung erwartet hatten, fanden sie stattdessen in ultrastrukturellen Untersuchungen, dass die Ursache für die Verdickung der Taenien in einer Kontraktur der Längsmuskeln lag, die durch Elastinablagerungen zustande kam (Whiteway u. Morson 1985). Die verdickte zirkuläre Muskulatur hingegen zeigte keine Veränderungen des Elastingehalts, sondern kam durch den komprimierenden Längszug der veränderten Taenien zustande, der sogar zu einer zusätzlichen Muskelfaltung führte. Beide Faktoren könnten den Durchtritt eines Divertikels mechanisch zusätzlich erleichtern. Und interessanterweise waren die Muskelzellen in beiden Muskelschichten normal und unauffällig. Elastinmoleküle nehmen die Form von Beta-Helix-Spiralen an und sind im Normalzustand kontrahiert, um so die Taenie in einem zusammengezogenen Zustand zu halten (Sandberg et al. 1981). Wenn der Elastingehalt der Taenie zunimmt, nimmt zwar die Ausdehnungsfähigkeit der Dickdarmwand ebenfalls zu, aber auch die Elastizität des Gewebes ab (Abb. 8.1), wie es bei Divertikulosepatienten zu beobachten ist (Smith et al. 1981).

Ultrastrukturelle Veränderungen der Dickdarmwand können auch durch so genannte »cross-links« hervorgerufen werden. Diese intra- und intermolekularen Querverbindungen zwischen den Tropokollagenfibrillen bzw. den Kollagenfibrillen stabilisieren und verstärken des kollagenhaltige Gewebe (Abb. 8.2). Wenn jedoch die Anzahl der »cross-links« zu groß wird, entwickelt das elastische geschmeidige Kollagen eine rigidere Textur mit verminderter Elastizität (Schnider u. Kohn 1982). In einer interessanten Studie wurden die »cross-links« am Autopsiematerial verschieden alter Patienten mit und ohne Divertikulose untersucht (Wess et al. 1995). Zur quantitativen Bestimmung der »cross-links« wurde

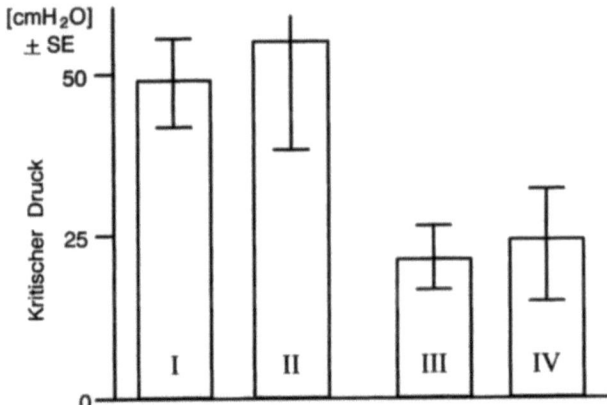

Abb. 8.1. Zehn asymptomatische Patienten (*I*) und 10 Patienten mit Obstipation (*II*) wurden mit 10 asymptomatischen (*III*) und 10 symptomatischen (*IV*) Divertikelträgern hinsichtlich des Erreichens des kritischen Druckpunkts verglichen. Der kritische Druckpunkt ist definiert als maximaler physiologischer Gegendruck der Kolonwand, der einer luminalen Ballondilatation entgegengesetzt werden kann. Der Unterschied* zwischen den Kontrollgruppen (*I, II*) und den Divertikelträgern (*III, IV*) war signifikant ($p<0,001$). Das heißt, bei Divertikulose kann die Darmwand keinen Gegendruck aufbauen, sondern weicht aus

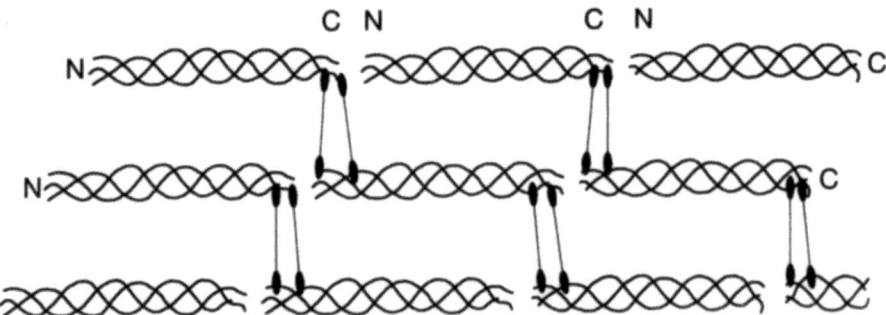

Abb. 8.2. Anordnung der »cross-links« zwischen nebeneinander liegenden Tropokollagenmolekülen innerhalb einer Kollagenfaser. Die N-terminale Region eines Moleküls ist jeweils mit der C-terminalen Region des anderen Moleküls in der benachbarten Reihe verknüpft

das Säurelöslichkeitsverfahren herangezogen: Die Löslichkeit von Kollagen in schwachen Säuren ist indirekt mit der Anzahl der »cross-links« im kollagenhaltigen Gewebe verknüpft, d.h. je besser sich das Kollagen auflöst, desto weniger »cross-links« liegen vor. Der Kollagengesamtgehalt, der wieder über den Hydroxyprolinanteil der Darmwand bestimmt wurde, war zwar in den beiden Gruppen mit und ohne Divertikulose gleich, die Anzahl der »cross-links« nahm aber ab dem 40. Lebensjahr deutlich zu und zwar im Sigma ausgeprägter als im restlichen Kolon. Das ist interessant im Zusammenhang damit, dass sich die Divertikulose selten vor dem 40. Lebensjahr entwickelt und meistens im Sigma auftritt. Als wichtigster Befund jedoch fanden sich am Material der Divertikulosepatienten signifikant mehr »cross-links« im Kollagen als am Material gleichaltriger Patienten ohne Divertikel.

Die Wände des Dickdarms scheinen also im Verlauf des Alterungsprozesses zunehmend inter- und intramolekulare Kollagenquerverbindungen einzubauen, die zu einer höheren Rigidität der Darmwand führen. Dieser Prozess ist wohl bei Patienten mit Divertikulose noch ausgeprägter. Ob diese Eigenschaft genetisch begründet ist oder ob sie die Konsequenz von Diätgewohnheiten und Lifestyle ist, ist durch die vorliegenden Studien nicht zu klären und bleibt zu Zeit noch Spekulation. Die Erkenntnisse, die an Patienten mit Divertikulose, in Altersstudien und im Tiermodell gewonnen wurden, lassen sich wie folgt zusammenfassen:

1. Im Tiermodell spielen Bakterien keine größere Rolle in der Regulation des Kollagenstoffwechsels der Dickdarmwand.
2. Im Tiermodell scheint der auf die Schleimhaut und Darmwand ausgelöste »Stress«, wie z.B. Obstruktion des Kolons, in der Dickdarmwand eine Synthesereaktion im Kollagenmetabolismus auszulösen.
3. Im Tiermodell führt die Stilllegung des Kolons, z.B. durch ein Kolostoma, bereits nach sehr kurzer Zeit zu einer deutlich reduzierten Kollagensynthese und Kollagenmenge im ausgeschalteten Kolon, d.h. die intraluminalen Fäzesströme stimulieren den Kollagenmetabolismus.
4. Im Tiermodell kann die Kollagensyntheserate in sehr kurzer Zeit hochreguliert werden.
5. Im Tiermodell findet sich im höherem Alter der Versuchstiere gleichzeitig eine Zunahme des Kollagengehalts zusammen mit einer Abnahme der Dehn- und Zugkraft der Dickdarmwand.
6. Im Tiermodell erbrachte bei gleicher Muskelschichtdicke und Faserzahl die zirkuläre Muskulatur des Dickdarms alter Versuchstiere ein Drittel weniger Kontraktionsleistung als die Muskulatur junger Versuchstiere.
7. Beim Menschen kommt es als Ausdruck des Alterungsprozesses und besonders bei der Divertikulose zu einer Verdickung der zirkulären und longitudinalen Muskelschichten und der individuellen Bindegewebskomponenten der Dickdarmwand, die zwar die Ausdehnungsfähigkeit der Dickdarmwand steigern, aber auch die Elastizität des Gewebes senken.
8. Wenn die Anzahl der »cross-links« im Kollagen, die das kollagenhaltige Gewebe stabilisieren und verstärken, zu hoch wird, entwickelt das elastisch geschmeidige Kollagen eine rigidere Textur mit verminderter Elastizität.
9. Die Anzahl der »cross-links« nimmt ab dem 40. Lebensjahr deutlich zu.
10. Divertikulosepatienten haben signifikant mehr »cross-links« im Kollagen der Dickdarmwände als gleichaltrige Patienten ohne Divertikel.

Pathophysiologisches Modell

Um die Befunde des Kollagen- und Elastinstoffwechsels am Menschen und im Tiermodell in Einklang zu bringen und daraus ein Modell der Divertikuloseentstehung zu entwickeln, bietet sich des Konzept der Segmentation (Painter u. Burkitt 1975) an. Die Segmentation (Abb. 8.3a) ist – zusätzlich und in Ergänzung zur Peristaltik – eine Eigenschaft des Dickdarms, Kammern mit erhöhtem intraluminalen Druck zu bilden, um der Mukosa einen ausgedehnten Kontakt zu den Fäzes

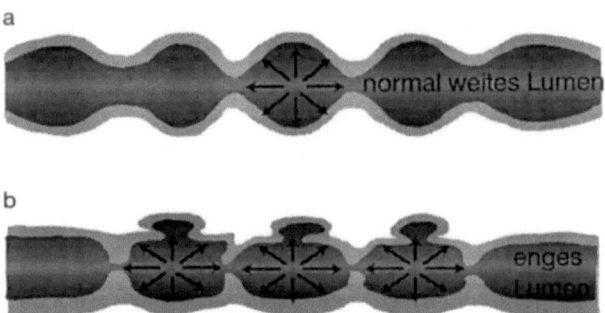

Abb. 8.3a,b. *a* Normale Segmentation des Kolons: Das Lumen des Kolons ist normal weit, der intraluminale Druck im mittleren Segment ist erhöht, aber vor und hinter dem Segment niedrig. *b* Hypersegmentation bei Divertikulose: Das Lumen ist eng, der Druck vor und hinter dem mittleren Segment ist ebenfalls erhöht. Die Folge können mukosale und submukosale Hernierungen sein

zu verschaffen, damit Wasser- und Elektrolytgehalt des Stuhls modifiziert werden können. Die Segmentation (s. Abb. 8.3a) entsteht mechanisch, wenn zwischen zwei Haustren eine simultane, proximale und distale Muskelkontraktion aufgebaut wird, wodurch der intraluminale Druck radial in alle Richtungen abgegeben wird und eine nach außen, senkrecht zur Darmwand gerichtete Kraft entsteht.

Patienten mit Divertikeln haben aufgrund der beobachteten ultrastrukturellen Veränderungen des Kollagen- und Elastinstoffwechsels eine rigidere Textur des Darmgewebes, das zwar eine höhere Ausdehnungsfähigkeit aufweist, aber eine geringere Rückstellfähigkeit hat (Abb. 8.3b). Die im alternden Menschen beobachtete Abnahme der Passagegeschwindigkeit, des Ballaststoffgehalts der Nahrung und des Stuhlvolumens führt zu einem härteren, weniger verformbaren und damit schlechter transportierbaren Stuhl, der nur unter größeren mechanischen Anstrengungen des Segments weiter geformt und transportiert werden kann. Dazu ist ein kleineres Darmlumen, ein erhöhter muskulärer Tonus und eventuell auch ein erhöhter intraluminaler Druck im Segment notwendig. Diese pathologischen Bedingungen führen dann wahrscheinlich zu einem weiteren ultrastrukturellen Umbau der Dickdarmwand mit konsekutiver Verschlechterung der funktionellen Integrität. Erschwerend kommt im Sigma hinzu, dass die Wasserrückresorption dort weitgehend abgeschlossen ist und die Syphonfunktion des rundbogenartigen Sigmas eine zusätzliche mechanische Verzögerung darstellt. Zusammen mit erworbenen oder anlagebedingten Störungen des Kollagen und Elastinmetabolismus kann die Darmwand dem radialen Druck nachgeben, sich aussacken und bei fehlender Rückzugselastizität ein permanentes Divertikel ausbilden. Ob die im Tiermodell in stillgelegten Darmabschnitten beobachtete Kollagenrückbildung eine weitere Schwächung der Divertikelwand mit sich bringt, bleibt Spekulation. Tatsache ist jedoch, dass Kollagen ebenso schnell abgebaut wie neu synthetisiert werden kann.

Die eingangs aufgeworfenen Fragen einer Prädisposition zur Divertikulose kann nicht definitiv beantwortet werden, da die ultrastrukturellen Veränderungen der Darmwand bei Divertikulose sowohl auf eine angeborene Abnormalität des Kollagen- und Elastinmetabolismus zurückgeführt werden können, als auch Folge einer durch Lifestylefaktoren und Alter hervorgerufenen höheren intraluminalen mechanischen Belastung sein können. Sieht man von einigen seltenen

Bindegewebserkrankungen, dem Marfan-Syndrom und den verschiedenen Ehlers-Danlos-Erkrankungen ab, gibt es bisher keine sicheren frühen Hinweise einer Prädisposition für die spätere Entwicklung einer Divertikulose.

Literatur

Almy TP, Howell DA (1980) Medical progress. Diverticular disease of the colon. N Engl J Med 302 (6):324-331

Blomquist P, Jiborn H, Zederfeldt B (1985) Effect of diverting colostomy on collagen metabolism in the colonic wall. Studies in the rat. Am J Surg 149(3):330-333

Brasken P, Lehto M, Renval S (1990) Fibronectin, laminin and collagen types I, III, IV and V in the healing rat colon anastomosis. Ann Chir Gynaecol 79(2):65-71

Christensen H, Andreassen TT, Oxlund H (1992) Age-related alterations in the strength and collagen content of left colon in rats. Int J Colorectal Dis 7(2):85-88

McDougal JN, Miller MS, Burks TF, Kreulen DL (1984) Age-related changes in colonic function in rats. Am J Physiol 247:542-546

Morson BC, Dawson IMP (1972) In: Gastrointestinal pathology. Blackwell Scientific Publications, Oxford

Morson BC (1963) The muscle abnormality in diverticular disease of the colon. Proc R Soc Med 56:798-800

Painter NS, Burkitt DP (1975) Diverticular disease of the colon, a 20th century problem. Clin Gastroenterol 4(1):3-21

Sandberg LB, Soskel NT, Leslie JG (1981) Elastin structure, biosynthesis, and relation to disease states. N Engl J Med 304(10):566-567

Schnider SL. Kohn RR (1982) Effects of age and diabetes mellitus on the solubility of collagen from human skin, tracheal cartilage and dura mater. Exp Gerontol 17(3):185-194

Smith AN, Shepherd J, Eastwood MA (1981) Pressure changes after balloon distension of the colon wall in diverticular disease. Gut 22(10):841-844

Tornqvist A, Blomquist P, Jiborn H, Zederfeldt B, Skovgaard Jensen HJ (1990) Impact of bacteria on metabolism of collagen in colonic obstruction in rats. Surg Gynecol Obstet 171(1):5-8

Watters DA, Smith AN, Eastwood MA, Anderson KC, Elton RA, Mugerwa JW (1985) Mechanical properties of the colon: comparison of the features of the African and European colon in vitro. Gut 26(4):384-392

Wess L, Eastwood MA, Wess TJ, Busuttil A (1995) Cross linking of collagen is increased in colonic diverticulosis. Gut 37(1):91-94

Whiteway J, Morson BC (1985) Elastosis in diverticular disease of the sigmoid colon. Gut 26(3):258-266

9 Pathologie der Divertikulose/ Divertikulitis des Kolons

B. KLOSTERHALFEN

Ätiologie und Pathogenese

Die Divertikulose des Dickdarms und die mit ihr einhergehenden klinischen Konsequenzen werden allgemein als Divertikelerkrankung bezeichnet. Die Erkrankung findet sich zunehmend in ökonomisch entwickelten Ländern, insbesondere in den USA und in Europa. Die Häufigkeit der Divertikelerkrankung korreliert mit zunehmenden Alter der Patienten, die Inzidenz variiert mit der nationalen Herkunft, dem kulturellen Hintergrund sowie den Essgewohnheiten. Die erhöhte Inzidenz des Leidens, die in Japan (Sugihara 1987; Miura et al. 2000), Südafrika (Madiba u. Mokoena 1994), Hong Kong (Chan et al. 1998) und in Israel in letzten Jahrzehnten festgestellt werden konnte, beruht maßgeblich auf veränderte Ernährungsgewohnheiten in diesen Ländern, die sich hier weitgehend an die der USA und Europa angepasst haben (Sethbhakdi 1976; Halphen u. Blain 1995).

Allgemein unterscheiden wir drei Formen der Divertikelerkrankung:
1. die erste und vermutlich häufigste, die mit klassischen muskulären Darmwandveränderungen einhergeht;
2. die zweite, die keine muskulären Veränderungen im Darmwandniveau aufweist und mit Veränderungen im Kollagenstoffwechsel oder der Extrazellulärmatrix einhergehen dürften;
3. all die Formen, die im Rahmen neuronaler Grundleiden des Darmes auftreten.

In dem vorliegenden Buchkapitel soll vorwiegend auf die erste Form eingegangen werden, die anderen beiden Varianten werden in anderen Kapiteln diskutiert.

Die genaue Pathogenese der Divertikelerkrankung ist unbekannt, jedoch sollen Alter (Whiteway u. Morson 1985), eine Erhöhung des intraluminalen Druckes, eine ballaststoffarme und durch tierische Eiweiße und Fette dominierte Ernährung (Sethbhakdi 1976), zu geringe körperliche Aktivität und die chronische Obstipation eine wichtige Rolle spielen. Darüber hinaus müssen auch genetische Faktoren ein Bedeutung in der Entwicklung der Divertikelerkrankung haben, da Asiaten und junge Patienten Divertikel hauptsächlich im rechten Kolonrahmen entwickeln (Markham u. Li 1992; Lo u. Chu 1996), während in westlichen Industrieländern und bei älteren Patienten überwiegend der linke Kolonrahmen betroffen ist.

Klinik und Komplikationen

Die überwiegende Mehrzahl der Divertikelträger bleibt asymptomatisch. In Autopsiestudien finden sich in ca. 30% der Erwachsenen und in >50% der über 40-Jährigen eine Divertikulose (Zollinger u. Zollinger 1971; Richter et al. 1991). 10–25% der Patienten entwickeln ein symptomatisches Krankheitsbild, gewöhnlich als Folge einer Entzündung der Divertikel im Sinne einer Divertikulitis. Die Divertikulose befällt beide Geschlechter zu gleichen Anteilen. Kinder mit einer Divertikulose haben häufig ein Ehlers-Danlos-Syndrom oder eine polyzystische Nierenerkrankung (Green et al. 1966; Jori et al. 1993). Generell entwickeln jüngere Patienten ausgeprägtere Verlaufsformen der Erkrankung mit zahlreichen Rezidiven und in deren Folge auch Komplikationen, insbesondere nach konservativer Therapie (Ambrosetti et al. 1994).

Neben der Entzündung ist die Blutung eine häufige Komplikation (Wong et al. 1997). Kleinere Blutungen treten in bis zu 25% der Divertikelträger auf, 3–5% entwickeln klinisch relevante Blutungen. Die Blutungstendenz erscheint nicht ungewöhnlich, wenn man bedenkt, dass Divertikel überwiegend im Bereich der die Darmwand penetrierenden Arterien entstehen und so durch mechanische und entzündliche Prozesse geschädigt werden können (Baer 1978). Es werden jedoch auch Blutungen ohne eine begleitende Divertikulitis gefunden und obwohl die Mehrzahl der Divertikel im linken Kolonrahmen anzutreffen sind, finden sich blutende Divertikel hauptsächlich im rechten Kolonrahmen (Meyers et al. 1976; Miura et al. 2000). Der Grund hierfür ist unklar, vielleicht liegt es daran, dass die Divertikelhälse im rechten Kolon etwas weiter gestellt sind als im linken Dickdarm. Blutet ein Divertikel aus dem rechten Kolon erscheint das Blut bräunlich oder schokoladenartig, im linken Kolon hell- oder dunkelrot. Divertikelblutungen sistieren in 80–90% der Patienten spontan, vereinzelt führen sie unbehandelt zum hypovolämischen Schock und sogar zum Tod (Sorger u. Wacks 1971).

Weitere Komplikationen umfassen Schmerzen im linken unteren Quadranten bei Kolonspasmus, die freie und gedeckte Perforation mit Abszess- und Fistelbildung bis hin zur Peritonitis. Fisteln werden nicht selten durch eine phlegmonöse Wandentzündung kompliziert. Häufig erinnert dann das pathologische Bild an einen floriden Morbus Crohn des Kolons (Goldstein et al. 2000).

Makroskopische Pathologie

Divertikel als Ausstülpung der Mukosa durch die Darmwand sind flaschenartige Schleimhauttaschen, die den ganzen Darm befallen können. In den westlichen Industrieländern zeigen 90% der Patienten eine Beteiligung des Sigmoids und 20% eine Ausbreitung im Bereich des gesamten Kolons (Havia 1971; Ellis 1973).

Divertikel entstehen gewöhnlich im Bereich der Durchtrittstellen der Arterien durch die Darmwand (Baer 1978; Oehler et al. 1997). Da die Arterien die Darmwand auf der mesenterialen Seite der beiden lateralen Taenien penetrieren, erscheinen die Divertikel gewöhnlich in zwei parallel angeordneten Reihen. Weil die Appendices epiploicae ebenfalls dort zur Darstellung kommen, können diese die Divertikel teilweise oder vollständig überdecken (Abb. 9.1).

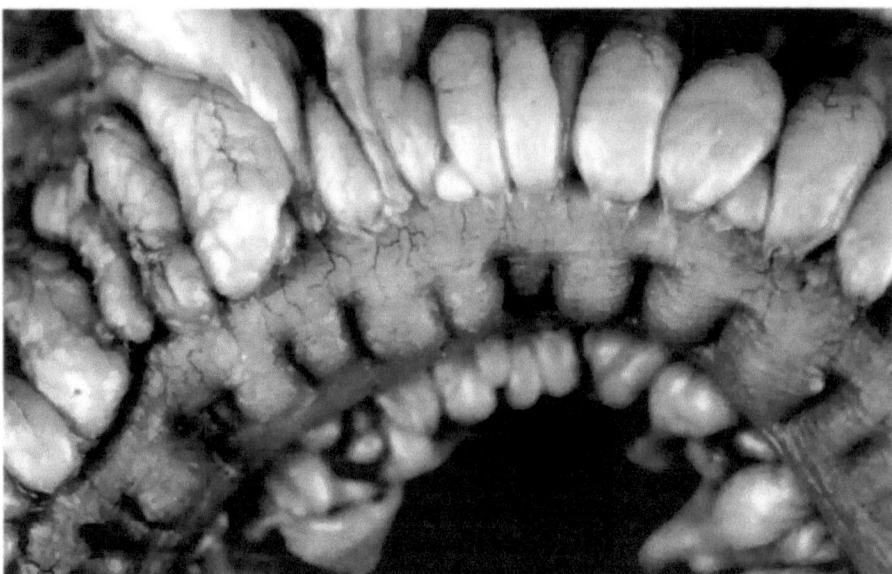

Abb. 9.1. Typisches makroskopisches Erscheinungsbild der Divertikulose mit reihenförmig angeordneten Darmwandausstülpungen serosaseitig im Bereich des Sigmas

Die charakteristische morphologische Veränderung im Bereich der Divertikel ist die muskuläre Hypertrophie, auch wenn die Divertikel mit dem unbewehrten Auge nur schwer zu erkennen sind. Die Taeniae coli erscheinen erheblich verdickt, die innere zirkuläre Muskelschicht imponiert zum einen kaliberstark und gewellt. Die Öffnungen der Divertikel liegen zwischen den gewellten Muskelschichten, die im Bereich der durchziehenden Arterien unterbrochen werden.

Da es sich bei den üblichen Divertikeln um Pseudodivertikel mit einer isolierten Ausstülpung der Mukosa handelt, fehlt die Tunica muscularis im Divertikelbereich. Sekret und Stuhl werden somit leicht in die Divertikelöffnung gepresst, sammeln sich an und verbleiben dort, da aufgrund der fehlenden Muskelschichten das Material nicht wieder ausgestoßen werden kann. Darüber hinaus verhindern lumenverlegende Kotmassen oder Kotsteine den natürlichen Abfluss des Schleimhautsekrets. Es resultiert eine Obstruktion des Divertikels mit einer konsekutiven Ulzeration der Divertikelmukosa und einer Invasion von Darmbakterien. Diese Mechanismen führen letztendlich zur Ausbildung einer Divertikulitis, die in ihrer klinischen und morphologischen Erscheinung einer Appendizitis ähnelt. Die Ulzeration der Schleimhaut durch die Kotmassen führt somit zur Infektion, Divertikulitis und oft auch zur Blutung.

Blutende Divertikel sind klinisch und auch pathologisch nur schwer zu lokalisieren. Zeitweise gelingt jedoch die endoskopische Abgrenzung der Blutungsquelle und der morphologische Nachweis eines blutenden Divertikels. Histologisch finden sich in diesem Fall kleine, rupturierte Arteriolen (<1 mm), die im oberen Divertikelhals zur Darstellung kommen.

Makroskopisch können in vielen Fällen im Bereich entzündeter Divertikel ein Abszess und eine Darmwandphlegmone mit prominenter Verdickung der gesamten Kolonwand nachgewiesen werden. Kommen diese entzündlichen Prozesse zur Ausheilung, resultiert eine postinflammatorische Wandfibrose, die zur Stenose führen und einen neoplastischen Vorgang simulieren kann.

Tonische muskuläre Kontraktionen induzieren weiterhin sich wiederholende, akkordeonartige Schleimhautfalten, die endoskopisch als weiche, breitbasige Polypen imponieren bzw. fehlgedeutet werden können. Mechanische Einflüsse im Bereich dieser Falten führen nicht selten zu Erosionen und kleineren Blutungen.

Riesendivertikel

Der Begriff Riesendivertikel beschreibt eine seltene Komplikation der Divertikelerkrankung, die durch die Ausbildung von großen, isolierten und gasgefüllten Zysten gekennzeichnet ist. Man sollte von einem Riesendivertikel ab einer Größe von 7 cm sprechen, vereinzelt sind Durchmesser von bis zu 27 cm beschrieben. Riesendivertikel treten typischerweise im Bereich des Mesenteriums des linken Hemikolons, bevorzugt im Sigma, auf. Das Patientenalter liegt zwischen 35 und 80 Jahren. Die Läsionen können Zysten anderer Genese, z.B. aus dem Bereich des Ovars, imitieren. Der pathogenetisch entscheidende Vorgang ist ein Ventilmechanismus im Bereich des Divertikelhalses, der zum einseitig gerichteten Einstrom von Darmgasen führt (Harris et al. 1975; Gallagher u. Welch 1979; van Vugt et al. 1985).

Mikroskopische Pathologie und Histologie

Die histologischen und mikroskopischen Charakteristika der Divertikelerkrankung hängen maßgeblich davon ab, ob es sich lediglich um eine einfache Divertikulose handelt oder ob diese mit Komplikationen einhergeht. Die wesentlichen histologischen Merkmale der unkomplizierten Divertikulose bestehen in der bereits erwähnten Muskelhypertrophie und den pseudodivertikulären Mukosaausstülpungen, die wiederum aus der Tela mucosa, Tunica muscularis mucosae und der Tela submucosa zusammensetzt sind. Bestandteile der Tunica muscularis propria fehlen gewöhnlich, insbesondere wenn sich die Divertikel bereits bis in das Fettgewebe der Subserosa vorstülpen.

Die Mukosa erscheint regelrecht aufgebaut oder zeigt das Bild eines massiveren chronischen Entzündungsinfiltrates im Sinne einer isolierten Sigmoiditis. Der mesenteriale Plexus kann Zeichen der Hyperplasie und Strukturveränderungen als Ausdruck der Motilitätsstörungen aufweisen.

Entwickelt sich eine Divertikulitis, wird das Divertikel durch akute Entzündungszellen infiltriert, insbesondere durch polymorphkernige Granulozyten. Als Folge der akuten Inflammation entstehen Ulzerationen der oberflächlich angrenzenden Mukosa, Abszesse, die die Kolonwand penetrieren und so zu Fisteln, intramuralen oder auch perikolischen Entzündungsherden führen können. Lokale, abzedierende Einschmelzungen des Divertikels führen zu einer gedeckten Perforation. Nicht selten findet sich dann eine phlegmonöse Peridivertikulitis, aber auch eine lokale fibrinös-eitrige Peritonitis. Drainiert sich ein Divertikelabszess in die freie Bauchhöhle, kommt es unweigerlich zur lebensbedrohlichen generalisierten Peritonitis. Fisteln entstehen bevorzugt im Bereich der dem Sigma benachbarten Strukturen, z.B. Harnblase oder Vagina (Kitamura et al. 1987; Schofield 1988). Kommt ein abzediertes Divertikel zur Ausheilung, können sich im Bereich der Serosa kleine indurierte Herdbildungen oder Knoten finden, die neben Kotresten eine vernarbte Abszesskapsel aufweisen.

Die Schleimhaut ist wellenartig im Sinne größerer Mukosafalten aufgeworfen, sodass diese erhöht und hyperplastisch mit einer ausgeprägteren Elongation der Krypten erscheint. Herdförmig kommt es zur Verwerfung des Schleimhautreliefs mit fokalem Ödem, Blutstau und Hämorrhagien, zum Teil vergesellschaftet mit kleineren Thromben oder Mikrothromben, die die kleinen Gefäßäste der Schleimhaut verlegen und kleinherdig zu Mukosanekrosen führen können. Oberflächlich finden sich Erosionen sowie vermehrte Entzündungsinfiltrate vom akuten inflammatorischen Typ. Im Rahmen der Schleimhautregeneration kommen dann lokale Hämosiderinablagerungen, Granulationsgewebsareale und umschriebene Vernarbungen zur Darstellung. Die Tunica muscularis mucosae kann aufsplittern und sich hoch in die Lamina propria erstrecken, sodass diese Schleimhautareale mikroskopisch an einen Mukosaprolaps erinnern können. Die in diesem Stadium anzutreffenden vermehrten entzündlichen Rundzellinfiltrate, aber auch die umschriebenen Störungen der Mukosaarchitektur weisen differentialdiagnostisch Parallelen zu einer Vielzahl entzündlicher Dickdarmerkrankungen anderer Genese auf.

Die chronische Kolitis der Divertikelerkrankung (isolierte Sigmoiditis)

Im Rahmen der Divertikelerkrankung kann in nahezu allen Fällen eine chronische Kolitis der Dickdarmschleimhaut (isolierte Sigmoiditis) nachgewiesen werden. Insbesondere bei älteren Patienten und langjährig bestehender Divertikelerkrankung ist diese besonders ausgeprägt. Histologische Charakteristika beinhalten ein dichtes mononukleäres Zellinfiltrat im Bereich der Lamina propria der Schleimhaut. Weiterhin findet man vermehrt Lymphozyten und Plasmazellen, aber auch eine Architekturstörung der Krypten, Zeichen der Kryptitis sowie vereinzelte Kryptenabszesse. Darüber hinaus lassen sich komplette und inkomplette Erosionen des Oberflächenepithels nachweisen, basale lymphofollikuläre Aggregate und kleinere Granulome mit Schleimresten zugrundegegangener Mukosaareale, insbesondere den dort enthaltenen Becherzellen. In ausgeprägten Fallen können die entzündlichen Veränderungen der Kolonwand so ausgeprägt sein, dass sowohl die makroskopischen als auch histologischen Veränderungen nicht von einer ulzerierenden Kolitis zu unterscheiden sind (Abb. 9.2).

Im Stadium der Regeneration und im Bereich der Randwälle größerer Schleimhautläsionen können sich hyperplastische Mukosaareale ausbilden bis hin zu hyperplastischen und regeneratorischen Polypen. Diese Schleimhautveränderungen weisen oft eine stark verdickte Kollagentafel auf, die einer kolla-

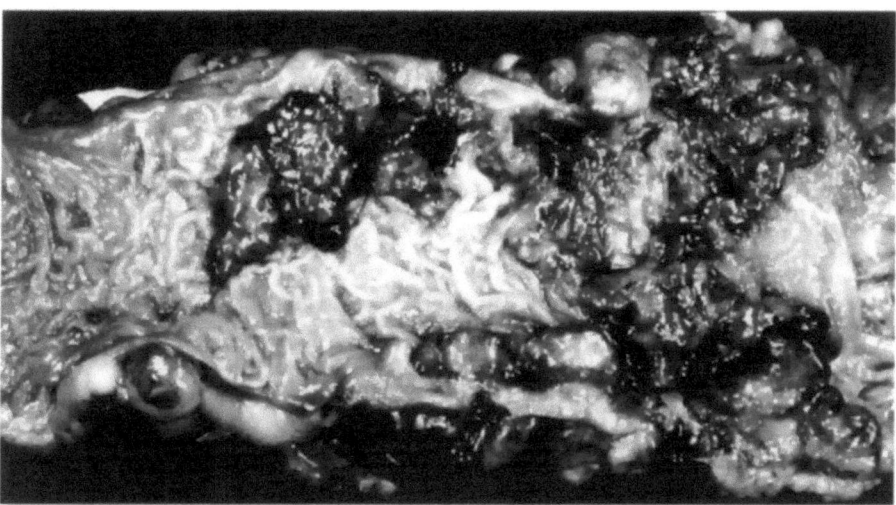

Abb. 9.2. Ulzerierende Kolitis auf dem Boden einer abszedierenden Divertikulitis – differentialdiagnostisch muss hier insbesondere auch an eine autoaggressive Kolitis gedacht werden, insbesondere einen Morbus Crohn und eine Colitis ulcerosa

genen Kolitis in der Schleimhautbiopsie sehr ähnlich sehen, insbesondere wenn die oben beschriebenen entzündlichen Veränderungen und Schleimhautarchitekturstörungen in den Hintergrund gedrängt oder von der Biopsie nicht erfasst werden. Die Divertikelerkrankung und die kollagene Kolitis sind jedoch durch die klinische Symptomatik einfach zu differenzieren, sodass die Schleimhautveränderungen im Rahmen der Divertikulitis bei entsprechenden klinischen Angaben und bei sorgfältiger Durchmusterung der Biopsate zu keiner Fehlinterpretation Anlass geben sollten.

Pitfalls in der Divertikulitisdiagnostik

Die isolierte Sigmoiditis sollte kein diagnostisches Hindernis bei Resektionspräparaten darstellen, die offensichtlich eine bereits makroskopisch zu erkennende Divertikelerkrankung des Kolonsegments aufweisen. Probleme kann die Sigmoiditis in der Biopsiediagnostik machen, insbesondere da die Frequenz der Kolonbiopsien stark ansteigt und parallel hierzu die Zahl der Divertikelträger, sodass die heutige bioptisch-diagnostische Pathologie zunehmend mit diesem Problem konfrontiert ist.

Die chronische Sigmoiditis im Zuge der Divertikulose/Divertikulitisitis weist dasselbe Verteilungsmuster wie die Colitis ulcerosa auf. Die Schleimhautveränderungen beider Erkrankungen können in der Biopsie extrem ähnlich sein, sodass hier Fehldiagnosen vorprogrammiert sind. Darüber hinaus kann auch ein Morbus Crohn isoliert im Sigma auftreten, ein Umstand, der das diagnostische Dilemma für den bioptisch tätigen Pathologen noch vergrößert. Wenn gleichzeitig Biopsien aus dem Bereich des Divertikelhalses und der Divertikelumgebung zur Diagnostik kommen, kann der Pathologe die herdförmige Entzündung der Schleimhaut erkennen, die eine Unterscheidung zwischen Divertikulitis und Colitis ulcerosa erlauben sollten.

Die Ätiologie der Divertikulose/Divertikulitis aus pathologischer Sicht

Die Ätiologie der Divertikulose/Divertikulitis wird weiterhin kontrovers diskutiert, obwohl es sich hierbei um ein weit verbreitetes Krankheitsbild mit zunehmender Penetranz, stetig steigender Inzidenz und erheblicher sozioökonomischer Bedeutung handelt. Leider ist die Divertikelerkrankung trotz ihrer steigenden Bedeutung für die Volksgesundheit und natürlich auch Volkswirtschaft in der pathologischen Forschung in den letzten zwei Jahrzehnten in den Hintergrund geraten, sodass die meisten pathogenetischen Modelle aus den 60er- und 70er-Jahren stammen.

Betrachtet man die einzelnen Konzepte zur Genese der Divertikelerkrankung aus Sicht des Pathologen, so erscheinen die Faktoren Hypermotilität, Spasmus sowie die intraluminale Drucksteigerung mit Affektion der Schwachstellen (Durchtrittsstellen der Arterien durch die Darmwand) durchaus plausibel. Hypermotilität und Spasmus würden gut zu der regelhaft zu beobachtenden Muskelhypertrophie passen, während die intraluminale Drucksteigerung ebenfalls als pathogenetisches Prinzip anderweitig auftretender Divertikel, z.B. im Bereich der Appendix, als ursächlich anerkannt ist. Eine besondere Bedeutung kommt dem Kollagenstoffwechsel bzw. Veränderungen im Bereich der Extrazellulärmatrix (ECM) zu. Auch wenn die ätiologischen und pathogenetischen Zusammenhänge hier noch beleuchtet und bewiesen werden müssen, scheinen erste Ergebnisse zu Veränderungen auf der Ebene der unterschiedlichen Kollagenarten (z.B. I und III), aber auch auf der Ebene der Matrix-Metallo-Proteinasen (MMPs) und anderer Kollagenasen ermutigend zu sein. Darüber hinaus weisen Patienten mit genetisch bedingten Alterationen der ECM, wie z.B. beim Ehlers-Danlos-Syndrom, häufiger eine Divertikelerkrankung auf. Vermutlich spielt auch der Prozess des Alterns bei den ECM-Veränderungen eine maßgebliche Rolle, leider liegen auch hier noch keine gesicherten wissenschaftlichen Erkenntnisse vor. Auffällig erscheint aber, dass jüngere Patienten ein anderes Verteilungsmuster der Divertikel mit einer gewissen Prädominanz des rechten Hemikolons aufweisen, während ältere Patienten die Divertikel maßgeblich im linken Hemikolon und hier vor allem im Sigma ausbilden. Erheblichen Einfluss dürfte auch der genetische Polymorphismus und die rassenspezifische genetische Prädisposition haben, die unterschiedliche Verteilungsmuster der Divertikelntstehung im rechten und linken Kolonrahmen im Fernen Osten und in der westlichen Zivilisation erklären könnten.

Welche Rolle die isolierte Sigmoiditis für Entstehung und Progression der Divertikelerkrankung hat, bleibt zurzeit ebenfalls noch offen. Die lokale und zirkumskripte Entzündung der Schleimhaut als Folge oder Ursache der Divertikel dürfte aber einen maßgeblichen Einfluss auf die peridivertikuläre ECM haben und somit zumindest die Progression der Divertikelerkrankung nachhaltig begünstigen.

Divertikulose/Divertikulitis und Dickdarmkarzinom

Ob die Divertikelerkrankung die Entstehung des Dickdarmkarzinoms begünstigt, erscheint wenig wahrscheinlich. Sicher ist, dass sowohl die üblichen Adenokarzinome des Kolons und die Divertikulose in den westlichen Industrieländern vornehmlich im linken Hemikolon bei älteren Patietn anzutreffen sind und somit beide Krankheitsbilder häufig syn- oder metachron entstehen. Ist ein Karzinom in einem ausgedehnten Divertikel lokalisiert oder eingewachsen, welches bereits das subseröse Fettgewebe erreicht, kann das T-Stadium des Karzinoms nicht mit Sicherheit bestimmt werden. Bereits kleinere, eigentlich noch auf die Mukosa oder Submukosa beschränkte Karzinome müssten dann aufgrund ihrer Lage im Bereich der Subserosa statt als T1- als T3-Karzinom klassifiziert werden.

Literatur

Ambrosetti P, Robert JH, Witzig JA, Mirescu D, Mathey P, Borst F et al. (1994) Acute left colonic diverticulitis in young patients. J Am Coll Surg 179(2):156–160
Baer J (1978) Pathogenesis of bleeding colonic diverticulosis: new concepts. CRC Crit Rev Diagn Imaging 11(1):1–20
Chan CC, Lo KK, Chung EC, Lo SS, Hon TY (1998) Colonic diverticulosis in Hong Kong: distribution pattern and clinical significance. Clin Radiol 53(11):842–844
Ellis H (1973) Diverticular disorders of the colon. 1. Pathogenesis, clinical features, and diagnosis. Postgrad Med 53(4):149–154
Gallagher JJ, Welch JP (1979) Giant diverticular of the sigmoid colon: a review of differential diagnosis and operative management. Arch Surg 114(9):1079–1083
Goldstein NS, Leon-Armin C, Mani A (2000) Crohn's colitis-like changes in sigmoid diverticulitis specimens is usually an idiosyncratic inflammatory response to the diverticulosis rather than Crohn's colitis. Am J Surg Pathol 24(5):668–675
Green GJ, Schuman BM, Barron J (1966) Ehlers-Danlos syndrome complicated by acute hemorrhagic sigmoid diverticulitis, with an unusual mitral valve abnormality. Am J Med 41(4):622–625
Halphen M, Blain A (1995) [Natural history of colonic diverticulosis]. Rev Prat 45(8):952–958
Harris RD, Anderson JE, Wolf EA (1975) Giant air cyst of the sigmoid complicating diverticulitis: report of a case. Dis Colon Rectum 18(5):418–424
Havia T (1971) Diverticulosis of the colon. A clinical and histological study. Acta Chir Scand Suppl 415(4):1–29
Jori R, Koella C, Wegmann W, Huber A (1993) [Perforated small intestine diverticulum as a cause of acute abdomen in Ehlers-Danlos syndrome]. Helv Chir Acta 60(1-2):57–60
Kitamura M, Namiki M, Nonomura N, Monden T, Okuda H, Sonoda T (1987) A pseudotumor of the urinary bladder secondary to diverticulitis of the sigmoid colon with colo-vesical fistula: a case report. Urol Int 42(3):234–236
Lo CY, Chu KW (1996) Acute diverticulitis of the right colon. Am J Surg 171(2):244–246
Madiba TE, Mokoena T (1994) Pattern of diverticular disease among Africans. East Afr Med J 71(10):644–646
Markham NI, Li AK (1992) Diverticulitis of the right colon–experience from Hong Kong. Gut 33(4):547–549
Meyers MA, Alonso DR, Gray GF, Baer JW (1976) Pathogenesis of bleeding colonic diverticulosis. Gastroenterology 71(4):577–583
Miura S, Kodaira S, Shatari T, Nishioka M, Hosoda Y, Hisa TK (2000) Recent trends in diverticulosis of the right colon in Japan: retrospective review in a regional hospital. Dis Colon Rectum 43(10):1383–1389
Oehler U, Bulatko A, Jenss H, Helpap B (1997) Lethal complications in a case of sigmoid diverticulitis. A case report. Gen Diagn Pathol 142(3-4):231–234
Richter S, von der Linde J, Dominok GW (1991) [Diverticular disease. Pathology and clinical aspects based on 368 autopsy cases]. Zentralbl Chir 116(17):991–998
Schofield PF (1988) Colovesical fistulas. Br J Hosp Med 39(6): 483–487

Sethbhakdi S (1976) Pathogenesis of colonic diverticulitis and diverticulosis. Postgrad Med 60(6):76-81
Sorger K, Wacks MR (1971) Exsanguinating arterial bleeding associated with diverticulating disease of the colon. Arch Surg 102(1):9-13
Sugihara K (1987) Diverticular disease of the colon in Japan. Ann Acad Med Singapore 16(3):504-508
van Vugt AB, Sleeboom C, Dekker LA, Mallens WM, ten Velde J (1985) Giant cysts in diverticular disease of the sigmoid colon. Neth J Surg 37(6):183-186
Whiteway J, Morson BC (1985) Pathology of the ageing-diverticular disease. Clin Gastroenterol 14(4):829-846
Wong SK, Ho YH, Leong AP, Seow-Choen F (1997) Clinical behavior of complicated right-sided and left-sided diverticulosis. Dis Colon Rectum 40(3):344-348
Zollinger RW, Zollinger RM (1971) Diverticular disease of the colon. Adv Surg 5(3):255-280

10 Zusammenfassung Grundlagen (Anatomie, Ätiologie, Physiologie, Pathologie)

R. KASPERK

Die anatomische Definition der Divertikel (Prescher, Aachen) als »Hernierung« der Mukosa durch Muskellücken ergibt sich aus der Verbindung zwischen der Morphologie der Dickdarmwand und konstitutionellen Faktoren wie z. B. dem aufrechten Gang. Die eigentliche »causa prima« des Geschehens ist nicht endgültig zu benennen. Insgesamt gilt daher aus Sicht des Anatomen nach wie vor, dass »die gesamte Divertikuloselehre voll von klaren Konzepten ist, diese aber durch vielfältige Ausnahmen wieder fragwürdig werden«.

Die historische Entwicklung der Therapie der Divertikelerkrankung (Schreiber, Hamburg) nimmt ihren Ausgang mit der Erstbeschreibung durch Graser in Erlangen. Wesentliche Entwicklungsschübe hat es vor allem durch pathophysiologische Entdeckungen in den 70er-Jahren sowie in den letzten Jahren durch diagnostische und therapeutische Innovationen gegeben.

Aufgrund der epidemiologischen Daten (Arnold, Bremen), die zeigen, dass die Divertikulose mit einer hohen Prävalenz von z. B. 12% in den USA vorkommt, ist es berechtigt, die Divertikulose als Volkskrankheit einzustufen und sie damit bedeutungsmäßig neben Adipositas, Diabetes mellitus Typ 2, koronare Herzkrankheit, Fettstoffwechselstörungen und Osteoporose zu stellen. Ein erhöhtes Divertikuloserisiko weisen insbesondere Patienten auf, die wenig Ballaststoffe zu sich nehmen, viel rotes Fleisch konsumieren und körperlich inaktiv sind. Dementsprechend lautet die Empfehlung, die Ernährungsgewohnheiten mit Bevorzugung von pflanzlichen Lebensmitteln und Reduktion von Fett und rotem Fleisch umzustellen, 5-mal täglich Obst und Gemüse zu sich zu nehmen sowie die körperliche Aktivität zu erhöhen.

Ob die Ursachen der Divertikelbildung Motilitätsstörungen oder Drucksteigerungen sind (Wienbeck, Augsburg) lässt sich zurzeit letztendlich nicht beantworten. Allerdings lässt sich belegen, dass im divertikeltragenden Kolonabschnitt die Muskelarchitektur verändert ist und sich Änderungen der Motilität nicht eindeutig von den strukturellen Veränderungen abgrenzen lassen. Die nachweisbar verstärkte Segmentierung geht mit erhöhtem intraluminalem Druck einher und diese Drucksteigerungen erklären wohl die Hernierung der Mukosa durch Schwachstellen der Darmwand.

Eine mögliche Assoziation der Divertikelkrankheit mit intestinalen Innervationsstörungen (Wedel, Lübeck), leitet sich aus dem Befund ab, dass im Plexus myentericus zu 25% eine Hypoganglionose und zu 10% eine Ganglienektopie sowie im Plexus submucosus zu 41,6% Nervenfaserhypertrophien und 16,6% Riesenganglien nachweisbar sind. Allerdings sind diese Veränderungen nicht als primäre Ursache zu interpretieren, sondern zeigen nur einen weiteren Aspekt in der multifaktoriellen Genese der Divertikelkrankheit neben myostatischen Kontrakturen der glatten Muskulatur, Strukturstörungen des Bindegewebes und ernährungsbedingten Prädispositionen.

Ein In-vitro-Modell (Schrader, Lübeck) erlaubt erste Aussagen zur Genese von Motilitätsstörungen bei der Divertikulitis. Es zeigt sich, dass eine isolierte Stimulation des interenterischen Nervensystems durch eine elektrische Feldstimulation zu einer Relaxation führt, die im Divertikeldarm geringer ausgeprägt ist als bei den Kontrollpatienten. Damit lässt sich ein Defizit im Bereich der inhibitorischen nonandrenergen, noncholinergen Transmitter vermuten. Diese elektrophysiologischen Daten weisen auf eine Funktionsstörung des intrinsischen Nervensystems bei der Divertikelkrankheit hin.

Für die zinkabhängigen Matrixmetalloproteinasen lässt sich im Rahmen einer immunhistochemischen morphometrischen Studie ein möglicher Einfluss auf die Pathogenese der Divertikelkrankheit ermitteln (Brunn, Aachen). Dabei zeigten sich besonders die Kollagenasen MMP 1 und MMP 13 bei der Divertikulitis vermindert, die Subtypen MMP 2 und MMP 9 besonders im Bereich infiltrativer entzündlicher Prozesse der Divertikulitis vermehrt. Weiterhin konnte eine geringgradige Vermehrung der Matrixmetalloproteinase 3 sowie eine Rarefizierung des Plexus submucosus bei Divertikulitispatienten nachgewiesen werden. Hieraus ergibt sich wiederum der hypothetische Verdacht auf eine primäre Innervationsstörung als möglichen Pathomechanismus für die Divertikelkrankheit.

Unter dem Ansatz, dass ultrastrukturelle Veränderungen bzw. Kollagenstoffwechselstörungen möglicherweise zur Divertikel- bzw. Divertikulitisentwicklung prädisponieren können (Göke, München) ist festzustellen, dass bei einem Alter von mehr als 40 Jahren ein zunehmend veränderter Kollagen- und Elastinstoffwechsel in der Darmwand vorliegt. Hierüber lässt sich möglicherweise auch die Altersprädilektion der Erkrankung erklären.

Eine detaillierte Darlegung der Pathologie der Divertikulose bzw. Divertikulitis des Kolons (Klosterhalfen, Aachen) erfordert zunächst die Unterscheidung der verschiedenen Divertikelformen im Sinne der falschen bzw. Graser-Divertikel und der echten Divertikel. Mikroskopisch ergeben sich darüber hinaus sowohl Anhaltspunkte für den möglichen pathogenetischen Faktor Hypermotilität und Spasmus durch eine peridivertikuläre Hyperplasie der Tunica muscularis propria sowie eine neurinale Hyperplasie und andererseits des Faktors intraluminale Drucksteigerung mit konsekutiver Affektion von mechanischen Schwachstellen in der Darmwand durch die Parallelen z.B. zur Appendizitis. Auch eine individuelle genetische Prädisposition auf der Basis von Kollagenstoffwechselstörungen im Zusammenhang mit Alter und so genannten konstitutionellen Faktoren ist zu diskutieren.

IIa Klinik und Komplikationen I

11 Divertikelträger: Bei wem entwickelt sich aus einer Divertikulose eine Divertikulitis?

B. MAY und T. GRIGA

Zusammenfassung

In der zur Fragestellung gehörenden Literatur werden Begriffe wie symptomatische Divertikelkrankheit, Divertikulitis, Peridivertikulitis und Komplikationen uneinheitlich und zum Teil synonym benutzt. Des Weiteren ergeben sich Unsicherheiten hinsichtlich der Diagnosesicherung: Das Spektrum reicht von Fragebögen über klinische Symptomatik und bildgebende Verfahren bis hin zum operativen Ergebnis. Die hier beantwortete Fragestellung lautet: Welche Patienten entwickeln eine Divertikulitis bzw. eine Komplikation (Perforation, Abszess, Blutung, Fistel)? Als prädisponierende Faktoren für die Entwicklung einer Divertikulitis stellen sich neben der Zugehörigkeit zu bestimmten ethnischen Gruppen höheres Lebensalter, Geschlecht, Ernährungsgewohnheiten und physische Aktivität sowie die Einnahme von nichtsteroidalen Antirheumatika und Kortikosteroiden sowie das Vorliegen anderer Krankheiten (z.B. Zystennieren) heraus.

Die Kolondivertikulose, insbesondere im Bereich des Sigmas, ist bei unter 40-Jährigen selten. Ihr Vorkommen steigt mit zunehmendem Lebensalter progressiv an und erreicht bei 60- bis 80-Jährigen 20–45%. Nach Thompson u. Patel (1986) lässt sich die Divertikulose in eine unkomplizierte und eine komplizierte Verlaufsform einteilen. Bei der unkomplizierten Divertikelkrankheit können Symptome auftreten, sie können aber auch fehlen. Im Einzelfall kann es schwierig sein zu entscheiden, ob vorhandene Beschwerden auf das Vorliegen von Divertikeln zurückgeführt werden können oder ob andere Diagnosen (z.B. irritabler Darm) zu erwägen sind. Unter dem Begriff der komplizierten Divertikelkrankheit werden das Auftreten von Blutungen aus Divertikeln sowie entzündliche Veränderungen, wie Divertikulitis, Peridivertikulitis, intraabdominelle Abszesse, Stenosen, Fistelbildung, sowie Makroperforationen und Peritonitis zusammengefasst, wie dies in der folgenden Übersicht dargestellt ist (Thompson u. Patel 1986). Es ist schwierig, wenn nicht unmöglich, vorauszusagen, ob sich aus der unkomplizierten eine komplizierte Divertikelkrankheit entwickeln wird. Im Folgenden wird versucht, aufgrund der zur Verfügung stehenden Literatur herauszuarbeiten, welche prädisponierenden Faktoren das Entstehen einer akuten Divertikulitis mit der Symptomentrias Schmerzen im linken Unterbauch, Fieber und Leukozytose begünstigen. Auch diese Frage birgt in ihrer Beantwortung eine Reihe von Unschärfen in sich: So wird – insbesondere in der angelsächsischen Literatur – der Begriff der symptomatischen Divertikelkrankheit sehr häufig synonym mit der Divertikulitis bzw. der Peridivertikulitis verwendet. Auch unterscheidet sich die Qualität der Diagnosesicherung beträchtlich: Das Spektrum reicht hier bei Auftreten der oben geschilderten Symptomatik von Fragebogenaktionen über den Einsatz bildgebender Verfahren (Sonographie, Röntgenuntersuchung, CT, Endoskopie) bis hin zur operativen Sicherung, die den Goldstandard darstellen dürfte. In vielen Publikationen werden Risikofaktoren für Komplikationen wie Perforation, Abszess, Blutung ermittelt. Die Frage bleibt offen, ob in diesen Fällen den Komplikationen aber eine Divertikulitis zugrunde lag. Auch darf nicht unerwähnt bleiben, dass ein nicht unbeträchtlicher Anteil von klinisch diagnostizierten Divertikulitiden intraoperativ nicht gesichert werden kann. Die Frage, die im Folgenden mit Vorsicht beantwortet werden soll, lautet also: Divertikelträger – bei wem entwickelt sich aus einer Divertikulose eine Divertikulitis bzw. eine Komplikation (Perforation, Abszess, Blutung, Fistel)? Dieser Prozentsatz wird in der Literatur insgesamt mit 15–25% angegeben.

Stadieneinteilung der Divertikulose. (Mod. nach Thompson u. Patel 1986)

A Unkomplizierte Divertikelkrankheit
 – Mit Symptomen
 – Ohne Symptome

B Komplizierte Divertikelkrankheit
 – Divertikelblutung
 – Divertikulitis
  – Peridivertikulitis
  – Intraabdomineller Abszess
  – Fistelbildung
  – Stenosen
  – Makroperforation, Peritonitis

Folgende Eigenschaften und Lebensgewohnheiten sind bisher auf ihr Potential untersucht worden, als prädisponierende Faktoren bei Divertikelträgern eine symptomatische Divertikelkrankheit hervorrufen oder begünstigen zu können:
1. Zugehörigkeit zu bestimmten ethnischen Gruppen,
2. Alter,
3. Geschlecht,
4. Ausmaß der Divertikulose,
5. Übergewicht,
6. Ernährung,
7. Physische Aktivität,
8. Vorliegen anderer Krankheiten (z.B. Nierenleiden),
9. Gebrauch von Alkohol, Nikotin, Koffein und
10. Einnahme bestimmter Medikamente.

Es ist lange bekannt, dass die Zugehörigkeit zu bestimmten ethnischen Gruppen sowohl die Häufigkeit der Divertikulose als auch die der Divertikulitis und sym-

Tabelle 11.1. Einfluss von Lebensalter und Geschlecht auf die Entwicklung einer Divertikulitis: Fälle pro 100.000 Einwohner. (Nach Kyle et al. 1967)

Altersgruppe [Jahre]	Männer	Frauen	m: w
30–49	1,72	1,19	1,45
50–69	23,77	22,59	1,05
70–89	43,64	85,86	0,51

ptomatischer Divertikelkrankheiten begünstigt. Gemessen an der Notwendigkeit stationärer Behandlung betrug die Inzidenz der Divertikulitis in Schottland 12,88 und lag damit um ein Vielfaches höher als bei einheimischen Bewohnern von Nigeria, Singapur und den Fiji-Inseln; dort lag die Inzidenz zwischen 0,1–0,34. Interessanterweise zeigte sich für in diesen Ländern lebende Europäer eine Inzidenz von 5,41–7,62. Die Interpretation dieser Differenzen macht die Verschiedenheit der Lebensumstände (z.B. Ernährung, Genussmittel) dafür verantwortlich (Kyle et al. 1967). In der gleichen Untersuchung wurde auch der Einfluss von Lebensalter und Geschlechtszugehörigkeit geprüft (Tabelle 11.1): Es ergab sich eine mit dem Lebensalter progressiv ansteigende Inzidenz der Divertikulitis in beiden Geschlechtern. Mit zunehmendem Alter verschob sich jedoch die Relation männlich:weiblich insofern, als im höheren Lebensalter Frauen überwogen (Kyle et al. 1967). Eine besondere Risikogruppe wurde von Schauer et al. (1992) charakterisiert. Sie fanden in ihrer Untersuchung an 238 Patienten mit akuter Divertikulitis 26%, die jünger als 40 Jahre waren. 82% dieser Patienten wiesen ein im Vergleich zu älteren Kranken und der Allgemeinbevölkerung signifikantes Übergewicht aus. Diese unter 40-Jährigen hatten eine meist kurze Anamnese und im Vergleich zu älteren Patienten eine schlechtere Prognose: so konnten sie seltener rein konservativ behandelt werden und wurden signifikant häufiger operiert. Eindrucksvoll ist insbesondere der Unterschied der Notfalloperationen, die bei 62% der jüngeren Übergewichtigen, aber nur bei 24% der älteren Patienten durchgeführt werden mussten (Schauer et al. 1992). Entgegen vielfach geäußerten Vermutungen fanden weder Parks (1969) noch Mendeloff (1986) eine Korrelation von Beschwerden, entzündlichen Veränderungen und Komplikationen zum Ausmaß der Divertikulose des Dickdarms.

Mit dem Einfluss bestimmter Lebensgewohnheiten hat sich die Arbeitsgruppe von Aldoori et al. (1994a,b, 1995) in mehreren groß angelegten, prospektiven Kohortenstudien über einen Zeitraum von 4 Jahren befasst, wobei mittels regelmäßiger Befragung rund 48.000 männliche Angehörige von Heilberufen erfasst wurden. In dem genannten Zeitraum traten 385 Fälle mit symptomatischer Divertikelkrankheit auf. Mit einem relativen Risiko zwischen 2,35–3,32 erwiesen sich faserarme und fettreiche, faserarme und reichlich rotes Fleisch enthaltende Kost sowie geringe körperliche Belastung, kombiniert mit faserarmer Kost als Risikofaktoren. Faserreiche Kost und Leistungssport (relatives Risiko 0,6) verringerten das Risiko. Während sich in den hier erwähnten Studien keine signifikante Assoziation zwischen Nikotin, Koffein und Alkoholeinnahme ergab, zeigte ein Gruppenvergleich an 80 Patienten ein erhöhtes Risiko für Raucher, bei bestehender Divertikulose eine Divertikulitis bzw. symptomatische Divertikelkrankheit zu entwickeln: Odds Ratio 2,9 (Papagrigoriadis et al. 1999). Zum Einfluss des Alkohols auf die Entwicklung einer symptomatischen Divertikelkrank-

Tabelle 11.2. Akute Divertikulitiden bei niereninsuffizienten Patienten mit Zystennieren. (Scheff et al. 1980; Lederman et al. 2000)

	Zystennieren n=71	Niereninsuffizienz anderer Ursache n=156	Kontrollen n=120
Akute Divertikulitis	22,5%[a]	2,6%	0%

[a] p=0,0003

heit liegen zwei große Kohortenstudien vor, die über 1 bis mehr als 5 Jahre durchgeführt wurden und unterschiedliche Ergebnisse zeigten: es fand sich einmal kein Einfluss (Aldoori et al. 1994b), im anderen Falle ein für Männer und Frauen auf 2,0–2,9 signifikant erhöhtes relatives Risiko (Tonnesen et al. 1999).

Zum Einfluss anderer Erkrankungen auf die Entwicklung einer Divertikulose bei bestehender Divertikulitis liegen Arbeiten zu Patienten mit Zystennieren vor, die überdurchschnittlich häufig eine Kolondivertikulose entwickeln (Lederman et al. 2000; Scheff et al. 1980): So weisen Patienten mit Niereninsuffizienz bei Zystennieren in 83% eine Kolondivertikulose auf; bei Niereninsuffizienz aus anderer Ursache und bei Kontrollen beträgt die Prävalenz 32–37%. Bei 2- bis 12-jähriger Verlaufsdauer entwickelten 22,5% der Patienten mit Zystennieren eine akute Divertikulitis. Die Vergleichszahlen betragen 0–2,6% (Tabelle 11.2). Ob akute Divertikuliden bei immunsupprimierten Patienten (z.B. Diabetikern) häufiger auftreten, ist nicht untersucht. Es ist jedoch bekannt, dass bei diesen Patientengruppen schwere und komplikative Verläufe öfter zu beobachten sind als in Vergleichskollektiven.

Schon 1985 hatten Langman et al. (1985) darauf hingewiesen, dass Divertikelträger, die nichtsteroidale Antirheumatika und Kortikosteroide einnehmen, gegenüber unbehandelten Kontrollen ein signifikant höheres Risiko für Komplikationen wie Kolonperforation (relatives Risiko 2,56) und Dickdarmblutung (relatives Risiko 2,61) haben. Für Steroide allein wurde kein erhöhtes Risiko gefunden (Langman et al. 1985). Für die Entwicklung von Dickdarmperforationen mit konsekutiver, extracolonischer Sepsis bei Divertikulitis ergab sich jedoch für Kortikosteroide allein ein auf 13,2 erhöhtes relatives Risiko, für nichtsteroidale Antirheumatika betrug es 4,85 (Corder 1987). Das Risiko der Einnahme von nichtsteroidalen Antirheumatika und Acetaminophen wurde in einer weiteren Kohortenstudie über 4 Jahre von Aldoori und Mitarbeitern (1998) ebenfalls untersucht: Hier ergab sich ein generelles Risiko für die Entwicklung einer symptomatischen Divertikelkrankheit zwischen 1,8 und 2,2; für das Auftreten einer Divertikelblutung betrug es 4,6 für nichtsteroidale Antirheumatika, 13,6 für Acetaminophen. Insgesamt lässt sich das Risiko für die Entwicklung einer symptomatischen Divertikelkrankheit bzw. Divertikulitis unter Einnahme von nicht-

Tabelle 11.3. Medikamentöse Risiken für die Entwicklung einer symptomatischen Divertikelkrankheit: nichtsteroidale Antirheumatika, Kortikosteroide. (Langman et al. 1985; Corder 1987, Aldoori et al. 1998)

	Relatives Risiko (RR)
generell	2,2
Blutung	2,6–4,6
Perforation	2,6–4,9 (13,2)[a]

[a] Steroide

steroidalen Antirheumatika und Kortikosteroiden wie folgt zusammenfassen (Tabelle 11.3): generelles Risiko: 2,2; Divertikelblutung: 2,6–4,6; Perforationen 2,6–4,9 (für Kortikosteroide 13,2).

Insgesamt lässt sich feststellen, dass es sich im Einzelfall aufgrund der derzeit vorliegenden Daten nicht feststellen lässt, welche Divertikelträger eine Divertikulitis oder symptomatische/komplikative Divertikelkrankheit entwickeln werden. Dies resultiert zunächst aus einer uneinheitlich angewandten Nomenklatur. Zusätzlich wurden in den Untersuchungen, die sich dieser Fragestellung widmeten, völlig verschiedene Verfahren zur Diagnosesicherung angewandt. Mit Vorsicht kann jedoch folgendes Resümee gezogen werden: Die Zugehörigkeit zu bestimmten ethnischen Gruppen (Nord- und Westeuropa, USA), höheres Lebensalter, männliches oder weibliches Geschlecht unter bestimmten Voraussetzungen, faserarme Ernährung und geringe physische Aktivität sowie die Einnahme bestimmter Medikamente (nichtsteroidale Antirheumatika, Kortikosteroide) sowie die Existenz anderer Erkrankungen (Niereninsuffizienz bei Zystennieren) können prädisponierende Faktoren für die Entwicklung einer Divertikulitis bei Trägern von Kolondivertikeln sein. Zur Klärung vieler offener Fragen erscheinen prospektive, kontrollierte Studien notwendig. Diese sollten sich insbesondere an Standards ausrichten, die eine einheitliche Nomenklatur und Diagnosevalidierung als wesentliche Merkmale enthalten.

Literatur

Aldoori WH, Giovannucci EL, Rimm EB, Wing AL, Trichopoulos DV, Willett WC (1994a) A prospective study of diet and the risk of symptomatic diverticular disease in men. Am J Clin Nutr 60:757–764

Aldoori WH, Giovannucci EL, Rimm EB, Wing AL, Trichopoulos DV, Willett WC (1994b) A prospective study of alcohol, smoking, caffeine, and the risk of symptomatic diverticular disease in men. Ann. Epidemiol 5:221–228

Aldoori WH, Giovannucci EL, Rimm EB et al. (1995) Prospective study of physical activity and the risk of symptomatic diverticular disease in men. Gut 36:276–282

Aldoori WH, Giovannucci EL, Rimm EB, Wing AL, Willett WC (1998) Use of acetaminophen and non-steroidal anti-inflammatory drugs. Arch Fam Med 7:255–260

Corder A (1987) Steroids, non-steroidal anti-inflammatory drugs and serious septic complications of diverticular disease. Brit Med J 295:1238

Kyle J, Adesola AO, Tinckler LF, de Beaux J (1967) Incidence of diverticulitis. Scand J Gastroent 2:77–80

Langman JS, Morgan L, Worrall A (1985) Use of anti-inflammatory drugs by patients admitted with small or large bowel perforations and haemorrhage. Brit Med J 290:347–349

Lederman ED, McCoy G, Conti DJ, Lee EC (2000) Diverticulitis and polycystic kidney disease. Am J Surg 66:200–203

Mendeloff AI (1986) Thoughts on the epidemiology of diverticular disease. In: Mendeloff AI (ed) Clinics in gastroenterology 15. S 855–877

Papagrigoriadis S, Macey L, Bourantas N, Rennie JA (1999) Smoking may be associated with complications in diverticular disease. Brit J Surg 86:923–926

Parks TG (1969) Natural history of diverticular disease of the colon. A review of 521 cases. Brit Med J 4:639–645

Schauer PR, Ramos R, Ghiatas AA, Sirinek KR (1992) Virulent diverticular disease in young obese men. Amer J Surg 164:443–448

Scheff RT, Zuckerman G, Harter H, Delmez J, Koehler R (1980) Diverticular disease in patients with chronic renal failure due to polycystic kidney disease. Ann Int Med 92:202–204

Thompson WG, Patel DG (1986) Clinical picture of diverticular disease of the colon. In: Mendeloff AI (ed) Clinics in Gastroenterology 15, S 903–916

Tonnesen H, Engholm G, Moller H (1999) Association between alcoholism and diverticulitis. Brit J Surg 86:1067–1068

12 Divertikulitis: Klassifikation nach Schweregraden

H.-R. ZACHERT und H.-J. MEYER

Zusammenfassung

Die Divertikulose und Divertikulitis stellen eine Prädisposition und ein häufiges Krankheitsbild dar, das auch zunehmend ökonomische Relevanz besitzt. Es liegen unter Berücksichtigung epidemiologischer Daten sowie der pathologisch-anatomisch und -physiologischen Veränderungen bzw. der klinischen Erscheinungsbilder unterschiedliche Klassifikationen vor. Bei den komplizierten Divertikelkrankheiten mit Perforation wird vor allem die Stadieneinteilung nach Hinchey mit unterschiedlichen Modifikationen angegeben. Sehr viel exakter kann unter Zuhilfenahme bildgebender Verfahren, Sono- und Computertomographie, der Schweregrad der Divertikelkrankheit definiert werden. Zudem können bei noch nicht stattgehabter freier Perforation interventionelle Therapiemaßnahmen zur Anwendung kommen. Die Stadien einer Peridivertikulitis mit phlegmonöser Entzündung oder gedeckter Abszedierung sollten nach anfänglich konservativer Therapie einer operativen Sanierung unter elektiver oder dringlicher Indikationsstellung zugeführt werden. Neben der konventionellen Operation gewinnt das laparoskopisch assistierte Vorgehen weiter an Bedeutung, wobei eine einzeitige Sigmaresektion oder Hemikolektomie links angezeigt ist. Die freie Divertikelperforation mit nachfolgender Peritonitis sollte hinsichtlich des Schweregrades zukünftig allgemein gültige Peritonitisscores berücksichtigen, um damit einen Vergleich unterschiedlichster Therapieansätze der meist unizentrischen, retrospektiven Untersuchungsergebnisse zu ermöglichen. Ein solcher Weg erscheint realistisch, um die bisher vorliegenden Konzepte und Ergebnisse einer evidence-based-orientierten Medizin anzunähern.

Einleitung

Mehr als 100 Jahre nach der Erstbeschreibung der Pseudodivertikel im Sigma durch den Erlanger Chirurgen Graser wird das Auftreten von Kolondivertikeln als typische Erkrankung der Neuzeit bezeichnet, wobei die Inzidenz eine deutliche Altersabhängigkeit aufzeigt; in der industrialisierten westlichen Welt lassen sich ab dem 50. Lebensjahr in etwa 30% Divertikel nachweisen, bei den über 80-jährigen Menschen in bis zu 70% (Parks 1969). Divertikelträger sind dabei vor allem durch das mögliche Auftreten von Komplikationen, nämlich der entzündlichen Divertikelkrankheit mit und ohne Komplikationen sowie Divertikelblutungen, gefährdet. Auch wenn nur in 10–25% der Fälle eine Divertikulitis bzw. in etwa 5% eine Divertikelblutung zu erwarten ist, macht diese Erkrankung sicherlich zukünftig einen relevanten Anteil unserer zu behandelnden Patienten aus, sodass sie auch aus volkswirtschaftlicher oder gesundheitsökonomischer Sicht Bedeutung erlangt (Almy u. Howell 1980). Es erscheint somit nur verständlich, bei diesem häufigen Krankheitsbild eine Klassifikation der Schweregrade bei Auftreten einer Divertikulitis zu fordern und zu definieren.

In der Vergangenheit hat sich jedoch gezeigt, dass es außerordentlich schwierig ist, eine allgemein gültige und anerkannte Stadieneinteilung anzugeben. Dieses liegt besonders in den weiterhin unterschiedlich verstandenen Definitionen bzw. Terminologien dieses Krankheitsbildes. Generell wird weitgehend akzeptiert, dass unter dem Begriff der Divertikulose lediglich der Nachweis von Divertikeln des Dickdarmes ohne relevante klinische Symptomatik zu verstehen ist. Die Divertikulose stellt also per se keine Erkrankung dar, ist allerdings eine Prädisposition für die sog. Divertikelkrankheit. Dabei kann dann zwischen einer schmerzhaften Verlaufsform und einer solchen mit überwiegend entzündlicher Komponente, also der eigentlichen Divertikulitis, unterschieden werden. Ferner kann es zu einer Blutung aus Divertikeln kommen, dieses unabhängig von den oftmals klinisch wenig relevanten Blutungen bei Divertikulitis. Die Komplikationen der entzündlichen Divertikelkrankheit können in der sog.»3-B-Regel« mit Blutung, »Blocking« durch Stenose oder Ileus bzw.»Burst« mit gedeckter oder freier Perforation zusammengefasst werden.

Eine weitere Schwierigkeit zur Beschreibung von allgemein angewendeten Schweregraden ergibt sich dadurch, dass auch bei Berücksichtigung der dieser Prädisposition bzw. Erkrankung zugrunde liegenden pathoanatomischen und -physiologischen Veränderungen keine epidemiologischen Studien mit Vorhersage des Spontanverlaufes vorliegen (Whiteway u. Morson 1985; Hoffmann u. Layer 1995); Gleiches gilt auch für die Definition von Risikogruppen der Divertikelträger, die Komplikationen erleben werden, sowie den außerordentlich unterschiedlichen Ansätzen in der chirurgischen Therapie bei der unkomplizierten oder komplizierten Divertikulitis (Buttenschön et al. 1995; Faltyn u. Jungwirth 1996; Hansen et al. 1996). Zudem liegen kaum relevante Aussagen über den postoperativen Verlauf bezüglich Rezidivhäufigkeit der Divertikelkrankheit oder Progressionswahrscheinlichkeit der Divertikulose vor (Kronborg 1993; Farmakis et al. 1994).

Klassifikationen nach Schweregraden der Divertikulose und Divertikelkrankheit

Rationale und Grundlagen

Die Rationale zur Beschreibung verschiedener Stadien oder Schweregrade dieses Krankheitsbildes resultiert aus den Bemühungen, eine möglichst exakte Definition des Krankheitsausmaßes bei klinischer Erstmanifestation bzw. im komplizierten Verlauf aufzuzeigen. Ähnlich einem erweiterten präoperativen Staging bei malignen Tumoren soll die angestrebte Vorhersage von verschiedenen

Risikogruppen und -faktoren ebenso wie die Beurteilung verschiedener Therapieansätze bei bereits stattgehabten Komplikationen dazu führen, ein Optimum an möglichen Behandlungsmaßnahmen einsetzen und adäquat vergleichen zu können. Dieses auch im Sinne einer »evidence-based« Medizin, wobei allerdings bei exakter Beachtung der Cochrane-Kriterien eine Evidence-based-Beurteilung hoher Positionierung aufgrund der bisher in den letzten Jahren publizierten Mitteilungen kaum möglich ist (Fahrtmann et al. 2000).

Die Grundlagen der bisher vorliegenden Klassifikationsversuche berücksichtigen u.a. die klinische Beschwerdesymptomatik, laborchemische Blutuntersuchungen sowie die Ergebnisse bei Einsatz verschiedener apparativer Untersuchungsverfahren. Neben der körperlichen Untersuchung fließt die individuelle Anamnese zur Definition von Risikofaktoren ein, z.B. das Alter der Patienten oder die Häufigkeit der stattgehabten Symptomattacken oder -schübe einer akuten Divertikulitis, wobei sich oftmals Schwierigkeiten in der retrospektiven Einschätzung eines sog. ersten oder zweiten entzündlichen Schubes ergeben können (Hansen et al. 1996). Als weitere Risikofaktoren zur Induktion der Divertikelkrankheit werden u.a. eine immunsuppressive Therapie oder immunkompromittierende Erkrankungen angegeben. Unter den diagnostischen Untersuchungsverfahren stehen bei der Röntgenuntersuchung die orientierende Abdomenübersichtsaufnahme, Kolonkontrasteinlauf mit wasserlöslichen Mitteln in der entzündlichen Erkrankungsphase sowie die Computertomographie zur Verfügung. Alternativ kann, dies unter besonderer Berücksichtigung der individuellen Erfahrung des Untersuchers, allerdings ubiquitär verfügbar, die Sonographie zur Beschreibung des Ausmaßes der Erkrankung herangezogen werden. Gleichzeitig ergibt sich bei Einsatz der Schnittbildverfahren die Möglichkeit, interventionelle Therapieansätze mit Abszesspunktion oder -drainage zu nutzen (Schechter et al. 1994; Ambrosetti et al. 1997). Die Koloskopie, die oftmals nur angedeutet das wahre Ausmaß der extraluminären Ausbreitung der Erkrankung aufzeigen kann, sollte im Allgemeinen zum Ausschluss einer malignen Erkrankung eingesetzt werden. Basierend auf diesen Untersuchungsbefunden können dann verschiedene Klassifikationen entsprechend der Schweregrade der Divertikelkrankheit angegeben werden, die in den daraus resultierenden therapeutischen Konsequenzen durchaus divergierend interpretiert werden.

Klassifikationskriterien und Modifikationen der Schweregrade

Erste Klassifikationsangaben zur Divertikulitis basieren auf dem klinischen Spontanverlauf bzw. auf der Kaskade der sich entwickelnden Komplikationen und wurden im deutschen Schrifttum, besonders von Reifferscheid (1967), einem Verfechter der frühen operativen Intervention, u.a. auch unter Anwendung der Myotomie aufgezeigt. Der Krankheitsverlauf wird entsprechend der pathologisch-anatomischen Veränderungen in ein Stadium I bis IV eingeteilt, wobei entsprechende therapeutische Maßnahmen für die verschiedenen Stadien abgeleitet werden. Dem Stadium I/II als Divertikulose bzw. Divertikulitis folgt als Stadium III die Peridivertikulitis als erstes Komplikationsstadium – dieses als Folge einer zu lange erfolglos durchgeführten konservativen Therapie. Im Stadium III, also bei Peridivertikulitis, wird die Indikation zu resezierenden operativen Verfahren gesehen. Bei Fortführen konservativer Therapiemaßnahmen entwickeln sich aus der Peridivertikulitis aufgrund fortschreitender Wandsklerosierung als Stadium IV perikolitische Komplikationen mit Stenosierung, Abszedierung, Fistelbildung oder auch freier Perforation. Bei Auftreten solcher Komplikationen ist die operative Intervention stets notwendig, allerdings mit entsprechend schlechteren Behandlungsergebnissen im Vergleich zur Peridivertikulitis.

Die Stadieneinteilung nach Raguse u. Schippers (1984) berücksichtigt besonders die klinische Symptomatik, wobei Stadium I und II als schmerzhafte bzw. entzündliche Divertikelkrankheit bezeichnet werden. Im Stadium II mit durchgemachtem Divertikulitisschub kann ein Schmerz im linken Unterbauch auch nur kurzfristig aufgetreten sein, dies ohne Erhöhung der Temperaturen bzw. der laborchemischen Entzündungsparameter. Im Stadium III (Peridivertikulitis bzw. Perikolitis mit gedeckter Perforation) sind dann in aller Regel deutliche klinische und laborchemische Entzündungszeichen vorhanden. Erwähnenswert erscheinen dabei die pathohistologischen Untersuchungsergebnisse bei klinisch vermuteter Divertikulitis bzw. Peridivertikulitis mit nachfolgender Resektion: In 155 Resektionspräparaten ließen sich in 52 Fällen keine eindeutigen lokalen entzündlichen Veränderungen bei der pathohistologischen Aufarbeitung nachweisen (Morson 1975). Das Stadium IV umfasst die Perikolitis mit freier Perforation.

Weiter liegen Klassifikationen mit Angabe von drei Schweregraden vor. Eine Untersuchung (Lauschke et al. 1988) bezeichnet das Stadium I als Zufallsbefund, ggf. mit geringer klinischer Symptomatik, bei Nachweis von Divertikeln. Das Stadium II wird der Divertikulitis zugeordnet, wobei zwischen einem frühen und fortgeschrittenen Stadium der Entzündung unterschieden wird. Im Stadium IIA zeigen sich röntgenologisch im Kolonkontrasteinlauf sog. Spikulae oder eine gewisse Wandstarre, während im Stadium IIB neben den klinischen Zeichen eines Subileus auch radiologisch Stenosierungen des Dickdarmlumens nachzuweisen sind. Das Stadium III subsumiert die Komplikationen nach stattgehabter Divertikulitis mit Auftreten von Abszessen, Fistelung, Ileus und gedeckter oder freier Perforation. Während im Stadium I und IIA primär konservatives Vorgehen bevorzugt wird, leiten sich ab dem Stadium IIB/III relative bzw. absolute Operationsindikationen ab.

Eine weitere Stadieneinteilung (Thiede et al. 1989) unterscheidet zwischen dem Stadium I mit symptomfreier Divertikulose und Stadium II mit divertikelbedingten Komplikationen, wie Schmerzen, Obstipation, Fistelung etc. Im Stadium III liegen bereits akut lebensbedrohliche Komplikationen aufgrund stattgehabter freier Perforation mit resultierender Peritonitis vor, was somit stets eine umgehende operative Intervention erfordert.

Eine aktuelle Darstellung verschiedener Schweregrade der akuten Divertikulitis basiert auf den Ergebnissen von computertomographischen Untersuchungen des Abdomens und Beckens (Ambrosetti et al. 1997). In einer prospektiven Studie mit insgesamt 423 Patienten wurden die Befunde der Computertomographie einer »moderaten« bzw. schweren« Divertikulitis zugeordnet. Röntgenmorphologisch wurde das Vorliegen einer Dickdarmwandverdickung von 5 mm oder mehr bei gleichzeitig entzündlichen Veränderungen im perikolischen Fettgewebe als »moderate« Divertikulitis definiert; als »schwere« Divertikulitis wurde der Nachweis einer Abszedierung ins Mesokolon mit oder ohne Nachweis extraluminärer Luft bzw. Kontrastmittelaustritt bezeichnet. Bei Analyse der Behandlungsansätze bei Primärmanifestation der Erkrankung zeigte die erfolgreiche konservative Therapie bei 303 Patienten, dass in 76% eine »moderate« und in 24% eine »schwere« Divertikulitis vorgelegen hatte. Bei 42 dringlich durchgeführten Operationen fand sich hingegen in etwa $^3/_4$ der Fälle eine »schwere« Divertikulitis. Von insgesamt 106 Patienten mit den radiologischen Zeichen einer »schweren« Divertikulitis mussten 32 Patienten einer dringlichen Operation zugeführt werden, sodass in diesem Stadium in etwa 30% der Fälle mit einem Versagen der konservativen Therapiemaßnahmen zu rechnen ist. Im Vergleich dazu war nur bei 10 von 239 Patienten mit einer »moderaten« Divertikulitis eine operative Intervention notwendig; lediglich in 4% der Fälle konnte also durch konservative Therapiemaßnahmen keine Abheilung erreicht werden. Interessant sind auch die Ergebnisse im Langzeitverlauf: Bei einer Beobachtungszeit von 46 Monaten konnten 296 Patienten mit primär konservativer Therapie weiter verfolgt werden. Es lag in 80% der Fälle ein komplikationsfreier Verlauf vor, bei der Primärmanifestation der Erkrankung waren dabei nur in 19% radiologische Zeichen einer schweren Divertikulitis nachzuweisen. Bei 60 Patienten kam es im weiteren Verlauf zum Auftreten von Komplikationen. In dieser Population hatten zum Zeitpunkt der Erstuntersuchung in knapp der Hälfte der Fälle radiologisch die Zeichen einer schweren Divertikulitis vorgelegen (Tabelle 12.1).

Diese Studie kann die Bedeutung von bildgebenden Untersuchungsverfahren deutlich aufzeigen. Durch ihren Einsatz gelingt es, die klinischen Schweregrade exakter darzustellen; zudem können bei der Computertomographie ebenso wie bei Durchführung einer Sonographie direkt interventionelle Therapiemaßnahmen mit Abszesspunktion oder -drainage eingeleitet werden.

Weitere Differenzierungen der Klassifikationen der Schweregrade werden dann für die Divertikelkrankheit mit ihren Komplikationen, d.h. hier bei Vorliegen einer perforierten Divertikulitis, angegeben. Die Einteilung nach Hughes et al. (1963) führt drei Schweregrade an:

Tabelle 12.1. Schweregrade der akuten Divertikulitis nach computertomographischen Untersuchungsbefunden: Ergebnisse einer prospektiven Studie (1986–1995) mit insgesamt 423 Patienten (Ambrosetti et al. 1997)

	»Moderate« Divertikulitis DD-Wandverdickung >5 mm + Entz. perikolischen Fettgewebes	»Schwere« Divertikulitis Abszess +/- extraluminäre Luft/Kontrastmittel
Primärmanifestation Erfolgreiche konservative Therapie (n=303)	76%	24%
Dringliche OP-Indikation (n=24)	24%	76%
Verlauf nach konservativer Therapie (n=296) Ohne Komplikationen 236 Pat. (n=236/80%)	81%	19%
Mit Komplikationen 60 Pat. (n=69/20%)	53%	47%

Tabelle 12.2. Schweregrade der komplizierten, perforierten Divertikulitis nach Hinchey (1978)

Stadium I	Perikolischer- oder Abszess im Mesokolon
Stadium II	Abszess im kleinen Becken oder Retroperitoneum
Stadium III	Generalisierte eitige Peritonitis (»noncommunicating diverticulitis«)
Stadium IV	Generalisierte kotige Peritonitis (»communicating diverticulitis«)

- Im Stadium I liegen eine akute phlegmonöse Divertikulitis und eine Peridivertikulitis ohne Eiternachweis vor.
- Im Stadium II lässt sich eine perforierte Divertikulitis mit parakolischem Abszess oder eine lokalisierte Peritonitis im kleinen Becken nachweisen.
- Im Stadium III findet sich eine perforierte Divertikulitis mit resultierender diffus eitriger oder kotiger Peritonitis.

Diese Einteilung hat verschiedene Modifikationen erfahren, wobei teilweise auch noch das Auftreten innerer Fistelbildungen, synchroner Karzinome etc. berücksichtigt wurden (Wedell et al. 1989).

Auch in aktuellen Literaturübersichten wird weiterhin am häufigsten der Schweregrad der perforierten Divertikulitis entsprechend den Untersuchungen von Hinchey et al. (1978) angegeben. Bei dieser Klassifikation (Stadium I bis IV) entwickelt sich abhängig vom Ausmaß der Divertikulitis im Stadium I ein perikolischer Abszess. Im Stadium II zeigt sich ein Abszess im kleinen Becken oder Retroperitoneum, während im Stadium III eine generalisierte eitige Peritonitis ohne Kommunikation zum Darmlumen bei Obliteration des Divertikelhalses (»noncommunicating« Divertikulitis) vorliegt. Als Stadium IV wird eine generalisierte kotige Peritonitis mit Kontakt zum Darmlumen (»communicating« Divertikultis) definiert (Tabelle 12.2). Aus diesen Schweregraden wurden Möglichkeiten der Therapieoptionen abgeleitet: Im Stadium I/II sei die Durchführung primär konservativer Maßnahmen mit nachfolgender chirurgischer Sanierung gerechtfertigt, im Stadium III und IV sei die sofortige Operation erforderlich. Diese oft zitierte Stadieneinteilung basiert dabei auf einer unizentrischen retrospektiven Analyse von insgesamt 95 operierten Patienten. Die Ergebnisse der operativen Therapie zeigten zudem, dass lediglich im Stadium I in einigen Fällen die einzeitige Resektion mit Anastomosierung zur Anwendung gelangte, in allen anderen Stadien wurde hingegen eine Diskontinuitätsresektion vorgenommen bzw. häufig auch nur eine Kolostomie angelegt. Die Letalität wird in den Stadien I bis III mit weniger als 10% angegeben, im Stadium IV – zutreffend für 7 Patienten – betrug sie 57%.

Siewert et al. (1995) haben obige Klassifikation der komplizierten Divertikulitis modifiziert und unterteilt in ein Stadium I mit perikolischer, auf das Mesokolon beschränkte Entzündung bei extraperitonealer Perforation oder Penetration, in ein Stadium II mit abgekapselter Abszessbildung im Unterbauch, ohne dass bei einer gedeckten Perforation das Mesokolon überschritten wird. Im Stadium III liegt als Folge der freien Divertikelperforation eine generalisierte eitige oder kotige Peritonitis vor. Ferner werden bei dieser Klassifikation Spätkomplikationen als sog. »chronische« Divertikelkrankheit, wie enteroenterische- oder -vesikale Fistelbildungen, Blutungen oder Spätabszesse in anderen Organen angeführt.

Bei Anlehnung an die Stadieneinteilungen der perforierten Divertikulitis nach Hinchey zeigt eine Literaturanalyse, dass im Stadium I/II neben interventioneller Abszessdrainage vor allem die Durchführung einer einzeitigen Sigmaresektion angestrebt wird; dies mit Letalitätsraten zwischen 0 und 6%. Im Stadium III/IV, d.h. also bei Vorliegen einer freien Perforation mit resultierender Peritonitis, die auch in größeren Institutionen der westlichen Welt nur in etwa 3 bis zu 10 Fällen pro anno zur Operation kommen (Wedell et al. 1989), werden unterschiedliche Therapieverfahren, wie ein- oder zweizeitige Resektion, ggf. mit Anlage eines protektiven Stomas, Diskontinuitätsresektionen oder die alleinige Anlage von Kolostoma, angegeben. Bei insgesamt hoher Morbidität bei einem solchen generalisierten septischen Krankheitsbild ist im Stadium III über eine Letalität bis zu 27%, im Stadium IV bis zu mehr als 60% berichtet worden (Fahrtmann et al. 2000).

Diskussion

Die verschiedenen Klassifikationen der Divertikulose, Divertikelkrankheit und ihrer Komplikationen können ähnlich den vorliegenden Leitlinien zu Diagnostik und Therapie verschiedener Erkrankungen nur den aktuellen Wissensstand reflektieren und müssen ständig weiterentwickelt werden. Zudem steht die Behandlung der Divertikelkrankheit des Colon sigmoideum hinsichtlich Zeitpunkt der Operation und Wahl der Verfahren – konventionelles oder laparoskopisch assistiertes Vorgehen – in der Diskussion.

Die schmerzhafte oder entzündliche Divertikelkrankheit ohne Komplikationen stellt primär sicherlich eine Domäne der konservativen Therapie dar. Ob dieses Konzept auch für das Vorliegen von Divertikeln im rechten Hemikolon oder bei besonderer Risikokonstellation Modifikationen erfahren muss, werden zukünftige Untersuchungsergebnisse erbringen müssen.

Bei Vorliegen einer Divertikelblutung ist neben alternativen interventionellen Verfahren vorrangig die endoskopische Blutstillung anzustreben, ansonsten resezierende Verfahren unter möglichst exakter Blutungslokalisationskenntnis. Bei der komplizierten entzündlichen Divertikelkrankheit lassen sich in den letzten Jahren aufgrund unizentrischer Erfahrungsberichte deutliche Tendenzen erkennen, die Indikation zur notfallmäßigen Laparotomie weiter einzuengen; unter Nutzung interventioneller Therapiemöglichkeiten ist vielmehr ein einzeitiges operatives Vorgehen mit Resektion und primärer Anastomosierung, in aller Regel als klassische Sigmaresektion oder Hemikolektomie, anzustreben (Buttenschön et al. 1995; Siewert et al. 1995; Hansen et al. 1996). Ähnlich den Erfahrungen bei multimodalen Therapieansätzen maligner Tumoren sollte heute zur Beschreibung einer klinisch relevanten und konsequent bzw. realistisch anwendbaren Klassifikation die diagnostische Aussagekraft bildgebender Verfahren genutzt werden (Schechter et al. 1994; Ambrosetti et al. 1997). Somit muss das Hauptaugenmerk darauf gerichtet sein, das Ausmaß der Entzündung mit möglichst exakten Schweregraden zu definieren. Optimale Behandlungsverfahren erfordern eine möglichst genaue Erfassung der Erkrankung (Detry et al. 1992), was durch den Einsatz der sonographischen oder computertomographischen Untersuchung des Abdomens und Beckens mit ihren hohen Sensitivitäten und Spezifitäten auch realisierbar ist. Beide Untersuchungsverfahren stehen zudem heute vermehrt jederzeit zur Verfügung.

Unter Berücksichtigung der Ergebnisse der klinischen, laborchemischen und apparativen Untersuchungen ergeben sich dann Möglichkeiten, das so inhomogene Krankheitsbild der entzündlichen Divertikelkrankheit eindeutiger zu definieren und vielleicht auch zu systematisieren.

Unter diesem Aspekt kann eine aktuelle Klassifikation der Schweregrade angegeben werden, die im eigenen Vorgehen hinsichtlich ihrer klinischen Relevanz überprüft wurde und wird; stets in Kooperation mit Gastroenterologie bzw. diagnostischer und interventioneller Radiologie. Bei Berücksichtigung einer einheitlichen Terminologie beschreibt die Divertikulose des Dickdarms allein das Vorkommen einzelner oder mehrerer Pseudodivertikel. Die Divertikelkrankheit hingegen zeigt eine symptomatische Manifestation solcher Divertikel auf und ist in eine schmerzhafte oder entzündliche Divertikelkrankheit (Divertikulitis) zu unterscheiden. Ferner ist die Blutung aus Divertikeln anzuführen, auf die nachfolgend nicht weiter eingegangen werden soll. Die Behandlung der schmerzhaften Divertikelkrankheit mit abdominellen Beschwerden, abhängig von der Darmfunktionsstörung oder von Stuhlunregelmäßigkeiten ohne allgemeine Entzündungszeichen, erfolgt in aller Regel konservativ. Die entzündliche Divertikelkrankheit präsentiert sich klinisch als Ausdruck von einem oder mehreren entzündeten Divertikeln mit Schmerzen, Übelkeit, Erbrechen, Stuhlunregelmäßigkeiten bis hin zu peranalen Blutabgängen. Neben den uncharakteristischen klinischen Beschwerden einer entzündlichen Erkrankung können ebenso Temperaturerhöhungen und Veränderungen der blutchemischen Untersuchungsparameter auftreten. Bei unkompliziertem Verlauf mit begrenzter und lokalisierter Entzündung der Darmwand erfolgt ebenfalls die konservative Therapie, wobei bei rezidivierenden Krankheitsattacken die Indikation zur elektiven Operation individuell zu überprüfen ist. Die komplizierte Divertikulitis zeichnet sich durch eine die Darmwand überschreitende Entzündung im Sinne einer Phlegmone ohne nachweisbare Abszesse aus, der dann, entsprechend der modifizierten Klassifikation von Siewert, gedeckte oder freie Perforationen nachfolgen

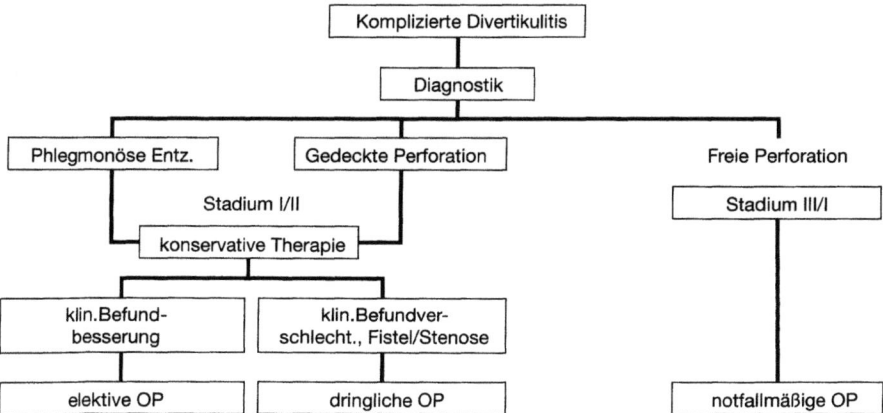

Abb. 12.1. Schweregrade der komplizierten Divertikelkrankheit und eigenes therapeutisches Vorgehen

können. Die phlegmonöse, die Darmwand überschreitende Entzündung sollte, entsprechend dem ähnlichen klinischen Verlauf, den abszedierenden Formen mit makroskopischem Abszessnachweis gleichgestellt werden.

Bei Diagnosestellung einer komplizierten Divertikulitis ist im Allgemeinen die Indikation zur operativen Therapie gegeben, wobei der Operationszeitpunkt vom Ausmaß der Erkrankung vorgegeben wird. Die notfallmäßige Laparotomie ist bei freier Perforation mit diffuser Peritonitis zweifelsohne die Therapie der ersten Wahl. Das operative Vorgehen hängt dabei vom Schweregrad der Peritonitis ab; neben der primären Resektion und Anastomosierung ist im Einzelfall auch die Diskontinuitätsresektion angezeigt. Die alleinige Anlage einer Kolostomie sollte heute nur sehr individuell zur Anwendung kommen. Neben möglicher Anlage eines protektiven Stomas sind u.U. gezielt weitere Explorationen der Bauchhöhle als programmierte Lavage o. Ä. angezeigt (Abb. 12.1). Zur Definition eines solchen Schweregrades (Stadium III/IV) müssen zukünftig unbedingt verschiedene Scores oder Indizes der Peritonitis mit berücksichtigt und beschrieben werden.

Bei noch nicht stattgefundener freier Divertikelperforation erscheint eine primär konservative Therapie einschließlich interventioneller Verfahren mit Abszesspunktion oder -drainage gerechtfertigt. Kommt es dabei zu weiteren Komplikationen mit Fistelbildung oder Ausbildung einer persistierenden relevanten Stenose des Dickdarms erfolgt die Operation unter dringlicher Indikationsstellung. Bei Ansprechen auf die konservative Therapie mit Besserung der klinischen Symptomatik wäre die operative Intervention nach Abklingen der entzündlichen Veränderungen elektiv durchzuführen, wobei der Begriff »elektiver« Eingriff unterschiedlich definiert werden kann. Dabei wird als früh elektiver Zeitpunkt der 7.–10. Tag nach Symptombeginn angegeben. Bei angestrebter laparoskopisch assistierter Operation erscheint ein längeres Intervall, z.B. 3-4 Wochen nach stattgehabter komplizierter Divertikulitis, vorteilhaft zu sein.

Im eigenen Vorgehen wurde ein solches Konzept mit den sich daraus ergebenden therapeutischen Konsequenzen ab Oktober 1996 verfolgt. Insgesamt wurden in diesem Zeitraum 193 Patienten operiert, wobei in 182 Fällen eine einzeitige- und 11-mal eine zweizeitige Sigmaresektion durchgeführt wurde. Von den insgesamt 44 notfallmäßig operierten Patienten zeigte sich 19-mal eine freie Perforation mit diffuser Peritonitis; die Letalität betrug insgesamt 9,2%. Im Stadium I und II der komplizierten Divertikulitis wurden 94 Patienten nach klinischer Befundbesserung unter konservativer Therapie einer elektiven Operation zugeführt. In 63 Fällen erfolgte eine konventionelle Sigmaresektion, 31-mal laparoskopisch assistiert, wobei kein Patient postoperativ verstarb. Bei klinischer Befundverschlechterung unter konservativer Therapie wurden 55 Patienten einer dringlichen, einzeitigen Sigmaresektion zugeführt. Auch in dieser Gruppe verstarb kein Patient postoperativ.

Bei der Definition eines solchen Klassifikationsansatzes der Schweregrade bzw. des Therapiekonzeptes wird angestrebt, dass bis zum Auftreten einer komplizierten Divertikulitis in aller Regel die konservative Therapie im Vordergrund steht. Bei nachgewiesener komplizierter Divertikulitis im Stadium I/II sollte nach primär konservativer/interventioneller Therapie stets die definitive chirurgische Sanierung mit laparoskoischer assistiertem oder konventionellem Vorgehen erfolgen. Die unterschiedlichen Abszesslokalisationen werden dabei nicht mehr berücksichtigt, da sie letztendlich klinisch und therapeutisch keine Konsequenzen nach sich ziehen. Das Stadium III/(IV) als Folge einer freien Perforation der Divertikel mit nachfolgender Peritonitis sollte nicht mehr zwischen einer eitrigen oder kotigen Form unterscheiden, sondern es sollten zur weiteren Differenzierung vielmehr allgemein überprüfte und gebräuchliche Indizes oder Scores zur Beschreibung des Ausmaßes der vorliegenden Peritonitis herangezogen werden. Außerdem entfällt die Definition der sog. chronischen Divertikelkrankheit; die dabei angegebenen Komplikationen sind vielmehr Folge der stattfindenden oder stattgefundenen entzündlichen Divertikelkrankheit.

Literatur

Almy TP, Howell DA (1980) Medical progress: diverticular disease of the colon. N Engl J Med 302:324–326

Ambrosetti P, Grossholz M, Becker C, Terrier F, Morel P (1997) Computed tomography in acute left colonic diverticulitis. Br J Surg 84:532–534

Buttenschön K, Büchler M, Vasilescu C, Beger HG (1995) Chirurgischer Strategiewandel bei akuter und komplizierter Colondivertikelerkrankung. Chirurg 66:487–492

Detry R, Jamez J, Kartheuser A, Zech F, Vanheuverzwijn R, Hoang P, Kestens PJ (1992) Acute localized diverticulitis: optimum management requires accurate staging. Int J Colorectal Dis 7:38–42

Faltyn J, Jungwirth J (1996) Surgical treatment of the perforated colon with peritonitis. Ann Ital Chir 67:211–213

Farthmann EH, Rückauer KD, Häring RU (2000) Evidence-based surgery: diverticulitis – a surgical disease? Langenbeck's Arch Surg 385:143–151

Farmakis N, Tudor RG, Keighley MRB (1994) The 5-year natural history of complicated diverticular disease. Br J Surg 81:733–735

Hansen O, Zarras K, Graupe F, Dellana M, Stock W (1996) Die chirurgische Behandlung der Dickdarmdivertikulitis – Ein Plädoyer für die frühe elektive Resektion. Zentralbl Chir 121:190–200

Hinchey EJ, Schaal PGH, Richards GK (1978) Treatment of perforated diverticular disease of the colon. Adv Surg 12:85–109

Hoffmann P, Layer P (1995) Pathogenese und Pathophysiologie der Sigmadiverticulitis. Chirurg 66:1169–1172

Hughes ESR, Cuthbertson AM, Carden ABC (1963) Surgical management of acute diverticulitis. Med J Aust 1:780–782

Kronborg O (1993) Treatment of perforated sigmoid diverticulitis: a prospective randomized trial. Br J Surg 80:505–507

Lauschke G, Ludwig K, Wündrich B (1988) Die Behandlung der Divertikelkrankheit am Dickdarm. Z Klin Med 43:1595–1597

Morson BC (1975) Pathology of diverticular disease of the colon. Clin Gastroenterol 4:37–52

Parks TG (1969) Natural history of diverticular disease of the colon. A review of 521 cases. Br Med J 4:639–645

Raguse T, Schippers E (1984) Chirurgische Therapie der Diverticulitis. In: Göbell H, Hotz H, Farthmann EH (Hrsg) Der chronische Kranke in der Gastrenterologie. Springer, Berlin Heidelberg New York Tokyo

Reifferscheid M (1967) Pathogenese der Sigmadivertikulitis und die Indikation zur Resektionsbehandlung. Langenbecks Arch Klin Chir 318:134–160

Schechter S, Eisenstat TE, Oliver GC, Rubin RJ, Salvati EP (1994) Computerized tomographic scan-guided drainage of intra-abdominal abscesses. Preoperative and postoperative modalities in colon and rectum surgery. Dis Colon Rectum 37:984–988

Siewert JR, Huber FT, Brune IB (1995) Frühelektive Chirurgie der akuten Diverticulitis des Colons. Chirurg 66:1182–1189

Thiede L, Jostarndt L, Poser H (1989) Prospektive Studie zur Frage der konservativen oder operativen Therapie bei Patienten mit Divertikulitis des Schweregrades II. In: Häring R (Hrsg) Divertikel des Dünn- und Dickdarmes. Ueberreuter Wissenschaft, Wien Berlin

Wedell J, Banzhaf G, Mrohs A, Fischer R (1989) Plädoyer für die primäre Resektion mit primärer Anastomose bei der komplizierten Sigmadivertikulitis. Langenbecks Arch Chir 374:259–266

Whiteway J, Morson BC (1985) Pathology of the ageing diverticular disease. Clinics in Gastroenterology 14:829–846

13 Erfahrungen mit einer klinisch-pragmatischen Stadieneinteilung

W. STOCK, O. HANSEN und T. HEINZ

Zusammenfassung

Für die Divertikelerkrankung des Kolons existiert noch keine verbindliche Stadieneinteilung. Bestehende Klassifikationen (z.b. Hinchey) decken nur Notfallpatienten ab und können meist erst intraoperativ angewandt werden. In unserer Abteilung wurde auf der Erfahrung von über 750 Patienten eine klinisch-pragmatische Stadieneinteilung der Kolondivertikulitis erarbeitet und nach Durchführung der Operation mit dem histologischen Ergebnis korreliert. Unsere Klassifikation beinhaltet 4 Stadien (0–IV), die präoperativ auf dem Boden von Anamnese, klinischer Untersuchung, Sonographie, Kolonkontrasteinlauf und Becken-CT mit einer Sensitivität von 97,1% definiert werden können. Mithilfe dieser Einteilung ist eine stadienadaptierte konservative bzw. operative Therapie der Divertikulitis möglich.

Einleitung

Eine objektive Auseinandersetzung über die Therapie der Sigmadivertikulitis zwischen verschiedenen Fachdisziplinen (z.B. Chirurgen, Internisten, Gastroenterologen) ist oft erschwert. Ein wesentlicher Grund dafür ist das Fehlen einer verbindlichen, fest definierten klinischen Stadieneinteilung. Jede Fachgruppe hat ihre eigenen Fachtermini, es besteht eine babylonische Sprachvielfalt. In einer Medline-Abfrage der letzten drei Jahre fanden sich über 50 Begriffe zur Beschreibung einer Divertikulitis: von der komplikationslosen Divertikulose über die spastische Sigmoiditis bis hin zur perforierten Divertikulitis mit Vierquadrantenperitonitis. Die bislang vorliegenden Klassifikationen haben Defizite: Meist kann die Eingruppierung erst intraoperativ oder auf dem Boden der pathologischen Untersuchung erfolgen, einige Autoren gruppieren zudem nur nach Notfällen oder elektiven Gesichtspunkten (Tabelle 13.1). Die vielfach zitierte Einteilung nach Hinchey bezieht nur Patienten mit einer abszedierenden oder frei perforierten Divertikulitis ein und wurde zudem nur bei 95 Patienten evaluiert (Hinchey et al. 1978). Bei präoperativer oder prätherapeutischer Klassifikation der Divertikulitis stützen sich die Autoren vielfach noch auf die alleinige klinische Untersuchung (Thiede et al. 1989) oder den Kolonkontrasteinlauf (Lauschke et al. 1988). Die Sensitivität dieser Diagnostik liegt jedoch nur zwischen 50 und 70% und ist damit ein schlechter Ausgangspunkt zu einer stadienorientierten Therapie (McKee et al. 1993; Morson 1975).

Tabelle 13.1. Stadieneinteilung der Divertikulitis (Literaturübersicht)

	Stadium I	Stadium II	Stadium III	Stadium IV	Grundlage
Hughes 1963	Phlegmonöse Divertikulitis	Perforierte Divertikulitis	Eitrige Peritonitis		Intraoperativ
Reifferscheid 1967	Divertikulose	Divertikulitis	Peridivertikulitis	Perikolische Komplikationen	Pathologisch-anatomische Veränderungen
Hinchey 1978	Perikolischer Abszess	Abszess im kleinen Becken	Eitrige Peritonitis	Kotige Peritonitis	Intraoperativ
Raguse u. Schippers 1984	Schmerzhafte Divertikelkrankheit	Entzündliche Divertikelkrankheit ohne erhöhte Entzündungsparameter	Peridivertikulitis, Perikolitis mit gedeckter Perforation		Klinische Kriterien
Lauschke 1988	Zufallsbefund Nachweis von Divertikeln	Divertikulitis A Frühstadium B Fortgeschritten	Komplikationen nach Divertikulitis		Klinik, Kolonkontrasteinlauf
Thiede 1989	Symptomfreie Divertikulose	Divertikelbedingte Komplikationen	Lebensbedrohliche Komplikationen		Klinische Kriterien
Siewert 1995	Perikolische Entzündung	Abgekapselter Abszess im Unterbauch	Generalisierte eitrige Peritonitis		Klinische, pathologische, intraoperative Kriterien
Ambrosetti 1997	Moderate Divertikulitis, perikolische Infiltration	Schwere Divertikulitis Abszedierung ins Mesokolon	Perforierte Divertikulitis, diffus eitrige oder kotige Peritonitis		Becken-CT

In der täglichen Routine wird daher eine Stadieneinteilung benötigt, die nicht erst nach Abschluss der Behandlung durch das Urteil des Pathologen definiert wird, sondern die leicht und sicher präoperativ die Indikationsstellung ermöglicht.

Methode

Folgende präoperativ zur Verfügung stehenden Parameter haben wir prospektiv überprüft, um die Wertigkeit der Diagnostik abzuschätzen:
- Anamnese (erster/wiederholter Schub): Sensitivität 34%,
- klinische Untersuchung (leichte/mittelschwere/schwere Divertikulitis): Sensitivität 43%,
- Sonographie: Sensitivität 71%,

- Kolonkontrasteinlauf: Sensitivität 78%,
- Becken-CT: Sensitivität 92%.

(Sensitivität mit Werten zwischen 96 und 97% [Hansen u. Stock 1999])

Nach Auswertung dieser Ergebnisse und der Erfahrung aus über 700 operativ behandelten Patienten haben wir eine klinisch-pragmatische Stadieneinteilung entwickelt, die einfach und reproduzierbar ist. Mit der Kombination von Becken-CT und Kolonkontrasteinlauf kann für jedes Stadium präoperativ eine hohe diagnostische Sensitivität erreicht werden.

Ergebnisse

Die Stadieneinteilung der Divertikulitis ist in Analogie zu den bekannten klinischen Klassifikationen (z.B. AVK nach Fontaine, Savary-Miller beim gastroösophagealen Reflux) in vier Gruppen unterteilt.

Klinisch pragmatische Stadieneinteilung

0   Divertikulose
I   Blande Divertikulitis
II Akute Divertikulitis
IIa Phlegmone
IIb Abszess
III Chronisch-rezidivierende Divertikulitis
IV Freie Perforation

Stadium 0 – Divertikulose

Das Stadium 0 bezeichnet die Divertikulose, um eine sichere Abgrenzung nicht krankhafter Divertikel vom eigentlichen Krankheitsbild, der Divertikulitis, zu erzielen. Die Divertikulose ist definiert durch das Vorhandensein von reizlosen Divertikeln bei sonst unauffälligem Kolon. Meist liegt ein Zufallsbefund im Kolonkontrasteinlauf oder in der Koloskopie vor, die chirurgisch nicht behandlungsbedürftig ist (Abb. 13.1).

Stadium I – blande Divertikulitis

Das Stadium I ist definiert durch die Entzündung eines Divertikels, ohne dass jedoch die Umgebung mitentzündet ist. Die Entzündung spielt sich nur im Mukosa-Submukosa-Niveau ab, es tritt keine (Mikro-)Perforation des Divertikels

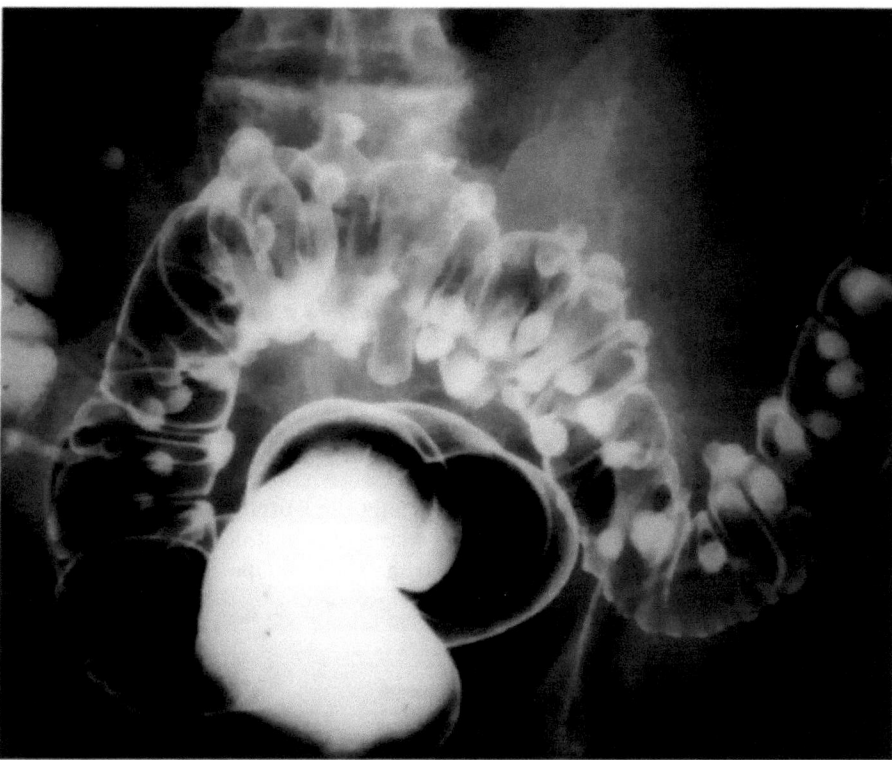

Abb. 13.1. Kolondoppelkontrasteinlauf mit Barium: Divertikulose, gut gefüllte reizlose Divertikel: Stadium 0

mit Übertreten des Infektes peridivertikulär auf. Es fehlen hier alle Zeichen einer wandüberschreitenden Entzündung im Sinne der Peridivertikulitis, da dieses frühe Stadium der Entzündung nur auf das Divertikel beschränkt ist.

In der Koloskopie kann man eine Schleimhautrötung um das Divertikel erkennen, im Kolonkontrasteinlauf zeigen sich 1–2 Spikulae bei guter Aufdehnbarkeit der Kolonwand. Typischerweise ist im Becken-CT kein pathologischer Befund zu erheben. Die Therapie dieses reversiblen Stadiums ist konservativ-medikamentös (Abb. 13.2).

Stadium II – akute Divertikulitis

Entscheidend ist die Einteilung der akuten Divertikulitis bei den Patienten, die in der Regel notfallmäßig zur Aufnahme kommen. Zahlenmäßig sind das 80% aller Divertikulitiskranken, die von den bisherigen Klassifikationen nur unzureichend eingeteilt werden. Unser diagnostischer Algorithmus sieht bei diesen Patienten Folgendes vor: Bei eindeutiger Klinik mit lokaler Abwehrspannung und tastbarer Walze im linken Unterbauch erfolgt nach radiologischem Ausschluss freier Luft

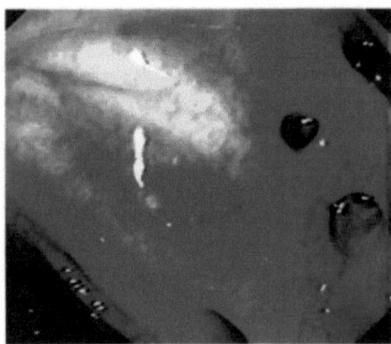

Abb. 13.2. Mukosale Rötung um ein singuläres Divertikel bei der Koloskopie: Stadium I

in der Ambulanz ein Becken-CT mit intravenösem KM. Nach Bestätigung der Diagnose einer Divertikulitis kann sofort die zielgerichtete medikamentöse Therapie eingeleitet werden. Nach 3–5 Tagen erfolgt die Durchführung eines Kolonkontrasteinlauf zum Ausschluss weiterer Pathologika im Kolon und im Anschluss daran bei entsprechender Indikation die frühe elektive Operation. Durch dieses Management können 2 Unterstadien definiert werden.

Stadium IIa – akute Divertikulitis: Phlegmone

Das Stadium IIa bezeichnet die phlegmonöse Form der Divertikulitis. Diese Entzündungsreaktion im perisigmoidalen Fettgewebe (frühere Ausdrücke: z.B. Peridivertikulitis, Perisigmoiditis) ist besonders gut im CT zu beurteilen. Hier kann die genaue Ausdehnung des Infektes sicher und mit Angaben von Zentimetern ausgemessen werden. Der Kolonkontrasteinlauf kann in diesem Stadium nur eine indirekte Aussage erreichen und unterschätzt gerade beim Stadium IIa das Ausmaß der Divertikelkrankheit erheblich (Abb. 13.3).

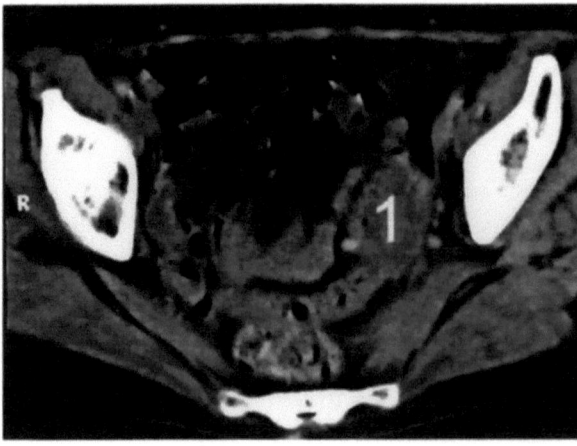

Abb. 13.3. Becken-CT bei phlegmonöser Divertikulitis mit kolbiger Auftreibung des Sigma (*1*) und deutlicher Fettgewebsinfiltration perikolisch, typisches Bild des »Divertikulitistumors«: Stadium IIa

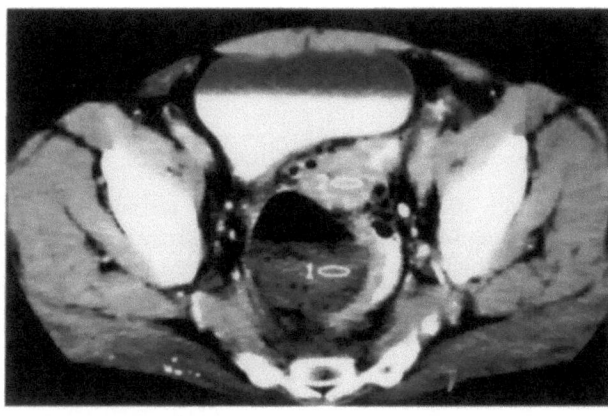

Abb. 13.4. Becken-CT bei abszedierender Divertikulits mit großem Abszess (*1*) im kleinen Becken sowie Divertikulitistumor (*2*): Stadium IIb

Stadium IIb – akute Divertikulitis: Abszess

Das Stadium IIb ist definiert durch das Übergreifen der Entzündung auf Nachbarorgane (gedeckte Perforation) und die Ausbildung eines Abszesses unterschiedlicher Größe (mesokolischer Abszess, Beckenbodenabszess, retroperitonealer Abszess). Auch hier ist das CT das diagnostische Mittel der Wahl. Die genaue Lage und Ausdehnung des Abszesses mit Einbeziehung der Nachbarorgane ist sicher darstellbar und wichtig zur Operationsplanung (Abb. 13.4).

Stadium III – chronisch-rezidivierende Divertikulitis

Eine erfolgreiche konservative Behandlung des akuten Stadiums II führt immer zu irreversiblen Veränderungen in der Kolonwand (z.B. Fibrose, Stenose, Fistel). Diese Defektheilung führt klinisch zu immer wiederkehrenden aufbrechenden Entzündungen, also dem chronisch-rezidivierenden Stadium. Die Definition dieses chronischen Stadiums ist klinisch leicht. Neben der eindeutigen Anamnese mit chronischen Beschwerden besitzt der Patient meist eine Tüte voller Befunde und Röntgenbilder. Hier sind im entzündungsfreien Intervall die Spätfolgen der

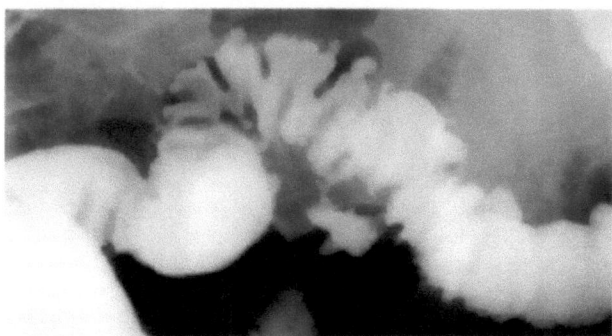

Abb. 13.5. Kolonkontrasteinlauf mit wasserlöslichem KM bei chronisch-rezidivierendem Verlauf mit Sigma-Scheiden-Fistel: Stadium III

Divertikulitis mit Stenose und/oder Fisteln eindeutig im Kolonkontrasteinlauf sichtbar (Abb. 13.5).

Stadium IV - freie Perforation

Das Stadium IV ist definiert durch die freie Perforation bei radiologischem Nachweis freier Luft. Eine weitere Diagnostik mittels CT oder Kontrasteinlauf ist nicht erforderlich. Bei diesem lebensbedrohlichem Krankheitsbild ist die sofortige Laparotomie mit Resektion des septischen Herdes und weitere Behandlung der Peritonitis angezeigt.

Nach dieser Stadieneinteilung wurden in der chirurgischen Abteilung des Marien-Hospitals Düsseldorf von 1980-2001 inzwischen 780 Patienten operativ versorgt. Bei allen Patienten konnte der Pathologe die Divertikulitis bestätigen. Ein Stadium 0 oder I fand sich erfreulicherweise bei keinem Patienten. Das Stadium II (akute Divertikulitis) lag bei 76,9% der Erkrankten vor (Stadium IIa - 17,9%; Stadium IIb - 59,0%). Im Stadium III (chronisch-rezidivierende Divertikulitis) wurden 12,4% der Patienten mit einer elektiven Resektion versorgt. Eine Notfalloperation im Stadium IV war bei 10,7% erforderlich.

Diskussion

Die Divertikelerkrankung des Kolons ist eine Krankheit mit enormer Variationsbreite vom chronischen Beschwerdebild bis hin zum akuten Abdomen. Ein Vergleich der Therapieformen der Divertikulitis ist nur möglich und sinnvoll, wenn alle Fachrichtungen sich einer einzigen Klassifikation bedienen. Dies ist bislang nicht der Fall, sodass die Ergebnisse der konservativen und operativen Therapie nicht suffizient gegenübergestellt werden können. Anhand unserer bereits präoperativ bzw. prätherapeutisch anwendbaren Stadieneinteilung können die einzelnen Ausprägungen der Divertikulitis präzise gruppiert werden. Die Sensitivität und Spezifität dieser Klassifikation ist im Vergleich mit der postoperativen Histologie hoch. Wesentlich hierfür ist die exakte präoperative Diagnose, die idealerweise mit einer Kombination aus klinischem Befund, Computertomographie des Beckens und Kolonkontrasteinlauf gestellt werden kann.

Ursprung des Konzeptes sind die fundierten pathophysiologischen und pathogenetischen Untersuchungen von Reifferscheid (1976). Bereits damals konnte Reifferscheid zeigen, dass bei darmwandüberschreitender Entzündung auch nach erfolgreicher konservativer Therapie irreversible Kolonveränderungen wie Fibrose resultieren. Sobald eine wandüberschreitende Peridivertikulitis mit Umgebungsinfiltration besteht, kann die Resektion weitere Divertikulitisschübe mit potentiell letalem Verlauf vermeiden.

Diese wandüberschreitende Entzündung kann im akuten Stadium mit einer Sensitivität von 97% durch das Becken-CT diagnostiziert werden (Hansen et al. 1998). Durch dieses diagnostische Hilfsmittel kann so mit einer hohen Sicherheit zwischen einer Divertikulose und den verschieden Stadien der Divertikulitis unterschieden werden.

Unser stadienadaptiertes Stufenkonzept sieht in den Stadien 0 und I immer eine konservative Behandlung vor. Im akuten Stadium II ist die frühe elektive Resektion in Abhängigkeit von dem individuellen Risikoprofil des Patienten anzustreben. Im Stadium III ist die elektive Intervalloperation indiziert. Im Stadium IV muss zur Lebensrettung die Notfalloperation mit der Resektion des Sigmas (ein- oder zweizeitig) in Abhängigkeit von der Peritonitis erfolgen.

Literatur

Ambrosetti P, Grossholz M, Becker C, Terrier F, Morel P (1997) Computed tomography in acute left colonic diverticulitis. Br J Surg 84(4):532-534

Hansen O, Graupe F, Stock W (1998) Die Diagnostik der Divertikulitis in der täglichen Routine: Fortschritt durch das Becken-CT? Langenbecks Arch Chir (Suppl II):170-173 (Kongressband 1998)

Hansen O, Stock W (1999) Prophylaktische Operation bei der Divertikelerkrankung des Kolons - Stufenkonzept durch exakte Stadieneinteilung Langenbecks Arch Chir (Suppl II):1257-1260 (Kongressband 1999)

Hinchey EJ, Schaal PGH, Richards GK (1978) Treatment of perforated diverticular disease of the colon. Adv Surg 12:85-109

Hughes ESR, Cuthbertson AM, Carden ABC (1 963) Surgical management of acute diverticulitis. Med J Aust 1:780-782

Lauschke G, Ludwig K, Wündrich B (1988) Die chirurgische Behandlung der Divertikelkrankheit am Dickdarm. Z Klin Med 43:1595-1597

McKee RF, Deignan RW, Krukowski ZH (1993) Radiological investigation in acute diverticulitis Br J Surg 80:560-565

Morson BC (1975) Pathology of diverticular disease of the colon. Clin Gastroenterol 4:37-52

Raguse T, Schippers E (1984) Chirurgische Therapie der Divertikulitis. In: Göbell H, Hotz H, Farthmann EH (Hrsg) Der chronische Kranke in der Gastrenterologie. Springer, Berlin Berlin Heidelberg New York

Reifferscheid M (1976) Early resection in diverticulitis. Langenbecks Arch Chir 342:439-444

Siewert JR, Huber FT, Brune IB (1995) Frühelektive Chirurgie der akuten Diverticulitis des Colons. Chirurg 66:1182-1189

Thiede A, Jostarndt L, Poser LH (1989) Prospektive Studie zur Frage der konservativen oder operativen Therapie bei Patienten mit Divertikulitis des Schweregrades II. In: Häring R (Hrsg) Divertikel des Dünn- und Dickdarmes. Ueberreuter, Wien Berlin, S 218-223

14 Warum entwickeln Divertikel im Sigmadickdarm häufiger Komplikationen als Divertikel anderer Lokalisationen?

T. RAGUSE, D. TUSEK und I. VECQUERAY

Zusammenfassung

Der Divertikelbefall stellt die weltweit häufigste Erkrankung des Dickdarms dar. Hierbei ist die Divertikulitis mit ihren unterschiedlichen Schweregraden neben der Divertikelblutung die wichtigste Komplikationsform, wobei entzündliche Veränderungen meist im Linkskolon und die Blutung in relativer Häufigkeit eher rechts zu finden ist. Aufgrund der im Sigmadarm erhöhten Druckverhältnisse zeigt sich dort die höchste Inzidenz an Divertikelbildung. Neben dem ohnehin häufigerem Vorkommen der Divertikel im Linkskolon sind zusätzlich spezifische pathogenetische Gesichtspunkte und anatomische Gegebenheiten für die entzündlichen Komplikationen in diesem Bereich verantwortlich.

Einleitung

Mit einer globalen Inzidenzquote von 5-37% stellt die Divertikelerkrankung des Kolons heute das häufigste Dickdarmleiden dar. Charakteristisch ist die Krankheitszunahme mit fortschreitendem Alter sowie ihr häufiger Beginn im Sigma mit der Neigung zur Aszension. Wir sehen aber auch den umgekehrten Weg mit Primärbefall des rechten Kolons und konsekutiver Deszension, wie es aus dem vorderen Orient, dem asiatischen Raum und aus Malta, berichtet und in jüngster Zeit auch bei uns gehäuft beobachtet wird (Raguse 1981; Raguse u. Adamek 1990).

Ein Großteil der Divertikelträger bleibt zeitlebens symptom- und beschwerdefrei. Die Divertikulose kann jedoch jederzeit zu lebensbedrohlichen Symptomen oder zu einer schmerzhaften Divertikelerkrankung mit Entzündungen und Folgekomplikationen führen. Von Bedeutung ist, dass diese Komplikationen mit zunehmender Anamnesedauer und fortschreitendem Alter der Patienten zu erwarten sind, nämlich in 10-40% die entzündlichen auf der einen und in 4,5 bis beinahe 50% die Blutungen auf der anderen Seite. Etwa 2-9% werden sogar eine Massenblutung mit Volumenverlusten von über 2000 ml pro 24 h erleiden (Raguse et al. 1983).

Im Mittel werden beide Komplikationen bei ca. 20% der Divertikelträger im weiteren Verlauf zu erwarten sein (Raguse 1981; Raguse u. Adamek 1990; Raguse et al. 1983; Raguse u. Kühnel 1981a; Reifferscheid 1967; Stollmann u. Raskin 1999).

Komplikationen

Blutung

Treffen die entzündlichen Komplikationen in ihren ernsten Verlaufsformen häufiger und intensiver das jüngere Alter und insbesondere immunkompromittierte Patienten, trifft dies für die Blutung nicht zu. Hier sehen wir die Frequenzzunahme und eine steigende Blutungsintensität mit zunehmendem Alter; immunkompromittierte Patienten sind darüber hinaus nicht häufiger betroffen. Es gibt jedoch noch weitere Aspekte, die die Blutung von den entzündlichen Komplikationen abgrenzen. Zum einen ist es die mit 45% ausgewiesene häufige Lokalisation im Rechtskolon, trotz des hier im Gegensatz zum Linkskolon nur seltenen und vor allem geringeren Divertikelbefalls. Zum anderen imponieren in diesem Zusammenhang auch die mit zunehmender Blutungsschwere einhergehenden Begleitleiden, wie Herz-Kreislauf-Erkrankungen, schwerste sklerotische Gefäßveränderungen und der häufig hiermit einhergehende arterielle Hypertonus. Im Gegensatz zur entzündlichen Komplikation sehen wir im Röntgenkontrastbild nur selten eine isolierte Divertikulose und eine abnorm erregbare Muskulatur. Gleichzeitig ist zu betonen, dass wir die Blutung nur ausnahmsweise, d.h. in ca. 4% der Fälle im entzündlichen Stadium antreffen, und diese Ereignisse sind dann auch nur leichterer Natur.

Gemeinsamkeiten der beiden Komplikationsformen Entzündung und Blutung ergeben sich lediglich durch ihre pathogenetisch-topographische Beziehung zu den versorgenden Wandarterien.

Zur Ätiologie und Pathogenese der Divertikelblutung haben wir letztlich nur die gesicherte Erkenntnis der engen Nachbarschaft zwischen Prolaps und versorgender Wandarterie (Raguse et al. 1983).

Ferner wissen wir, dass die Blutung offensichtlich bevorzugt am Divertikelhals wie auch im Basisbereich auftritt. Unter Berücksichtigung der aufgezeigten Parameter mit den häufigen begleitenden Gefäßerkrankungen ist daher zu vermuten, dass sich primär ein Gefäßschaden für die Blutungskomplikation verantwortlich zeichnet. Möglicherweise entsteht sie daher auf dem Boden arteriosklerotischer wie auch dysplastischer Veränderungen mit folgender Aneurysmabildung. Ihr folgt die hypertoniebedingte Ruptur mit konsekutiver Blutung, die uniform alle Dickdarmabschnitte betreffen kann. Eine spezifische Bevorzugung des linken Kolons ist nicht gegeben. Bei der Pandivertikulose ist vielmehr die Blutungslokalisation eher im Rechtskolon zu erwarten (Raguse et al. 1983; So et al. 1999).

Divertikulitis

Anders verhält es sich mit den septischen Komplikationen der Divertikelkrankheit und ihren vielfältigen Verlaufsformen. In der westlichen Welt ist davon auszugehen, dass im Gegensatz zur Blutung diese Komplikation in über 90% im Linkskolon angetroffen wird. Vordergründig wundert diese Tatsache nicht, da epidemiologische Studien klar aufzeigen, dass bei Divertikelnachweisen in über 90% das Linkskolon, speziell das Sigma betroffen ist, wohingegen die Rechtslokalisation nur in ca. 7% angetroffen wird (Chia et al. 1991; Hirner 1989; Morson 1975; Raguse 1981; Raguse u. Adamek 1990; Raguse et al. 1983; Raguse u. Kühnel 1981a; So et al. 1999; Wong et al. 1997). Bei vorgegebener mittlerer Komplikationsrate von ca. 20% wären daher zwangsläufig häufiger das Sigma und das Linkskolon von dieser Komplikation betroffen. Entsprechend dem Befallsmuster ist also davon auszugehen, dass schon rein numerisch das linke Kolon häufiger Ausgangsort septischer Komplikationen ist als das rechte. Dies bestätigt sich auch in unseren Operationsergebnissen. Die bei uns laparoskopisch vorgenommenen Resektionen wegen Divertikelkomplikationen ergaben eine Resektionsquote im Linkskolonbereich von 90% im Gegensatz zu nur 5% im rechten Kolon (Abb. 14.1).

Diese Zahlen entsprechen somit exakt dem immer wieder aufgezeigten Divertikulosebefallsmuster. Eine hieraus abzuleitende Prävalenz der Entzündungskomplikation des Linkskolondivertikels im Vergleich zum rechten wäre somit vordergründig gegeben. Dieser Feststellung widerspricht jedoch die Tatsache, dass nach adäquat durchgeführten Linkskolonresektionen Entzündungsrezidive in den proximalen Kolonabschnitten selten sind. Operationsbedürftige Komplikationen stellen zudem selbst bei primär vorhandenem Divertikeltotalbefall des Kolons die Ausnahme dar (Raguse 1981; Raguse u. Adamek 1990; Reifferscheid 1967).

Auffallend ist darüber hinaus, dass die Rechtsdivertikulitis im Gegensatz zur Linksform offensichtlich ein sich selbst limitierender Prozess ist. Mit rein konservativen Maßnahmen oder mit lokaler Exzision des entzündlich veränderten Divertikels kann die dauerhafte Beschwerde- und Komplikationsfreiheit im Gegensatz zum Linkskolon erzielt werden. Mit dieser von der Rechtskolondivertikulitis abgeleiteten Therapieform würden wir im Linkskolon in einem hohen Maße konservativ nicht zu beherrschende Entzündungsrezidive einkalkulieren müssen (So et al. 1999; Stollmann u. Raskin 1999; Wong et al. 1997).

Pathogenese der septischen Komplikation

In der Tat sind es nicht nur numerische Gegebenheiten, die für das gehäufte Vorkommen der linksseitigen Divertikulitis eine Rolle spielen, sondern vielmehr spezifische Parameter, die im Linkskolon für die Entzündung prädisponierend sind. Dies ist nicht nur ein Phänomen in der westlichen Welt, sondern zeigt auch die klinische Erfahrung, die jüngst aus Asien mitgeteilt wurde. Hier sehen wir den Divertikelbefall im Rechtskolon ungleich häufiger als in der westlichen Welt (Chia et al. 1991; Hirner 1989; Morson 1975; Raguse 1981; So et al. 1999; Stollmann u. Raskin 1999; Wong et al. 1997). Dort ist ebenso wie bei uns die Blutung und nicht die Entzündung komplikationsführend. Entzündungsbedingte operationswürdige Befunde finden wir dagegen auch im asiatischen Raum gehäuft bei isoliertem Linkskolonbefall. Bei der Pandivertikulose zeigt sich darüber hinaus als Komplikation – wie in der westlichen Welt – gehäuft die Blutung, und zwar im Rechtskolonbereich. Wenn bei der Pandivertikulose entzündliche Veränderungen

Lokalisation	n
Descend./Sigma/Rektum	224 (93,7%)
Transversum	3 (1,3%)
Coecum/Ascend.	12 (5%)

Abb. 14.1. Operative Therapie der Kolondivertikulitis: Verteilungsmuster bei laparoskopischer Resektion

auftreten, ist ausschließlich das Linkskolon, insbesondere das Sigma befallen (Chia et al. 1991; So et al. 1999; Wong et al. 1997).

Der erhöhten septischen Komplikationsträchtigkeit des Linksbefalls muss daher eine eigene spezifische Entzündungsgenese zugrunde liegen, die untrennbar mit der Pathogenese der Divertikelerkrankung verbunden ist. Gesicherte Faktoren hierbei sind:
- genetische Disposition,
- Alter,
- diätetische Gesichtspunkte und
- spezifische Gegebenheiten der Dickdarmwand.

Alter und genetische Disposition

Physiologischerweise stellt das Linkskolon und insbesondere das Sigma den engsten Dickdarmabschnitt dar. Dieser Bereich erfährt mit zunehmendem Alter eine globale Muskelwandverdickung mit hierdurch bedingter zunehmender Lumeneinengung. Hiermit einhergehend erfährt der anatomische Verlauf der nutritiven Wandgefäße eine Änderung von einem stufenförmig schrägen Wanddurchtritt hin zu einem geraden Verlauf (Burkitt et al. 1972; Carlson u. Hoelzel 1949; Fischer et al. 1985; Morson 1975; Raguse u. Kühnel 1981a; Reifferscheid 1967; Stollmann u. Raskin 1999; Wess et al. 1996; Wess et al. 1995; Whiteway u. Morson 1985).

Nach dem Laplace-Gesetz nimmt der intraluminäre Druck bei vorgegebener Wandspannung mit Verkleinerung des Radius zu. Der schon unter normalen Verhältnissen erhöhte intraluminäre Druck im Sigma erfährt mit steigendem Alter somit eine weitere Erhöhung. Die sich im Laufe des Lebens ändernde Gefäßarchitektur wird nun in zunehmendem Maße zum Schwachpunkt. Längs dieses geraden Verlaufes entwickeln sich die pulsionsbedingten Pseudodivertikel. Schon Haberschon erkannte im vergangenem Jahrhundert die Tatsache, dass Kolonwandverdickung und Divertikelbildung einhergehende Befunde sind, zumindest das Linkskolon betreffend (Raguse u. Adamek 1990; Raguse u. Kühnel 1981a). Bei der Rechtsdivertikulose wird man dagegen vorwiegend normalwandige Verhältnisse vorfinden, obwohl Morson (1975) gelegentlich leichtere Wandverdickungen auch in diesem Bereich aufzeigen konnte. Bei vorgegebener Wandspannung und ungleich größerem Radius als im Linkskolon dürften diese Faktoren jedoch nach dem Laplace-Gesetz für die Divertikelausbildung keine größere Rolle spielen.

Es müssen daher genetisch bedingte prädisponierende Faktoren für die Divertikelentstehung eine nicht zu unterschätzende Rolle spielen sowohl bei Links- als auch bei Rechtskolonbefall. Anders wäre das unterschiedliche Befallsmuster im asiatischen Raum im Gegensatz zu den westlichen Ländern nicht zu erklären (Stollmann u. Raskin 1999; Wong et al. 1997).

Diätetische Gesichtspunkte

So kommt auch den diätetischen Faktoren eine nicht unerhebliche Rolle zu. Dies bestätigt die Zunahme der Divertikelbildung seit der Jahrhundertwende mit gleichzeitiger Abnahme schlackenreicher Kostformen. Wechselwirkungen zwischen schlackenarmer Diät und Divertikelbildung wurden in vieler Weise diskutiert und sind nach wie vor Gegenstand kontroverser Diskussionen. Angeführt werden für die Divertikelentstehung verminderte Stuhlvolumina, Transitzeitverlängerungen und auffallende Funktionsmuster unter Einhaltung schlackenarmer Kostformen. So konnten Burkitt und Painter aufzeigen, dass die Bevölkerung im ländlichen Uganda Stuhltransitzeiten von 34 Stunden aufwiesen mit einem relativ hohen Stuhlgewicht von mehr als 400 g pro Tag, im Gegensatz zu der Bevölkerung in Großbritannien mit Vorliebe für eine schlackenarme Kostform (Burkitt et al. 1972). Hier betrug die Transitzeit 80 Stunden bei einem mittleren Stuhlgewicht von nur 110 g pro Tag. Unklar ist allerdings, warum Gesunde im Vergleich zu Divertikelträgern in Großbritannien bei gleicher Kostform keine unterschiedlichen Stuhlgewichte und Transitzeiten aufweisen. Ebenso ist darüber hinaus die Tatsache ungeklärt, warum chronisch Obstipierte auf dem Boden einer Transitzeitstörung nicht häufiger Divertikelträger sind als die Normalbevölkerung (Burkitt et al. 1972; Stollmann u. Raskin 1999).

Dass die schlackenreiche Kost dennoch eine wichtige Rolle spielt, zeigt die positive klinische Verlaufsbeobachtung Divertikelerkrankter unter Einhaltung schlackenreicher Kostformen, sowie die mit 20–40% recht hohe Divertikelinduktion unter Entzug einer schlackenreichen Nahrung im Tierexperiment (Carlson u. Hoelzel 1949; Fischer et al. 1985; Wess et al. 1996). Tierexperimentell bestätigte sich die Beobachtung, dass unter normalen Nahrungsgegebenheiten der Wassergehalt des Stuhls vom Colon ascendens in Richtung Linkskolon abnimmt mit einer signifikanten Stuhleindickung im Sigma. Unter Einhaltung einer schlackenarmen Kost erfuhr dieser Effekt der Stuhleindickung eine maximale Steigerung im Sigmabereich.

Weitergehende biochemische Analysen konnten im Tierexperiment nachweisen, dass der Gesamtkollagengehalt der Darmwand unabhängig vom Ernährungsstatus in allen Dickdarmabschnitten identisch ist. Unter schlackenarmer Kostform findet sich dagegen eine Zunahme krankhaft vernetzter Kollagenstrukturen (sog. Crosslinks) mit weiterer Steigerung bei jenen Tieren mit Divertikelinduktion. Die Zunahme dieses vernetzten, säureunlöslichen Kollagens bedeutet letztlich eine Erhöhung der Wandspannung, Rigidität, Steifigkeit und Wanddicke. Sie tritt signifikant gehäuft im Sigmadarm auf und ist nach dem

Laplace-Gesetz für eine weitere Druckerhöhung in diesem Darmabschnitt verantwortlich. Diese für die Divertikelerkrankung mitentscheidende Zunahme der Kollagenvernetzung im Sigma konnte auch am Menschen nachgewiesen werden. Interessant ist hier die Beobachtung, dass unter 60-jährige Patienten signifikant mehr normales, säurelösliches Kollagen im Sigmadarm als über 60-Jährige aufwiesen – auch ohne Divertikelnachweis (Wess et al. 1995).

Dies bedeutet, dass schon der normale Alterungsvorgang mit einer Erhöhung dieser krankhaften Kollagenvernetzung verbunden ist. Divertikelerkrankte wiesen ebenso eine Anhäufung der vernetzten Kollagene im Sigmadarm auf, allerdings in einem signifikant gesteigerten Maße im Vergleich zu den über 60-Jährigen ohne Divertikelnachweis. Die Wand- und insbesondere die Muskelfaserverdickung des Sigmas bei Divertikelträgern sind demnach Ausdruck eines früheren und gesteigerten Alterungsprozesses der Darmwand (Wess et al. 1995; Wess et al. 1996).

Muskelmorphologie und Funktion

Bei der mit dem Alterungsprozess einhergehenden Verdickung der Kolonwand imponieren groborientierend sowohl eine verdickte Längs- als auch Ringmuskulatur. Gezielte licht- und elektronikmikroskopische Analysen weisen jedoch primär allein im Längsmuskel herausragende Befunde auf. Im Gegensatz zum Normaldarm zeigen die Taenien bei Divertikelbefall ein anderes Bild. Licht- und elektronenmikroskopische Untersuchungen machen deutlich, dass die räumliche Anordnung der Myozyten und deren spezifische zytoplasmatische Organisation der eines intensiv kontrahierten Muskels entspricht (Gabella 1977; Lane 1965; Raguse u. Kühnel 1981a,b). Für die mit einer vermehrten Kontraktion der glatten Muskelzellen zu erwartenden erhöhten Stoffwechselfunktion lassen sich auch im elektronenmikroskopischen Bild regelmäßig charakteristische Merkmale nachweisen, nämlich eine mannigfaltige Randvesikulation und eine Anhäufung von Pinozytosebläschen im Zytoplasma (Abb. 14.2). Schließlich sprechen in mit Aldehyd-Fuchsin gefärbten Schnitten nachweisbare Kontraktionsbänder – die teilweise das Bild von Uterus-myomatosus-Knötchen imitieren können – dafür, dass hier ein intensiver Kontraktionszustand der Taenien vorliegt und zwar auch außerhalb divertikeltragender Darmanteile (Abb. 14.3). Zusätzlich findet sich in der ultrastrukturellen Analyse eine auffallende Anhäufung von Kollagenfibrillen und Elastinfasern. Anders stellt sich dagegen das Gefüge der Ringmuskulatur dar. Ein ordnendes Prinzip wie beim Normaldarm lässt sich jedoch nicht nachweisen. Infolge einer Stauchung scheinen die Muskelzellen in ihrer Längsrichtung beträchtliche Kaliberschwankungen mit teilweise enormen Größenzunahmen zu erfahren. Gleichzeitig scheren benachbarte Zellen infolge der Längsstauchung aus dem Ringmuskelverlauf aus und schieben sich aneinander vorbei. Im Gegensatz zur Längsmuskulatur fehlen darüber hinaus Anzeichen einer vermehrten Kontraktion und die daraus abzuleitenden morphologischen Kriterien einer erhöhten Funktion. Diese morphologischen Gegebenheiten spiegeln sich auch in der Funktionsanalyse wider. So zeigen In-vitro-Untersuchungen an isolierten Längsmuskelpräparaten im Vergleich zu gesunden und

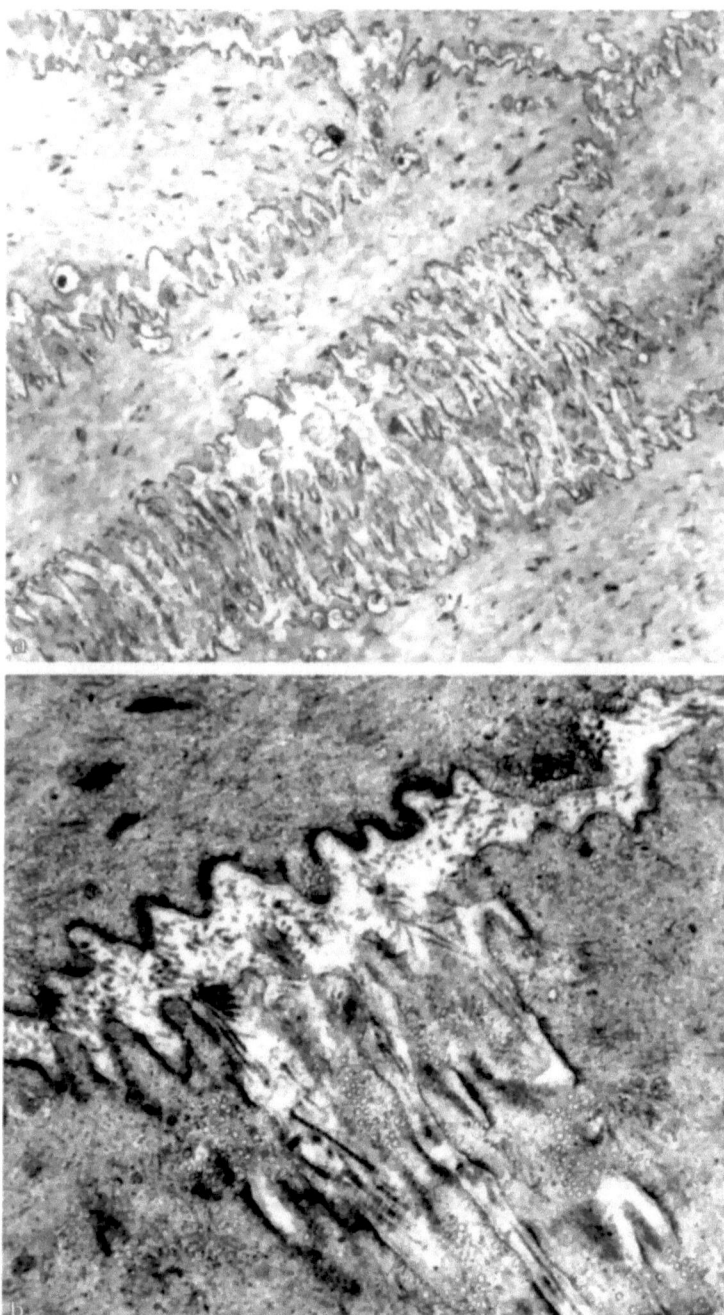

Abb. 14.2a,b. Divertikeltaenie – längs. *a* Gesamtvergrößerung 12.500×; auffallende Zytoplasmafortsätze mit intensiver Verzahnung benachbarter Myozyten und Strukturvermehrung der Gitterfaserhülle; *b* Gesamtvergrößerung 40.000× – Anhäufung von Pinozytosebläschen als Ausdruck eines vermehrten Stoffwechsels

Colitis-ulcerosa-Därmen eine erhöhte elektrische und mechanische Aktivität. Ringmuskelpräparate gesunder und divertikeltragender Dickdärme unterscheiden sich dagegen in ihrer Funktion nicht (Raguse 1981; Raguse u. Adamek 1990; Raguse u. Kühnel 1981a,b).

Witheway kommt in seinen Jahre nach uns publizierten Untersuchungen zu einem abweichenden Ergebnis. Er findet bei elektromikroskopischen Untersuchungen mit schwacher Vergrößerung keine auffälligen Muskelzellen, wohl aber planimetrisch nachweisbare Anhäufungen vermeintlich kontrakter Elastinfasern im Taenienbereich (Whiteway u. Morson 1985). Die auch von uns immer wieder beobachtete vermeintliche Strukturvermehrung der Gitterfaserhüllen wie auch die vermeintliche Hyperplasie des Plexus myentericus im Divertikeldarm deuten wir hingegen lediglich als Ausdruck der hyperaktivitätsbedingten Längsmuskelverkürzung mit zwangsläufiger planimetrisch nachweisbarer vermeintlicher Strukturvermehrung und -veränderung (s. Abb. 14.3; Gabella 1977; Raguse u. Kühnel 1981a,b). Witheways Untersuchungen geben auch keine Erklärung für die regelhaft anzutreffende elektromanometrisch nachweisbare Aktivitätsvermehrung in den Taenien, ebenso wenig für die Tatsache, dass sich bei einer elastinfixierten Kontraktion der allen im Röntgenbild bekannte Etat d'accordeon unter Spasmolytikagabe aufweiten lässt (Whiteway u. Morson 1985). Immerhin konstatiert auch er ebenso wie wir, dass die globale Muskelverdickung längsmuskelkontrakturbedingt ist mit sekundärer Verdickung des Stratum circulare und mit gleichzeitiger Auffaltung der Mukosa. So konnten eigene Untersuchungen an frisch verstorbenen Leichen sowie an Divertikulitisresektionspräparaten zeigen,

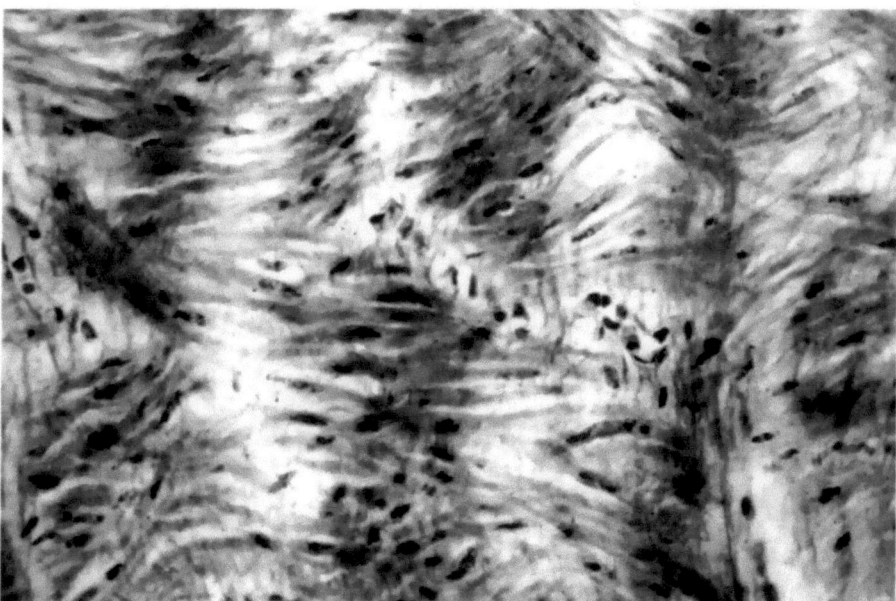

Abb. 14.3. Taenie – Divertikeldarm mit typischer Kontraktionsänderung; Aldehyd-Fuchsinfärbung; Vergrößerung 125×

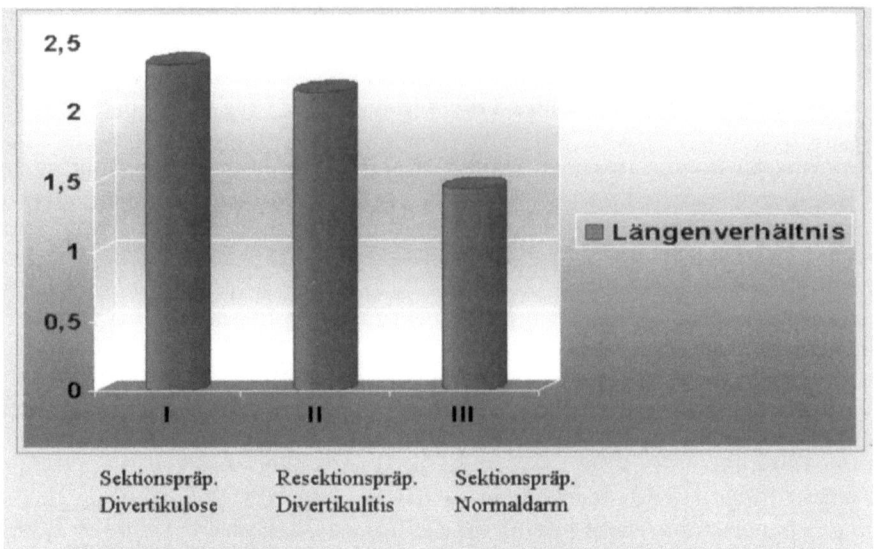

Abb. 14.4. Längenverhältnis Mukosa/Muskulatur (Quotient Q = Länge der Mukosa in cm/Länge der Muskulatur in cm) bei vorgegebener Darmwandlänge

dass die Divertikuloseträger und Divertikulitispatienten im Vergleich zu Gesunden ein längsmuskelkontrakturbedingtes Puckering der Schleimhaut aufweisen (Abb. 14.4).

Diese abnormen morphologischen Befunde und die damit einhergehende Funktionsstörungen des Längsmuskels sind unseres Erachtens nicht unerheblich für die Pathogenese der Divertikelkrankheit, speziell ihrer Komplikationsneigung im Sigmadarm, zumal sie hier schon in frühesten Stadien des Divertikelnachweises vorhanden sind. Als Folge der gestörten Längsmuskelfunktion und der sie begleitenden, durch Längsverkürzung bedingten globalen Muskelverdickung resultiert die Divertikelhalseinengung mit Kotstau. Sie wirkt sich hier besonders intensiv aus, da der Stuhl im Vergleich zum Rechtskolon weniger Wassergehalt aufweist und damit insbesondere bei Divertikelträgern signifikant konsistenzvermehrt ist (Raguse 1981; Raguse u. Adamek 1990; Raguse u. Kühnel a,b; Whiteway u. Morson 1985). Eine Selbstreinigungsfunktion ist hier im Vergleich zum Rechtskolon mit seinem recht dünnflüssigem Stuhl nicht mehr gegeben. Die Divertikelhalsverengung mit dem durch die geänderte Stuhlkonsistenz bedingten Kotstau ist daher als Ausgangspunkt der fortschreitenden Divertikelkrankheit anzusehen, wie sie sich schließlich sowohl klinisch als auch morphologisch in den verschiedenen Schweregraden widerspiegelt (Raguse 1981; Raguse u. Adamek 1990).

Der Kotstase im Divertikel des Linkskolons folgt die anfangs allerdings noch auf die Mukosa beschränkte Entzündung. Gelingt es in diesem Stadium nicht, den Entzündungsprozess aufzuhalten, kommt es über Drucknekrosen, Mikroperforationen und entzündlicher Durchwanderung zur Überschreitung der Divertikelwand (Raguse 1981; Raguse u. Adamek 1990; Raguse u. Kühnel 1981a; Reifferscheid 1967).

Die Ausbreitung der Entzündung ist daher von nun an progredient, und zwar in zweierlei Weise: einmal in Längsrichtung aufsteigend und zum anderen durch die Wand hindurch nach außen (Raguse u. Adamek 1990; Raguse u. Kühnel 1981a; Reifferscheid 1967). Den inkompletten Divertikeln kommt in dieser Hinsicht eine besondere Bedeutung zu, wie Schreiber und Schumpelick nachweisen konnten (Schreiber u. de Heer 1990). Über Drucknekrosen und Perforationen kommt es zur Durchwanderung mit Überschreitung der Divertikelwand. Morphologisch entspricht dieser Befund der Wandphlegmone und es ist somit nur noch eine Frage der Zeit, bis die Serosa überschritten und die Perikolitis mit ihren lebensbedrohlichen Komplikationen etabliert ist (Raguse 1981; Raguse u. Adamek 1990; Reifferscheid 1967).

Anders gestaltet sich das Bild im rechten Dickdarm. Hier treffen wir auf einen mehr oder weniger stark wasserhaltigen, flüssigeren Stuhl mit nur geringer Staseneigung. Eine globale Muskelwandverdickung mit Taenienkontraktur sehen wir hier in aller Regel nicht. Eine mögliche Einengung muss vielmehr als lokales entzündliches Ereignis im Bereich des Divertikelhalses mit seiner auffallenden Anhäufung reaktionsträchtigen Lymphknotengewebes angesehen werden. Dies erklärt möglicherweise auch die Selbstlimitierung des rechtsseitigen Krankheitsgeschehens (Stollmann u. Raskin 1999; Wess et al. 1996; Wong et al. 1997).

Literatur

Burkitt DP, Walker ARP, Painter NS (1972) Effect of diatary fibre on stools and transit time, and its role in the causation of disease. Lancet 2:1408-1412
Carlson AJ, Hoelzel F (1949) Relation of diet to diverticulosis of the colon in rats. Gastroenterology 12:108-115
Chia JG, Wilde CC, Chintona Ch (1991)Trends of diverticular disease of the large bowel in a newly developed country. Dis Colon Rectum 34:498-501
Fischer N, Berry CS, Fern T, Gregory JH, Hardy J (1985) Cereal dietary fibre consumption and diverticular disease: a lifespan study in rats. Am J Clin Nutr 43:788-804
Gabella G (1977) Structural changes in smooth muscle cells during isotonic contraction. Cell Tissue Res 170:187-201
Hirner A (1989) Epidemiologie der Dünn- und Dickdarmdivertikel. In: Häring R (Hrsg) Divertikel des Dünn- und Dickdarms. Überreuter Wissenschaft, Wien Berlin, S 3-12
Lane BP (1965) Alterations in the cytologic detail of intestinal smooth muscle cells in various stages of contraction. J Cell Biol 27:199-203
Morson BC (1975) Pathology of diverticular disease of the colon. Clinics in Gastroenterology 4:37-52
Raguse T (1981) Kolondivertikulitis – Untersuchungen zum operationstaktischen Vorgehen. Zbl Chirurgie 106:1393-1408
Raguse T, Adamek L (1990) Divertikulitis – pathogenetische und epidemiologische Aspekte. Akt Chir 25:198-204
Raguse T, Frömel M, Kupczyk D (1983) Die Therapie der Divertikelblutung. Therapiewoche 33:338-344
Raguse T, Kühnel W (1981a) Zur Pathogenese der Divertikelerkrankung des Kolons. Leber Magen Darm 11:147-158
Raguse T, Kühnel W (1981b) Zur funktionellen Muskelmorphologie des Divertikel-Darms. Verh Anat Ges 75:753-754
Reifferscheid M (1967) Pathogenese der Sigma-Divertikulitis und die Indikation zur Resektionsbehandlung. Langenbecks Arch Chirurgie 318:134-160
Schreiber HW, de Heer K (1990) Allgemeine morphologisch klinische Prinzipien zur Divertikulose und Divertikulitis des Colon sigmoideum. Akt Chir 25:193-197
So JB, Kok K, Ngoi SS (1999) Right-sided colonic diverticular disease as a source of lower gastrointestinal bleeding. Am Surg 65:299-302

Stollmann NH, Raskin JB (1999) Diagnosis and management of diverticular disease of the colon in adults. Am J Gastroenterol 11:3110–3121

Wess L, Eastwood MA, Edwards CA, Busuttil A, Miller A (1996) Collagen alteration in an animal model of colonic diverticulosis. Gut 38:701–706

Wess L, Eastwood MA, Wess TJ, Busuttil A, Miller A (1995) Cross linking of collagen is increased in colonic diverticulosis. Gut 37:91–94

Whiteway J, Morson BC (1985) Elastosis in diverticular disease of the sigmoid colon. Gut 26:258–266

Wong SK, Ho YH, Leong APK, Seow-Choen F (1997) Clinical behaviour of complicated right-sided and left-sided diverticulosis. Dis Colon Rectum 40:344–348

15 Ist die Divertikulitis bei unter 40- bis 50-Jährigen eine aggressivere Erkrankung?

H. LIPPERT und R. MANTKE

Zusammenfassung

Die akute Divertikulitis im jüngeren Lebensalter betrifft vorwiegend Männer in der 4. Lebensdekade. Die Adipositas scheint dabei ein wichtiger Risikofaktor zu sein. Die relativ hohe Zahl an Primäroperationen, die das Bild eines relativ schweren Verlaufes suggerieren, wird durch die hohe Anzahl an präoperativen Fehldiagnosen, wie z.b. der akuten Appendizitis, relativiert. Die Forderung mancher Autoren, eine Kolonresektion bereits nach der ersten Divertikulitis im jüngeren Lebensalter anzustreben, wird durch die aktuelle Datenlage nicht ausreichend gestützt. Vielmehr sollte, wie bei der Divertikulitis im Allgemeinen, eine individuelle befundadaptierte Entscheidung getroffen werden. Nach dem zweiten konservativ behandelten Schub oder beim Auftreten von postentzündlichen Komplikationen sollte jedoch eine elektive Resektion angestrebt werden.

Einleitung

Die Divertikulose ist typischerweise eine Erkrankung des höheren Lebensalters (Frede u. Harder). Die Gesamthäufigkeit betrug in den 70er- und 80er-Jahren nach klinisch radiologischen Studien nach dem 4. Lebensjahrzehnt 6–10%, nach sektionsstatistischen Angaben 29% (Frede u. Harder). Bei 858 Kontrastmitteldarstellungen des Dickdarms in Hongkong wurde 1998 eine Prävalenz von 25,1% und eine Altersgipfel von 50–79 Lebensjahren diagnostiziert (Chan et al. 1998). Frauen und Männer waren in dieser aktuellen Studie gleich häufig betroffen. Während in den westlichen Ländern vorwiegend das linke Kolon erkrankt, ist im asiatischen Raum eine vermehrte Erkrankungshäufigkeit des rechten Kolons beschrieben wurden (Chan et al. 1998; Frede u. Harder). Im jüngeren Lebensalter, in dem die Divertikulose und auch die Divertikulitis demzufolge seltener auftreten, scheinen jedoch schwierigere aggressive Verläufe dieser Erkrankung möglich zu sein als im typischerweise älteren Patientenkollektiv (Ambrosetti et al. 1994; Freischlag et al. 1986; Konvolinka 1994).

Die Literatur zur akuten Divertikulitis im jüngeren Lebensalter ist zum Teil widersprüchlich und immer wieder Gegenstand der Diskussion. Aus diesem Grund analysierten wir die in den letzten 10 Jahren in der relevanten Literatur publizierten Veröffentlichungen zu dieser Fragestellung, um mögliche Variationen zur Therapie der Divertikulitis im höheren Alter aufzeigen zu können.

Material und Methoden

Es erfolgte eine Medline-Analyse der Jahre 1990-2001 unter den Stichworten »diverticulitis« und »diverticular disease« in Verbindung mit den Begriffen »colon« und »age«. Alle Medline-registrierten Arbeiten über diesen Zeitraum, die sich mit der Divertikulitis im jüngeren Lebensalter befassten, wurden in die Analyse miteinbezogen. Eine statistische Auswertung der vorliegenden publizierten Daten im Sinne einer Metaanalyse war auf Grund der heterogenen Datenlage und der kleinen Patientenzahlen nicht möglich. Aus diesem Grund erfolgte eine Gegenüberstellung der wichtigsten Studiendaten und eine kritische Diskussion.

Im eigenen Krankengut wurden retrospektiv alle Patienten der Jahre 1995-2000, die mit der Diagnose Divertikulitis in der Klinik für Allgemein-, Viszeral- und Gefäßchirurgie der Otto von Guericke Universität behandelt wurden, erfasst und hinsichtlich ihres Alters ausgewertet.

Ergebnisse

Von 1990-2001 erschienen 5 relativ aussagekräftige retrospektive Studien in der relevanten Literatur (Acosta et al. 1992; Ambrosetti et al. 1994; Konvolinka 1994; Marinella u. Mustafa 2000; Spirale et al. 1997). In diesen Originalarbeiten wurden 86-661 Patienten mit einer Divertikulitis analysiert (Tabelle 15.1). Der Anteil der Patienten mit einer Divertikulitis unter 40 Jahren betrug 4,9-20%, unter 45 Jahren 9,5% und unter 50 Jahren 24% (s. Tabelle 15.1). In diesem jüngeren Patientengut dominierten die Männer mit akuter Divertikulitis mit 68-81%. Im Gesamtkrankengut wurde dagegen von 2 Studien eine homogene Geschlechtsverteilung angegeben (s. Tabelle 15.1). Nur in 3 Studien wurde die Operationsfrequenz zwischen dem jüngeren und älterem Krankengut mit Divertikulitis verglichen (Acosta et al. 1992; Ambrosetti et al. 1994; Konvolinka 1994).Während in 2 Publikationen die Operationsfrequenz im jüngeren Patientenkollektiv niedriger war, wurden in der Arbeitsgruppe von Konvolinka et al. mit 76% vs. 17% die jüngeren Patienten mit Divertikulitis wesentlich häufiger operiert (s. Tabelle 15.1). Jedoch fehlt eine aussagekräftige statistische Analyse in allen Studien. In 4 der 5 dargestellten Veröffentlichungen wurde eine Letalität von 0% sowohl für die operative Patientengruppe als auch für den konservativen Therapiearm (Nulldiät, Infusion, Antibiotika) angegeben. Ambrosetti et al. (1994) verzeichneten dagegen in der operativ versorgten Patientengruppe eine höhere Letalität als im konservativ behandelten Patientengut (s. Tabelle 15.1). Eine statistische Relevanz hat diese Aussage jedoch nicht. Insgesamt bewerten 2 Autoren den Verlauf der Divertikulitis im jüngeren Lebensalter als schwieriger und Ambrosetti et al. weisen besonders auf ein erhöhtes Risiko für eine persistierende Divertikulitis, ein Divertikulitisrezidiv, die Entwicklung einer Kolonstenose oder von Abszessen oder Fisteln nach konservativer Therapie im jüngeren Patientengut hin (29 vs. 5% im älteren Patientengut, p=0,003). Die anderen 3 Autoren können diese Einschätzung jedoch nicht teilen (s. Tabelle 15.1). Andere Autoren geben die Anzahl der elektiven Kolonresektionen im jüngeren Patientengut wegen Komplikationen der Divertikulitis bzw. rezidivierendem Auftreten von Divertikulitiden mit 27-32%

15 Ist die Divertikulitis bei unter 40- bis 50-Jährigen eine aggressivere Erkrankung?

Tabelle 15.1. Darstellung relevanter retrospektiver Studien zur Divertikulitis im jüngeren Lebensalter

Autor	Patienten mit Divertikulitis insgesamt	Patienten mit Divertikulitis unter 40 LJ	Männeranteil mit Divertikulitis insgesamt	Männeranteil mit Divertikulitis unter 40 LJ	Operationsfrequenz bei Patienten < 40 LJ	Operationsfrequenz bei Patienten > 40 LJ	Verlauf schwerer laut Autor	Letalität Operation	Letalität Konservative Therapie
Acosta 1992	86	20%	58%	76%	41%	53%	nein	0%	0%
Marinella 2000	449	4,9%	–	81%	67%	–	nein	0%	0%
Konvolinka 1993	248	11,7%	–	76%	76%	17%	ja	0%	0%
Spivak 1997	661	Patienten mit Divertikulitis unter 45 LJ 9,5%	–	Männeranteil mit Divertikulitis unter 45 LJ 68%	Operationsfrequenz bei Patienten < 45 LJ 35%	Operationsfrequenz bei Patienten > 45 LJ –	nein	0%	0%
Ambrosetti 1994	265	Patienten mit Divertikulitis unter 50 LJ 24%	49%	Männeranteil mit Divertikulitis unter 50 LJ 80%	Operationsfrequenz bei Patienten < 50 LJ 15%	Operationsfrequenz bei Patienten > 50 LJ 33%	ja	5,3%	0,5%

LJ = Lebensjahr

an und liegen damit in der Größenordnung von Ambrosetti et al. (Spivak et al. 1997;Vignati et al. 1995). Die Abbildungen 15.1 bis 15.3 zeigen die Nachuntersuchungsergebnisse in 3 ausgewählten Studien.

Da eine relative Übereinstimmung der Studiendaten vorliegt, kann diesen Ergebnissen trotz der relativ kleinen Patientenzahlen eine gewisse klinische Bedeutung beigemessen werden. Die Nachbeobachtungsintervalle in diesen 3 zitierten Studien schwanken jedoch mit 3 Monaten bis 9 Jahren erheblich. In den Studien von Spivak et al., Konvolinka et al. und Marinella et al. wurde in bis zu 50% unter einer fehlerhaften präoperativen Diagnose operiert (Tabelle 15.2). Die akute Appendizitis war dabei die häufigste Fehldiagnose und dies nicht nur bei

Tabelle 15.2. Präoperative Fehldiagnosen, die bei einer Kolondivertikulitis bei Patienten unter 40 Jahren zur Operationsindikation geführt haben. (Nach Marinella u. Mustafa 2000)

Präoperative Fehldiagnose	Intraoperative Diagnose	Therapie
Dünndarmileus	Perforierte Zökaldivertikulitis	Hemikolektomie rechts
Akute Appendizitis	Zökaldivertikulitis	Divertikelektomie
Akute Appendizitis	Zökaldivertikulitis	Hemilolektomie rechts
Akute Appendizitis	Perforierte Aszendenzdivertikulitis	Hemilolektomie rechts

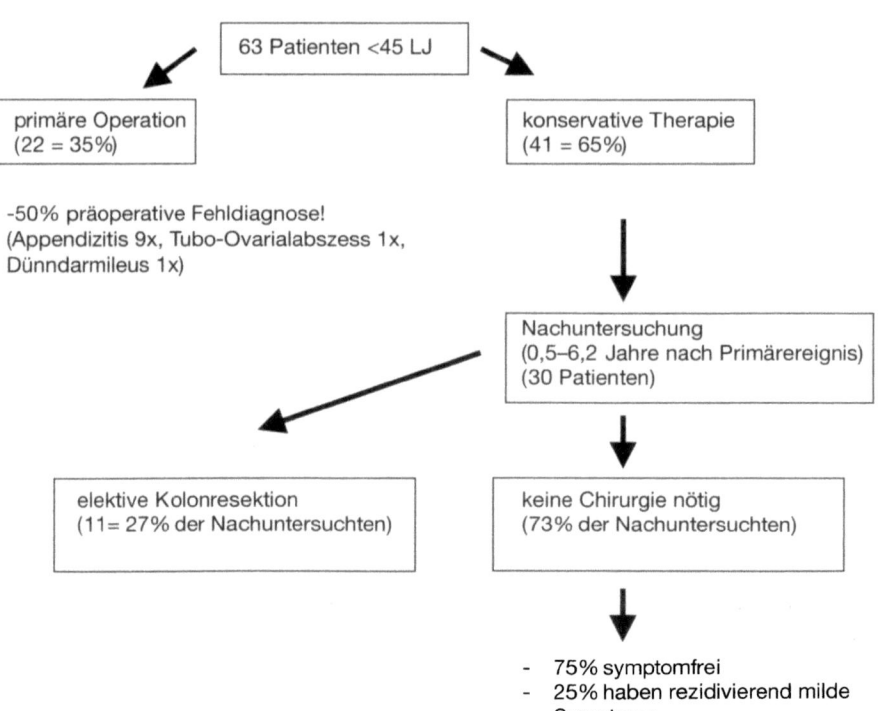

Abb. 15.1. Langzeitverlauf von Patienten mit akuter Divertikulitis bei Patienten unter 45 Lebensjahren. (Nach Spivak et al. 1997)

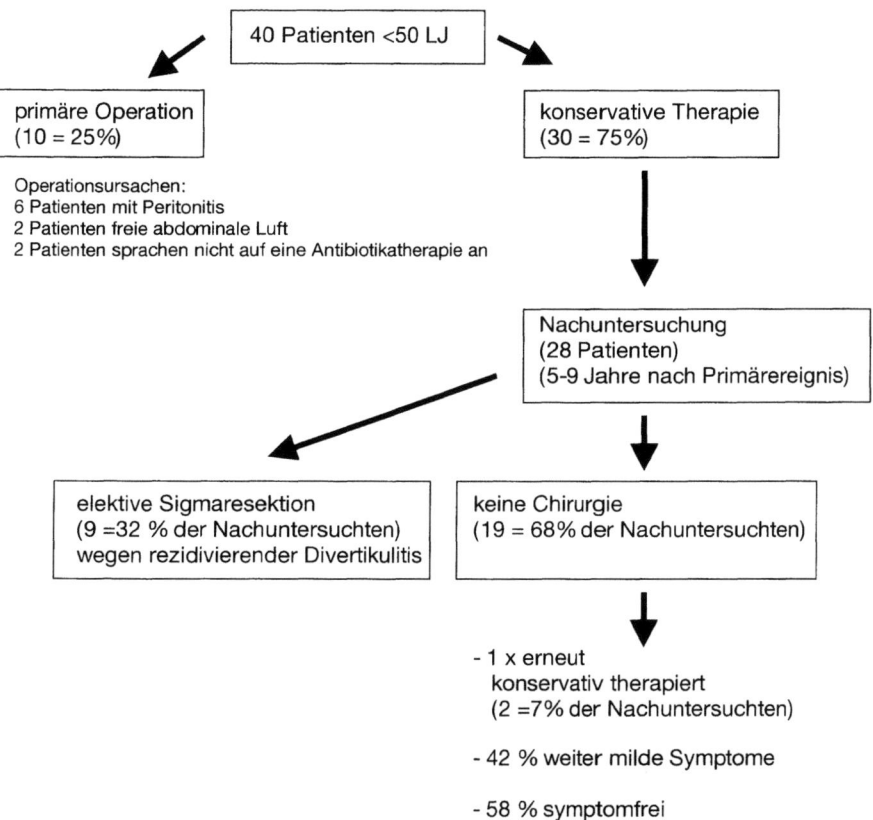

Abb. 15.2. Langzeitverlauf von Patienten mit akuter Divertikulitis bei Patienten unter 50 Lebensjahren. (Nach Vignati et al. 1995)

Fällen einer rechtsseitigen Divertikulitis. Konvolinka et al. konnten das Übergewicht und die morbide Adipositas als Risikofaktoren für eine Divertikulitis im jüngeren Lebensalter eruieren. Weitere Risikofaktoren hatten in den hier analysierten Studien keine Bedeutung (s. Übersicht).

Komorbidität bei Patienten mit Divertikulitis unter 40 Jahren.
(Nach Konvolinka et al.; n=29)

- Diabetes mellitus 0 %
- Hypertension 3 %
- Übergewicht 96 %
- Morbide Adipositas 17 %

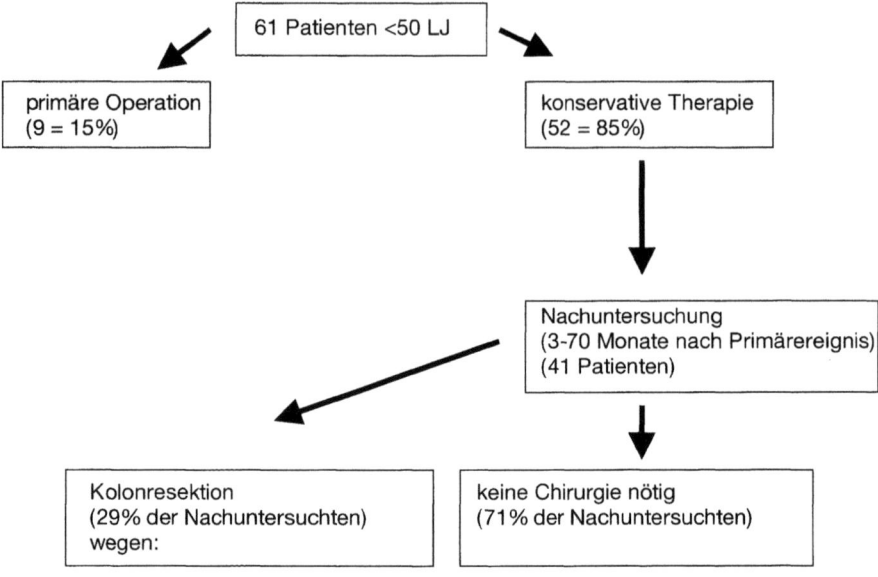

Abb. 15.3. Langzeitverlauf von Patienten mit akuter Divertikulitis bei Patienten unter 50 Lebensjahren. (Nach Ambrosetti et al. 1994)

Die Symptome der akuten Divertikulitis im jüngeren Lebensalter entsprechen nach Konvolinka et al. im Wesentlichen denen der Divertikulitis im höheren Lebensalter (s. folgende Übersicht).

Typische Symptome einer Divertikulitis im jüngeren Lebensalter (<40), keine wesentlichen Unterschiede zur Divertikulitis allgemein. (Nach Konvolinka et al.; n=29)

– Abdominelle Schmerzen:	96%
– Abdominelle Schmerzen im linken unteren Quadranten:	51%
– Abdominelle Schmerzen in beiden unteren Quadranten:	45%
– Übelkeit und Erbrechen:	62%
– Diarrhöe:	24%
– Abdominelle Druckschmerzhaftigkeit (vorwiegend linker Unterbauch):	96%
– Tastbarer abdomineller Tumor:	24%
– Fieber:	66%
– Tachykardie (>100/min):	41%
– Leukozytose >10.000	100%

Im eigenen Krankengut behandelten wir in der Zeit von 1995–2000 74 Patienten mit einer akuten Divertikulitis. Darunter waren 41 Männer (55%) und 33 Frauen (45%). Das Durchschnittsalter lag bei 66 Jahren. Nur 2 Männer (2,7%) waren unter 40 Jahre alt. Beide Patienten wurden konservativ therapiert und sind nunmehr 35 Monate bzw. 9 Monate symptomfrei und haben bislang keine Komplikationen entwickelt. Eine Indikation zur elektiven Kolonteilresektion sahen wir auf Grund einer mäßigen linksseitigen Divertikulose im Kontrasteinlauf 6 Wochen nach dem Akutereignis nicht.

Diskussion

Die Divertikulose ist bei Patienten im jüngeren Lebensalter eine seltene Erkrankung. Nur 0,3–0,4% der Patienten mit einer Divertikulose sind jünger als 40 Jahre (Acosta et al. 1992; Ouriel u. Schwartz 1983). In aktuelleren Veröffentlichungen betrug der Anteil von Patienten jünger als 40 Jahre mit einer Divertikulitis bereits 2–5% (Herfel et al. 1998). Dies scheint Ausdruck einer steigenden Inzidenz dieser Erkrankung vor allem in den westlichen Ländern zu sein. Jünger als 50 Jahre sind dagegen bereits 5–10% der Patienten mit akuter Divertikulitis (Eusebio u. Eisenberg 1973; Parks 1975; Rodkey u. Welch 1984; Simonowitz u. Paloyan 1977; Vignati et al. 1995). Die klinische Symptomatik entspricht dabei der Divertikulitis im höheren Alter (Anderson et al. 1997; Konvolinka 1994). Die akute Divertikulitis im jüngeren Lebensalter betrifft mit 68–81% vorwiegend das männliche Geschlecht (Marinella u. Mustafa 2000; Spirak et al. 1997). Die Adipositas scheint dabei ein wichtiger Risikofaktor zu sein (Konvolinka 1994). Die relativ hohe Zahl an Primäroperationen in einigen Studien, die das Bild eines relativ schweren Verlaufes suggeriert, wird durch die hohe Anzahl an präoperativen Fehldiagnosen, wie z.B. der akuten Appendizitis, relativiert (Konvolinka 1994; Marinella u. Mustafa 2000; Spirak et al. 1997). Eine weitere Verbesserung der Qualität der sonographischen Diagnostik, die ja bei jedem unklaren Abdomen eingesetzt werden soll, könnte hier die Zahl der Laparotomien unter einer Fehldiagnose, wie z.B. der akuten Appendizitis, weiter senken. Bei unklaren sonographischen Befunden sollte ein CT oder ein MRT die Diagnostik komplettieren. Dem Computertomogramm wird dabei von einigen Autoren eine besondere Bedeutung zur Klassifikation der Schwere der Divertikulitis beigemessen (Ambrosetti u. Morel 1998). Beim akuten Abdomen mit generalisierter Abwehrspannung oder freier intraabdominaler Luft steht jedoch in jedem Fall die Indikation zur Laparotomie. Eine Abszedierung kann bei Fehlen einer Perforation unter Umständen auch interventionsradiologisch durch eine Pigtail-Einlage drainiert und antibiotisch mit gutem Erfolg behandelt werden (Printz u. Goke 1998). Die Hartmann-Operation gehört nach wie vor zur Standardoperation bei Patienten mit einer Sigmadivertikulitis (Anderson et al. 1997; Konvolinka 1994; Spirak et al. 1997). Bei Patienten, bei denen primär eine Resektion mit Anastomosierung möglich ist, würde wahrscheinlich oft auch eine konservative Therapie zur Rückbildung der Divertikulitis führen und eine Operation könnte so unter elektiven Bedingungen durchgeführt werden. Eine Kombination aus einem schweren

Divertikulitisbefund im CT (Abszess, extraluminale Luft, extraluminales Kontrastmittel) und einem Lebensalter unter 50 führt in 48% zu sekundären Komplikationen (Ambrosetti u. Morel 1998). Patienten über 50 Jahren mit einem schweren Divertikulitisbefund im CT entwickeln dagegen nur in 39% sekundäre Komplikationen (Ambrosetti u. Morel 1998). Andere Autoren konnten im Gegensatz zu Ambrosetti et al. bei Patienten unter 50 Lebensjahren und konservativer Therapie sekundäre Komplikationen von nur 27–32% dokumentieren (Spirak et al. 1997; Vignati et al. 1995). Die Forderung mancher Autoren, eine Kolonresektion bereits nach der ersten Attacke einer Divertikulitis im jüngeren Lebensalter durchzuführen, wird durch die aktuelle Datenlage nicht ausreichend gestützt. Vielmehr sollte, wie bei der Divertikulitis im Allgemeinen, eine individuelle befundadaptierte Entscheidung getroffen werden. Nach dem zweiten konservativ behandelten Schub oder beim Auftreten der typischen Komplikationen einer Divertikulitis sollte jedoch eine elektive Resektion angestrebt werden. Klare statistisch relevante Aussagen im Sinne einer prospektiven Studie sind auf Grund der relativ kleinen Patientenzahl auch in Zukunft wohl nicht zu erwarten.

Literatur

Acosta JA, Grebenc ML, Doberneck RC, McCarthy JD, Fry DE (1992) Colonic diverticular disease in patients 40 years old or younger. Am Surg 58:605–607

Ambrosetti P, Morel P (1998) Acute left-sided colonic diverticulitis: diagnosis and surgical indications after successful conservative therapy of first time acute diverticulitis. Zentralbl Chir 123:1382–1385

Ambrosetti P, Robert JH, Witzig JA, Mirescu D, Mathey P, Borst F, Rohner A (1994) Acute left colonic diverticulitis in young patients. J Am Coll Surg 179:156–160

Anderson DN, Driver CP, Davidson AI, Keenan RA (1997) Diverticular disease in patients under 50 years of age. JR Coll Surg Edinb 42:102–104

Chan CC, Lo KK, Chung EC, Lo SS, Hon TY (1998) Colonic diverticulosis in Hong Kong: distribution pattern and clinical significance. Clin Radiol 53:842–844

Eusebio EB, Eisenberg MM (1973) Natural history of diverticular disease of the colon in young patients. Am J Surg 125:308–311

Frede KE, Harder F Divertikulose, Divertikulitis. In: Siewert JR, Harder F, Allgöver M, Blum AL, Creutzfeld W, Hollender LF, Peiper HJ (Hrsg) Chirurgische Gastroenterologie. Springer, Berlin Heidelberg New York, S 1068–1080

Freischlag J, Bennion RS, Thompson JE (1986) Complications of diverticular disease of the colon in young people. Dis Colon Rectum 29:639–643

Herfel RF, Koury SI, Stone CK, Blake JJ (1998) Diverticulitis presenting as scrotal pain in a young man. Am J Emerg Med 16:618–619

Konvolinka CW (1994) Acute diverticulitis under age forty. Am J Surg 167:562–565

Marinella MA, Mustafa M (2000) Acute diverticulitis in patients 40 years of age and younger. Am J Emerg Med 18:140–142

Ouriel K, Schwartz SI (1983) Diverticular disease in the young patient. Surg Gynecol Obstet 156:1–5

Parks TG (1975) Natural history of diverticular disease of the colon. Clin Gastroenterol 4:53–69

Printz H, Goke B (1998) Conservative and interventional therapy of acute diverticulitis with reference to pathophysiology. Zentralbl Chir 123:1375–1381

Rodkey GV, Welch CE (1984) Changing patterns in the surgical treatment of diverticular disease. Ann Surg 200:466–478

Simonowitz D, Paloyan D (1977) Diverticular disease of the colon in patients under 40 years of age. Am J Gastroenterol 67:69–72

Spivak H, Weinrauch S, Harvey JC, Surick B, Ferstenberg H, Friedman I (1997) Acute colonic diverticulitis in the young. DisColon Rectum 40:570–574

Vignati PV, Welch JP, Cohen JL (1995) Long-term management of diverticulitis in young patients. Dis Colon Rectum 38:627–629

16 Zusammenfassung Klinik und Komplikationen I

R. KASPERK

Auf die Frage, bei welchem Divertikelträger sich aus einer Divertikulose eine Divertikulitis entwickelt (May, Bochum), lassen sich aufgrund der Datenlage folgende möglichen, aber nicht gesicherten prädisponierende Faktoren benennen: Zugehörigkeit zu bestimmten ethnischen Gruppen, Alter, Geschlecht, Ausmaß der Divertikulose, Übergewicht, Ernährung, körperliche Aktivität, Immunsuppression und immunsuppressive Medikamente, polyzystisch bedingte Niereninsuffizienz, Alkohol, Nikotin und Koffein. Eine prophylaktische Indikationsstellung zur Sigmaresektion ist eventuell bei Patienten mit einem höheren Lebensalter oder einem zusätzlichen Risikofaktor, wie z. B. bei vorgesehener Transplantation oder bei Leber- oder Nierenzysten, zu diskutieren. Bei Vorliegen einer Immunsuppression tritt die Divertikulitis nicht unbedingt häufiger auf, sie verläuft jedoch deutlich schwerer. Nach wie vor ist in der Diskussion, ob die asymptomatische Divertikulitis als Normalzustand oder als Krankheit oder zumindest als Disposition zu einer Erkrankung zu werten ist. Letztlich ist die Frage unbeantwortet, ob oder unter welchen Bedingungen eine blande Divertikulose zu operieren ist.

Zur Klassifikation nach Schweregraden (Meier, Solingen) existieren Einteilungen nach Reifferscheid, Raguse, Lauschke, Tiede, Ambrosetti, Hughes, Hinchey, Wedell, Siewert, und Winkeltau. Sehr verbreitet ist die Einteilung nach Hinchey, wobei sich diese auf eine retrospektive Studie an einem sehr kleinen Kollektiv bezieht und insbesondere die Zahl der Patienten, die in die Schweregradgruppe VI eingeordnet wurden, mit n=7 sehr klein ist. Aus einer derartig kleinen Studie allgemein gültige Therapieempfehlungen abzuleiten, ist im Grunde genommen sehr gewagt. Insgesamt ist eine Stadieneinteilung nur nach makroskopischem bzw. klinischem Befund unzureichend und sollte durch Angaben aus modernen diagnostischen Verfahren wie Ultraschall und CT ergänzt werden. Für die so genannten Hinchey-Stadien III und IV wäre eine Kombination mit einer Peritonitisklassifikation sinnvoll.

Eine klinisch-pragmatische Stadieneinteilung (Stock, Düsseldorf) orientiert sich daran, präoperativ eine Klassifikation zu ermöglichen und nicht die erst postoperativ zur Verfügung stehenden Daten zu intraoperativem Befund, klinischem Verlauf und Histologie zu berücksichtigen. Eine Stadieneinteilung könnte daher wie folgt aussehen:

Stadium 0: Divertikulose, konservative Therapie
Stadium 1: blande Divertikulitis, Therapie konservativ
Stadium 2a: akute Divertikulitis mit Phlegmone, frühelektive Operation

Stadium 2b: akute Divertikulitis, frühelektive Operation
Stadium 2c: freie Perforation, Notoperation
Stadium 3: chronische rezidivierende Divertikulitis, elektive Operation

Diese Einteilung kann präoperativ mit hoher Sensitivität (97%) anhand klinischer Untersuchung, Becken-CT (fakultativ Sonographie) und Kolonkontrasteinlauf vorgenommen werden. Die untere gastrointestinale Blutung bei Divertikelerkrankung ist eine seltene Komplikation, die ohne die typischen Symptome der Sigmadivertikulitis auftreten kann. Bei der präoperativen Stadieneinteilung der Sigmadivertikulitis spielen die Laparoskopie, die Koloskopie und die Biopsieentnahme keine Rolle. Die Koloskopie ist indiziert in der elektiven Situation und um das Karzinom auszuschließen.

Warum Sigmadivertikel häufiger Komplikationen als Kolondivertikel anderer Lokalisationen entwickeln (Raguse, Mühlheim) ist möglicherweise durch folgende Unterschiede zwischen Links- und Rechtskolon zu erklären: beschleunigte Darmwandalterung, verdickte Kolonmuskulatur, veränderte Motilität, unterschiedliche Stuhlzusammensetzung und lymphatisches Gewebe im Bereich der Divertikeleingänge des rechten Kolons, wodurch ein höheres Potential bezüglich Selbstlimitierung der Entzündung vorzuliegen scheint. Eine Blutung bei der Divertikulitis ist eher harmlos, nur in seltenen Fällen erreicht der Entzündungsprozess größere Gefäße. Die Blutung auf dem Boden einer Divertikulose ist jedoch ein anderes Krankheitsbild. Die Datenlage zum Colon irritabile ist dünn, allerdings gibt es Hinweise darauf, dass das Colon irritabile möglicherweise eine Vorstufe zur Divertikulose ist.

Auf die Frage, ob die Divertikulitis bei unter 40- bis 50-jährigen Patienten eine aggressivere Erkrankung ist (Lippert, Magdeburg) muss festgestellt werden, dass die Divertikulitis in diesem Lebensalter vorwiegend männliche Patienten in der vierten Lebensdekade betrifft, wobei Adipositas ein wichtiger Risikofaktor zu sein scheint. In Anbetracht der hohen Zahl an präoperativen Fehldiagnosen relativiert sich allerdings die vermeintlich hohe Zahl an Primäroperationen wegen einer tatsächlich vorliegenden Divertikulitis. Die prinzipielle Forderung mancher Autoren nach einer Kolonresektion bereits nach dem ersten Schub der Erkrankung in diesem Lebensalter wird durch die verfügbare Literatur nicht ausreichend gestützt. Möglicherweise erlaubt eine Stratifizierung der Patienten nach CT-Kriterien hier weiteren Aufschluss. Auch die Zökumperforation infolge einer Divertikelerkrankung ist nach Datenlage in der Literatur bei jüngeren Patienten nicht häufiger. Es besteht die Möglichkeit, dass die jüngeren Divertikulitispatienten einen Morbus Hirschsprung des Erwachsenenalters haben, der für die Entwicklung der Krankheit disponiert. Auch hierzu gibt es allerdings keine gesicherten Daten.

IIa Klinik und Komplikationen II

17 Divertikelblutung – eine selbstlimitierende Komplikation?

S. KATSOULIS

Epidemiologische Daten aus der Literatur bezüglich der unteren gastrointestinalen Blutung (UGB) im Allgemeinen und der Divertikelblutung des Kolons im Speziellen sind mit Vorsicht zu betrachten. Der Grund hierfür liegt in der Heterogenität der Studien, die zum größten Teil retrospektiv angelegt sind. Bei den meisten Arbeiten wird häufig nicht zwischen akuter und chronischer Blutung unterschieden. Ferner wird nicht kritisch genug validiert, ob die bei einer diagnostischen Maßnahme nachgewiesene Läsion tatsächlich die Blutungsquelle darstellt. Zum anderen werden für die Lokalisationsdiagnostik der unteren GI-Blutung verschiedene Methoden angewandt: Angiographie, Erythrozytenszintigraphie und Endoskopie mit unterschiedlicher Spezifität und Sensitivität. Für die Endoskopie, die sich in den letzten Jahren bei der Lokalisationsdiagnostik der unteren GI-Blutung als Verfahren der ersten Wahl durchgesetzt hat, besteht das Problem, dass zum Zeitpunkt der Untersuchung die Blutung zu einem großen Prozentsatz (ca. 60%) spontan sistiert. Für diese Fälle existieren bis heute keine eindeutigen Kriterien, wann eine Läsion als Blutungsursache betrachtet werden kann. Eine gängige Praxis ist – wenn keine aktive Blutungsquelle während der Endoskopie gefunden wird – vorhandene Läsionen, wie z.B. Divertikel, als Blutungsquelle anzunehmen. Es versteht sich von selbst, dass bei einem solchen Vorgehen mit einer Reihe von falsch-positiven Befunden zu rechnen ist. In einer Studie wird von einer 9%igen falsch-positiven Rate berichtet, wo Kolondivertikel und Angiodysplasien fälschlicherweise als Blutungsursache betrachtet wurden (Vellacott 1986). In einer anderen Studie wurde bei 42% der Patienten mehr als eine Läsion gefunden, die als Blutungsquelle in Frage kam (Caos et al. 1986). Ferner können Blutungen aus dem Dünndarm mit rascher Passage nicht von Blutungen aus dem Kolon unterschieden werden (Wagner et al. 1992). Nur bei ganz wenigen Arbeiten werden detaillierte Angaben gemacht, wie die Blutungsquelle diagnostiziert und welche Kriterien angelegt wurden, um eine zum Zeitpunkt der Untersuchung nicht blutende Läsion als blutungsrelevanten Befund anzunehmen.

Diese Anmerkungen verdeutlichen, dass für die endoskopische Diagnostik der UGB, die heute im Regelfall primär durch die Endoskopie diagnostiziert wird, spezifische Kriterien definiert und angewendet werden sollten und wann eine Läsion als blutungsrelevanter Befund anzunehmen ist, um die diagnostische Sicherheit zu erhöhen. Eine solide Grundlage bilden die von Foutch vorgeschlagenen Kriterien, wann das Vorliegen einer Divertikelblutung aus dem Kolon

angenommen werden sollte (Peura et al. 1977). Folgende Stigmata weisen relativ sicher auf eine Divertikelblutung hin:
- aktive Blutung aus einem Divertikel,
- sichtbarer Gefäßstumpf im Divertikel,
- adhärentes, spülresistentes Koagel im Divertikel.

Der Nachweis eines ulzerierten Divertikels mit frischem Blut in der Nähe und ohne Nachweis einer anderen Blutungsquelle stellt ein unsicheres Kriterium dar, in solchen Fällen sollte nicht von einer Divertikelblutung ausgegangen werden, vielmehr sollte man diese als Blutungen unklarer Lokalisation klassifizieren.

Blutungen aus dem Verdauungstrakt werden bezüglich ihrer Lokalisation in obere und untere gastrointestinale Blutung unterteilt. Definitionsgemäß werden Blutungen oral des Treitz-Bandes als obere und jene aboral davon als untere gastrointestinale Blutungen bezeichnet. Etwa 24% der gastrointestinalen Blutungen sind im unteren Gastrointestinaltrakt lokalisiert (Jensen u. Machicado 1988).

Blutungen aus dem unteren GI-Trakt können häufig nicht lokalisiert werden, die Angaben hierüber schwanken zwischen 6 und 28% (Meyers et al. 1976; Vellacott 1986). Hierbei eingeschlossen sind auch Blutungen aus dem Dünndarm, die endoskopisch nicht erreichbar sind. Bei Verdacht auf untere GI-Blutung lässt sich mit der Koloskopie in 63–90% der Fälle eine Blutungsquelle nachweisen (Tabelle 17.1).

Blutungen aus Divertikeln des Kolons entstehen durch Ruptur des arteriellen Vas rectum, bedingt durch die Angioarchitektur der Divertike. Es kommt zu einer asymmetrischen Ruptur des Vas rectum in das Divertikellumen entweder an der Divertikelkuppel oder am antimesenterialen Rand des Divertikelhalses (Foutch 1995). Divertikelblutungen treten in der Regel unabhängig von akuten oder chronischen Divertikelentzündungen auf (Foutch 1995). Es wurde kürzlich gezeigt, dass mit der endoskopischen Diagnostik bei Divertikelblutungen Ulzerationen am Divertikelhals und Divertikeldom häufiger zu beobachten sind als bislang angenommen wurde (Peura et al. 1977).

Bei vorbestehender Divertikulosis des Kolons tritt bei etwa 3–15% der Divertikelträger im Laufe ihres Lebens eine Divertikelblutung auf (Judd 1969; McGuire u. Haynes 1972; Young-Fadok 2000). Die Divertikelblutung des Kolons scheint die

Tabelle 17.1. Nachweis einer Blutungsquelle mit der Koloskopie bei unterer GI-Blutung

Autor	Häufigkeit [%]
Forde 1981	85
Colacchio et al. 1982	80
Vellacott 1986	63
Caos et al. 1986	77
Jensen u. Machicado 1988	85
Rossini et al. 1989	76
Goenka et al. 1993	85
Richter et al. 1995	90
Kok et al. 1998	78

Tabelle 17.2. Häufigkeit der Divertikelblutung bei unterer GI-Blutung

Autor	Häufigkeit [%]
Colacchio et al. 1982	55
Caos et al. 1986	23
Vellacott 1986	31
Farrands u. Taylor 1987	28
Thomson et al. 1987	2
Jensen u. Machicado 1988	20
Rossini et al. 1989	15
Mäkelä et al. 1993	19
Prassler et al. 1994	26
Richter et al. 1995	47
Schwab et al. 1995	43
Bramley et al. 1996	24
Fernandez et al. 1996	24
Jensen u. Machicado 1997	23
Longstreth 1997	42
Peura et al. 1997	30
Rodriguez et al. 1998	18
Kok et al. 1998	30
So et al. 1999	30
Young-Fadok et al. 2000	15
Jensen et al. 2000	23
Jensen et al. 2000	21

Tabelle 17.3. Mittleres Lebensalter von Patienten mit Divertikelblutung

Autor	Alter [Jahre]
Mc Guire u. Haynes 1972	68
Foutch 1995	74
Bokhari et al. 1996	78
Longstreth 1997	72
Rodriguez et al. 1998	65
Kok et al 1998	68
Jensen et al. 2000	66
Jensen et al. 2000	67

häufigste Ursache der unteren gastrointestinalen Blutung zu sein. Die Literaturangaben weisen diesbezüglich eine beträchtliche Spannbreite auf, die zwischen 2 und 55% (Tabelle 17.2) liegt, was im Wesentlichen von den eingangs genannten Faktoren abhängt. Kolondivertikel dürften bei ca. 25-30% aller unteren GI-Blutungen die Blutungsquelle darstellen. Die Divertikelblutung tritt insbesondere bei älteren Menschen auf, das Durchschnittsalter der Patienten liegt meist über 65 Jahre (Tabelle 17.3). Bei etwa 50% der Patienten ist die Divertikelblutung massiv und bedarf einer Transfusion von Erythrozytenkonzentraten (Bokhari et al. 1996; Longstreth 1997; Peura et al. 1977). Obwohl Divertikel häufiger im linken Hemikolon vorkommen, sind Divertikelblutungen zu etwa gleichen Anteilen im linken und rechten Hemikolon lokalisiert (Tabelle 17.4).

Blutungen aus Divertikeln neigen zu einem großen Maß dazu, spontan zu sistieren. Obwohl diese Frage bisher noch nicht systematisch untersucht wurde,

Tabelle 17.4. Lokalisation von Divertikelblutungen im Kolon

Autor	linkes Hemikolon [%]	rechtes Hemikolon [%]
Meyers et al. 1976	40	60
Casarella et al. 1972	8	92
McGuire u. Haynes. 1972	60	40
McGuire 1994	50	50
Foutch 1995	62	38
Wong et al. 1997	25	75
Longstreth 1997	75	25
Rodriguez et al. 1998	64	36
Kok et al. 1998	47	53
So et al. 1999	56	44

Tabelle 17.5. Spontanes Sistieren einer Divertikelblutung

Autor	Häufigkeit [%]
Mc Guire u. Haynes 1972	78
Jensen u. Machicado 1988	77
Mc Guire 1994	76
Foutch 1995	69
Bokhari et al. 1996	82
Kok et al. 1998	89
Jensen et al. 2000	65

Tabelle 17.6. Rezidivblutungen bei Divertikelblutung

Autor	Häufigkeit [%]
McGuire u. Haynes 1972	32
McGuire 1994	38
Foutch 1995	31
Bramley et al. 1996	7
Bokhari et al. 1996	20
Young-Fadok et al. 2000	30
Jensen et al. 2000	0

sprechen die vorliegenden Zahlen dafür, dass ca. 75% der Divertikelblutungen selbstlimitierend sind (Tabelle 17.5).

Divertikelblutungen rezidivieren häufig, wobei das Risiko mit jedem Rezidiv ansteigt. Die Rezidivraten für die Divertikelblutung schwanken beträchtlich und betragen zwischen 0 und 38% (Tabelle 17.6). Die Ursache für diese divergenten Angaben könnte sicherlich in den unterschiedlichen Beobachtungszeiträumen liegen. Longstreth (1997) konnte in seiner Arbeit sehr schön demonstrieren, dass die Rezidivfrequenz zeitabhängig ansteigt, nach 1 Jahr betrug sie 9%, nach 2 Jahren 10%, nach 3 Jahren 19% und nach 4 Jahren 25%. Ein anderer Aspekt, der bei keiner Arbeit illuminiert wird, ist, ob die Rezidivblutung vom selben Divertikel ausgeht.

Die Koloskopie ist heute das primäre Verfahren, das bei der Diagnostik von Divertikelblutungen eingesetzt wird. Es ist aber bis heute umstritten, ob bei aku-

Tabelle 17.7. Häufigkeit chirurgischer Intervention bei Divertikelblutungen

Autor	Häufigkeit [%]
McGuire u. Haynes 1972	22
Caos et al. 1986	50
Vellacott 1986	20
Farrands u. Taylor 1987	3
McGuire 1994	23
Foutch 1995	8
Bokhari et al. 1996	18
Wong et al. 1997	32
Longstreth 1997	7
Jensen u. Machicado 1997	0
Kok et al. 1998	11
Jensen et al. 2000	35
Jensen et al. 2000	0

ter unterer GI-Blutung beim Patienten eine sofortige Koloskopie ohne Darmreinigung oder erst nach Reinigung des Darmes durchgeführt werden sollte. Beim Nachweis einer Divertikelblutung kann eine endoskopische Blutstillung vorgenommen werden. Genaue Leitlinien, wie eine Divertikelblutung endoskopisch zu behandeln ist, existieren aufgrund mangelnder systematischer Studien nicht. In kleinen Fallzahlen und als Fallberichte sind der erfolgreiche Einsatz von thermischen Verfahren (Foutch u. Zimmerman 1996; Jensen et al. 2000; Prakash et al. 1999; Savides u. Jensen 1994), Lasertherapie (Prakash et al. 1999), Adrenalin-Injektionen (Foutch u. Zimmerman 1996; Hokama et al. 1997; Jensen et al. 2000; Prakash et al. 1999; Ramirez et al. 1996), Fibrinkleberinstillation (Andress et al. 1993) und Clipverfahren (Hokama et al. 1997) berichtet worden. In den meisten Fällen kann endoskopisch ein Sistieren der Divertikelblutung erreicht werden.

In etwa 18% der Fälle ist, vor allem aufgrund eingetretener Rezidivblutungen, aber auch vereinzelt bei primär endoskopisch nicht beherrschbarer Blutung, eine chirurgische Intervention notwendig, um die Blutung definitiv zu stoppen (Tabelle 17.7). In einigen Fällen bleibt auch nach chirurgischer Exploration, insbesondere bei chronisch-rezidivierenden Verlaufsformen, die Blutungslokalisation unklar. In solchen Fällen sind so genannte blinde, partielle oder auch vollständige Kolektomien berichtet worden (McGuire u. Haynes 1972).

Zu welchem Zeitpunkt eine chirurgische Intervention erfolgen sollte, ist nicht genau definiert und wird von verschiedenen Zentren und Kliniken unterschiedlich gehandhabt, in Abhängigkeit von den endoskopischen Möglichkeiten vor Ort und der Erfahrung des Endoskopikers. Bei Vorliegen folgender Kriterien sollte ein chirurgisches Vorgehen erwogen werden:
- Hypotension oder Schock trotz kreislaufunterstützender Maßnahmen,
- fortbestehende Blutung und Transfusion von 6 oder mehr Erythrozytenkonzentraten (EK) und kein Hinweis auf die Blutungsquelle trotz Notfallkoloskopie, Angiographie und Szinitigraphie,
- persistierende Blutung trotz endoskopischer Intervention,
- Rezidivierende Blutung nach endoskopischer Intervention und Gabe von 6 oder mehr EK.

Tabelle 17.8. Mortalität der Divertikelblutung

Autor	Häufigkeit [%]
Caos et al. 1986	0
Farrands u. Taylor 1987	3
Foutch 1995	0
Bokhari et al. 1996	4
Peura et al. 1997	0
Longstreth 1997	2
Jensen et al. 2000	0

In sehr vereinzelten Fällen ist auch eine radiologische Embolisation bei Divertikelblutung vorgenommen worden (Goldberger u. Bookstein 1977).

Insgesamt gesehen haben Divertikelblutungen eine recht günstige Prognose mit einer Mortalitätsrate von etwa 1% (Tabelle 17.8).

Literatur

Andress HJ, Mewes A, Lange V (1993) Endoscopic hemostasis of bleeding diverticulum of the sigma with fibrin sealant. Endoscopy 25:460–463

Bokhari M, Vernava AM, Ure T, Longo WE (1996) Diverticular hemorrhage in the elderly – is it well tolerated? Dis Colon Rectum 39:191–195

Bramley PN, Masson JW, McKnight G et al. (1996) The role of an open-access bleeding unit in the management of colonic haemorrhage. Scand J Gastroenterol 31:764–769

Caos A, Benner KG, Manier J, McCarthy DM, Blessing LD, Katon RM, Gogel HK (1986) Colonoscopy after goletely preparation in acute rectal bleeding. J Clin Gastroenterol 8:46–49

Casarella WJ, Kanter IE, Seaman WB (1972) Right-sided colonic diverticula as a cause of acute rectal hemorrhage. N Engl J Med 286:450–453

Colacchio TA, Forde KA, Patsos TJ, Nunez D (1982) Impact of moderne diagnostic methods on the management of active rectal bleeding. Am J Surg 143:607–610

Farrands PA, Taylor I (1987) Management of acute lower gastrointestinal haemorrhage in an surgical unit over a 4-year period. J R Soc Med 80:79–82

Fernandez E, Linares A, Alonso JL et al. (1996) Colonoscopic findings in patients with lower gastrointestinal bleeding send to a hospital for their study. Value of clinical data in predicting normal or pathological findings. Rev Esp Enferm Dig 88:16–25

Forde KA (1981) Colonoscopy in acute rectal bleeding. Gastrointest Endosc 17:219–220

Foutch GP, Zimmerman K (1996) Diverticular bleeding and the pigmented protuberance (sentinel clot): clinical implications, histopathological correlation, and results of endoscopic intervention. Am J Gastroenterol 91:2589–2593

Foutch PG (1995) Diverticular bleeding: are nonsteroidal antiinflammatory drugs risk factors for hemorrhage and can colonoscopy predict outcome for patients? Am J Gastroenterol 90:1779–1784

Goenka MK, Kochlar R, Mehta SK (1993) Spectrum of lower gastrointestinal hemorrhage: an endoscopic study of 166 patients. Indian J Gastroenterol 12:129–131

Goldberger LE, Bookstein JJ (1977) Transkatheter embolization for treatment of diverticular hemorhage. Radiology 122:613–617

Hokama A, Uehara T, Nakayoshi T, Uezu Y, Tokuyama K, Kinjo F, Saito A (1997) Utility of endoscopic hemoclipping for colonic diverticular bleeding. Am J Gastroenterol 92:543–546

Jensen DM, Machicado GA (1988) Diagnosis and treatment of severe hematochezia. The role of urgent colonoscopy after purge. Gastroenterology 95:1569–1574

Jensen DM, Machicado GA (1997) Acute and chronic management of lower gastrointestinal bleeding: cost-effective approaches. The Gastroenterologist 5:189–201

Jensen DM, Machicado GA (1997) Colonoscopy for diagnosis and treatment of severe lower gastrointestinal bleeding. Routine outcomes and cost analysis. Gastrointest Endosc Clin N Am 7:477–498

Jensen DM, Machicado GA, Jutabha R, Kovacs TOG (2000) Urgent colonoscopy for the severe diverticular hemorrhage. N Engl J Med 342:78–82

Judd ES (1969) Massive bleeding of colonic origin. Surg Clin North Am 49:977–989

Kok KYY, Kum CK, Goh PMY (1998) Colonoscopic evaluation of severe hematochezia in an oriental population. Endoscopy 30:675-680

Longstreth GF (1997) Epidemiology and outcome of patients hospitalized with acute lower gastrointestinal hemorrhage. Am J Gastroenterol 92:419-424

Mäkelä JT, Kiviniemi H, Laitinen S, Kairaluoma MI (1993) Diagnosis and treatment of acute lower gastrointestinal bleeding. Scand J Gastroenterol 28:1062-1066

McGuire HH (1994) Bleeding colonic diverticula. A reappraisal of natural history and management. Ann Surg 220:653-656

McGuire HH, Haynes BW (1972) Massive hemorrhage from diverticulosis of the colon: guidelines for therapy based on bleeding patterns observed in fifty cases. Ann Surg 175:847-853

Meyers MA, Alonso DR, Gray GF, Baer JW (1976) Pathogenesis of bleeding colonic diverticulosis. Gastroenterology 71:577-583

Peura DA, Lanza FL, Gostout CJ, Foutch PG, and contributing ACG Members and Fellows (1977) The American College of Gastroenterology bleeding registry: preliminary findings. Am J Gastroenterol 92:924-928

Prakash C, Chokshi H, Walden DT, Aliperti G (1999) Endoscopic hemostasis in acute diverticular bleeding. Endoscopy 31:460-463

Prassler R, Barnert J, Reitz B, Behr W, Wienbeck M (1994) The value of urea/creatinine ratio for differentiatioin of up and lower gastrointestinal hemorrhage. Leber Magen Darm 24:118-121

Ramirez FC, Johnson DA, Zierer ST, Walker GJ, Sanowski RA (1996) Successful endoscopic hemostasis of bleeding colonic diverticula with epinephrine injection. Gastrointest Endosc 43:167-170

Richter JM, Christensen MR, Kaplan LM, Nishioka NS (1995) Effectiveness of current technology in the diagnosis and management of lower gastrointestinal hemorrhage. Gastrointest Endosc 41:93-98

Rodriguez RD, Jimenez RC, Moreno GE, Hidalgo PM, Rey PP, Manzanera DM, Castellon PC (1998) Management of lower gastrointestinal bleeding in colonic diverticular disease. Rev Esp Enferm Dig 90:411-418

Rossini FP, Ferrari A, Spandre M, Cavallero M, Gemme C, Loverci C, Betone A, Pintor MP (1989) Emergency coloscopy. World J Surg 13:190-192

Savides TJ, Jensen DM (1994) Colonoscopic hemostasis for recurrent diverticular hemorrhage associated with a visible vessel: a report of three cases. Gastrointest Endosc 40:70-73

Schwab M, Richter A, Tübergen D, Petermann C (1995) Diagnostische und therapeutische Probleme der akuten unteren gastrointestinalen Blutung. Zentralbl Chir 120:59-62

So JBY, Kok K, Ngoi SS (1999) Right sided colonic diverticular disease as a source of lower gastrointestinal bleeding. Am Surgeon 65:299-302

Thomson JN, Salem RR, Hemingway AP, Rees HC, Hodgson HJ, Wood CB, Allison DJ, Spencer J (1987) Specialist investigation of obscure gastrointestinal bleeding. Gut 27:47-51

Vellacott KD (1986) Early endoscopy for acute lower gastrointestinal hemorrhage: a population-based study. Ann R Coll Surg Engl 68:243-244

Wagner HE, Stain SC, Gilg M (1992) Systematic assessment of massive bleeding of the lower part of the gastrointestinal tract. Surg Gynecol Obstet 175:445-449

Wong SK, Ho YH, Leong AP, Seow-Choen F (1997) Clinical behavior of complicated right-sided and left-sided diverticulosis. Dis Colon Rectum 40:344-348

Young-Fadok TM, Roberts PL, Spencer MP, Wolff BG (2000) Colonic diverticular disease. Curr Probl Surg 37:459-514

18 Interventionelle Therapie bei divertikulitischem Abszess

P. BERTRAM, S.N. TRUONG, M. JANSEN und V. SCHUMPELICK

Zusammenfassung

Anhand einer retrospektiven Untersuchung wurden die Indikationen, Ergebnisse und Komplikationen von 4 interventionellen Abszessdrainagen bei der abszedierenden Sigmadivertikulitis untersucht. Die Drainageeinlage erfolgte bei 3 Patienten sonographisch gesteuert und bei einem Patienten unter CT-Kontrolle. In Trokartechnik erfolgte nach vorangegangener Probepunktion die Einlage eines Pigtailkatheters. Die Drainage wurde dann als erfolgreich gewertet, wenn sowohl Temperaturen als auch Leukozyten des Patienten binnen 48 Stunden im Normalbereich waren und wenn im Anschluss eine einzeitige Operation erfolgen konnte. Bei den 4 drainierten Patienten hatte die interventionelle Drainage eine Erfolgsrate von 75% (3 von 4). Ein Patient wurde bei Ausbleiben einer klinischen Verbesserung einer Hartmann-Resektion unterzogen. Es traten in keinem Fall methodenspezifische Komplikationen auf. Kein Patient verstarb.

Die interventionelle präoperative perkutane Abszessdrainage stellt bei richtiger Indikation im Stadium II der komplizierten Sigmadivertikulitis nach Hinchey eine sinnvolle, die elektive Operation vorbereitende Alternative zur operativen Therapie bei vorliegendem Abszess dar. Das Ziel der perkutanen interventionellen Drainageanlage ist es, die notfallmäßige Operation zu umgehen und den Eingriff als einzeitige Resektionstherapie nach einer Drainagedauer von 7-12 Tagen durchzuführen.

Einleitung

Das Spektrum der komplizierten Sigmadivertikulitis reicht von Mikroabszessen bis hin zur akut lebensbedrohenden freien Perforation mit eitriger oder kotiger Peritonitis. Während im Stadium I mit mesokolischer Abszessbildung eine konservative medizinische Behandlung möglich erscheint, besteht im Stadium III und IV, der freien Perforation mit eitriger oder kotiger Peritonitis, die sofortige und dringliche Operationsindikation.

Die chirurgische Therapie der komplizierten Sigmadivertikulitis hat in den letzten Jahrzehnten einen Wandel erfahren, der weg von mehrzeitigen Verfahrensweisen hin zu in jüngster Zeit propagierten einzeitigen Resektionsverfahren mit deutlich niedrigeren Mortalitätsziffern zielt (Siewert et al. 1995).

18 Interventionelle Therapie bei divertikulitischem Abszess

Die Indikationen zur interventionellen Therapie der abszedierten Sigmadivertikulitis ist das Stadium II nach Hinchey. Das vorrangige Ziel dieses Behandlungsverfahrens ist es, die Notfallsituation zu umgehen und die klinische Situation des Patienten zu stabilisieren, um noch während des gleichen Krankenhausaufenthaltes ein einzeitiges Resektionsverfahren durchführen zu können. Weitere Zielsetzungen sind die Vermeidung multipler Hospitalisationen, wie sie beim Einsatz mehrzeitigen Resektionsverfahren zu erwarten wäre, und dadurch eine Reduktion der Behandlungskosten.

Die vorliegende Arbeit dokumentiert die Erfahrungen mit 4 Patienten, die der präoperativen interventionellen Abszessdrainage zugeführt wurden.

Patienten und Methodik

Im Zeitraum von 1986 bis 2000 erfolgte bei 4 von insgesamt 52 Patienten mit sonographisch diagnostiziertem, divertikulitischem Abszess eine interventionelle Abszessdrainage. Alle anderen Patienten wurden operativ behandelt. Die Dokumentation erfolgte retrospektiv anhand der Akteneinsicht. Die Diagnosestellung erfolgte bei allen Patienten sonographisch. Die Anlage der Drainage

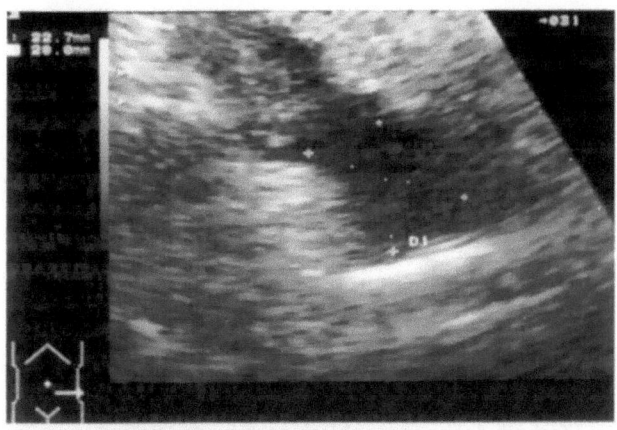

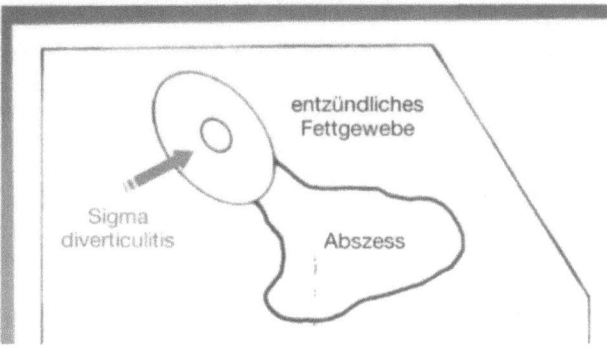

Abb. 18.1. Sonographisch diagnostizierte Sigmadivertikulitis mit Abszedierung

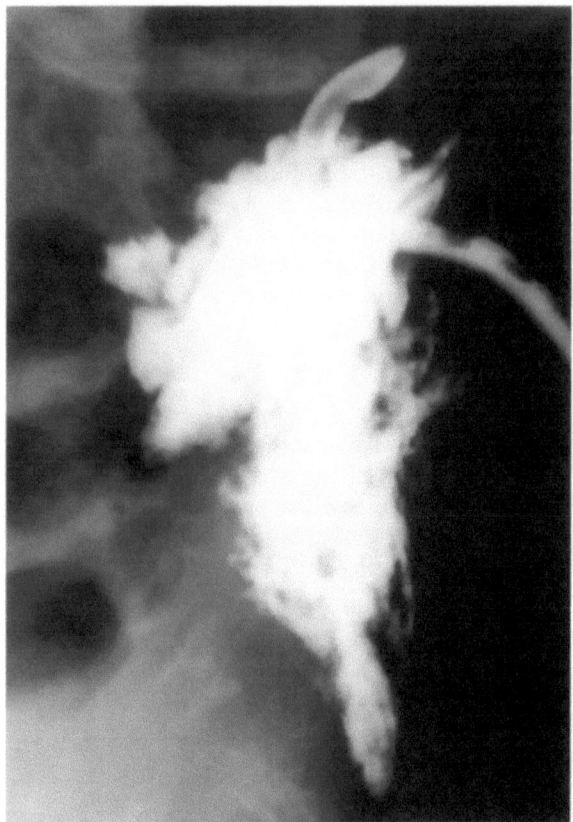

Abb. 18.2. Divertikulitischer Abszess mit einliegendem Drainagekatheter und Darstellung der Abszesshöhle mit wasserlöslichem Kontrastmittel

erfolgte bei 3 Patienten unter sonographischer Kontrolle und bei einem Patienten CT-gesteuert. Das Durchschnittsalter der Patienten lag bei 63 (59–68) Jahren (Abb. 18.1, 18.2).

Technik der sonographisch gesteuerten perkutanen Drainage

Die Technik der perkutanen interventionellen Abszessdrainage folgte der für abdominelle Abszesse im Bauchraum üblichen Vorgehensweise. Es wurde zunächst die Probepunktion in Lokalanästhesie mittels einer 22-G-Chiba-Nadel durchgeführt, die sonographisch mit Hilfe eines Punktionsschallkopfes (3,5 MHz, Piker Arcus oder Toshiba) unter Sicht in den Verhalt eingeführt wurde. Nach Aspiration wurde das gewonnene Material zur mikrobiologischen Untersuchung eingeschickt. Bei dieser vorangehenden Probepunktion wurde darauf geachtet, nur einen geringen Anteil des Verhaltes zu aspirieren, um die nachfolgende Drainage nicht zu erschweren. Ein Auffüllen der Abszesshöhle mit sterilem NaCl 0,9% zur Erleichterung der anschließenden perkutanen Drainageeinlage war in keinem Fall erforderlich. Anschließend wurde ein 9–14 French großer

Otto- bzw. van-Sonnenberg-Katheter in Trokartechnik, ebenfalls unter Sicht, mit Hilfe des Punktionsschallkopfes in den Verhalt eingebracht und der Abszess entlastet. Nach Fixierung des Katheters wurde die Abszesshöhle so lange mit sterilem NaCl gespült, bis die zu aspirierende Lösung klar war. Im weiteren Verlauf wurde die Abszesshöhle 2-mal täglich mittels NaCl 0,9% 10-20 ml ohne Antibiotikazusatz auf der Station gespült. Jeden zweiten Tag wurde eine sonographische Kontrolle durchgeführt, um die Größenveränderungen der Abszesshöhle zu dokumentieren. Begleitend hierzu erfolgt die intravenöse antibiotische Therapie sowie die parenterale Infusionstherapie.

Kriterien für eine erfolgreiche perkutane Drainage

Bei erfolgreicher Drainage ist innerhalb von 2 Tagen eine Normalisierung der Temperatur sowie eine Rückbildung der Leukozytose zu erwarten. Weiterhin muss die Größe des Verhaltes innerhalb von einer Woche abnehmen. Bei insuffizienter Drainage, d.h. fehlender klinischer Verbesserung, fehlender Verkleinerung der Abszesshöhle und anhaltender eitriger Sekretion wurden die Patienten einer operativen Therapie zugeführt.

Ergebnisse

Lokalisation

Die Lokalisation der Abszesse zeigte bei 3 Patienten eine perikolische Lage im linken Unterbauch. Von diesen Abszessen wurden 2 mittels Sonographie punktiert und drainiert. Bei einem dieser Patienten erfolgte die Abszessdrainage CT-gesteuert.. Bei einem Patienten lag der Abszess im Douglas. Die Punktion und die Drainage erfolgten in diesem Fall mittels Sonographie.

Klinik

Bei 3 Patienten führte die Drainage innerhalb von 48 Stunden zu einer Normalisierung der Leukozytose und Temperatur. Diese Patienten wurden nach einem Zeitraum von 7-12 Tagen einer elektiven Operation mit einzeitigem Resektionsverfahren unterzogen. In einem Fall war wegen fehlender klinischer Verbesserung eine Operation nach Hartmann angezeigt

Komplikationen

Bei 4 durchgeführten interventionellen Drainagen traten bei keinem Patienten methodenspezifische Komplikationen wie Blutung oder Hohlorganverletzung auf. Kein Patient verstarb.

Diskussion

Die Inzidenz der durch Abszessbildung komplizierten Sigmadivertikulitis schwankt und wird in der Literatur mit 2,9–16% angegeben (Ambrosetti u. Morel 1998; Elliot et al. 1997; Morton u. Keighley 1995; Schwerk et al. 1992). Da die in einem Gesamtkollektiv als bedrohlich erkrankt eingestuften Patienten einer chirurgischen Therapie unterzogen werden, liegt die Abszessrate in rein operativen Serien mit 31–56% höher (Alexander et al. 1983; Ambrosetti u. Morel 1998; Killigback 1983; Rodkey u. Welch 1984). Die Letalität bei divertikulitischem Abszess wird mit 12 und 25% angegeben (Elliot et al. 1997; Morton u. Keighley 1995).

Wegweisend in der Diagnosestellung der abszedierenden Sigmadivertikulitis sind vor allem die Computertomographie und die Sonographie. Von den durch Operation, Punktion oder Computertomographie gesicherten Abszessen vermag die Sonographie zwischen 66–92% aller Abszesse richtig zu diagnostizieren (Pradel et al. 1997; Schwerk et al. 1992).

Im eigenen Patientenkollektiv wurden 4 Patienten einer perkutanen Abszessdrainage unterzogen. Die Drainagerate bei insgesamt 52 Patienten mit sonographisch diagnostiziertem divertikulitischem Abszess lag bei 7,6% (4 von 52). Andere Autoren belegen vergleichbare Drainageraten zwischen 9 und 11,7% (Ambrosetti u. Morel 1998; Elliot et al. 1997; Morton u. Keighley 1995). Die relativ geringe Drainagerate in unserem Kollektiv lässt sich zum einen erklären durch die initial noch fehlende Etablierung des Verfahrens in der Klinik. Zum anderen bietet nur ein geringer Anteil der Patienten die notwendigen Voraussetzungen für eine Abszessdrainage. So zeigt eine Aufschlüsselung von 22 Patienten mit divertikulitischen Abszessen in mesokolische (Stadium I nach Hinchey), pelvine und interenterische Lokalisationen, dass sich immerhin 10 Patienten und somit fast 50% im Stadium I befanden und somit für eine Drainagetherapie nicht geeignet waren (Ambrosetti u. Morel 1998). Weitere für die Indikation unabdingbare Voraussetzungen sind ein anatomisch sicherer Zugangsweg (perkutan, transrektal, transgluteal), wobei der transgluteale Zugang der CT-Drainage vorbehalten bleibt, sowie eine ausreichende Liquefaktion des purulenten Debris (Jansen et al. 1999; Printz u. Göke 1998). Relative Kontraindikationen sind multiple und gekammerte Abszessformationen sowie anatomisch schwer zugängliche Lokalisationen. Somit ist selbst bei geeignetem Stadium nochmals bei einem Teil der Patienten eine Drainagetherapie nicht möglich. Im Einklang mit der Literatur belegen die Zahlen der vorliegenden Arbeit somit einen hohen Anteil von Patienten, die auch initial der chirurgischen Therapie bedürfen (Tabelle 18.1).

Tabelle 18.1. Komplizierte abszedierende Sigmadivertikulitis: Verfahrenswahl und Drainagequote

Autor	Abszesse [n]	Operation [n]	Konservativ [n]	Drainage [n]
Ambrosetti u. Morel 1992	22	13	7	2 (9%)
Morton u. Keighley 1995	34	29	1	4 (11,7%)
Elliot et al. 1997	12	9+3	–	–
Chirurgie RWTH-Aachen	52[a]	48	–	4 (7,6%)

[a] Sonographisch diagnostizierte Abszesse.

Methodenspezifische Komplikationen, wie Blutung oder Verletzung von Hohlorganen, ergaben sich bei keinem der Patienten. Kein Patient verstarb. Die Angaben in der Literatur liegen für die Abszessdrainage allgemein, also nicht nur bei komplizierter Divertikulitis, für die Morbidität bei <5% und <1% für die Mortalität (Ambrosetti u. Morel 1998; Göhl et al. 1999).

Die Erfolgsrate in der vorliegenden Untersuchung betrug 75% (3 von 4 Patienten), gemessen an den Kriterien der klinischen Verbesserung und der nachfolgenden einzeitigen Resektionstherapie. Bei fehlenden Zeichen der klinischen Verbesserung erfolgte bei einem Patienten die chirurgische Intervention. Diese Zahlen sind mit denen der Literatur vergleichbar (Tabelle 18.2).

Tabelle 18.2. Erfolgsrate der interventionellen Abszessdrainage

Autor	Anzahl [n]	Erfolgsrate [%]
Saini et al. 1986	8	88
Neff et al. 1987	16	88
Mueller et al. 1987	21	71
Stabile et al. 1990	19	74
Hemming et al. 1991	4	100
Schechter et al. 1994	10	80
Chirurgie RWTH-Aachen (2001)	4	75

Die Dauer der präoperativen Drainage betrug 7–12 Tage. In der Literatur wird ein vergleichbarer Zeitraum von 7–21 Tagen angegeben (Müller et al. 1987; Saini et al. 1986). Noch während des gleichen stationären Aufenthaltes erfolgte bei allen erfolgreich drainierten Patienten die operative Therapie (3 von 4 Patienten).

Fazit

Das Ziel der perkutanen interventionellen Drainageanlage ist es, einen notfallmäßigen Eingriff zu umgehen und den Eingriff als einzeitige Resektionstherapie nach einer Drainagedauer von bis zu 12 Tagen durchzuführen. Bei geeigneter Indikation (Stadium II nach Hinchey) liegt die Erfolgsrate zwischen 71 und 100% bei einer niedrigen Komplikationsrate von <5%. Durch die Vermeidung multipler Hospitalisationen aufgrund der Ermöglichung einzeitiger Resektionsverfahren ist eine Kostenreduktion zu erwarten.

Literatur

Alexander J, Karl RC, Skinner DB (1983) Results of changing trends in the surgical management of complications of diverticular disease. Surgery 94:683–690

Ambrosetti P, Morel Ph (1998) Akute linksseitige Kolondivertikulitis: Diagnose und Operationsindikationen nach erfolgreicher konservativer Therapie des ersten akuten Divertikulitisschubes. Zentralbl Chir 123:1382–1385

Elliot TB, Yego S, Irvin TT (1997) Five-year audit of the acute complications of diverticular disease. Br J Surg 84:535–539

Göhl J, Gmeinwieser J, Gusinde J (1999) Intraabdominelle Abszesse. Interventionelle versus chirurgische Therapie. Zentralbl Chir 124:187–194

Hemming A, Noelle LD, Robinson RE (1991) Surgical versus percutaneous drainage of intra-abdominal abscesses. Am J Surg 161:593–595

Jansen M, Truong S, Riesener K-P, Sparenberg P, Schumpelick V (1999) Ergebnisse der sonographischgesteuerten percutanen Drainage intraabdomineller Abszesse im chirurgischen Alltag. Chirurg 70:1168–1171

Killingback M (1983) Management of perforative diverticulitis. Surg Clin North Am 63:97–115

Morton DG, Keighley MRB (1995) Prospektive nationale Studie zur komplizierten Diverticulitis in Großbritannien. Chirurg 66:1173–1176

Mueller PR, Saini S, Wittenburg J et al. (1987) Sigmoid diverticular abscesses: percutaneous drainage as an adjunct to surgical resection in 24 cases. Radiology 164:321–325

Neff CC, van Sonnenberg E, Casola G, Wittich G, Hoyt DB, Halasz NA, Martini DJ (1987) Diverticular Abscesses: Percutaneous Drainage. Radiology 163:15–18

Pradel JA, Adell J-F, Taourel P, Djafari M, Monnin-Delhom E, Bruel J-M (1997) Acute colonic diverticulitis: rospective comparative evaluation with us and CT. Radiology 205:503–512

Printz H, Göke B (1998) Konservative und interventionelle Therapie der akuten Divertikulitis unter Berücksichtigung der Pathophysiologie. Zentralbl Chir 123:1375–1381

Rodkey GV, Welch CE (1984) Changing patterns in the surgical treatment of diverticular disease. Ann Surg 200:466 – 478

Saini S, Mueller PR, Wittenberg J, Butch RJ, Rodkey GV, Welch CE (1986) percutaneous drainage of diverticular abscess. An adjunct to surgical therapy. Arch Surg 121:475–478

Schechter S, Eisenstat TE, Oliver GC, Rubin RJ, Salvati EP (1994) Computerized tomographic scanguided drainage of intra-abdominal abscesses. Dis Colon Rectum 37:984–988

Schwerk WB, Schwarz S, Rothmund M (1992) Sonography in acute colonic diverticulitis. A prospective study. Dis Col Rect 35: 1077–1084

Siewert JR, Huber FT, Brune IB (1995) Frühelektive Chirurgie der akuten Diverticulitis des Colons. Chirurg 66:1182–1189

Stabile BE, Puccio E, van Sonnenberg E, Neff CC (1990) Preoperative percutaneous drainage of diverticular abscesses. Am J Surg 159:99–104

19 Divertikulitis –
ein Chamäleon im klinischen Erscheinungsbild

T. MANSFELD und W. TEICHMANN

Einleitung

Das klinische Erscheinungsbild der Kolondivertikulitis ist außerordentlich facettenreich. Die Vielfalt der möglichen Symptome und die Fähigkeit, sich zu verbergen, legen den Vergleich zwischen der Symptomatik der Kolondivertikulitis und den Eigenschaften eines Chamäleons nahe. Im folgenden Beitrag werden neben den häufigen Symptomen und Komplikationen der Sigmadivertikulitis seltene Krankheitsbilder dargestellt, die auf eine Divertikelerkrankung zurückzuführen sind.

Symptome der Divertikelerkrankung des Kolon

Das klinische Leitsymptom stellt der Schmerz mit oder ohne peritonitische Abwehrreaktion dar. In über 70% ist dies der Grund für die Krankenhausaufnahme ((Parks 1968). Dabei ist er meist – entsprechend der Häufigkeitsverteilung der Divertikelbildung – im linken Unter- und Mittelbauch lokalisiert. In Europa und Nordamerika finden sich die Divertikel in 94% der untersuchten Fälle im Colon sigmoideum. In 1% der Fälle wurden die Divertikel im Colon descendens lokalisiert, ebenfalls bei 1% im Colon transversum. Je 2% fanden sich im Colon ascendens und Zökum (Rodkey u. Welch 1984). In asiatischen Ländern hingegen finden sich ca. 70% der Divertikulitiden im rechtsseitigen Kolon (Lo u. Chu 1996). Der Schmerz besteht meist schon einige Tage vor der Aufnahme in das Krankenhaus, was die Abgrenzung zu anderen akuten Krankheitsbildern wie Appendizitis und perforiertes Magenulkus erleichtert. Weniger als 20% der Patienten stellen sich mit einer weniger als 24 Stunden andauernden Beschwerdesymptomatik vor (Rodkey u. Welch 1984). Die Hälfte der Patienten gibt Episoden mit ähnlicher Symptomatik in der Vorgeschichte an (Letwin 1982). Über Diarrhoe klagt ein Drittel der Patienten, Obstipatonsneigung wird von der Hälfte der Patienten beklagt. Begleitet wird die Sigmadivertikulitis gelegentlich von dysurischen Beschwerden. Uncharakteristische Allgemeinbeschwerden wie Krankheitsgefühl, Inappetenz, Übelkeit und Meterorismus können meist erfragt werden, Fieber und Leukozytose weisen auf den entzündlichen Prozess hin.

Häufige Erscheinungsformen

Nach großen Sektionsstatistiken verlaufen 70% der Kolondivertikelerkrankungen klinisch inapparent. Die symptomatische Divertikulose macht sich durch eine Entzündung im Sinne einer Divertikulitis (10–25% der Divertikelträger) oder durch Divertikelblutungen (15%) bemerkbar (Parks 1969). Bei der Divertikulitis werden einfache und komplizierte Verläufe unterschieden. Definitionsgemäß liegt eine einfache Divertikulitis vor, wenn die konservative Therapie zur Behandlung eingesetzt werden kann. Als Kriterium der komplizierten Divertikulitis ist die erforderliche operativ-interventionelle Therapie bei Abszessformationen, freier Perforation, Obstruktion oder Fistelbildung anzusehen.

In der eigenen Analyse von 356 Patienten, die in den Jahre 1986–1996 unter der Diagnose Sigmadivertikulitis operiert werden mussten, fand sich folgende Verteilung der Komplikationen:

Gedeckte Perforation mit Abszedierung	31,4%
Freie Perforation mit generalisierter Peritonitis	13,4%
Stenose und Ileus	38,5%
Blutung	7,0%
Kolovesicale Fistel	7,3%
Kolovaginale Fistel	2,8%

Diese Zahlen entsprechen den in der Literatur angegebenen Häufigkeiten.

Seltene Manifestationen

Seltene Komplikationen in Einzelfallbeschreibungen lassen sich nicht hinreichend systematisieren. Der gelegentlich schwierige diagnostische Weg lässt sich auch an folgender Kasuistik aus unserer Klinik darstellen.

Ein 53-jähriger Patient kam zur Aufnahme mit einem hochfieberhaften Infekt. Tage zuvor beklagte er Schwäche, Übelkeit und Erbrechen. Aus der Vorgeschichte konnte ein Zustand nach Subarachnoidalblutung und eine endogene Depression erfragt werden. Die klinische Untersuchung ergab als Hauptbefund zunächst einen unspezifischen abdominellen Schmerz, der sich später in den rechten Oberbauch verlagerte, eine peritonitische Reaktion war im gesamten Abdomen nicht auslösbar. Nach Durchführung einer Reihe apparativer und laborchemischer Untersuchungen erwies sich erst das Computertomogramm des Abdomens als wegweisend in der Diagnostik. Hier fanden sich neben einer Darmwandverdickung im Colon sigmoideum Luftansammlungen im Portalvenensystem (Abb. 19.1) als Hinweis auf eine Pylephlebitis, die wiederum als Komplikation einer Sigmadivertikultis aufgefasst werden musste.

Die Therapie bestand in sofortiger Laparotomie, anteriorer Sigma-Rektum-Resektion mit primärer Descendorektostomie und Dünndarmsegmentresektion bei Konglomerattumor. Eine zweitägige Behandlung im Konzept der Etappenlavage schloss sich an. Zwei Wochen nach definitivem Bauchdeckenverschluss konnte der Patient die Klinik verlassen.

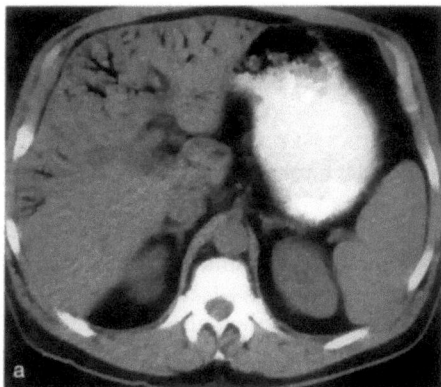 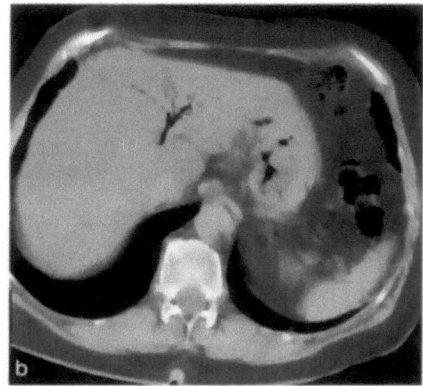

Abb. 19.1a,b. Im Computertomogramm Nachweis von Luft im Portalvenensystem (*a*). ImUnterschied zur Aerobilie (*b*) verteilt sich bei der Pylephlebitis die Luft zentrifugal in der Leber

Die in unserem Fall vorgestellte Pylephlebitis ist eine erstmals von Wolfe u. Evans 1955 erwähnte septische Pfortaderthrombose. Bei frühzeitiger Diagnose und Einsatz von Antibiotika sowie chirurgischer Sanierung des infektiösen Herdes ist die ehemals sehr hohe Mortalität dieser Erkrankung gesenkt worden. In der Literatur finden sich mehrheitlich Hinweise dafür, dass nach initialer intravenöser Heparin-Therapie eine anschließende 6-monatige Therapie mit Cumarin-Derivaten sinnvoll ist (Duffy et al. 1995). Der Thrombus der Pfortader sollte im Verlauf farbduplexsonographisch kontrolliert werden.

Als seltene Ursache rechtsseitigen Unterbauchschmerzes wird auch eine perforierte Divertikulitis der Appendix beschrieben (Franke et al. 1998).

Über verschiedene Pathomechanismen kann es zur Ausbreitung der Entzündung und zur Präsentation einer Divertikulitis an anderer Stelle kommen:

Pathomechanismus: direkte Perforation

Bei einer direkten Perforation eines Divertikels kann es zu einer Fistelbildung in angrenzende Strukturen kommen. Durch entsprechende Symptome wie Pneumaturie oder Fäkalurie und durch pathologische Luftansammlungen in betroffenen Organen wird die Verdachtsdiagnose in bildgebenden Verfahren wie Computertomographie, Röntgen oder Ultraschall meistens gestellt. Neben der kolovesikalen bzw. -vaginalen Fistel sind Fistelungen in den Uterus, in den Ureter, in die Gallenblase oder in die Salpinx bekannt (Goenka et al. 1999; Nistri et al. 1998; Williams u. Nolan 1999).

Pathomechanismus: phlegmonöse Ausbreitung in präformierten Schichten

Bei gedeckten Perforationen eines Kolondivertikels mit Abszessformationen kann es zu einer Abszessausbreitung in präformierten Schichten im Retroperitonealraum kommen. Über diesen Pathomechanismus sind Psoasabszesse, Hüftgelenkempyeme, Bauchdeckenabszesse, Skrotalabszesse und Spondylodiszitiden auf dem Boden einer Kolondivertikulitis zu erklären (Johnson u. Doig 2000).

Pathomechanismus: hämatogene Ausbreitung der Infektion

Aufgrund von hämatogener Ausbreitung sind neben Leberabzsessen (Di Bernardo et al. 1992; Niemann u. Wintzer 1995) mesenteriale und portale septische Thrombosen beschrieben worden (Cambria u. Margolies 1982; Draghetti u. Salvo 1999). Auch die oben beschriebene Pylephlebitis ist letztlich als durch hämatogene Ausbreitung von Bakterien entstandene Komplikation einer Divertikulitis aufzufassen.

Literatur

Cambria RP, Margolies MN (1982) Hepatic portal venous gas in diverticulitis: survival in a steroid-treated patient. Arch Surg 117:834–835
Di Bernardo N, D'Ambrosio B, Mirenda F, Cittadino L, Vena M (1992) A rare complication due to diverticulitis. Chir Ital 44:131–136
Draghetti MJ, Salvo AF (1999) Gas in the mesenteric veins as a nonfatal complication of diverticulitis: report of a case. Dis Colon Rectum 42:1497–1498
Duffy FJ Jr, Millan MT, Schoetz DJ Jr, Larsen CR (1995) Suppurative pylephlebitis and pylethrombosis: the role of anticoagulation. Am Surg 61:1041–1044
Franke J, Töns C, Tietze L, Schumpelick V (1998) Perforated diverticulum of the vermiform appendix. Chirurg 69:574–576
Goenka P, Iqbal M, Manalo G, Youngberg GA, Thomas E (1999) Colo-cholecystic fistula: an unusual complication of colonic diverticular disease. Am J Gastroenterol 94:2558–2560
Johnson MB, Doig SG (2000) Fistula between the hip and a diverticular abscess after revision total hip replacement. Aust N Z J Surg 70:80–82
Letwin ER (1982) Diverticulitis of the colon. Clinical review of acute presentations and management. Am J Surg 143:579–581
Lo CY, Chu KW (1996) Acute diverticulitis of the right colon. Am J Surg 171:244–246
Niemann H, Wintzer G (1995) Formation of a liver abscess as the first manifestation of concealed perforated sigmoid diverticulitis. Leber Magen Darm 25:35–37
Nistri R, Basili G, Vitali A, Carrieri P, Nardi S (1998) Colo-uterine fistula, a complication of sigma diverticulitis. Minerva Chir 53:827–830
Parks TG (1968) Diverticular disease of the colon. Postgrad Med J 44:680–683
Parks TG (1969) Reappraisal of clinical features of diverticular disease of the colon. Br Med J 4:642–645
Rodkey GV, Welch CE (1984) Changing patterns in the surgical treatment of diverticular disease. Ann Surg 200:466–478
Williams SM, Nolan DJ (1999) Colosalpingeal fistula: a rare complication of colonic diverticular disease. Eur Radiol 9:1432–1433
Wolfe JN, Evans WA (1955) Gas in the portal veins of the liver in infants. Am J Roentgenol Radium Ther Nucl Med 74:486

20 Besonderheiten der Divertikulitis beim Diabetiker

M. BERGER

Zusammenfassung

Besonders in der Literatur der sechziger- und siebziger Jahre finden sich immer wieder Hinweise auf eine klinische Assoziation zwischen der Divertikulitis und dem Diabetes mellitus. Dabei wird aufgrund von einigen Fallstudien und retrospektiven Studien auf einen akzelerierten Verlauf der Divertikelerkrankung und eine besonders schlechte Prognose der Divertikulitis bei Diabetes aufmerksam gemacht. Andererseits schien sich im Hinblick auf die Hypothese von der faserarmen Ernährung als einer gemeinsamen Ursache von Divertikelerkrankung und Diabetes sowie anderer westlicher Zivilisationskrankheiten ein ätiologischer Zusammenhang zwischen der Divertikulitis und dem Diabetes zu ergeben. Für diese populäre These und die Möglichkeit der Prävention und Therapie von Divertikulitis und Diabetes durch faserreiche Ernährung liegen nach den Standards der »*Evidence-based Medicine*« keine Beweise aus klinischer Forschung vor.

Im Gegensatz zu etwaigen plausiblen Hinweisen aus Fallstudien und klinischen Erfahrungen ergab eine systematische Literaturanalyse weder einen schlüssigen Beweis für eine Syntropie von Divertikelerkrankung und Diabetes noch einen Anhalt dafür, dass der Diabetes als ein Risikomarker oder Faktor für einen prognostisch ungünstigen Verlauf der Divertikelerkrankung eingestuft werden kann.

Einleitung

Die so genannte klinische Erfahrung und auch verschiedene Bemerkungen in älteren Lehr- und Handbüchern scheinen darauf hinzuweisen, dass es Besonderheiten in Auftreten, Verlauf und Prognose der Divertikelerkrankung oder der Divertikulitis beim Diabetiker gibt. Das mag sich einerseits darauf beziehen, dass die Divertikelerkrankung beim Diabetiker gehäuft auftritt, etwa im Sinne einer Syntropie bei gemeinsamen Ursachen für die beiden Erkrankungen. So haben Cleave und Campbell in ihrer berühmten These des »Saccharine Disease« nicht nur den Diabetes und die koronare Herzkrankheit, sondern auch die Krampfadern, die Hämorrhoiden und die Divertikelerkrankung als unmittelbare Folgen eines exzessiven Konsums an raffinierten Zuckern dargestellt (Cleave u. Champbell 1966), während der durch die Beschreibung des später nach ihm benannten

Tumors berühmt gewordene irische Chirurg Denis Parsons Burkitt die Diverkulitis und mit ihr den Diabetes und andere Zivilisationskrankheiten ursächlich auf den Mangel an Faserstoffen in der Ernährung zurückgeführt hat (Burkitt 1980; Burkitt et al. 1985; Painter u. Burkitt 1971). Andererseits mag die erwähnte Besonderheit darin liegen, dass die Divertikelerkrankung beim Diabetiker einen andersartigen Verlauf, d.h. eine ungünstigere Prognose mit Diabetes-assoziierter Exzessmorbidität und -mortalität hat. Letzteres würde im Hinblick auf ein erhöhtes Risiko der Divertikelerkrankung konkrete Konsequenzen für das therapeutische Vorgehen beim Diabetiker nach sich ziehen und somit von unmittelbarer praktischer Bedeutung für den behandelnden Internisten oder Chirurgen sein.

Fallbeschreibungen zur Illustration der besonderen Gefährdungen diabetischer Patienten durch die Divertikulitis finden sich immer wieder – so der eindrucksvolle Bericht von Deucher und Mitarbeitern (1974) anlässlich des ersten Aachener Symposiums zur Kolondivertikulitis vor fast dreißig Jahren (Reifferscheid 1974). Sie beschreiben einen 52-jährigen Diabetiker, der sieben Tage nach lumbaler Sympathektomie wegen diabetischer peripherer Durchblutungsstörungen an einer eitrigen Peritonitis zufolge einer unerkannten Sigmadivertikelperforation ad exitum gekommen sei. In dieser und anderen Kasuistiken der vergangenen Jahrzehnte wird der Diabetes als die Ursache für besondere Probleme in der Diagnostik der Divertikulitis und vor allem für deren ungewöhnlich foudroyanten Verlauf angeschuldigt.

Mit den heutigen Möglichkeiten der Literaturerfassung gelingt es, sich eine Übersicht über die publizierten Erkenntnisse zu verschaffen und die einzelnen Publikationen auf ihre Aussagekraft hin zu überprüfen. Ein Cochrane Review zu der Thematik existiert nicht. Für den Zeitraum 1968 bis 2001 ergaben sich in Medline für die Kombination der Thesaurus-Stichwörter *explode »diverticulosis,-colonic«/«all subheadings«* und *»Diabet«** 22 und für die Kombination *explode »diverticulitis,-colonic«/«all subheadings«* und *»Diabet«** 13 Publikationen. Zur Frage der Prognose der Divertikulose bzw. der Risikofaktoren für die Ausbildung einer Divertikulitis wurde mit den Stichwörtern *cohort studies, prognosis* in MESH und *risk* in TI, AB und MESH gesucht, wobei sich ca. 200 Publikationen ergaben.

Nach Auswertung dieser Publikationen liegen den Hypothesen zu etwaigen Besonderheiten der Divertikulitis beim Diabetiker – so plausibel sie dem Kliniker auch erscheinen mögen – kaum irgendwelche aussagekräftige, valide Studien zugrunde.

Studien zur Prävalenz des Diabetes mellitus bei Divertikulose

Es bestand auch während dieses Symposiums keinerlei Zweifel an der besonderen Häufigkeit der Divertikulose in unseren Bevölkerungen der westlichen Industrienationen, wobei eine Quantifizierung der Prävalenz aus verschiedenen Gründen schwer fallen dürfte. Kein Zweifel besteht auch an der Altersabhängigkeit; bei über 70-Jährigen geht man aufgrund von Autopsiestudien von einer Divertikulose bei der Mehrzahl der Menschen aus (Hughes 1969). Durchweg wird von der augenscheinlich enormen Zunahme der Divertikulose bzw. der Divertikelerkrankung (»diverticular disease« als der Oberbegriff für Divertikulose und Divertikulitis) im Verlauf des 20. Jahrhunderts berichtet. Inwieweit diese vielfältig erhobenen Befunde eine echte Steigerung der Prävalenz der Erkrankung widerspiegeln oder auf die Einführung des Kontrasteinlaufs in die klinische Routinediagnostik oder auf die Zunahme der Lebenserwartung zurückzuführen sind, bleibt offen (Spiro 1977). Auch die immer wieder postulierte Kausalität der Assoziation zwischen bestimmten Formen der Lebensweise und der Ernährung ist nicht unumstritten (s. unten).

In einer Reihe von Erhebungen an selektionierten Kollektiven wird versucht, die Häufigkeit der Divertikulose mit dem Auftreten anderer Erkrankungen in Verbindung zu bringen – und über einen derartigen »epidemiologischen Ansatz« mögliche Risikokonstellationen für die Divertikelerkrankung oder gar für ihre Ätiologie zu identifizieren. So wurde lange Zeit von einer Syntropie von Cholelithiasis, Hiatushernie und Divertikulose als einer *Saint-Trias* oder von einem überhäufigen Zusammentreffen der Divertikulose mit hyperplastischen Polypen oder mit Hämorrhoiden und Varizen im Sinne einer konstitutionellen Disposition ausgegangen – Assoziationen, die sich in umfangreicheren Studien später nicht haben bestätigen lassen.

Wiederholt ergeben sich besonders in der älteren Literatur (vage) Hinweise auf ein syntropisches Zusammentreffen der Divertikulose mit der Adipositas und dem Diabetes mellitus. Epidemiologisch valide Befunde finden sich dazu nicht. Wo immer konkretere Angaben dazu gemacht werden, scheint die Prävalenz des Diabetes mellitus in den untersuchten Kohorten der Patienten mit Divertikulose unter Berücksichtigung ihres Alters etwa derjenigen der Gesamtbevölkerung zu entsprechen (Tabelle 20.1). Epidemiologische Studien zur Prävalenz der Divertikulose bei Diabetes mellitus finden sich nicht.

Tabelle 20.1. Prävalenz des Diabetes mellitus bei Divertikulose

Diabetesprävalenz bei Divertikulosepatienten [%]	Studienpopulation [n]	Mittleres Alter [Jahre]	Referenz
15	?	?	Becker u. Brunner 1974
16	100	?	Füsgen 1977
16	368	?	Richter et al. 1991
11[a]	534	70	Schowengerdt et al. 1969

[a] inkl. Glukoseintoleranz.

Studien zum Verlauf der Divertikelerkrankung bei Diabetes mellitus

Klinisch von Bedeutung dürfte die Frage sein, ob sich der Diabetes mellitus im Sinne eines Risikos auf den Verlauf der Divertikelkrankheit auswirkt. Dabei geht es im Wesentlichen um den kritischen Übergang von der klinisch wohl kaum relevanten Divertikulose (infolge von intradivertikulärer Koprostase, Drucknekrose, Inflammation, Mukosaabszedierung und Perforation) zu der klinisch bedeutsamen und komplikationsträchtigen Divertikulitis. Es stellt sich die Frage, wie häufig es bei Vorliegen einer Divertikulose zu einer Divertikulitis kommt. Schon für die nichtdiabetischen Patienten werden für diese Inzidenz außerordentlich divergierende Befunde angegeben.

Hughes und Bolt (1966) extrahierten aus der Literatur kumulative Inzidenzraten von bis zu 40 und 65%. Bei 294 Patienten mit Divertikulose stellten Boles und Jordan (1958) über einen Zeitraum von 10–30 Jahren eine kumulative Inzidenz der Divertikulitis von 25% fest. Gennaro und Rosemund (1974) untersuchten 500 Patienten im Alter von 55–64 Jahren mit »diverticular diseases« über einen Zeitraum von bis zu $2^1/_2$ Jahren und konstatierten daraufhin eine Häufigkeit der Divertikulitis von 22%. Horner (1958) verfolgte 503 Patienten über einen Zeitraum von 1 bis 18 Jahren und fand eine Inzidenz von 17%; diese hing erwartungsgemäß entscheidend von der Beobachtungsdauer ab und steigerte sich von 10% im Zeitraum 1–5 Jahren bis zu 37% über einen »Follow-up« von 11–18 Jahren; letztere Angabe wurde in späteren Berichten irrtümlicherweise mit 73% beziffert (Gennaro u. Rosemond 1974; Reichmann u. Watkins 1962). Bünte (1976) schätzt, dass – abhängig von der Dauer des Bestehens der Divertikulose – etwa 20% der Patienten eine Divertikulitis entwickeln.

Howard M. Spiro (1977) hat diese verwirrenden Angaben in salomonischer Weise resumiert:

«*It is hard to be certain how often diverticulitis occurs, but a figure of 25%, no matter how insubstantial the evidence, is easy to remember.*»

Angesichts dieser Unsicherheit bezüglich des natürlichen Verlaufs der Divertikelerkrankung fällt es schwer, Risikomarker oder gar Risikofaktoren für den Übergang von der blanden Divertikulose zur Divertikulitis zu identifizieren. Um einen Risikomarker für einen ungünstigen Verlauf der Divertikelerkrankung zu identifizieren, bedarf es zumindest entsprechender prospektiver Kohortenstudien. Derartig systematische Verlaufsstudien bei Patienten mit einer Divertikulose unter Einbeziehung potentieller Risikomarker liegen nicht vor.

Dazu mag die amerikanische »Health Professionals Follow-up Study« von Interesse sein: Hier wurde bei 47.678 Männern im Alter von 40–75 Jahren im Zeitraum 1988–1992 in 382 Fällen eine Divertikulitis (»symptomatic diverticular disease«) festgestellt. Aufgrund der vorliegenden klinischen und anamnestischen Daten konnten Zigarettenrauchen, Kaffee- und Alkoholkonsum sowie der »Body Mass Index« BMI als Risikomarker ausgeschlossen werden; die Kombination von sehr niedrigem Fasergehalt in der Ernährung und sehr niedriger körperlicher Aktivität (jeweils in der niedrigsten Quintile) ging mit einer Erhöhung des relativen Risikos für eine Divertikulitis einher (RR 2,56, 95% CI 1,36, 4,82). Von einem Anhalt dafür, dass Diabetes mellitus eine Risikokonstellation für die Divertikulitis dargestellt, wurde aus dieser sehr umfangreichen Kohortenstudie nicht berichtet (Aldoori et al.1995a,b).

Hinweise auf eine Assoziation des Diabetes mellitus mit dem Auftreten von Komplikationen der Divertikelerkrankung

Die Hinweise darauf, dass der Diabetes einen derartigen Risikomarker darstellt, beziehen sich im Wesentlichen auf eine Querschnittsstudie aller Patienten mit Divertikelerkrankung, die retrospektiv aufgrund ihrer Entlassungsdiagnosen in drei Krankenhäusern in Cincinatti zwischen Anfang 1955 und Ende 1966 ausgewertet worden sind (Schowengerdt et al. 1969).

Die umfangreiche Untersuchung wurde auf Veranlassung von William A. Altemeier, »senior author« der Publikation, durchgeführt; er hatte in seiner langen ärztlichen Praxis die klinische Erfahrung gewonnen, dass bei den von ihm behandelten Patienten mit »complicated diverticulitis« besonders häufig ein Diabetes mellitus vorlag, konnte aber in der Literatur bis zu diesem Zeitpunkt keinerlei Beleg für diese These finden (Altemeier 1969). Altemeiers Mitarbeiter haben aufgrund der Krankenakten 740 Patienten mit Divertikelerkrankung identifiziert, davon 28% Fälle, in denen eine Divertikulitis diagnostiziert worden war; bei den restlichen 534 Patienten wurde das Vorliegen einer Divertikulose aufgrund eines Kontrasteinlaufs gesichert. Um die Altemeier-These von der Assoziation zwischen Divertikulitis und deren Komplikationen und Diabetes mellitus zu beweisen, haben die Autoren die Prävalenz des Diabetes bei verschiedenen Subkollektiven ihrer Kohorte verglichen. Die Diagnose des Diabetes wurde aufgrund einer Nüchternhyperglykämie, aber auch bei Vorliegen einer Glukosetoleranzstörung (»chemical diabetes«) gestellt. Dabei fiel zunächst auf, dass bei den 206 Patienten mit Divertikulitis in 23% und bei Divertikulose nur in 11% ein Diabetes bestand. (Berücksichtigten die Autoren nur jene 152 Patienten mit und diejenigen 387 ohne Divertikulitis, bei denen aufgrund der Krankenakten überhaupt eine sichere Aussage über das Vorliegen eines Diabetes gemacht werden konnte, fiel der Unterschied mit 31% gegen 15% noch etwas eindrucksvoller aus.) Ob dieser Unterschied allerdings statistisch signifikant war, lässt sich nicht beurteilen, zumal trotz eines mittleren Altersunterschieds von fünf Jahren keine Alters- oder sonstige Adjustierung durchgeführt worden ist. Obwohl für entsprechende Populationen der Gesamtbevölkerung für die damalige Zeit keine validen Angaben für die Prävalenz des Diabetes mellitus bzw. der Glukoseintoleranz vorliegen, erscheint die Häufigkeit des Diabetes für beide Patientenkollektive insbesondere im Hinblick auf das Vorliegen von z.T. massiven Entzündungen bei den Patienten mit Divertikulitis keinesfalls als exzessiv. Ähnliches gilt für die von Gennaro und Rosemond (1974) als erhöht eingeschätzte Prävalenz des Diabetes mellitus bei 111 Patienten aus ihrer Kohorte von 500 Patienten mit Divertikelkrankheit (Tabelle 20.2)

Aufgrund der Beobachtung, dass die anamnestische Dauer der inflammatorischen Symptome der Divertikulitis bei den Patienten mit Diabetes mellitus im Mittel 17 Monate und bei den Nichtdiabetikern 27 Monate betrug, schlossen Schowengerdt und Mitarbeiter (1969) auf einen akzelerierten Verlauf der Divertikulitis bei Diabetikern.

In weiteren Subgruppenanalysen deutete sich ein komplikationsreicherer Verlauf der Divertikulitis bei denjenigen Patienten an, die gleichzeitig unter

Tabelle 20.2. Prävalenz des Diabetes mellitus bei Divertikelerkrankung

Grad der Divertikelerkrankung	Prävalenz des gesicherten Diabetes mellitus[a]	Referenz
Divertikulose (n=534; Alter 65 Jahre)	11%	Schowengerdt et al. 1969
Divertikulitis (n=206; Alter 70 Jahre)	23%	
Divertikulose (n=389)		
Alter 55–64 Jahre	–	Gennaro u. Rosemond 1974
Divertikulitis (n=111)	15%	

[a] inkl. Glukoseintoleranz.

einem Diabetes mellitus litten. So wurde der Diabetes mellitus mit einem erhöhten Risiko einer massiven Blutung, von Fistelbildungen und der Mortalität bei Divertikulose in Verbindung gebracht. Die aus der Publikation entnommenen Originaldaten machen schon aufgrund der kleinen Fallzahlen die Fragwürdigkeit dieser Schlussfolgerungen deutlich (Tabelle 20.3).

Auf keinen Fall kann aus diesen Assoziationen auf einen Kausalzusammenhang zwischen der diabetischen Stoffwechsellage und dem Verlauf der Divertikelerkrankung und der Häufigkeit der Komplikationen geschlossen werden; die Schwere der Erkrankung und ihrer Komplikationen wird zur Entgleisung des Glukosestoffwechsels geführt oder dazu beigetragen haben.

Der Initiator der These vom Diabetes mellitus als Risikofaktor für die Prognose der Divertikulitis zog allerdings aus dieser Studie ganz andere Schlussfolgerungen und ergänzte seine rezente (unpublizierte) klinische Erfahrung, demzufolge – in Ergänzung der Arbeit von Schowengerdt et al. (1969) – auch die Komplikationen der Entzündungen und der Perforationen bei Diabetikern gehäuft aufträten. Er empfahl bei jedem Patienten mit einer komplizierten Divertikulitis einen Glukosetoleranztest zum Nachweis eines Diabetes durchzuführen, um ohne Verzögerung eine entsprechende Therapie der Stoffwechselstörung einleiten zu können (Altemeier 1969).

Über lange Zeit hat sich die Vorstellung von einem Zusammenhang zwischen Diabetes mellitus und Divertikelerkrankung gehalten, obwohl in der von dem Begründer dieser These selbst durchgeführten Untersuchung – wie fragwürdig ihre Methodik auch immer gewesen sein mag – keinerlei Beweis dafür geführt

Tabelle 20.3. Inzidenz von Komplikationen bei 206 Fällen von Divertikulitis. Absolutzahlen (Prozentsätze in Klammern). (Nach Schowengerdt et al. 1969)

Komplikation	Diabetische Patienten[a] n=47	Nichtdiabetische Patienten n=159	Total n=206
Abszessformation	13 (28%)	48 (30%)	61 (30%)
Freie Perforation	3 (6%)	11 (7%)	14 (7%)
Massive Blutung	4 (9%)	6 (4%)	8 (4%)
Fistelbildung	4 (9%)	4 (3%)	8 (4%)
Insgesamt	24 (51%)	69 (43%)	93 (45%)
Mortalität, gesamt	9 (19%)	17 (11%)	26 (13%)
operativ	2 (4%)	11 (7%)	13 (6%)
nichtoperativ	7 (14%)	6 (4%)	13 (6%)

[a] inkl. Glukoseintoleranz.

werden konnte. Auch in umfangreichen deskriptiven Studien zum Verlauf der Divertikulitis finden sich keine Hinweise darauf, dass bei Patienten mit Diabetes gehäuft ein prognostisch ungünstiger Verlauf beobachtet wird (Boles u. Jordan 1958; Bolt u. Hughes 1966; Deucher et al. 1974) – wie dies z.B. bei immunsupprimierten Patienten durchaus berichtet wird (Stollmann et al. 1999). Im Jahre 2001 ergibt sich bei systematischer Erfassung der Literatur über die Register der »Cochrane Collaboration« und von »Medline« kein Anhalt für eine Untersuchung, mit der eine Besonderheit des Verlaufs der Divertikelerkrankung bei Patienten mit Diabetes mellitus gestützt werden könnte.

Bleibt möglicherweise die überkommene allgemeine Befürchtung, bei Patienten mit Diabetes mellitus würden Infektionen aller Art – abhängig von der Stoffwechsellage – eine ungünstigere Prognose und Operationen aller Art wegen Infektabwehrschwächen, Wundheilungsstörungen u.a.m. eine höhere Komplikationsrate haben. So wurde während des Rundtischgesprächs des Aachener Symposiums 1973 noch angemerkt, dass Diabetiker als »Patienten mit erhöhter Entzündungsbereitschaft ... durch akutes Aufflackern der latenten Entzündung mit Ausbildung fulminanter Komplikationen erheblich gefährdet sind«(Schreiber 1974).

Diese in früheren Jahrzehnten sicher begründeten Befürchtungen sind angesichts der heute allgemein verfügbaren Standards in der Chirurgie, der Anästhesie und auch in der Diabetologie nicht mehr gerechtfertigt (Berger 2000). So formulierte man im Joslin-Lehrbuch kürzlich (Palmisano 1994):

> «*The time-worn aphorism that postoperative morbidity is higher in persons with diabetes is not supported by clinical studies. When persons with diabetes who are undergoing major vascular and abdominal procedures are carefully matched with their nondiabetic counterparts for age, sex, weight, type of surgery, and presence of coexisting organic disease, no difference is found in the incidence of postoperative cardiopulmonary, vascular, or infectious wound-complications.*«

Faserarme Ernährung als eine gemeinsame Ursache für die Divertikelerkrankung und den Diabetes mellitus?

Möglicherweise hat sich aber auch die These von dem Zusammenhang zwischen Divertikelerkrankung und Diabetes deswegen so hartnäckig gehalten, weil über eine an Faserstoffen arme Ernährung eine gemeinsame Ätiologie für beide Erkrankungen postuliert wird. Auch diese These hat eine jahrzehntelange Geschichte, sie wurde durch Cleave und Campbell (1966) als »Saccharine Disease« zusammengefasst und popularisiert. In jüngerer Zeit ist sie insbesondere durch Burkitt (1980) eindrucksvoll propagiert worden. Dabei wurde immer wieder auf die zeitlichen oder auch geographischen Assoziationen zwischen unterschiedlichen Lebens- und Ernährungsweisen und dem Auftreten von Erkrankungen aufmerksam gemacht. Diabetes und die Divertikelkrankheit, aber auch die koronare Herzkrankheit, das Kolonkarzinom und vieles andere mehr wurden als *westliche Zivilisationskrankheiten* zusammengefasst und ursächlich auf den Rückgang des Faseranteils in der Ernährung (und der körperlichen Aktivität) und damit auf die Positivierung der Energiebilanz, die Verlängerung der Stuhlpassage und die Verringerung des Stuhlvolumens zurückgeführt.

Burkitt hat diese These auf sehr eindrucksvolle Weise propagiert und popularisiert; er stellte einen direkten Zusammenhang zwischen dem Faseranteil in der Ernährung, der intestinalen Transitzeit und dem Stuhlgewicht her (Burkitt 1980) und sah darin die Ursache für Obstipation und Divertikelerkrankung als Volkskrankheiten unserer westeuropäischen Bevölkerungen. Die These beruht auf epidemiologischen Befunden und pathophysiologischen Überlegungen und hat zur Formulierung von Behandlungsvorschlägen geführt (Painter 1985).

Diese Vorstellungen haben Eingang in die Text- und Lehrbücher und in die Empfehlungen der Fachgesellschaften der Gegenwart gefunden: Allgemein wird die Steigerung des Fasergehalts der Ernährung als Prävention und Therapie der Divertikelerkrankung empfohlen.

Das derzeit geltende »Position Statement« der American Dietetic Association (1997) empfiehlt eine faserreiche Ernährung zur Vorbeugung und Therapie der Divertikelerkrankung, ebenso wie das Practice Parameters Committee of the American College of Gastroenterology (Stollmann et al. 1999). Die »evidence« für diese Empfehlung ist aber kaum ausreichend. So wird die »seit Tausenden von Jahren« bekannte laxierende Wirkung der Faserstoffe ins Feld geführt (The American Dietetic Association 1997). Entsprechende Befunden aus klinischer Forschung zur Divertikelkrankheit sind dürftig.

So steigert der Zusatz von Faserstoffen ohne Zweifel das Stuhlgewicht und verkürzt die intestinale Transitzeit (Müller-Lissner 1988). Aber eine randomisiert-kontrollierte Studie über vier Monate bei 58 Patienten mit unkomplizierter Divertikelerkrankung ergab, dass eine Faseranreicherung der Ernährung zwar Stuhlgewicht und Frequenz steigerten und die Konsistenz verringerten, ansonsten aber ohne Wirkungen auf die intestinalen Symptome der Patienten war; die Autoren ziehen den Schluss:

> «... *perhaps the impression that fibre helps diverticular disease is simply a manifestation of Western civilisation's obsession with the need for regular frequent defecation*«(Ornstein et al. 1981).

Stattdessen wird auf heroische Tierversuche an 1800 Wistarratten verwiesen, bei denen in »lifespan-studies« (bis zu fast drei Jahren) mit faserreichen Diäten die Divertikelbildung reduziert werden konnte (Fischer et al. 1985). Ebenfalls unbelegt ist die Warnung vor bestimmten Anteilen in der faserreichen Ernährung (wie die Haut von Tomaten und Gurken, Schalenanteile von Nüssen, von Körnern und Getreide), da sie geradezu eine Obstruktion der Divertikel provozieren und damit zur Divertikulitis führen könnten (Stollmann et al. 1999; The American Dietetic Association 1997).

Andere Indikationen für die notorischen Empfehlungen, den Faseranteil in der Ernährung zu steigern, die auf epidemiologischen Befunden aus Kohortenstudien und pathophysiologischen Überlegungen beruhten, mussten eingeschränkt oder zurückgenommen werden, nachdem in randomisiert-kontrollierten klinischen Studien eine adäquate Evidenzbasis nicht gesichert werden konnte. So konnte die Inzidenz von kolorektalen Adenomen entgegen den Erwartungen aufgrund epidemiologischer Studien durch eine faserreiche Ernährung nicht gesenkt werden (Byers 2000). Auch für die Dogmen, dass der Diabetes mellitus durch eine faserreiche Ernährung verhindert oder nach Manifestation in seiner Stoffwechseleinstellung nachhaltig verbessert wird, liegen keine Beweise im Sinne einer Evidenzbasis vor (Berger 2000; Berger u. Venhaus 1992).

Was die unmittelbare kausale Bedeutung des Fasergehalts der Ernährung anbelangt, so sind die Befürworter dieser Hypothesen schlüssige Beweise für entsprechende direkte Kausalzusammenhänge schuldig geblieben; dies gilt insbesondere für die Divertikelerkrankung und den Diabetes und die früher postulierten Zusammenhänge zwischen diesen beiden Krankheiten. Die aufgrund von Querschnitts- oder auch Kohortenstudien dokumentierten Assoziationen mögen weniger auf Kausalzusammenhängen als vielmehr auf einer »ecological fallacy«(Spiro 1971) beruhen.

Literatur

Aldoori WH, Giovannuci EL, Rimm EB, Ascherio A, Stampfer MJ, Colditz GA, Wing AL, Trichopoulos DV, Willet WC (1995) Prospective study of physical activity and the risk of symptomatic diverticular disease in men. Gut 36: 276–282

Aldoori WH, Giovannuci EL, Rimm EB, Wing AL, Trichopoulos DV, Willet WC (1995) A prospective study of alcohol, smoking, caffeine, and the risk of symptomatic diverticular disease in men. Ann Epidem 5: 221–228

Altemeier WA (1969) Discussion remark. Arch Surg 98: 504

Becker V, Brunner HP (1974) Divertikulose, Divertikulitis. Pathogenese und Pathologische Anatomie. In: Reifferscheid M (Hrsg) Kolondivertikulitis. Aktuelle Probleme der Diagnostik und Therapie. Symposium Aachen 1973. Thieme, Stuttgart, S 24–33

Berger M (2000) Diabetes mellitus, 2. Aufl. Urban & Fischer, München Jena

Berger M, Venhaus A (1992) Dietary fibre in the prevention of diabetes mellitus. In: Schweizer TF, Edwards CA (eds) Dietary fibre – a component of food. Nutritional function in health and disease. Springer, Berlin Heidelberg New York Tokyo, pp 279–294

Boles RS, Jordan SM (1958) The clinical significance of diverticulosis. Gastroenterology 35: 579–582

Bolt DE, Hughes LE (1966) Diverticulitis: a follow-up of 100 cases. Brit Med J I: 1205–1209

Bünte H (1976) Divertikulose – Divertikulitis. Dt Ärztebl 73: 247–253

Burkitt DP (1980) Don't forget fibre in your diet, 3rd edn. Martin Dunitz, London

Burkitt DP, Clements JL, Eatin SB (1985) Prevalenve of diverticular disease, hiatus hernia, and pelvic phleboliths in black and white Americans. Lancet II: 880–881

Byers T (2000) Diet, colorectal adenomas and colorectal cancer. New Engl J Med 342: 1206–1207

Cleave TL, Campbell GD (1966) Diabetes, coronary thrombosis and the saccharine disease. John Wright, Bristol

Deucher F, Blessing H, Fartab M (1974) Die chirurgische Behandlung der Kolon-Divertikulitis. Bericht über 152 Fälle. In: Reifferscheid M (Hrsg) Kolondivertikulitis. Aktuelle Probleme der Diagnostik und Therapie. Symposium Aachen 1973. Thieme, Stuttgart, S 45–60

Fisher N, Berry CS, Fearn T, Gregory JA, FIAT, Hardy H (1985) Cereal dietary fiber consumption and diverticular disease: a lifespan study in rats. Am J Clin Nutr 42: 788–804, 1985

Füsgen I (1977) Altersabhängigkeit der Divertikulitis. Akt Geront 7: 143–146

Gennaro AR, Rosemond GP (1974) Diverticulitis of the colon. Dis Col Rect 17: 74–81

Horner JL (1958) Natural histiory of diverticulosis of the colon. Am J Dig Dis 3:343–350

Hughes LE (1969) Post mortem survey of diverticular disease of the colon. Gut 10:336–351

Müller-Lissner SA (1988) Effect of wheat bran on weight of stool and gastrointestinal transit time: a met-analysis. Brit Med J 296: 615–617

Ornstein MH, Littlewood ER, Baird IM, Fowler J, North WR, Cox AG (1981) Are fibre supplements really necessary in diverticular disease of the colon. A controlled clinical trial. Brit Med J 282:1353-1356
Painter N (1985) Diverticular disease of the colon. In: Trowell H, Burkitt DP, Heaton K (Hrsg.) Dietary fibre, fibre-depleted foods and disease. Academic Press, London, S.143-160
Painter NS, Burkitt DP (1971) Diverticular disease of the colon: a deficiency disease of Western civilization. Brit Med J I: 450-454
Palmisano JJ (1994) Surgery and diabetes. In: Kahn CR, Weir GC (Hrsg) Joslin's Diabetes mellitus. 13th ed. Lea & Febiger, Philadelphia, pp 955-961
Reichman HR, Watkins JB (1962) Diverticular disease of the colon. JAMA 182: 1023-1028
Reifferscheid M (1974) Kolondivertikulitis. Aktuelle Probleme der Diagnostik und Therapie. Symposium Aachen 1973. Thieme, Stuttgart
Richter S, v. d. Linde J, Dominok GW (1991) Die Divertikelkrankheit. Zentrbl Chir 116: 991-998
Schowengerdt CG, Hedges GR Yaw PB, Altemeier WA (1969) Diverticulosis, Diverticulitis and Diabetes. Arch Surg 98: 500-504
Schreiber HW (1974) Rundtischgespräch. In: Reifferscheid M (Hrsg) Kolondivertikulitis. Aktuelle Probleme der Diagnostik und Therapie. Symposium Aachen 1973. Thieme, Stuttgart, S 106-112
Krabanek P, McCormick J (1989) Follies and fallacies in medicine. The Tarragon press, Glasgow
Spiro HM (1977) Clinical Gastroenterology. 2nd edn. McMillan, New York
Stollman NH, Raskin JB for the Practice Parameters Committee of the American College of Gastroenterology (1999) Practice Guidelines. Diagnosis and management of diverticular disease of the colon of adults. Am J Gastroenterology 94: 3110-3121
The American Dietetic Association (1997) Position of The American Dietetic Association: Health Implications of Dietary Fibre. (Position Statement, valid until December 31, 2001) J Am Diet Ass 97: 1157-1159

21 Natürlicher Verlauf der Divertikulitis – eine Langzeitstudie

W. Hohenberger und Th. Meyer

Zusammenfassung

Etwa 10% der Patienten, die nach Ausschluss einer Perforation konservativ behandelt werden, müssen sich in den folgenden 5 Jahren zwingend einer Operation unterziehen. Die Ursache sind überwiegend bereits bei der Erstvorstellung vorhandene, aber übersehene gedeckte Perforationen, wobei mit den derzeitigen Untersuchungsmethoden, vor allem der CT-Spiraldiagnostik mit Kontrastmittelfüllung des Dickdarmes und des Dünndarmes, die Treffsicherheit bei nahezu 100% liegt. Das heißt, dass fast nie Abszesse oder gedeckte Perforationen übersehen bzw. Abszesse nahezu immer detektiert werden. Die früheren Untersuchungsmethoden mit Kolonkontrasteinlauf oder Sonographie wiesen im Vergleiche dazu eine sehr viel schlechtere Treffsicherheit zwischen 70 und allenfalls 90% auf.

Bis zu 30% der primär konservativ behandelten Patienten klagen in der Folgezeit über wiederholte Attacken oder Dauerbeschwerden. Nur etwa 5% fühlen sich durch die Schmerzen stark beeinträchtigt. Allerdings wissen wir auch aus der klinischen Erfahrung, dass sich möglicherweise unter diesen Patienten auch solche befinden, deren Beschwerdebild in Zusammenhang mit dem psychosomatischen Formenkreis zu bringen sind, sodass auch sie möglicherweise nicht von einer Resektion profitieren. Allerdings wären diese Patientengruppen durch weitere prospektive Erhebungen unter Berücksichtigung der modernen Möglichkeit des diagnostischen Algorithmus weiter zu analysieren.

Einleitung

Es kommt immer wieder einmal vor, dass wir Patienten wegen eines Magenkarzinoms, einer Lebermetastase oder einer sonstigen Erkrankung laparotomieren und als Nebenbefund eine akute phlegmonöse Sigmadivertikulitis mit walzenförmiger Verdickung des Darmes ohne Zeichen einer Perforation feststellen. Wenn man diesen entzündlichen Tumor belässt und den Patienten aus irgendeinem Grund nach Monaten reoperiert, ist man überrascht, wenn diese Entzündung vollständig verschwunden ist.

Aus solchen Erfahrungen ergibt sich die Frage, ob dieser Verlauf nicht bei jeder Sigmadivertikulitis die Regel darstellt, sofern man sicher eine Perforation ausschließen kann. Aus diesem Grund verfolgen wir seit mehr als 20 Jahren die

Patienten, die wegen einer linksseitigen Kolondivertikulitis in unserer Klinik stationär aufgenommen und konservativ behandelt werden.

Allgemeine Therapieempfehlungen der akuten nichtkomplizierten Kolondivertikulitis

In unserem Divertikulitisregister wurden alle Patienten aufgenommen, die die klinischen Zeichen einer linksseitigen Kolondivertikulitis boten.

Die Symptome, klinischen Zeichen und Laborbefunde beinhalten:
- akute linksseitige oder mediane Unterbauchschmerzen,
- akute Entzündungszeichen (Fieber, CRP-Erhöhung, Leukozytose),
- Resistenz und Druckschmerz im linksseitigen oder medianen Unterbauch.

In den früheren Jahren wurde bei diesen Patienten neben einer Abdomenübersichtsaufnahme zum Ausschluss einer freien Perforation ein Kolonkontrasteinlauf mit wässrigem Kontrastmittel durchgeführt. In späteren Jahren kam die Ultraschalluntersuchung hinzu, die jedoch nach unserer Erfahrung außer dem Abszessnachweis keinen weiteren Beitrag zur Entscheidungsfindung lieferte, da insbesondere gedeckte Perforationen ohne etablierten Abszess durch die Luftüberlagerung und Einschränkungen der Methode sonographisch nicht mit hinreichender Sicherheit ausgeschlossen werden können.

In den 80er-Jahren wurde zunehmend die Computertomographie eingesetzt, deren Treffsicherheit allerdings erst in den letzten zurückliegenden Jahren durch entscheidende technische Fortschritte auf nahezu 100% zugenommen hat. Die Computertomographie wurde häufig erst dann eingesetzt, wenn Patienten nicht adäquat schmerzfrei wurden oder erneute Beschwerden auftraten (Tabelle 21.1). Sofern mit dieser Diagnostik keine Perforation nachgewiesen werden konnte, wurden die Patienten konservativ behandelt und nicht operiert.

Konservative Therapie

Die konservative Therapie zielt vor allem auf die Bilanzierung von Flüssigkeits- und Elektrolythaushalt hin, des Weiteren erfolgt eine kurzzeitige antibiotische Therapie, in der Regel mit Cephalosporin der dritten Generation oder Gyrasehemmern in Verbindung mit Metronidazol.

Tabelle 21.1. Treffsicherheit diagnostischer Maßnahmen bei der akuten linksseitigen Kolodivertikuitis bzgl. Abszess u. Extravasat (Roberts et al. 1995; Rao et al. 1998)

	[%]
Kolonkontrasteinlauf	77
Ultraschall	90–97
Computertomographie	99

Nur für etwa 24 Stunden wird dem Patienten Nahrungskarenz auferlegt. Die orale Aufnahme von Flüssigkeit wird früher erlaubt. Nach zwei Tagen beginnt der zügige Kostaufbau.

Die überwiegende Mehrzahl der Patienten mit einer unkomplizierten Divertikulitis wird unter dieser Behandlung nach 2-3 Tagen weitgehend beschwerdefrei. Bestehen über diesen Zeitraum hinweg unverändert die eingangs genannten Symptome in Verbindung mit den entsprechenden klinischen und laborchemischen Befunden, so muss man bis zum Beweis des Gegenteils von einer gedeckten Perforation ausgehen und u.U. diagnostische Maßnahmen wiederholen.

Diese Vorgehensweise wird nicht von allen geteilt. Grundsätzlich ähnlich lauten die Empfehlungen der American Society of Colorectal Surgeons, nach denen eine konservative Therapie erfolgt, sofern Abszesse, Fisteln oder Perforationen ausgeschlossen sind (Roberts et al. 1995). Hingegen wird jedoch auch die Auffassung vertreten, dass nur der erste schwere Schub einer linksseitigen Kolondivertikulitis konservativ behandelt werden sollte, vor allem aber im jugendlichen Alter die elektive chirurgische Therapie nach Abklingen des akuten Schubes empfohlen werden sollte (Harder u. von Flüe 1998).

Epidemiologische Daten zur Therapie der akuten Dickdarmdivertikulitis

Um vor allem letztere These des eher aktiven chirurgischen Vorgehens zu hinterfragen, können neben Langzeitstudien konservativ behandelter Patienten evtl. auch epidemiologische Daten weiterhelfen.

Es sei deshalb im Folgenden ein *Rechenexempel* konstruiert:

Derzeit leben in Deutschland etwa 850.000 siebzigjährige Männer und Frauen. In der Literatur wird zur Häufigkeit von Divertikeln formuliert, dass man schätzungsweise in 40% der Menschen in dieser Altersgruppe Kolondivertikel findet. Weiterhin wird geschätzt, dass etwa 20% der Divertikelträger akute Entzündungen durchmachen, von denen wiederum etwa 20% wegen deren Schwere oder eingetretener Komplikationen operiert werden müssen. Dies würde bedeuten, dass allein im Jahrgang der 70-Jährigen in Deutschland jährlich ca. 13.000 Operationen anfallen.

Die Mitteilungen des Statistischen Bundesamtes in Wiesbaden (http://www.gbe-bund.de) berichten jedoch, dass im Jahre 1998 in Deutschland insgesamt nur 14.340 Operationen wegen einer Divertikelkrankheit durchgeführt wurden, bei allerdings ansteigender Häufigkeit. 60.800 Patienten wurden stationär wegen einer Divertikelkrankheit behandelt, sodass nur etwa 25% der an einer Divertikulitis erkrankten Patienten operiert werden. Pro Jahr starben in den zurückliegenden Jahren zwischen 623 und 729 Patienten jährlich an einer Divertikulitis, wobei man unterstellen kann, dass dies unter Zugrundelegung der Verteilung in die Schweregrade der Divertikulitis und den damit verbundenen Sterblichkeitsrisiken ganz überwiegend Patienten sind, die postoperativ verstorben sind. Eine relevante Sterblichkeit durch eine überzogene konservative Therapie lässt sich jedoch aus diesen Zahlen nicht interpretieren.

Eigenes Krankengut

In den zurückliegenden 42 Jahren hat der Anteil der Patienten mit Perforation und Fisteln von 1958 bis zuletzt 1998 kontinuierlich von früher 38% auf jetzt 67% zugenommen. Auch der Anteil der von Pathologen als unkomplizierte Divertikulitis eingestuften Fälle ohne den Nachweis von Wandabszessen oder in das Mesokolon gedeckt perforierten Divertikeln, ein Befund der dem divertikulitischen Pseudotumor mit u.U. hochgradiger Stenose entspricht, ist in dieser Zeit deutlich zurückgegangen (Tabelle 21.2).

Gleichzeitig hat aber auch der Anteil der konservativ behandelten Patienten von früher 24% auf nunmehr 51% zugenommen. Diese Entwicklung ist sicherlich auch Ausdruck der zunehmend treffsicherer gewordenen bildgebenden Diagnostik.

Wir haben erstmals 1987 die in den zurückliegenden 10 Jahren konservativ behandelten Patienten nachuntersucht. Damals waren bei einer medianen Nachbeobachtungszeit von 48 Monaten 13% der Patienten verstorben, nach unserem Wissen ohne Zusammenhang mit einer Divertikelkrankheit. 68% der Patienten gaben damals keine Beschwerden an, 23% hatten zwischenzeitlich entweder bis zu drei weitere schwere Attacken durchgemacht oder litten unter permanenten Beschwerden. Weitere 7% waren zwischenzeitlich wegen einer Divertikulitis operiert worden. In drei dieser Fälle erfolgte die Operation sehr frühzeitig bis zu 45 Tagen nach Symptombeginn. Im Nachhinein war bei diesen Patienten eine bereits bei der ersten Vorstellung vorhandene gedeckte Perforation übersehen worden. Drei weitere Patienten wurden anschließend zwischen 8 und 18 Monaten wegen rezidivierender Attacken operiert.

Die zweite Nachuntersuchung erfolgte 1992 mit einer zwischenzeitlichen medianen Nachbeobachtungszeit von 103 Monaten. Wohl aufgrund des inzwischen längeren Nachuntersuchungsintervalls hatte in dieser Gruppe die zwischenzeitliche Sterblichkeit auf 43% zugenommen (Abb. 21.1 und 21.2). Neun Patienten waren aus dieser Gruppe ebenfalls wegen persistierender Beschwerden operiert worden, hierunter einer notfallmäßig und drei wegen Abszess dringlich.

Die letzte Nachuntersuchung haben wir für alle Patienten der Jahre 1978 bis 1995 durchgeführt. Durch die Zunahme der Patienten in den letzten Jahren und

Tabelle 21.2. Wandel der Operationsindikation bei der Divertikulitis. Prä- bzw. intraoperative Befunde operierter Patienten (Chirurg. Univ.-Klinik Erlangen)

	1958–1977 [n=176]		1978–1987 [n=255]		1997–1998 [n=75]	
	n	%	n	%	n	%
Unkomplizierte Divertikulitis	37	21	23	9	10	13
Stenose, Pseudotumor	73	41	76	30	16	21
Gedeckte Perforation	40	23	89	35	31	41
davon mit Abszess	17	10	63	25	25	33
Freie Perforation	6	3	21	8	12	16
Mechanischer Ileus	5	3	7	3	2	3
Massive peranale Blutung	0	0	5	2	1	1
Fistel	15	9	34	13	3	4
Gesamt		38		61		65

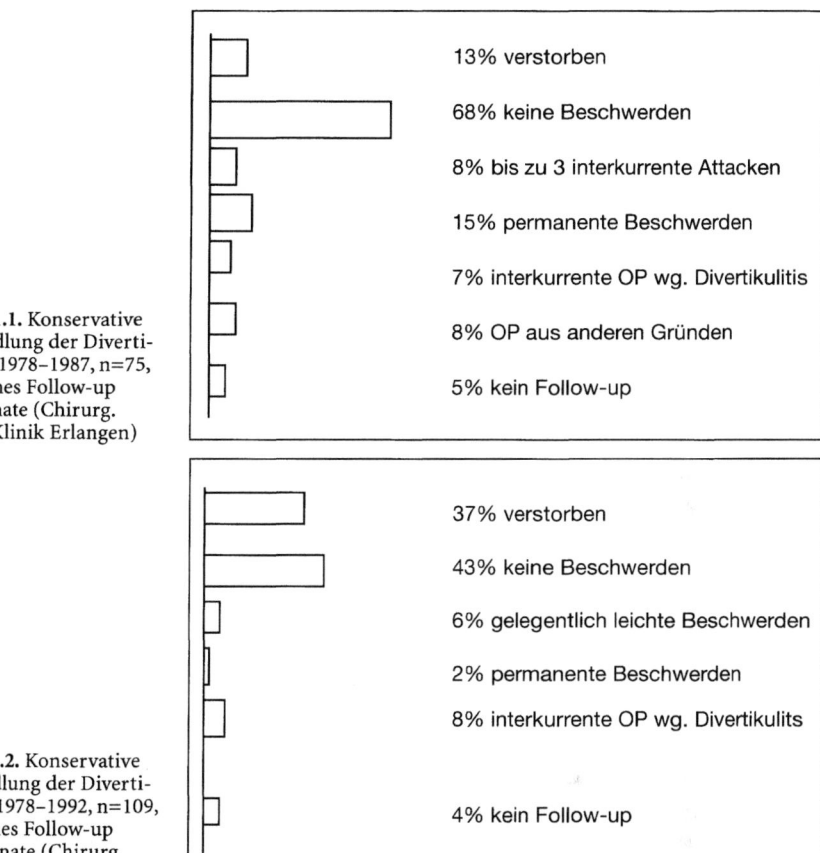

Abb. 21.1. Konservative Behandlung der Divertikulitis 1978–1987, n=75, medianes Follow-up 48 Monate (Chirurg. Univ.-Klinik Erlangen)

- 13% verstorben
- 68% keine Beschwerden
- 8% bis zu 3 interkurrente Attacken
- 15% permanente Beschwerden
- 7% interkurrente OP wg. Divertikulitis
- 8% OP aus anderen Gründen
- 5% kein Follow-up

Abb. 21.2. Konservative Behandlung der Divertikulitis 1978–1992, n=109, medianes Follow-up 103 Monate (Chirurg. Univ.-Klinik Erlangen)

- 37% verstorben
- 43% keine Beschwerden
- 6% gelegentlich leichte Beschwerden
- 2% permanente Beschwerden
- 8% interkurrente OP wg. Divertikulits
- 4% kein Follow-up

die hohe Absterberate hat sich in dieser Gruppe die mediane Nachbeobachtungszeit auf 81 Monate verkürzt. 34% dieser Patienten waren zwischenzeitlich verstorben. 44% waren völlig beschwerdefrei, 8% hatten gelegentliche oder dauernde Beschwerden und 11% waren interkurrent operiert worden.

Ohne die Analyse der Todesursachen haben wir sowohl für die von uns operierten wie auch konservativ behandelten Patienten mit einer Divertikelkrankheit Überlebenskurven aufgestellt und dabei überraschenderweise festgestellt, dass diese Patienten über der altersgleichen Bevölkerung eine erhöhte Sterblichkeit aufweisen mit 5-Jahresüberlebensraten von 66% bzw. 51%. Die Hintergründe dieser Verläufe wären noch zu hinterfragen.

Diskussion

Zu dem Verlauf konservativ behandelter Patienten mit einer akuten Attacke einer linksseitigen Kolondivertikulitis liegen weitere Mitteilungen in der Literatur vor. Hiervon seien zwei Arbeiten herausgegriffen und näher analysiert.

Bereits in den 60er-Jahren berichtete Parks (1969) aus Belfast über sein Krankengut von 297 Patienten nach einem Intervall zwischen 2 und 16 Jahren. Auch er wendete ähnliche Selektionskriterien wie wir an, allerdings natürlich mit den Untersuchungsmethoden seiner Zeit.

40% seiner Patienten blieben nach der ersten Attacke beschwerdefrei. 26% der Patienten gaben mäßige Beschwerden und 4% schwere Symptome an. 7% mussten später wegen einer Divertikulitis operiert werden, wobei zusätzlich 2% durch eine Divertikulitis zu Tode kamen. Auch in seinem Krankengut fällt eine relativ hohe Sterblichkeit aus anderer Ursache mit 27% auf.

Ein anderes Konzept verfolgte die Genfer Klinik, die ebenfalls über 410 konservativ behandelte Patienten berichtet. Allerdings wurden dort auch Patienten mit offensichtlichem Abszess oder gedeckter Perforation konservativ behandelt (n=85). 42% dieser durch perkutane Drainage und dann konservativ behandelten Patienten entwickelten sekundäre Abszesse. Die mediane Nachbeobachtungszeit betrug 60 Monate. Auch unter den übrigen Patienten, die primär keine gedeckte Perforation aufgewiesen hatten (n=325), entwickelten 14,2% sekundäre Abszesse. Insgesamt wurden 3 Patienten (3,5%) sekundär operiert. Allerdings darf man aus diesen Zahlen keine Rückschlüsse auf den Verlauf der primär dann konservativ behandelten Patienten schließen, wenn eine Perforation ausgeschlossen worden war.

Zusammenfassend kann aus unseren Daten und den Erfahrungen anderer Chirurgen abgeleitet werden, dass im Falle einer akuten Divertikulitis im ersten Schritt unter dem Hinblick auf eine eventuelle konservative Behandlung vor allem eine gedeckte Perforation ausgeschlossen werden muss. Mit den aktuellen Untersuchungsmethoden, hierbei insbesondere dem Spiral-CT mit Kontrastmittelfüllung des Dünndarmes wie auch des Dickdarmes, kann dies mit einer fast 100%igen Sicherheit festgestellt bzw. ausgeschlossen werden. Patienten ohne fassbare Perforation können konservativ behandelt werden. Nur etwa 10% dieser Patienten entwickeln statistisch gesehen in den folgenden Jahren zwingend operationspflichtige spätere Komplikationen ihrer Divertikelkrankheit des Dickdarmes. Weitere 30% werden langfristig nicht beschwerdefrei bzw. entwickeln rezidivierende Beschwerden, die überwiegend aus Schmerzen im linken Unterbauch bestehen. Bei dieser Patientengruppe muss man zwischen solchen Patienten unterscheiden, die möglicherweise ihre Beschwerden auf dem Boden einer nichtkomplizierten Divertikulitis erleiden. Häufig findet man bei der Operation solcher Patienten eine außerordentliche Wandverdickung des Colon descendens und des proximalen Colon sigmoideum ohne Perforationen.

Daneben gibt es aber auch Patienten, die trotz des Nachweises von Divertikeln, eventuell auch sogar mit Wandhypertrophie des linken Kolons selbst nach einer Operation nie beschwerdefrei werden. In diesen Fällen sind Beziehungen zu dem Formenkreis psychosomatischer Erkrankungen denkbar. Diese Patienten müssen zukünftig besser identifiziert werden, da sie in der Regel nicht von einer operativen Behandlung profitieren. Ziel zukünftiger Erhebungen ist es deshalb, bessere Kriterien zur Erfassung dieser Patienten zu evaluieren.

Literatur

Ambrosetti P, Morel PH (1998) Akute linksseitige Kolondivertikulitis: Diagnose und Operationsindikation nach erfolgreicher konservativer Therapie des ersten akuten Divertikulitisschubes. Zentralbl Chir 123:1382–1385

Harder F, von Flüe M (1998) Kolon – Divertikulose und Divertikulitis. In: Siewert JR (Hrsg) Chirurgie, 6. Aufl.. Springer, Berlin Heidelberg New York Tokyo, S 623–665

Parks TG (1969) Natural history of diverticular disease of the colon. A review of 521 cases. Br J Med 4:639

Rao PM, Rhea JT, Novelline RA, Dobbins JM, Lawrason JN, Sacknoff R, Stuk JL (1998) Helical CT with only colonic contrast material for diagnosing diverticulitis: prospective evaluation of 150 patients. AJR Am J Roentgenol 70(6):1445–1449

Roberts P, Abel M, Rosen L et al. (1995) Practice parameters for sigmoid diverticulitis – supporting documentation. Dis Colon Rectum 38:126–132

22 Verlauf der operativ und konservativ behandelten Sigmadivertikulitis

E.C. JEHLE

Zusammenfassung

In einer retrospektiven Studie untersuchten wir den Verlauf von 364 konservativ oder operativ behandelter Patienten mit Sigmadivertikulitis. Die Diagnostik und Behandlung der in der Medizinischen Klinik aufgenommenen Patienten unterschied sich signifikant von denen der Chirurgischen Klinik bezüglich Häufigkeit und Zeitpunkt der Koloskopie und des Kolonkontrasteinlaufs sowie der Häufigkeit der Indikationsstellung zur Operation. Die elektiv oder verzögert operierten Patienten wiesen eine sehr geringe Morbidität und Letalität auf. Auch bei den notfallmäßig mit einer Diskontinuitätsresektion nach Hartmann versorgten Patienten war die primäre Letalität mit 7% nicht hoch; die Gesamtletalität dieser Patienten wurde jedoch durch die Komplikationen bei der Reanastomosierung auf 14% verdoppelt. Von den konservativ behandelten Patienten erfuhren während einer mittleren Nachbeobachtungszeit von 7,5 Jahren 40% ein symptomatisches Rezidiv, 9% musste erneut hospitalisiert werden, 8% wurden operiert.

Einleitung

Zur Epidemiologie der Divertikulose gibt es verlässliche Daten, unter anderem aus Sektionsstatistiken: Die Prävalenz in Industriestaaten wird mit 50% der Bevölkerung im Alter von 60 Jahren angegeben (Parks 1968; Painter u. Burkitt 1975). Hingegen gibt es wenige epidemiologische Daten zur Sigmadivertikulitis: es wird geschätzt, dass jeder 10. Divertikelträger Symptome entwickelt (Parks 1982).

Für die Diagnostik und Therapie der Sigmadivertikulitis gab und gibt es keine verbindlichen Standards; insbesondere unterscheiden sich das diagnostische und therapeutische Vorgehen in internistischen und chirurgischen Kliniken.

Als Ausgangspunkt für eine standardisierte Behandlung der Patienten unter prospektiver Dokumentation untersuchten wir deshalb in einer retrospektiven Analyse den präklinischen, klinischen und postklinischen Verlauf der Patienten des Universitätsklinikums Tübingen mit der Diagnose Sigmadivertikulitis.

Methoden

In einer retrospektiven Untersuchung analysierten wir die Krankenakten aller konsekutiver Patienten, die in den Jahren 1985 bis 1991 im Universitätsklinikum Tübingen in der Chirurgischen und der Medizinischen Klinik stationär mit der Diagnose »Divertikulitis« behandelt worden waren. Da das Universitätsklinikum Tübingen in Doppelfunktion auch Kreiskrankenhaus (und einziges Akutkrankenhaus) des Landkreises Tübingen ist, hatten wir auch die Möglichkeit, epidemiologische Daten zu erheben. Insgesamt wurden 364 Krankenakten, davon 131 aus der Medizinischen Klinik (Med. Kl.), 233 aus der Chirurgischen Klinik (Chir. Kl.) ausgewertet. Diejenigen Patienten, die nicht operiert wurden, und deren Hausärzte wurden mittels Fragebogen über den weiteren Verlauf der Erkrankung nach Entlassung befragt; 186 Fragebögen konnten ausgewertet werden. Der Follow-up betrug median 89 Monate (Range 58–127 Monate).

Ergebnisse

Epidemiologie

Die berechnete Inzidenz der Divertikulitis im Kreis Tübingen war 25,1/100.000 Einwohner/Jahr.

Vorgeschichte

Bei 50% der in der Med. Kl. behandelten Patienten war eine Divertikulose zuvor schon bekannt, bei den Patienten der Chir. Kl. in 28%. Bei 37% der Patienten der Med. Kl. war es die erste symptomatische Episode, dagegen bei 71% der Patienten der Chir. Kl. ($p<0,01$).

Diagnostik

Das diagnostische Vorgehen in der Med. Kl. und Chir. Kl. unterschied sich: Während in der Med. Kl. bei 50% der Patienten ein Gastrografin-Einlauf durchgeführt wurde (keiner davon am Aufnahmetag), wurde dieser bei allen Patienten der Chir. Kl. ausgeführt (82% davon sofort am Aufnahmetag; $p<0,001$). Eine Koloskopie wurde bei 68% der Patienten der Med. Kl. durchgeführt (nach median 3 Tagen), dagegen nur bei 32% der Patienten der Chir. Kl. (nach median 6 Tagen; $p<0,001$). Computertomographien wurden damals (in den Anfangszeiten der CT-Technologie) lediglich bei 16% der Patienten (kein Unterschied zwischen Med. Kl. und Chir. Kl.) durchgeführt.

Die Anzahl der Patienten mit einer Leukozytose vom mehr als 10.000/µl betrug in der Med. Kl. 37%, in der Chir. Kl. 77% ($p<0,01$).

Operationsindikation

Von den in der Med. Kl. aufgenommenen Patienten wurden 19% zur Operation in die Chir. Kl. verlegt; von den primär in der Chir. Kl. aufgenommenen Patienten wurden 41% operiert ($p<0,01$). Insgesamt wurde 111 Patienten (30,5%) operiert. Davon wurden 56 Patienten notfallmäßig, 49 Patienten verzögert und 6 Patienten elektiv operiert.

Operationsergebnisse

Bei allen elektiv Operierten wurde eine primäre Anastomose durchgeführt; kein Patient verstarb im postoperativen Verlauf.

Von 1985 bis 1988 wurden noch wenige Patienten mit einem dreizeitigen operativen Vorgehen (1. Stomaanlage, 2. Resektion, 3. Stomarückverlagerung) behandelt, ab 1989 wurden alle notfallmäßig oder verzögert operierten Patienten entweder mit einem zweizeitigen Verfahren (1. Diskontinuitätsresektion nach Hartmann [HP], 2. Reanastomosierung) oder einzeitigem Verfahren (Resektion und primäre Anastomose [PA]) behandelt.

Von den 56 notfallmäßig operierten Patienten wurde bei 23 eine PA durchgeführt. Vier Patienten entwickelten postoperative Komplikationen, die alle konservativ beherrschbar waren.

Von den 23 Patienten, bei denen notfallmäßig eine HP durchgeführt wurde, entwickelten 12 Patienten postoperative Komplikationen; 4 Patienten mussten deshalb revidiert werden, bei 3 Patienten war eine zweite Revisionsoperation nötig, 2 Patienten davon verstarben im weiteren Verlauf.

Bei den Patienten mit verzögerter Operation erhielten 33 eine primäre Anastomose, 4 Patienten entwickelten postoperative Komplikationen, ein Patienten musste reoperiert werden und verstarb im postoperativen Verlauf. Vier der verzögert operierten Patienten erhielten eine HP ohne postoperative Komplikationen.

Von den insgesamt 27 Patienten, die notfallmäßig oder verzögert eine HP erhielten, wurde bei 18 Patienten (66%) eine spätere Reanastomosierung durchgeführt. Im postoperativen Verlauf nach Reanastomosierung waren auf Grund von Komplikationen 4 Reoperationen und 2 Re-Reoperationen nötig, 2 Patienten verstarben.

Die Letalität der resezierenden Operationen war 4,5%, die gesamte operative Letalität inklusive Reanastomosierung betrug 6,3%. Für die Patienten mit HP betrug die Letalität der Resektions-OP 7%, die Gesamtletalität inklusive Reanastomosierungsoperation 14%.

Rezidivhäufigkeit bei den konservativ behandelten Patienten

Von den 186 konservativ behandelten Patienten, die mittels standardisiertem Interview befragt werden konnten, hatten 84 (40%) ein symptomatisches Rezidiv, 17 Patienten (9% der konservativ behandelten und 23% der erneut symptomatischen Patienten) wurden erneut wegen Divertikulitissymptomatik hospitalisiert, 15 Patienten (19% der erneut symptomatischen und 82% der erneut hospitalisierten Patienten) mussten im weiteren Verlauf operiert werden.

Todesfälle bei den konservativ behandelten Patienten

Zwei der konservativ behandelten Patienten starben während des Follow-up: ein Patient wegen einer Divertikelblutung, einer wegen eines primär nicht diagnostizierten Sigmakarzinoms.

Diskussion

Die von uns berechnete Inzidenz der Sigmadivertikulitis im Kreis Tübingen war mit 25,1/100.000 E./Jahr deutlich höher als die für Schottland (12,9/100.000/Jahr; Kyle et al. 1967) und Genf (7/100.000/Jahr; Ambrosetti et al. 1992) angegebene. Grund dafür mag sein, dass in unserer Studie der »Import« von Divertikulitispatienten aus benachbarten Kreisen den »Export« solcher Patienten in die umliegenden Kreiskrankenhäuser überstieg und dass somit die Inzidenz überschätzt wird. Die Inzidenz in Genf wird durch die Vielzahl privater Kliniken dort sicher unterschätzt.

Das diagnostische Vorgehen in der Med. Kl. und der Chir. Kl. unterschied sich deutlich: Während in der Med. Kl. bei einem Großteil der Patienten und zu einem sehr frühen Zeitpunkt eine Koloskopie durchgeführt wurde, war die bevorzugte diagnostische Maßnahme in der Chir. Kl. ein Kolonkontrasteinlauf mit einem wasserlöslichen Kontrastmittel. Der Untersuchungszeitraum unserer Studie überschnitt sich mit den Anfängen der CT-Diagnostik, sodass nur ein Minderzahl der Patienten eine CT-Untersuchung erhielt. Heutzutage ist die Standarddiagnostik ein Spiral-CT mit oraler und rektaler Kontrastierung.

Insgesamt wurden nur 29% der Patienten operativ behandelt. Dies entspricht ungefähr den Zahlen in der Literatur, dass nämlich 2/3 der Patienten konservativ behandelt werden können (Parks 1970, Ambrosetti et al. 1994, Elliott et al. 1997). Auffällig ist, dass der Anteil der operierten Patienten aus der Med. Kl. signifikant niedriger war als der aus der Chir. Kl. Der wahrscheinliche Grund dafür ist, dass die in der Chir. Kl. aufgenommenen Patienten primär ein schwereres Krankheitsbild aufwiesen. Dies wird durch die signifikant ausgeprägtere Leukozytose der chirurgischen Patienten belegt.

Während in den Jahren 1985 bis 1989 bei wenigen Patienten noch dreizeitige Operationsverfahren Anwendung fanden, wurden seit 1989 nur noch die Resektion mit primärer Anastomosierung oder die Diskontinuitätsresektion nach Hartmann durchgeführt. Die Entscheidung über die Art der Operation wurde jeweils intraoperativ vom Operateur nach den individuellen Gegebenheiten getroffen. Die Patienten mit ausgeprägtem intraoperativen Befund (Peritonitis) wurden bevorzugt mit einer Hartmann-Operation versorgt. Insoweit sind die jeweiligen Operationsergebnisse und -komplikationen nicht miteinander zu vergleichen.

Die elektiv und mit primärer Anastomose operierten Patienten wiesen – übereinstimmend mit der Literatur – keine OP-Letalität auf (Church 1991; Ambrosetti et al. 1992; Hansen et al. 1996).

Die postoperativen Komplikationen und die Letalität bei den notfallmäßig nach Hartmann Operierten liegt mit 7% in der Größenordnung der in der Literatur angegebenen Zahlen (Dinstl et al. 1989). Lediglich bei einem Drittel unserer Patienten wurde eine Reanastomosierung durchgeführt. Auch dies entspricht den Literaturangaben, dass bei 15–30% der Patienten, die die Diskontinuitätsresektion überlebt hatten, gar kein Reanastomosierungsversuch durchgeführt wird (Belmonte et al. 1996; Elliott et al. 1997). Auch die Reanastomosierungsoperation bot bei unseren Patienten eine erstaunlich hohe Rate an Komplikationen, sodass sich die Gesamtletalität der beiden Operationen – analog zu anderen Studien (Dinstl et al. 1989) – auf 14% summierte. Man sollte deshalb bei allen zukünftigen Studien, die die Ergebnisse einer primären Anastomosierung mit denen einer Diskontinuitätsoperation vergleichen, immer die Komplikationen und die Letalität der Reanastomosierung mit einbeziehen.

Die nichtoperierten Patienten haben in unserer Studie, genauso wie in anderen Untersuchungen (Tabelle 22.1), ein erhebliches Risiko eines Rezidivs. Von den erneut symptomatischen Patienten mussten über ein Fünftel erneut hospitalisiert und davon fast alle operiert werden.

Tabelle 22.1. Rezidivrate der symptomatischen Sigmadivertikulitis bei konservativ behandelten Patienten

	n	Follow-up [Jahre]	Rezidiv [%]
Parks 1970	78/297	5	26
		Rerezidiv	23
Ambrosetti et al. 1992	25/107	2	23
Farmakis et al. 1994	37/43	5	86
Elliott et al. 1997	56/186	5	30
Tübingen 2001	76/186	7,5	40

Zwei der konservativ behandelten Patienten starben während der Follow-up-Zeit: ein Patient wegen einer Divertikelblutung, ein anderer Patient, der nicht koloskopiert worden war, an einem erst im Spätstadium diagnostizierten Sigmakarzinom.

Dies belegt die Forderung, zumindest alle Patienten, bei denen im Kolonkontrasteinlauf oder in der Computertomographie eine Stenose nachgewiesen wurde, zu koloskopieren.

Literatur

Ambrosetti P, Robert J, Witzig JA, Mirecu D, de Gautard R, Borst F, Meyer P, Rohner A (1992) Prognostic factors from computed tomography in acute left colonic diverticulitis. Br J Surg 79:117–119

Ambrosetti P, Robert JH, Witzig JA, Mirescu D, Mathey P, Borst F, Rohner A (1994) Acute left colonic diverticulitis: A prospective analysis of 226 consecutive cases. Surgery 115:546–550

Belmonte C, Klas JV, Perez JJ, Wong WD, Rotheberger DA, Goldberg SM, Madoff RD (1996) The Hartmann procedure. First choice or last resort in diverticular disease? Arch Surg 131:612–617

Church JM (1991) Surgical treatment of sigmoid diverticulitis. Schweiz Med Wochenschr 121:744–748

Dinstl K, Krimanek S, Armbruster C, Tuchmann A (1989) Zur Indikation einer primären Anastomose nach Resektion wegen akuter Dickdarmdivertikulitis. Zentralbl Chir 114:836–839

Elliott TB, Yego S, Irvin TT (1997) Five-year audit of the acute complications of diverticular disease. Br J Surg 84:535–539

Farmakis N, Tudor RG, Keighley MRB (1994) The 5-year natural history of complicated diverticular disease. Br J Surg 81:733–735

Hansen O, Zarras K, Graupe F, Dellana M, Stock W (1996) Die chirurgische Behandlung der Dickdarmdivertikulitis – Ein Plädoyer für die frühe elektive Resektion. Zentralbl Chir 121:190–200

Kyle J, Adesola AO, Tinckler LF (1967) Incidence of diverticulitis. J Gastroenterol 2:77–80

Painter NS, Burkitt DP (1975) Diverticular disease of the colon: A 20th century problem. Clin Gastroenterol 4:3–12

Parks TG (1968) Post-mortem studies on the colon with special reference to diverticular disease. Proc R Soc Med 61:932–934

Parks TG (1970) The outcome in 455 patients admitted for treatment of diverticular disease of the colon. Br J Surg 57:775–778

Parks TG (1982) The clinical significance of diverticular disease of the colon. Practitioner 226:543–554

23 Zusammenfassung Klinik und Komplikationen II

R. Kasperk

Die Divertikelblutung kann insofern als selbstlimitierende Komplikation (Katsoulis, Kiel) angesehen werden, als es in ca. 80% der Fälle zum spontanen Sistieren der Blutung kommt. Es ist zu betonen, dass eine Divertikelblutung nie auf dem Boden einer Divertikulitis, sondern im Rahmen der Divertikulose auftritt. Es handelt sich immer um eine arterielle Blutung. Die Häufigkeit der Divertikelblutung bei Patienten mit Divertikulose liegt zwischen 3 und 15%, das Alter der Patienten meist über 70 Jahre. Je zur Hälfte finden sich Divertikelblutungen im rechten und linken Hemikolon. Eine Transfusionsbedürftigkeit besteht bei 75% der Patienten. Der Anteil der Divertikelblutungen an der unteren gastrointestinalen Blutung liegt zwischen 2 und 55%. Diagnostisch steht die Endoskopie an erster Stelle. Bei nicht klarer Aussage kommen evtl. Angiographie und Szintigraphie zum Einsatz. Ein spezielles Problem nach spontanem Sistieren der Divertikelblutung ist die Rate an Rezidivblutungen von ca. 25%. Endoskopische Therapieoptionen bestehen in thermischen Verfahren, Injektionen von z. B. Fibrinkleber o. Ä. und der Applikation von Klipps. Die Kriterien für ein sofortiges chirurgisches Vorgehen sind der hypovolämische Schock, Transfusion von 6 oder mehr Erythrozytenkonzentraten und Fortbestehen der Blutung sowie bei persistierender Blutung trotz endoskopischer Intervention.

Die interventionelle Therapie bei einem divertikulitischem Abszess (Bertram, Aachen) hat zum Ziel die Vermeidung einer Notfalloperation, die Beschränkung auf ein möglichst geringes Resektionsausmaß und die Vermeidung mehrzeitiger chirurgischer Therapieverfahren. Für die interventionelle Therapie eignen sich vor allem die Stadien I und II nach Hinchey. Voraussetzung sind solitäre, nichtseptierte Abszesse mit einem sicheren Zugangsweg. Der Spülkatheter kann sonographisch oder CT-gesteuert eingebracht werden. Er sollte ca. 7–10 Tage belassen werden. Erfolgskriterien sind eine rückläufige Leukozytose, Temperaturabfall und Besserung der klinischen Symptomatik.

Die Vielzahl möglicher klinischer Erscheinungsformen der Divertikelerkrankung berechtigt zur Formulierung, dass die Kolondivertikulitis ein Chamäleon im klinischen Erscheinungsbild darstellt (Mansfeld, Hamburg). Die Symptomvielfalt beinhaltet unter anderem auch urologische Symptome, Obstipation oder Diarrhoe und Inappetenz. Der divertikulitische Schmerz kann durchaus bei elongiertem Sigma oder rechtsseitiger Divertikulitis auch im Bereich des rechten Abdomens auftreten. Die rechtsseitige Divertikulitis ist differenzialdiagnostisch besonders schwierig zu ermitteln, sodass nur ca. 10% dieser Fälle präoperativ richtig eingeordnet werden.

Zu den Besonderheiten der Divertikulitis beim Diabetiker (Berger, Düsseldorf), gehört entgegen der landläufigen Meinung nicht, dass die Divertikulitis bei diesen Patienten gefährlichere Verläufe zeigt. Die Prävalenz der Divertikelkrankheit liegt bei Diabetikern in der gleichen Höhe wie bei Nichtdiabetikern, allerdings besteht bei Diabetikern im Rahmen einer Entzündung natürlich eine verminderte Glukosetoleranz, die berücksichtigt werden muss. Auch ist darauf hinzuweisen, dass die septischen Verläufe bei Diabetikern mit schlechter Einstellung fudroyanter sind, wobei diese Situation bei der allgemein guten klinischen Versorgung z. B. in Deutschland hier selten zu beobachten ist.

Im Rahmen einer Langzeitstudie zum natürlichen Verlauf der Divertikulitis (Hohenberger, Erlangen) fand sich in Erlangen, dass in den vergangenen 40 Jahren die Divertikulitis zunehmend konservativ behandelt wurde. 44% der konservativ behandelten Patienten waren beschwerdefrei, 7% mussten wegen einer Divertikulitis später operiert werden. Die Mehrzahl der Patienten, die notfallmäßig operiert wurden, befand sich erstmalig wegen der Divertikulitis in stationärer Behandlung. Die Langzeitbeobachtung zeigte, dass nicht jeder Patient unbedingt nach dem ersten Schub oder nur aufgrund seines jungen Alters operiert werden soll.

Unterschiede im Verlauf nach operativ bzw. konservativ behandelter Sigmadivertikulitis (Jehle, Tübingen) ergeben sich vorzugsweise aus den Unterschieden des Patientenkollektivs, das durch Internisten bzw. Chirurgen behandelt wird. Es existieren unterschiedliche Konzepte zwischen medizinischen und chirurgischen Kliniken, wobei schwere Fälle meistens in die Chirurgie eingewiesen werden. Grundsätzlich erscheint eine konservative Behandlung bei 2/3 der Patienten möglich. Allerdings haben nichtoperierte Patienten zum einen ein Rezidivrisiko und zum anderen das Risiko einer Divertikelblutung. Notfalloperationen haben ein hohes Risiko, wobei speziell nach Hartmann-Operationen recht häufig keine Reanastomosierung stattfindet; im Gegensatz dazu haben Elektivoperationen ein äußerst geringes Risiko.

IIIa Diagnostik I

24 Stellenwert der Sonographie in der Diagnostik der Kolondivertikulitis

S. Truong, S. Müller, P. Bertram und V. Schumpelick

Zusammenfassung

Anhand einer retrospektiven Untersuchung des eigenen Krankengutes sowie der Durchsicht von prospektiven Studien der letzten 12 Jahre wird im folgenden Beitrag der Stellenwert der Sonographie in der Diagnostik der Kolondivertikulitis untersucht. Während bei der retrospektiven Untersuchung die Sonographie lediglich eine Sensitivität von 78,7% ergab, zeigten die prospektiven Studien in den letzten 12 Jahren eine wesentlich bessere Sensitivität (zwischen 84 und 98%) und Spezifität (zwischen 80 und 98%). Die Ursache der relativ niedrigeren Sensitivität des Verfahrens im eigenen Krankengut ist in 85% der Fälle technisch bedingt (ausgeprägter Meteorismus bei Darmatonie, Adipositas, Lokalisation des entzündlichen Befundes im kleinen Becken, sowie Perforation einzelner Divertikel). In 15% der Fälle liegen die Ursachen der falsch-negativen Diagnose in der Fehlinterpretation von pathologischen Kokarden (problematische Differentialdiagnose zwischen entzündlichem Darmerkrankungen, perforiertem Kolonkarzinom und ischämischer Kolitis). Weiterhin vermag die perkutane Sonographie nicht eine Fistelung darzustellen (enteroenterale, enterovesikale Fistel). Extraluminale Veränderungen, wie entzündliches Fettgewebe und ödematöse Veränderungen im Mesokolon, sind nicht sicher darzustellen. Außerdem ist das Verfahren vom Untersucher abhängig. Trotz dieser genannten Probleme eignet sich die Sonographie jedoch gut als Screeningmethode. Sie ist geeignet zur Verlaufskontrolle bei Divertikulitiden und zur Beurteilung des gesamten Abdomens. Des Weiteren ist die Sonographie aufgrund von geringen Kosten, fehlender Strahlenbelastung und Kontrastmitteleinsatz sowie jederzeitiger Verfügbarkeit eine wertvolle Methode in der Diagnostik von Kolondivertikulitiden.

Einleitung

Die Divertikelkrankheit des Kolons ist eine häufige Darmerkrankung in den westlichen Industrieländern. Die Kolondivertikulose kommt bei ca. 5% der gesamten Bevölkerung vor. 2/3 der 70-Jährigen haben eine Divertikulose. Bei 10-35% dieser Divertikelträger entwickelt sich eine Divertikulitis (Chappuis u. Cohn 1988).

In der Diagnostik einer Kolondivertikulitis sind die klinischen und laborchemischen Befunde, wie Druckschmerzhaftigkeit im Bereich des linken Unterbauches, Abwehrspannung, Fieber, Leukozytose usw., unspezifisch. Nur 25% der Patienten haben Fieber und eine Leukozytose besteht nur bei 36% der Patienten. Als bildgebende Verfahren kommen der KKE mit wasserlöslichem Kontrastmittel oder Barium, die Sonographie, die Computertomographie, die Kernspintomographie und die Endoskopie mit Biopsie zur Anwendung. In unserer Klinik wurde seit 1986 die Sonographie routinemäßig zur Diagnostik von Patienten mit abdominellen Beschwerden eingesetzt. In einer retrospektiven Studie soll die Wertigkeit dieses Verfahrens in der Diagnostik der Kolondivertikulitis dargelegt werden.

Patienten und Methode

Im Zeitraum von 1986–2000 wurden die Krankenakten von 316 Patienten, die wegen einer Kolondivertikulitis operiert wurden, retrospektiv ausgewertet. Bei allen 316 Patienten wurde die Kolondivertikulitis intraoperativ und pathohistologisch gesichert. Alle Patienten wurden präoperativ sonographisch untersucht. Das Ergebnis der sonographischen Befunde wurde mit den intraoperativ gesicherten Befunden verglichen.

Technik der sonographischen Untersuchung

Die sonographische Untersuchung erfolgte mittels 3,5- bis 7,5-MHz-Schallkopf. Alle Patienten wurden ohne besondere Vorbereitung möglichst vor Entleerung der Harnblase sonographiert. Die sonographische Untersuchung erfolgte zunächst routinemäßig in allen vier Quadranten des Abdomens und zuletzt mit Punctum maximum im Bereich der Schmerzstelle mit graduierter Kompressionstechnik. Durch die dosierte Kompression kann der Abstand zwischen Bauchwand und Intestinum verkürzt werden, wodurch pathologische Veränderungen leichter dargestellt werden können. Bei der histologischen Untersuchung wurden außer morphologischen Veränderungen der Darmwand auch weitere pathologische Befunde wie Ileus, Abszessbildung, Tumoren usw. erfasst.

Sonographische Kriterien für eine akute Kolondivertikulitis

Bei einer akuten Kolondivertikulitis können neben einer intramuralen Veränderung auch perikolische Befunde sonographisch dargestellt werden. Bei der intramuralen Veränderung wird eine Darmwandverdickung mit Darmlumeneinengung und so genanntem »Dome-Sign-Phänomen« festgestellt (Abb. 24.1, 24.2 und 24.3).
  Als diagnostische Kriterien für eine komplizierte Kolondivertikulitis gelten folgende sonographische Zeichen:
– pathologische Kokarden mit Wandinfiltration und evtl. entzündlichem Fettgewebe (echogene, nichtkompressive Masse);
– perikolische Abszesse erscheinen als extraintestinale echofreie bis echoarme

24 Stellenwert der Sonographie in der Diagnostik der Kolondivertikulitis

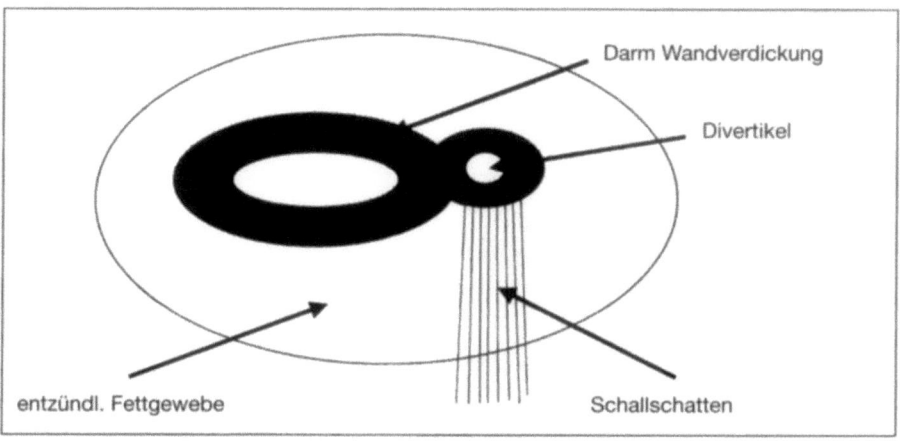

Abb. 24.1. Schematischer Befund einer Divertikulitis mit so genanntem »Dome-Sign-Phänomen«

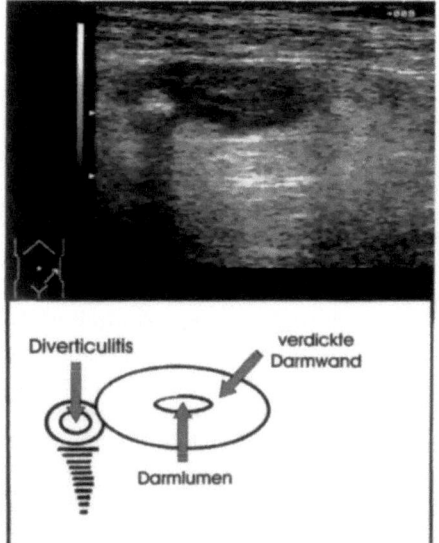
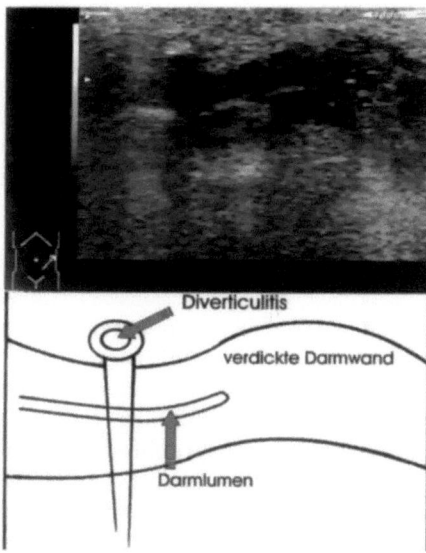

Abb. 24.2. Sonographischer Befund einer Sigmadivertikulitis mit »Dome-Sign-Phänomen« im transversalen Schnitt

Abb. 24.3. Sonographischer Befund einer Sigmadivertikulitis im longitudinalen Schnitt: ausgeprägte Darmwandverdickung mit engem Darmlumen und »Dome-Sign-Phänomen«

Raumforderungen mit fehlender Form- und Lageänderung bei manueller Kompression und sind von echogenem entzündlichen Fettgewebe oder verdickter Darmwand umgeben (Abb. 24.4);
- pathologische Kokarden mit sehr enger Lumenweite als Ausdruck einer Stenose.

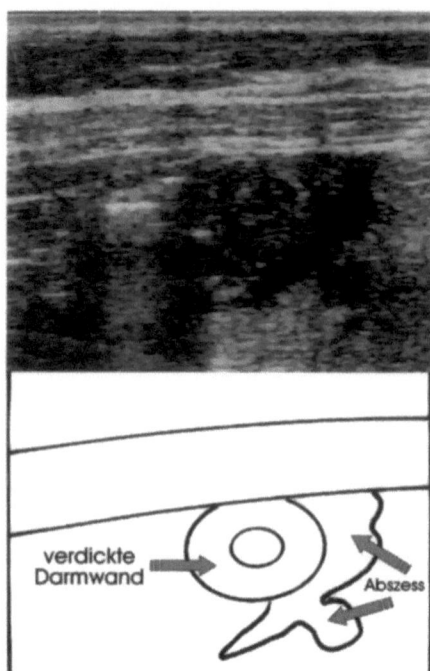

Abb. 24.4. Sonographischer Befund einer Sigmadivertikulitis mit perikolischem Abszess

Ergebnisse

Von den 316 operierten Patienten mit intraoperativ und pathohistologisch gesicherter Kolondivertikulitis fand sich bei 65 Patienten eine Abszessbildung. Bei 31 Patienten wurde ein Begleitileus intraoperativ festgestellt und bei 17 Patienten bestand eine Fistelbildung (enterokutane, enteroenterale und enterovesikale Fistel). Bei der sonographischen Untersuchung wurde lediglich bei 249 Patienten ein richtig-positiver Befund erhoben, von 65 Abszessbildungen wurde nur bei 52 Patienten eine Abszessbildung sonographisch diagnostiziert. Bei 29 von 31 Patienten wurde sonographisch eine Darmpassagestörung und lediglich bei 3 von 17 Patienten sonographisch eine Fistelbildung nachgewiesen. Es handelte sich ausschließlich um enterokutane Fisteln (Tabelle 24.1).

Tabelle 24.1. Vergleichende Ergebnisse der Sonographie und postoperativen Befunde

	Sonographie	Postoperativer Befund
Divertikulitis	249	316
Abszess	52	65
Ileus	29	31
Fistel	3	17

Ursachen der sonographisch falsch-negativen Diagnose

Bei 67 Patienten konnte die Diagnose einer Kolondivertikulitis nicht richtig gestellt werden. Die meisten Fehldiagnosen waren technisch bedingt (ausgeprägter Meteorismus, Adipositas oder Lokalisation des entzündlichen Befundes im kleinen Becken [85%]). Bei den restlichen 10 Patienten (15%) war die Fehlinterpretation einer pathologischen Kokarde Ursache der falsch-negativen Diagnose. Die globale Sensitivität der Sonographie in der Diagnostik einer Kolondivertikulitis betrug damit 78,7%.

Das pathognomonische »Dome-Sign-Phänomen« wurde nur bei 124 von 249 sonographisch nachgewiesenen Kolondivertikulitiden gefunden. Dies entspricht 49,7%. Bei allen Patienten mit sonographisch nachgewiesener Kolondivertikulitis wurde eine druckschmerzhafte pathologische Kokarde festgestellt.

Diskussion

In der Literatur wird die Sensitivität der Sonographie zwischen 84% und 98% und die Spezifität zwischen 80% und 98% angegeben (Tabelle 24.2). Diese guten Ergebnisse kann die Sonographie jedoch nur in prospektiven Studien vorweisen. Im eigenen, retrospektiv untersuchten Krankengut, liegt die Sensitivität mit 79% wesentlich geringer. Die Hauptursache hierfür ist der die Entzündung begleitende Meteorismus. Eine weitere Ursache der Fehlbeurteilung ist die Fehlinterpretation des unspezifischen Kokardenphänomens. Der sonographische Nachweis schmerzhafter asymmetrischer Kokarden besteht gelegentlich auch bei einem perforierten Kolonkarzinom. Außerdem ist eine sonographische Differentialdiagnostik von Darmwandverdickungen, z.B. bei Morbus Crohn, Colitis ulcerosa, pseudomembranöser Kolitis und ischämischer Kolitis, nicht immer möglich. Eine mögliche Differenzierung zwischen ischämischer Kolitis und entzündlicher Darmerkrankung ist durch die Untersuchung mittels Farbdopplersonographie möglich. Bei entzündlicher Genese fand sich in der Farbdopplersonographie ein erhöhter Flow, während bei einer ischämischen Kolitis kein Flow nachweisbar war (Abb. 24.5).

Eine weitere Ursache für die relativ niedrige Sensitivität der Sonographie im Vergleich zur Computertomographie in der Diagnostik der Kolondivertikulitis ist das sonographisch nicht immer nachweisbare »Dome-Sign-Phänomen«. In

Tabelle 24.2. Ergebnisse der Sonographie in der Diagnostik der akuten Kolondivertikulitis nach Literaturangaben

Autor	Sensitivität [%]	Spezifität [%]
Verbanck et al. 1989	85	80
Schwerk et al. 1992	98	98
Pradel et al. 1997	85	84
Zielke et al. 1997	84	93
Aachen 2000	79	

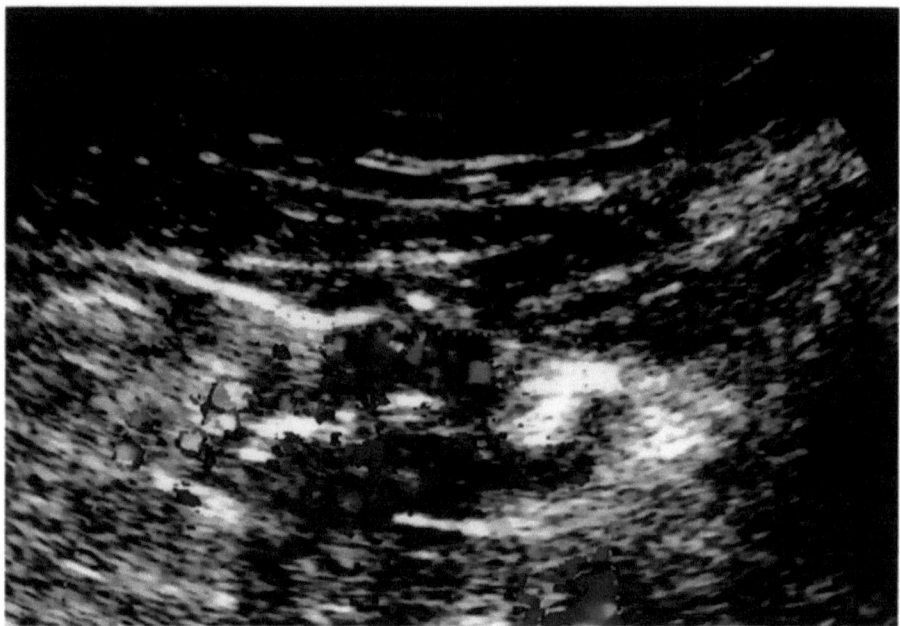

Abb. 24.5. Sonographischer Befund einer akuten Sigmadivertikulitis. Die farbkodierte sonographische Untersuchung zeigt einen erhöhten intramuralen Flow

der Literatur liegt die Häufigkeit des sonographisch nachweisbaren »Dome Sign« zwischen 6 und 100% (Tabelle 24.3). Ein weiterer Nachteil der Sonographie ist die unsichere Darstellung von perikolisch entzündlichem Fettgewebe. Diese wird in der Literatur zwischen 14 und 48% angegeben. Außerdem vermag die Sonographie nicht, evtl. bestehende Fistelbildungen darzustellen. Im eigenen Krankengut konnten sämtliche kolovesikale und koloenterale Fisteln sonographisch nicht aufgedeckt werden. Trotz der genannten Problematik hat die Sonographie unserer Meinung nach weiterhin einen hohen Stellenwert als Screeningmethode bei der Diagnostik von Kolondivertikulitiden. Wegen ihrer bekannten Vorteile (keine besondere Vorbereitung, fehlende Invasivität und Strahlenbelastung des Patienten, beliebige Wiederholbarkeit) eignet sich die Sonographie zur Verlaufskontrolle bei entzündlichen Darmerkrankungen.

Tabelle 24.3. Häufigkeit des sonographisch nachweisbaren »Dome-Sign-Phänomen

Autor	Häufigkeit [%]
Verbanck et al. 1989	6
Herzog 1989	12
Eggesbo et al. 1998	29
Schwerk et al. 1992	86
Wilson 1990	70
Takayuki 2000	100

Das diagnostische Vorgehen bei klinischem Verdacht auf eine Kolondivertikulitis gestaltet sich in unserer Klinik wie folgt: Nach Anamnese und klinischer Untersuchung erfolgt primär eine Sonographie. Im sofortigen Anschluss wird eine Röntgenübersicht des Abdomens mit nachfolgendem KKE mit wasserlöslichem Kontrastmittel durchgeführt. Durch diese primäre diagnostische Maßnahme ist im Allgemeinen eine Diagnosestellung in ca. 90% der Fälle möglich. Nur bei Verdacht auf eine komplizierte Divertikulitis, bei einem Rezidiv oder Versagen der konservativen Therapie, erfolgt die computertomographische Untersuchung (Gillesen u. Domschke 1995; Stefansson et al. 1997). Die zusätzliche endoskopische Untersuchung mit der Möglichkeit der histologischen Diagnosesicherung bleibt Blutungen und unkomplizierten Divertikulitiden vorbehalten und dient zur Differentialdiagnose von Karzinomen oder anderen Kolitiden.

Literatur

Chappuis CW, Cohn I (1988) Acute colonica diverticulitis. Surg Clin North Am 68:301–313
Eggesbo HB, Jacobsen T, Kolmannskog F, Bay D, Nygaard K (1998) Diagnosis of acute left-dided colonic diverticulitis by three radiological modalities. Acta Radiologica 39:315–321
Gillessen A, Domschke W (1995) Akute Divertikulitis – aktuelle Diagnostik. Chirurg 66:1177–1181
Herzog P (1989) Sonographie in der Diagnostik und Verlaufsbeobachtung der Kolondivertikulitis. Z Gastroenterol 27:426–431
Pradel JA, Adell JF, Taourel P, Djafari M, Monnin-Delhom E, Bruel JM (1997) Acute colonic diverticulitis: retrospective comparative evaluation with US and CT. Radiology 205:503–512
Schwerk WB, Schwarz S, Rothmund M (1992) Sonography in acute colonic diverticulitis. A prospective study. Dis Col Rect 35:1077–1084
Stefansson T, Nyman R, Nilsson S, Ekbom A, Pahlman L (1997) Diverticulitis of the sigmoid colon. A comparison of CT, colonic enema and laparoscopy. Acta Radiol 38(2):313–319
Kori T, Nemoto M, Maeda M et al. (2000) Sonographic features of acute colonic diverticulitis: The »Dome Sign«. J Clin Ultrasound 28(7):340–344
Verbanck J, Lambrecht S, Rutgeerts L, et al (1989) Can sonography diagnose acute colonic diverticulitis in patients with acute intestinal inflammation? A prospective study. J Clin Ultrasound 17:661–666
Wilson SR (1990) The value of sonography in the diagnosis of acute diverticulitis of the colon. Am J Roentgenol 154:1199–1202
Zielke A, Hasse C, Bandorski T, Sitter H, Wachsmuth P, Grobholz R, Rothmund M (1977) Diagnostic ultrasound of acute colonic diverticulitis by surgical residents. Surg Endosc 11:1194–1197

25 Divertikulitis –
wann Kolonkontrasteinlauf oder CT?

W. Piroth, P. Haage, J.E. Wildberger und R.W Günther

Zusammenfassung

Bei der akuten Sigmadivertikulitis hat sich neben der Sonographie insbesondere die Kolonmonokontrastdarstellung mit wasserlöslichem Kontrastmittel als eventuell durchführbares, kostengünstiges sowie komplikationsarmes Untersuchungsverfahren durchgesetzt. Die direkt entzündlichen Darmwandveränderungen können hiermit zufriedenstellend dargestellt werden, wohingegen insbesondere die perikolischen Entzündungsreaktionen sowie die Veränderungen im Rahmen einer komplizierten Divertikulitis (z.B. Abszessformationen, Peritonitis etc.) nicht adäquat erfasst werden. Dies gelingt jedoch mit einer hohen Sensitivität und Spezifität mittels der abdominalen Computertomographie. Zusätzlich können gegebenenfalls divertikulitische Abszesse CT-gesteuert drainiert und dadurch elektive einzeitige Operationen ermöglicht werden. Das Entzündungsausmaß kann bestimmt, schwerwiegende Komplikationen erfasst und das operative Vorgehen beeinflusst werden. Mit Hilfe der Computertomographie ist weiterhin eine graduelle Einteilung der perforierten Sigmadivertikulitis vom Nachweis eines einfachen perikolischen Abszesses (Grad I nach Hinchey) bis hin zur kotigen Peritonitis (Grad V nach Hinchey) möglich.

Somit sollte insbesondere bei unklarer klinischer und sonographischer Befundkonstellation sowie dem Verdacht auf eine komplizierte Sigmadivertikulitis primär eine computertomographische Untersuchung als eine Monokontrastuntersuchung des Kolons durchgeführt werden.

Einleitung

Bei der Sigmadivertikulitis haben sich neben dem klinischen Erscheinungsbild in der Initialphase der Diagnostik die klassischen laborchemischen Entzündungsparameter, die Röntgenübersichtsaufnahme des Abdomens und als Basisuntersuchung die Sonographie bewährt (Lindemann et al. 1999). Mögliche Komplikationen der Sigmadivertikulitis stellen die freie oder gedeckte Perforation, perikolische Abszessbildungen, Fistelbildungen zu Nachbarorganen, intramurale Fistelbildungen, retroperitoneale Phlegmone, untere gastrointestinale Blutung, Obstruktion mit Ileus bis hin zum Divertikelkarzinom dar. Im Rahmen einer solchen komplizierten Divertikulitis stehen neben den oben genannten Untersuchungsverfahren im weiteren diagnostischen Ablauf vor allem der

Kolonkontrasteinlauf sowie die abdominelle Computertomographie zur Verfügung. Auch mittels der MR-Kolographie können wichtige Zusatzinformationen gewonnen werden.

Material und Methoden

Als konventionelle Durchleuchtungsuntersuchungen des Dickdarms stehen die Doppelkontrastuntersuchung sowie die Monokontrastuntersuchung zur Verfügung. Mit der Vorbereitung des Patienten (Ziel: »sauberer Darm«) steht und fällt das Untersuchungsergebnis. Das Prinzip aller Reinigungsverfahren ist, den Dünndarm von nichtresorbierbaren Nahrungsbestandteilen zu leeren, den Nachschub nichtresorbierbarer Bestandteile zu verhindern, den Darminhalt flüssig zu halten sowie den Dickdarm zu säubern.

Vor Untersuchungsbeginn sollte eine orientierende Durchleuchtung zum Nachweis von Verkalkungen oder Kontrastmittelresten aus vorausgegangen Untersuchungen erfolgen. Eine rektale, digitale Untersuchung vor Einbringen des Darmrohres ist ebenfalls obligat. Anschließend erfolgt die Kontrastmittelgabe.

Die Doppelkontrasttechnik (DKT) ist zur regulären Diagnostik nichtakuter Krankheitsbilder (Tumoren, Polypen, Divertikulose) geeignet. Hierbei wird zuerst eine wässrige Bariumsulfatlösung unter Durchleuchtungskontrolle bis in Höhe der rechten Flexur eingefüllt, wobei die Kontrastierung des Colon ascendens und des Zökalpols durch Positionsänderung des Patienten erreicht wird. Nach anschließender Darmentleerung erhält der Patient 20–40 mg Butylscopolamin (z.B. Buscopan) oder bei entsprechender Kontraindikation 1 mg Glucagon i.v. zur Spasmolyse. Durch anschließende Luftinsufflation wird die Doppelkontrastierung des Kolons erreicht, wobei durch Anfertigung von durchleuchtungskontrollierten Zielaufnahmen alle Kolonabschnitte überlagerungsfrei dargestellt werden sollten. Insgesamt sind etwa 2–2,5 l Luft zur Entfaltung des Kolons ausreichend (Weiske 1989). Der standardisierte Doppelkontrasteinlauf in einer von Welin vervollkommneten Malmö-Technik vermag ebenfalls feine Niveaudifferenzen an der Schleimhautoberfläche sichtbar zu machen (Welin u. Welin 1980).

Bei der Monokontrastuntersuchung werden für den rektalen Einlauf gebräuchliche, wasserlösliche, nephrotrope Kontrastmittel verwendet (z.B. Gastrografin, Telebrix, Peritrast). Bei teilweise hoher Osmolarität mit der Gefahr eines zu starken Flüssigkeitseinstromes in das Darmlumen sollten die Kontrastmittel mit dem 3–4fachen Volumen an Wasser verdünnt werden (Weiske 1989). Die Bilddokumentation erfolgt ebenfalls anhand von durchleuchtungskontrolliert angefertigten Zielaufnahmen.

Als aufnahmetechnische Leitlinien gibt die Deutsche Röntgengesellschaft für die DKT folgende Kriterien bei durchleuchtungsgezielten Aufnahmen am Zielaufnahmegerät mit Belichtungsautomatik an (Informationen 8/95):
- Objekt-Film-Abstand: möglichst gering oder Spezialgerät
- Belichtungsautomatik: mittleres Messfeld
- Streustrahlenraster: R=8
- Film-Folien-System: Empfindlichkeitsklasse 400
- Expositionszeit: <100 ms

- Aufnahmespannung: >100 kV
- Brennflecknennwert: <1,3
- Strahlenschutz: Hodenkapsel, Einblenden

In der Akutdiagnostik der Divertikulitis ist bei erhöhter Perforationsgefahr, eingetretener Perforation oder akutem Abdomen die Verwendung von bariumhaltigem Kontrastmittel in Luftdoppelkontrasttechnik kontraindiziert. Abgesehen von der Gefahr des Bariumaustritts persistiert bariumhaltiges Kontrastmittel lange Zeit im Darm und kann eine notwendig werdende Operation komplizieren (Lindemann et al. 1999). Die Doppelkontrastuntersuchung bleibt somit der Postakutphase vorbehalten und sollte frühestens nach etwa 7 Tagen durchgeführt werden (Gilessen u. Domschke 1995).

Die Kolondiagnostik ist ebenfalls mit der Querschnittsbildgebung (CT, MR) möglich. Die abdominelle Computertomographie wird in der Regel als Spiral-CT an Einzeldetektor- oder Mehrdetektorgeräten durchgeführt. In der Regel wird sowohl eine orale (1000 ml 2–4%ige KM-Lösung) als auch eine rektale Kontrastmittelfüllung des Magen-Darm-Traktes mittels eines Wasser/KM-Gemisches durchgeführt, da hierdurch die Aussagekraft deutlich verbessert wird (Rao 1999; Rao et al.1998). Rektal werden hierbei etwa 400–600 ml einer 3%igen Kontrastmittellösung (z.B. Gastrografin) über einen dünnen Katheter instilliert (Rao 1999). Die Untersuchung erfolgt entweder primär iv.-kontrastmittelangehoben (40–70 s nach Gabe von 120 ml eines wasserlöslichen, nichtionischen KM bei einer Einlaufgeschwindigkeit von 2–3 ml/s, z.B. Solutrast 370) oder zunächst orientierend nativ. Zusätzlich können Spasmolytika (z.B. Buscopan) i.v.-appliziert die Beurteilbarkeit des Darmes erleichtern. Je nach klinischer Fragestellung werden Schichtdicken zwischen 1 mm und 10 mm angefertigt, wobei zusätzlich sekundäre multiplanere oder 3-D-Oberflächenrekonstruktionen zur besseren Befunddokumentation erstellt werden können. Die Untersuchung wird von Höhe des Zwerchfells bis zur Symphysenregion durchgeführt, wobei in unserer Klinik am Einzeldetektor-CT (Philips Tomoscan AV) die Daten mit eine Schichtkollimation von 5 mm bei einem max. Tischvorschub von 7,5 mm (pitch = 1,5) aquiriert werden (KV:120, MAS: etwa 165). Die axialen CT-Bilder werden anschließend sowohl in Weichteilfenstertechnik (Fensterweite: 340 HE, Fenstermittelpunkt: 50 HE) als auch in Lungenfenstertechnik (Fensterweite: 1500 HE, Fenstermittelpunkt: -500 HE) begutachtet und dokumentiert.

MR-tomographisch wird meist initial eine flüssigkeitssensitive Gradientenechosequenz (HASTE) in axialer Schichtorientierung durchgeführt und je nach Untersuchungsprotokoll im weiteren Verlauf eine dynamische Untersuchung vor und nach i.v.-Gadoliniumgabe mittels einer T1-gewichteten Gradientenechosequenz angeschlossen. Enteral wird hierbei meist »negatives« Kontrastmittel (Eisenammoniumcitrat, Ferrumoxil, Perfluorocarbon, Wasser-Mannitol-Gemisch) zur besseren lumenseitigen Kontrastierung der muralen KM-Anreicherung verabreicht.

Ergebnisse und Diskussion

In einer retrospektiven sowie prospektiven Studie (Chintapalli et al. 1999) fanden sich als statistisch signifikante, computertomographisch fassbare Veränderungen bei der Divertikulitis die symmetrische Wandverdickung mit einer betroffenen Segmentgröße von >10 cm (Sensitivität 95%, Spezifität 31%) als auch die diffuse ödematös-entzündliche Infiltration des parakolischen Fettgewebes (Sensitivität 95%, Spezifität 35%). Padidar et al. (1994) fanden Flüssigkeitsansammlungen im Bereich der Mesenterialwurzel und eine Gefäßfülle im Mesosigma mit hohem prädiktivem Wert von 89% und 100% bei der Divertikulitis. Hingegen zeigt sich beim Kolonkarzinom meist eine asymmetrische Verdickung eines umschriebeneren Kolonsegmentes (<10 cm) mit allenfalls kleineren fokalen Fettinfiltrationen. Zusätzlich zeigen größere intraluminale Weichteilformationen sowie ein sog. »Schulterzeichen« – das dem »Apfelbissphänomen« des Kolonkontrasteinlaufes entspricht – eine tumoröse Darmwandveränderung mit hoher Spezifität (92–97%) an.

Perikolische Lymphknotenvergrößerungen werden wesentlich häufiger bei Patienten mit einem Kolonkarzinom als bei der Divertikulitis gefunden (Chintapalli et al. 1997/1999). So fanden Chintapalli et al. (1997) bei 71% der untersuchten Patienten mit einem Kolonkarzinom perikolische Lymphknoten, wohingegen lediglich 15% der Patienten mit einer Divertikulitis entsprechende Lymphknoten aufwiesen. Die diagnostische Sensitivität und Spezifität für CT-graphisch nachweisbare Lymphknoten für das kolorektale Karzinom liegen dieser Untersuchung nach bei 71% und 85%. Diese Untersuchungsergebnisse wurden in einer zwei Jahre später durchgeführten Studie (Chintapalli et al. 1999) bestätigt, wo für den Nachweis parakolischer Lymphknoten ohne zusätzliches perikolisches Fettgewebsödem eine Spezifität von 92% bei einer Sensitivität von 78% zur Diagnose eines Kolonkarzinoms angegeben wird. Die Größe der Lymphknoten erlaubt hierbei keine weitere Differenzierung und lag in dem untersuchten Patientenkollektiv bei etwa 0,5–2,5 cm. Dies bestätigen auch weitere Untersuchungen. So zeigten z.B. Herrera-Ornelas et al. (1987), dass bei Patienten mit einem kolorektalen Karzinom die metastatischen Lymphknoten zu 86% kleiner als 1 cm waren. Im Gegensatz hierzu treten zum Teil große abdominelle Lymphknoten bei nichtmalignen Erkrankungen wie der Zöliakie, dem M. Whipple, der systemischen Mastozytose, dem M. Crohn oder der Sarkoidose auf (Chintapalli et al.1999; Deutch et al. 1987; Jones et al.1984; Li u. Rennie 1981;Warshauer et al. 1995).

Trotz der zum Teil hohen diagnostischen Aussagekraft der einzelnen CT-Befunde, gibt es einen größeren Anteil an Patienten, bei dem eine sichere Differentialdiagnose zwischen akuter Divertikulitis und Kolonkarzinom nicht gelingt (Chintapalli et al. 1999). Dieser Anteil liegt vermutlich höher als 10%, im Gegensatz zu einer 1990 veröffentlichen Studie von Balthazar et al. Die Erklärung hierfür ist in der zum Teil niedrigen Sensitivität der einzelnen, insbesondere der höher spezifischen Untersuchungsbefunde zu finden (Chintapalli et al. 1999). Neben der direkten Darstellung der meist segmentalen, irregulären Darmwandverdickung mit Schleimhautfaltenödem und entzündlicher Darmengstellung basieren typische Veränderungen der Sigmadivertikulitis in der Kolonkontrastuntersuchung hauptsächlich auf sekundäre Effekte bzgl. der Abbildung des

Darmlumens, die durch extramukosale Manifestationen hervorgerufen werden (Rao 1999). Solche Veränderungen sind z.B. der direkte Divertikelnachweis (meist mit enggestellten Divertikelhälsen), Hypertrophie der muskulären Darmwand, Darstellung intramuraler oder extramuraler entzündlicher »Raumforderungen«, Darmobstruktion oder intraperitonealer Austritt von Kontrastmittel bei der perforierten Divertikulitis (Abb. 25.1a,b und 25.2a,b). Eine detaillierte Beurteilung der peridivertikulitischen Veränderungen gelingt in der Regel nicht.

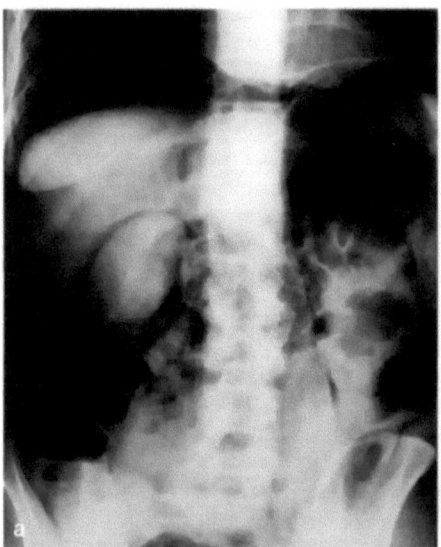
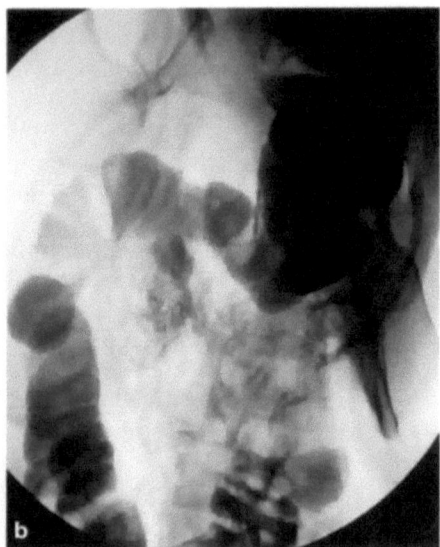

Abb. 25.1a,b. Sigmaperforation. Die Abdomenübersichtsaufnahme im Stand zeigt sowohl freie intraperitoneale als auch retroperitoneale Luft. Im anschließend durchgeführten Monokontrasteinlauf mit Gastrografin zeigt sich eine ausgeprägte KM-Extravasation bei perforierter Sigmadivertikulitis

Die Röntgenkontrastdarstellung hat in der Literaturübersicht eine indifferente Beurteilung bzgl. Sensitivität und Spezifität, was teilweise durch die unterschiedlichen Studienbeurteilungskriterien erklärt werden kann. Zudem werden zur Computertomographie neben der Monokontrastuntersuchung mit wasserlöslichem Kontrastmittel auch teilweise Untersuchungen mit bariumhaltiger Suspension verglichen. Es werden insgesamt beim Divertikulitisnachweis mittels der Monokontrast- und Doppelkontrastdarstellung Sensitivitäten von 71,6 (Hansen et al. 1998) bis 94% (Smith et al.1990) bei Spezifitäten von 61% (Smith et al. 1990) bis etwa 71,3% (Hansen et al. 1998) angegeben. Insgesamt wird beim Kolonkontrasteinlauf die Ausdehnung der Entzündung deutlich unterschätzt (McKee et al. 1993). Neben der Darstellung der entzündlichen Darmwandveränderungen sowie der parakolischen Umgebungsreaktionen ist die Computertomographie vor allem in der Erkennung divertikulitischer Komplikationen wertvoll. In absteigender Häufigkeit finden sich im CT perikolische Abszesse (35%), Peritonitis (16%), Fisteln (14–20%), extrapelvine Abszesse (12%) und

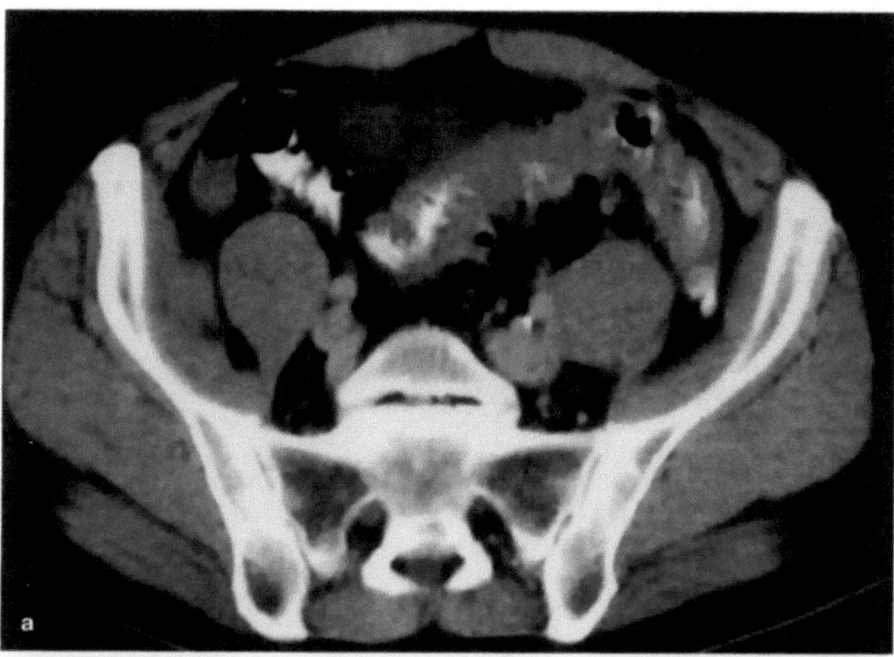

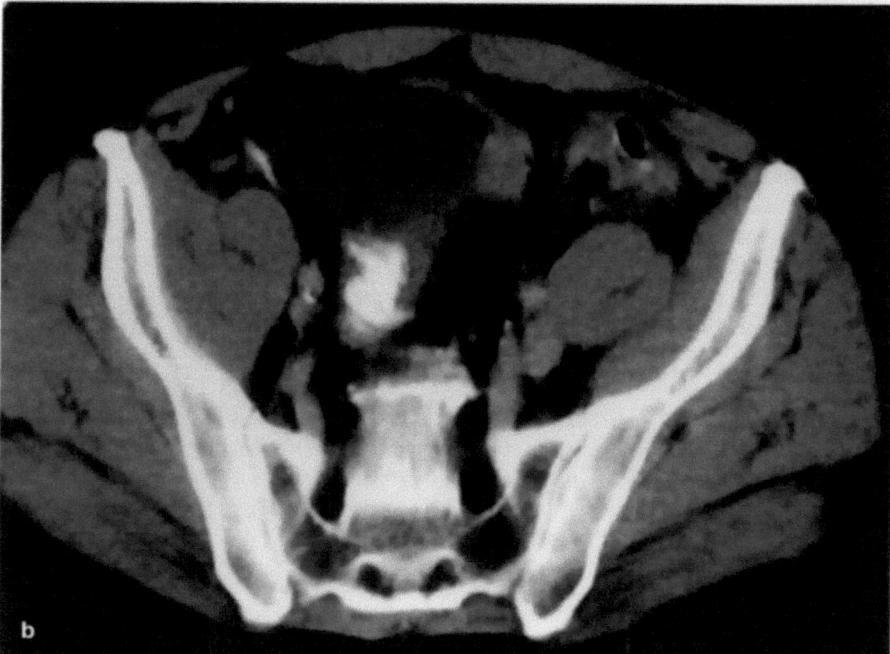

Abb. 25.2a,b. Langstreckige Sigmadivertikulitis mit deutlicher Peridivertikulitis/Perisigmoiditis und Nachweis einer enterovesikalen Fistel mit entzündlicher Harnblasenwandverdickung und intravesikaler Luft.

Kolonobstruktionen (12%) (Ambrosetti u. Morel 1998; Ernst et al. 1996; Gordon 1997; Hulnick et al. 1984; Kim et al. 1998; Rao 1999; Vasilevsky et al. 1998).

Gedeckte oder freie Perforationen können anhand von extraluminalem Gas oder Kontrastmittel mit einer Sensitivität von etwa 76% dargestellt werden gegenüber einer Sensitivität der Monokontrastuntersuchung von nur etwa 46% (Ernst et al. 1996). Makroabszesse und Fisteln (s. Abb. 25.2b) werden computertomographisch in 100% erfasst, der Kolonkontrasteinlauf zeigt hier (insbesondere bei Durchführung mittels bariumhaltigem Kontrastmittel) eine ähnlich hohe Aussagekraft für den Fistelnachweis, Makroabszesse werden jedoch nur in etwa 20% der Fälle richtig erkannt (Ernst et al.1996). Zusätzlich besteht bei nachgewiesenen Abszessformationen computertomographisch die Möglichkeit der perkutanen Abszessdrainage mit dem Ziel, ein einzeitiges operatives Vorgehen zu ermöglichen (Birnbaum u. Balthazar 1994; Cho et al. 1990; Ernst et al. 1996).

Zusammenfassend lässt sich feststellen, dass die Computertomographie zunehmend als erste bildgebende Maßnahme bei Patienten mit dem Verdacht auf eine Sigmadivertikulitis durchgeführt wird. Direkt entzündliche Darmwandveränderungen sowie parakolische Begleitreaktionen und Veränderungen im Rahmen einer komplizierten Divertikulitis können mit hohen Sensitivitäten und Spezifitäten dargestellt werden (s. oben). Im zeitlichen Rückblick zeigen die veröffentlichten Studien eine zunehmend bessere Sensitivität und Spezifität in der CT-Diagnostik der Divertikulitis. Dieser diagnostische Fortschritt ist sowohl durch verbesserte Untersuchungstechniken als auch durch die modifizierten diagnostischen Kriterien bedingt (Rhea 2000). Fehlende Entzündungsreaktionen können gleichsam mit hoher Genauigkeit (84–99%) ausgeschlossen und alternative Diagnosen in etwa 50–58% der Patienten gefunden werden (Rhea 2000). Der hohe Stellenwert der Computertomographie ist gleichfalls durch die therapeutische Option einer Drainageanlage beim Nachweis von Abszessen bedingt. Bei der Entscheidung des diagnostischen Verfahrens sollte berücksichtigt werden, dass die Computertomographie ein Vielfaches an »Strahlenbelastung« im Vergleich zum Kolonkontrasteinlauf hat. Nach intraluminaler KM-Gabe bei dem durchleuchtungskontrolliert durchgeführten Kolonkontrasteinlauf kann jedoch in jedem Fall eine Computertomographie nicht direkt anschließend durchgeführt werden, da die zu hohe intraluminale Kontrastmitteldichte starke Artefakte hervorruft.

Auch mittels der MR-Tomographie können wichtige Zusatzinformationen gewonnen werden. Vor allem mit flüssigkeitssensitiven Gradientenechosequenzen können ödematös-entzündliche, parakolische Veränderungen sowie Fistelbildungen sensitiv dargestellt werden. T1-gewichtete Sequenzen vor und nach i.v.-Gadoliniumgabe erlauben eine gute Beurteilung der KM-Aufnahme der entzündlich veränderten Darmwand.

Literatur

Ambrosetti P, Morel Ph (1998) Akute linksseitige Kolondivertikulitis. Diagnose und Operationsindikationen nach erfolgreicher konservativer Therapie des ersten akuten Divertikulitisschubes. Zentralbl Chir 123:1382–1385

Balthazar EJ, Megibow A, Schinella RA, Gordon R (1990) Limitations in the CT diagnosis of acute diverticulitis: comparison of CT, contrast enema, and pathologic findings in 16 patients. AJR 154:281-285

Birnbaum B, Balthazar E (1994) CT of appendicitis and diverticulitis. Radiol Clin N Amer 32:885-898

Chintapalli KN, Chopra S, Ghiatas AA, Esola CC,. Fields SF, Dodd III GD (1999) Diverticulitis versus Colon Cancer: Differentiation with helical CT findings. Radiology 210:429-435

Chintapalli KN, Esola CC, Chopra S, Ghiatas AA, Dodd III GD (1997) Pericolic Mesenteric Lymph Nodes: An Aid in Distinguishing Diverticulitis from Cancer of the Colon: Amer J Roentgenol 169:1253-1255

Cho K, Morehouse H, Alterman D, Thornhill B (1990) Sigmoid diverticulitis: Diagnostic role of CT-Comparison with barium enema studies. Radiology 176:111-115

Deutch SJ, Sandler MA, Alpern MB (1987) Abdominal lymphadenopathy in benign diseases: Ct detection. Radiology 163:335-338

Ernst S, Wypior HJ, Stark V, Rath M (1996) Computertomographie der akuten Sigmadivertikulitis. Fortschr Röntgenstr 164(2):102-107

Gilessen A, Domschke W (1995) Akute Sigmadivertikulitis - aktuelle Diagnostik. Chirurg 66:1177-1181

Gordon PH (1997) Surgery of the Colon and Rectum. In: Nicholls RJ, Dozois RR (eds) Churchill Livingston, London

Hansen O, Graupe F, Stock W (1998) Die Diagnostik der Divertikulitis in der täglichen Routine: Fortschritt durch das Becken-CT? Langenbecks Arch Chir Suppl II:170-173

Herrera-Ornelas L, Justiniano J, Castillo N, Petrelli NJ, Stulc JP, Mittelman A (1987) Metastases in small lymph nodes from colon cancer. Arch Surg 122:1253-1256

Hulnick DM, Megibow AJ, Baltzazar EJ, Naidich DP, Bosniak MA (1984) Computed tomography in the evaluation of diverticulitis. Radiology 152:491-495

Jones B, Bayless TM, Fishman EK, Siegelman SS (1984) Lymphadenopathy in celiac disease: computed tomographic observations. AJR 142:1127-1132

Kim AY, Bennet GL, Bashist B, Perlman B, Megibow AJ (1998) Small bowel obstruction associated with sigmoid diverticulitis: CT evaluation in 16 patients. AJR 170:1311-1313

Li DKB, Rennie CS (1981) Abdominal computed tomography in Whipple's disease. J Comput Assist Tomogr 5:249-252

Lindemann F, Geißler B, Höpfer W (1999) Diagnostik der Sigmadivertikulitis: Viszeralchirurgie 34:297-301

McKee RF, Deigman RW, Krukowski ZH (1993) Radiological investigation in acute diverticulitis. Br J Surg 80:560-565

Padidar A, Jeffrey B Jr, Mindelzun R, Dolph J (1994) Differentiating sigmoid diverticulitis from carcinoma on CT scans. Mesenteric inflammation suggests diverticulitis. Amer J Roentgenol 163:81-83

Rao PM (1999) CT of diverticulitis and alternative conditions. Semin Ultrasound CT MR 20 (2):86-93

Rao PM, Rhea JT, Novelline RA et al. (1998) Helical CT with only colonic contrast material for diagnosing diverticulitis: Prospective evaluation of 150 patients. Amer J Roentgenol 170(6):1445-1449

Rhea JR (2000) CT evaluation of appendicitis and diverticulitis. Part II: Diverticulitis. Emergency Radiology 237-244

Smith TR, Cho KC, Morehouse HT, Kratka PS (1990) Comparison of computed Tomography and Contrast Enema Evaluation of Diverticulitis. Dis Col Rect 33:1-6

Vasilevsky CA, Belliveau P, Trudel JL, Stein BL, Gordon PH (1998) Fistulas complicating diverticulitis. Int J Colorectal Dis 13(2):57-60

Warshauer DM, Molina PL, Hamman SM (1995) Nodular sarcoidosis of the liver and spleen: analysis of 32 cases. Radiology 195:757-762

Weiske R (1989) Conscientia diagnostica. Aktuelle Röntgen-Kontrastmitteldiagnostik des Gastro-Intestinaltrakts. Schnetztor-Verlag, Konstanz, S 117-141

Welin S, Welin G (1980) Die Doppelkontrastuntersuchung des Dickdarms, Thieme, Stuttgart New York

26 Das Hydro-CT in der Diagnostik der Sigmadivertikulitis

H.J. Kahl, P. Heim, C.F. Eisenberger, V.M. Heinrichs und J.R. Izbicki

Zusammenfassung

Ziel der Untersuchungen war die Beurteilung der Effizienz eines Hydro-Spiral-CTs des Beckens in der Diagnostik der Sigmadivertikulitis. 70 Patienten (Durchschnittsalter 67 Jahre) mit klinischem Verdacht einer Sigmadivertikulitis wurden mittels Hydrospiral-CT des Beckens untersucht. 33 Patienten wurden operiert, 37 Patienten wurden konservativ behandelt. Die radiologische Diagnose wurde konsekutiv mit den intraoperativen Befunden und mit den klinischen Befunden verglichen. 44 Patienten wiesen histologisch und klinisch eine Sigmadivertikulitis auf. Positiver Divertikelnachweis (Sensitivität 88,6%, Spezifität 50,0%), unscharfe Darmwandbegrenzung (80,0/83,3%), Darmwandverdickung über 5 mm (72,7/92,3%) und Imbibierung des perikolischen Fettes (80/86,6%) ermöglichten in 38/44 Fällen eine korrekte Diagnose im Hydro-CT (86,4/92,3%). Die Sensitivität und Spezifität des Kolonmonokontrasteinlaufs betrugen 50,0% bzw. 80%. Das Hydro-CT ist überlegen in der Diagnostik der Sigmadivertikulitis und ihrer Komplikationen.

Einleitung

Die Divertikelerkrankung des Kolons, erstmals beschrieben um 1700 von Littre, stellt eine der häufigsten Erkrankungen der heutigen Zeit dar (Schoetz 1999; Ferzoco et al. 1998). Die Divertikulose als Voraussetzung einer Divertikulitis tritt bei beiden Geschlechtern gleich häufig auf und findet sich bei 45-jährigen Patienten zu 35% und bei 85-jährigen Patienten zu 67% als Zufallsbefund. Am häufigsten finden sich Divertikel im Colon sigmoideum, in abnehmender Inzidenz sind die oralen Kolonsegmente betroffen. Als prädisponierende Faktoren für die Divertikulose gelten Alter, Adipositas, körperliche Inaktivität und eine ballaststoffarme Ernährung. Die Pathogenese ist nicht abschließend geklärt, veränderte Kontraktionszustände der Darmwandmuskulatur sowie Loci minoris resistentiae der Darmwand mit intramuraler Druckerhöhung spielen eine wichtige Rolle. Stuhlverhalt in einem Divertikel führt zu einem lokalen Entzündungsprozess, der die klassischen Symptome (lokaler Peritonismus, Schmerzen, Fieber, laborchemische Entzündungszeichen) einer Sigmadivertikulitis nach sich zieht. Gedeckte oder freie Perforation, Peritonitis, perikolische oder retroperitoneale Phlegmone bzw. Abszesse, Fisteln, Stenosen und Ileus sind typische Komplikationen (Ernst et al.

1996). Das Spiral-CT mit seiner hohen Treffsicherheit eignet sich hervorragend in der Diagnostik, insbesondere, wenn eine rektale Applikation von Kontrastmittel erfolgt. Intravenöses Kontrastmittel kann jedoch bei gleichzeitiger intraluminärer Kontrastierung die Beurteilung der Darmwand wegen Kontrastartefakten erschweren (Rao et al. 1998). Ziel unserer Studie war, die Wertigkeit des negativen rektalen Kontrastmittels »Wasser« beim Hydro-CT des Beckens in der Diagnostik einer Sigmadivertikulitis im Vergleich zum Kontrasteinlauf zu erfassen. Intravenöses Kontrastmittel kam zur Darmwandbeurteilung und Abgrenzung extraluminärer Prozesse zum Einsatz.

Material und Methoden

Im Zeitraum von 1997 bis 1999 wurden 84 Patienten bei klinischem Verdacht einer Sigmadivertikulitis durch Hydro-CT des Beckens untersucht. 14 Patienten mussten wegen unvollständiger Dokumentation ausgeschlossen werden. Das Geschlechtsverhältnis betrug 42 zu 28 (w:m). Das Alter lag zwischen 21 und 89 Jahren (mean 67 Jahre). Klinische Zeichen einer Sigmadivertikulitis waren Schmerzen im linken unteren Quadranten mit Fieber, Übelkeit, Erbrechen, Obstipation und Diarrhöen, Leukozytose und CRP-Erhöhung. Alle Patienten erhielten eine Spiral-CT-Untersuchung (Somatom Plus S und Somatom Plus 4, Siemens, Erlangen, und Tomoscan SR 7000, Philips, Eindhoven). Die CT Untersuchungen wurden als Primärdiagnostik durchschnittlich 36 Stunden nach stationärer Aufnahme durchgeführt. Die Patienten erhielten einen warmen rektalen Einlauf mit Wasser (500 ml) zur Distension der Darmwände, eine intravenöse Einmalgabe von 30–40 mg Butylscopolamin (Buscopan) zur temporären Darmparalyse ohne orale Gabe von wasserlöslichen Kontrastmitteln und 120 ml eines jodhaltigen Kontrastmittels (Solutrast 300, Byk Gulden, Konstanz; Flussrate: 3 ml/s, intravenös). 30 sec nach Kontrastmittelstart wurde ein Spiral-CT von der Symphyse bis zum Leberunterrand in Inspiration akquiriert (Schichtdicke: 5 mm; Tischvorschub: 7,5–10 mm; Rotationszeit: 1 sec; Fenstereinstellung: 360/60). Anschließend wurde eine weitere Spirale vom Leberunterrand bis zum Diaphragma akquiriert (Schichtdicke: 8 mm). Jede Untersuchung wurde unabhängig voneinander von zwei Betrachtern beurteilt. Die Diagnose wurde im Konsensverfahren getroffen. Kriterien für eine Sigmadivertikulitis waren: mindestens ein Divertikel, lokale Unschärfe und Verdickung der Darmwände (>5 mm) und entzündliche Imbibierung des perikolischen Fettgewebes, ggf. in Verbindung mit freier abdominaler Flüssigkeit/Luft, perikolischen Fisteln oder Abszessen. Die Ergebnisse der Computertomographie wurden mit dem Operationsbefund und der histologischen Untersuchung bei 33 Patienten sowie der klinischen Entlassungsdiagnose (Verlauf, Koloskopie, Labor) von 37 weiteren konservativ behandelten Patienten verglichen. 19 Patienten wurden einem Kolonmonokontrasteinlauf unterzogen (Polystar, Siemens, Erlangen; wasserlösliches Kontrastmittel). Der Kolonmonokontrasteinlauf erfolgte im Durchschnitt 6,8 Tage nach dem Hydro-CT oder als Primärdiagnostik.

Kriterien für eine Divertikulitis im Kolonmonokontrasteinlauf waren: Hypersegmentierung, unregelmäßige Haustrierung des Darms, erschwerte

Lumenfüllung durch Darmspastizität, Divertikelnachweis, Lumeneinengungen, Nachweis von Spikulae, Fisteln und Perforationen.

Ergebnisse

Die Diagnose Sigmadivertikulitis wurde bei 44/70 Patienten gestellt (Abb. 26.1). Indikationen zur Operation (33 Patienten) waren rezidivierende Sigmadivertikuliden (23/33), perforierte Sigmadivertikulitis (Verdacht, 9/33) und ein Mesenterialinfarkt (Ausschluss, 1/33). Bei 29/33 Patienten wurde die Diagnose einer Sigmadivertikulitis intraoperativ gestellt. Bei 5 Patienten fand sich eine Perforation, in einem Fall wurde eine Vaginalfistel nachgewiesen. 15/37 der konservativ behandelten Patienten wurden mit der Diagnose »Sigmadivertikulitis« entlassen. Diese Diagnose wurde bei 13 Patienten durch einen positiven Befund im Hydro-CT des Beckens, bei 2 Patienten durch Kolonmonokontrasteinlauf und bei 3 weiteren Patienten mittels Koloskopie zusätzlich untermauert.

Die CT-morphologischen Zeichen einer Sigmadivertikulitis und die Häufigkeit ihrer Erfassung sind in Tabelle 26.1 zusammengefasst. Der Divertikelnachweis zeigte eine Sensitivität von 88,6% und eine Spezifität von 50,0%, die (Un-)Schärfe der Darmwandbegrenzung eine Sensitivität von 80,0% und eine Spezifität von 83,3%, die Darmwandverdickung eine Sensitivität von 72,7% und eine Spezifität von 92,3% und die Imbibierung des perikolischen Fettes eine Sensitivität von 80% und eine Spezifität von 86,6%. Der Vergleich der diagnostischen

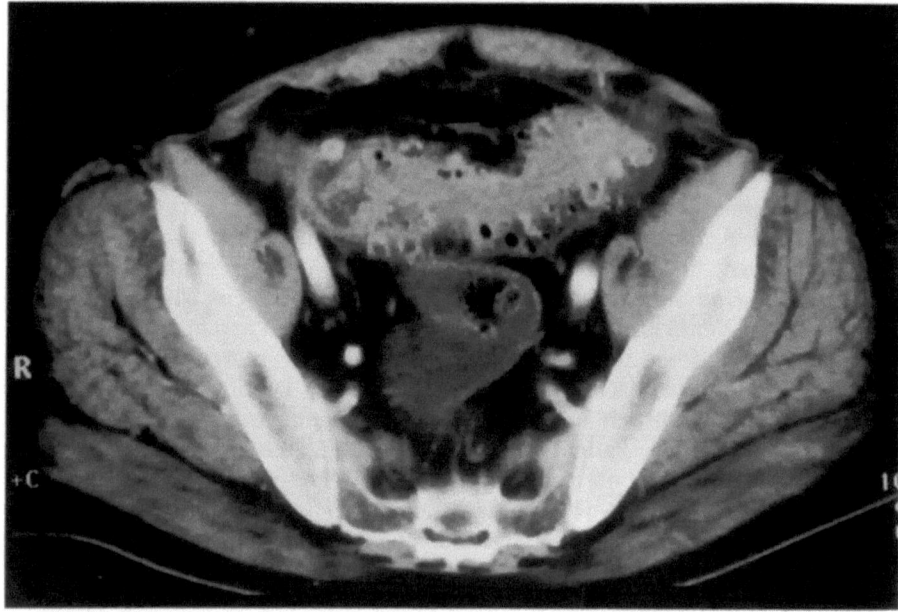

Abb. 26.1. Nachweis multipler Divertikel. Die Darmwand ist unscharf begrenzt, über 5 mm verdickt und das perikolische Fettgewebe entzündlich verändert

Tabelle 26.1. Ergebnisse der CT-Bildauswertung von Patienten der operativ und konservativ behandelten Patienten (n=70)

	operativ richtig-positiv	falsch-positiv	konservativ falsch-negativ	richtig-negativ
Divertikelnachweis	39	13	5	13
Entzündliche Wandveränderungen:				
Darmwandbegrenzung »unscharf«	32	5	8	25
Darmwandverdickung über 5 mm	32	2	12	24
Perikolische Fettimbibierung	32	4	8	26
(Freie) Perforation	4	0	1	65
(Vaginal-)Fistel	1	0	0	69

Treffsicherheit des Hydro-Spiral-CTs zwischen operativ und konservativ behandelten Patienten beim Nachweis einer Sigmadivertikulitis ergab eine Sensitivität und Spezifität von 86,4% bzw. 92,3%. Der positive und negative Vorhersagewert beträgt 95,0% bzw. 80%.

Der Kolonmonokontrasteinlauf erzielte eine Sensitivität und Spezifität von 50,0% bzw. 80,0% beim Nachweis einer Sigmadivertikulitis. Der positive und negative Vorhersagewert beträgt 87,5% bzw. 36,4%.

Diskussion

CT-Untersuchungen gelten neben Kolonmonokontrasteinläufen beim Verdacht auf eine Sigmadivertikulitis als diagnostische Modalitäten der ersten Wahl. Die Primärdiagnostik wird von verschiedenen Autoren von der Fragestellung und der persönlichen Präferenz abhängig gemacht und entsprechend unterschiedlich gewertet (Hulnick et al. 1984; Gottesman et al. 1984). Im Gegensatz zu zahlreichen Studien, in denen wasserlösliche positive orale bzw. rektale Kontrastmittel zur Kolondarstellung zum Einsatz kamen, zeigte unsere Studie, dass mit dem negativen Kontrastmittel Wasser eine vergleichbar gute Darstellbarkeit des Darmes erzielt werden konnte (Liberman et al. 1983). Wasser ist preisgünstigster als alle anderen positiven Kontrastmitteln und löst weder Allergien noch Artefakte aus, die die Aussagekraft der CT beeinträchtigen. Zusammen mit einer Darmhypotonie mittels Butylscopolamin i.v. wird mit Wasser eine Darmdistension und damit eine wichtige Voraussetzungen zur Beurteilbarkeit der Darmwände geschaffen. Der Darmwandkontrast wird durch intravenöses Kontrastmittel gegen das (negativ kontrastierte) Darmlumen noch erhöht und die Detailbeurteilbarkeit der Darmwand weiter verbessert. Darüber hinaus hilft das intravenöse Kontrastmittel bei der Detektion von extraluminären pathologischen Veränderungen. Erst durch den Divertikelnachweis mit begleitender Entzündungsreaktion war letztendlich die Differenzierung zwischen einer Sigmadivertikulitis und einer unspezifischen Kolitis sowie einer Raumforderung mit entzündlicher Begleitreaktion möglich. Mit unserer Methode wurde, verglichen mit den Studien von Ernst et al. (1996) und Cho et al. (1990) eine gute Sensitivität und Spezifität in der Diagnostik der Sigmadivertikulitis erreicht. 75,8% der Sigmadivertikulitisfälle (Sensitivität von 86,2%) konnten identifiziert werden. Dieses Ergebnis entspricht in seiner Größenordnung den Ergebnissen der Literatur (89,7–93%). Der wesentliche Unterschied lag darin, dass bei Ernst et al. (1996) und Cho et al. (1990) wasserlösliches rektales Kontrastmittel verwendet wurde im Gegensatz zu Wasser. Zur Diagnostik akut entzündlicher Darmerkrankungen kommen neben der CT auch Kolonmonokontrasteinläufe mit wasserlöslichen oralen und rektalen Kontrastmitteln oder sogar Bariumdoppelkontrasteinläufe zum Einsatz. Letztere Methode ist in der Diagnostik entzündlicher Darmveränderungen wegen der Gefahr einer Perforation mit Bariumperitonitis limitiert. Aus diesem Grund war die Verwendung wasserlöslicher oraler und rektaler Kontrastmittel (Biester et al. 1993) und (Gottesman et al. 1984) bei Verdacht auf Sigmadivertikulitis sinnvoller, auch wenn das radiologische Bild im Monokontrast nicht die Aussagekraft eines Doppelkontrastes aufwies (Gottesman et al. 1984; Glaser et al. 1993; Jarret et Vaughan 1995). Mehrere Studien zeigten, dass der Einsatz der Computertomographie im Rahmen der Primärdiagnostik bei klinischem Verdacht auf eine Sigmadivertikulitis gerechtfertigt ist (Cho et al. 1990; Ambrosetti et al. 1992), um frühzeitig operationspflichtige Komplikationen zu erkennen (Sarin u. Boulos 1991) und um die perikolische Entzündungsausdehnung und -reaktion besser als im Kontrasteinlauf beurteilen zu können (Hulnick et al. 1984; Hachigian et al. 1992; Birnbaum u. Balthazar 1994). Im Falle von Abszessen im kleinen Becken konnte primär eine CT-gesteuerte Abszessdrainage zum Einsatz kommen, um eine einzeitige Operation zu ermöglichen (McKee et al. 1993; Neff u. Sonnenberg 1989). Die Abgrenzung von Kolontumoren ist im CT oft schwierig, sodass eine fragliche maligne Raumforderung mittels Koloskopie nach dem akuten Divertikulitisschub ausgeschlossen werden muss (Padidar et al. 1994). In unserer Studie wurde eine deutlich geringere Sensitivität des Kontrasteinlaufes im Vergleich zum Hydro-CT erreicht (50,0% gegenüber 86,2%).

Eine Limitierung unserer Studie bestand darin, dass die Bestimmung der Wertigkeit des Hydro-CTs des Beckens unter anderem auch an einem Patientenkollektiv stattfand, das nicht operiert wurde. In den meisten Fällen der konservativ behandelten Patienten führte die CT-Diagnostik nicht alleine zur Entscheidung für oder gegen die Diagnose Sigmadivertikulitis, sondern stellte nur einen Baustein neben der führenden Klinik dar. Häufig wurde das Hydro-CT zum Ausschluss von Komplikationen angefordert, die operatives Handeln erzwungen hätten. Um die klinische Entlassungsdiagnose zu sichern, wurden sowohl der Kontrasteinlauf als auch die Koloskopie in unserer Studie als anerkannte bildgebende Verfahren herangezogen. Beide Verfahren bieten Vor- und Nachteile; ihre geringere Sensitivität könnte in der Auswahl des Untersuchungszeitpunktes begründet sein und ist daher nur bedingt mit der Sensitivität des Hydro-CT vergleichbar. Besonders für die konservativen Patienten waren sie aber von Wert, da sie die Entlassungsdiagnose oft bestimmt haben und das Hydro-CT in seiner Wertigkeit überprüfbar wurde. In einigen Fällen wurden intraluminale Luftperlen als Divertikel fehlgedeutet und führten zu einem falsch-positiven Ergebnis. In der histologischen Aufarbeitung waren keine entzündlichen Wandveränderungen nachweisbar. In den Fällen, in denen das CT-Bild als falsch-negativ beurteilt wurde, wurden im histologischen Ergebnis intramurale Divertikel mit Entzündungsherden und/oder Mikroabszesse nachgewiesen, die bei einem Auflösungsvermögen von 1-2 mm in der CT nicht nachweisbar waren. Auf diese Fälle hatten schon Balthazar et al. (1989) hingewiesen: 10% aller Patienten weisen ein uneinheitliches Muster in der CT auf, sodass weitere Diagnostik notwendig wurde [Balthazar et al. 1989]. Das Fazit unserer Studie ist, dass das Hydro-Spiral-CT des Beckens geeignet ist, die klinische Verdachtsdiagnose zu bestätigen und schwerwiegende Begleiterkrankungen/Komplikationen zu diagnostizieren bzw. auszuschließen.

Literatur

Ambrosetti P, Robert J, Witzig JA, Mirescu D, de Gautard R, Borst F, Rohner A (1992) Incidence, outcome, and proposed management of isolated abscesses complicating acute left-sided colonic diverticulitis: a prospective study of 140 patients. Dis Colon Rectum 35:1072-1076

Balthazar EJ, Megibow A, Schinella RA, Gordon R (1989) Limitations in the CT diagnosis of acute diverticulitis: comparison of CT, contrast enema, and pathologic findings in 16 patients. AJR 154:281-285

Biester H, Tatchen R, Holsten D, Reichel K (1993) Retrograde Kolonkontrastdarstellung mit wasserlöslichem Kontrastmittel (Peritrast RE) als Notfalleingriff. In: Glaser KH, Säuberl H (Hrsg) Sonderdruck aus Bd. 9. Karger-Verlag für Medizin und Naturwissenschaften, München, S 56-60

Birnbaum BE, Balthazar EJ (1994) CT of appendicitis and diverticulitis. Radiol Clin N Amer 32:885-898

Cho K, Morehouse H, Alterman D, Thornhill B (1990) Sigmoid diverticulitis: diagnostic role of CT-comparison with barium enema studies. Radiology 176:111-115

Ernst S, Wypior H-J, Stark V, Rath M (1996) Computertomographie der akuten Sigmadivertikulitis. Fortschr Röntgenstr 164:107-107

Ferzoco LB, Raptopoulos V, Silen W (1998) Acute diverticulitis. N Engl J Med 338:1521-1526

Gottesman L, Zevon SJ, Brabee GW, Dailey T, Wichern WA Jr (1984) The use of water-soluble contrast enemas in the diagnosis of acute lower left quadrant peritonitis. Dis Colon Rectum 27:84-88

Hachigian M, Honickman S, Eisenstat T, Rubin R, Salvati E (1992) Computed tomography in the initial management of of acute left-sided diverticulitis. Dis Colon Rect 35:1123-1129

Hulnick, D, Megibow A, Balthazar E, Naidich D, Bosniak M (1984) Computed tomography in the evaluation of diverticulitis. Radiology 152:491-495

Jarrett TW, Vaughan ED (1995) Accuracy of computerized tomography in the diagnosis of colovesical fistula secondary to diverticular disease. J Urol 153:44-46

Liberman JM, Haaga JR (1983) Computed tomography of diverticulitis. J Comput Assist Tomogr 7:431-433

McKee R, Deignan R, Krukowski Z (1993) Radiological investigation in acute diverticulitis. Brit J Surg 80:560-565

Neff CC, Sonnenberg von E (1989) CT of diverticulitis: diagnosis and treatment. Radiol Clin North Am 27:743-752

Padidar AM, Jeffrey Jr. RB, Mindelzun RE, Dolph JF (1994) Differentiating sigmoid diverticulitis from carcinoma on ct scans: mesenteric inflammation suggests diverticulitis. AJR 163:81-83

Rao PM, Rhea JT, Novelline RA, Dobbins JM, Lawrason JN, Sacknoff R, Stuk JL (1998) Helical CT with only colonic contrast material for diagnosing diverticulitis: Prospective evaluation of 150 patients. AJR 170:1445-1449

Sarin S, Boulos PB (1991) Evaluation of current surgical management of acute inflammatory diverticular disease. Ann Royal Coll Surg Engl 73:278-282

Schoetz DJ (1999) Diverticular disease of the colon. Dis Colon Rect 42:703-709

27 Was leistet das CT bei der Stadieneinteilung der Kolondivertikulitis?

H. CLASSEN, O. HANSEN und W. STOCK

Zusammenfassung

Retrospektiv wurde bei 238 Patienten mit einer akuten Sigmadivertikulitis die Beckencomputertomographie mit den intraoperativen und histopathologischen Befunden verglichen.

Bei der Diagnosefindung im Stadium der Perisigmoiditis betrugen die Sensitivität 92,6% und der positive Vorhersagewert 92,2%.

Die Komplikationsstadien (gedeckte Perforation, Abszess) konnten mit einer Sensitiviät 39,9%, einer Spezifität von 81,5% und einem positiven Vorhersagewert von 93,8% bestimmt werden.

Insgesamt betrug die Overall Accuracy des Becken-CTs zur Diagnose einer akuten Divertikulitis 97,1%.

Die Computertomographie stellt bei der akuten Divertikulitis ein geeignetes, einfaches und komplikationsarmes Verfahren in der Primärdiagnostik dar und sollte essentieller Bestandteil der stadienorientierten Therapieplanung sein.

Einleitung

Die Diagnostik der akuten Kolondivertikulitis ist in vielen Kliniken noch nicht standardisiert. »Goldstandard« vieler Jahre ist der Kolonkontrasteinlauf mit wasserlöslichem Kontrastmittel (Shrier et al. 1991; Smith et al. 1990). Dieser unterschätzt jedoch häufig das wahre Ausmaß der Divertikelerkrankung (Hulnick et al. 1984; McKee et al. 1993).

Für 2 Gruppen der Divertikulitis besteht Einigkeit in der Diagnostik:
1. Notfall mit freier Divertikelperforation → Röntgenabdomenübersicht;
2. chronisch-rezidivierende Divertikulitis → Doppelkontrast-KE.

Diagnostische Schwierigkeiten bereitet die zahlenmäßig größte Gruppe der Patienten mit einer akuten, nicht frei perforierten Divertikulitis.

Um diese Patienten im Stadium der phlegmonösen, gedeckt perforierten oder abszedierenden, akuten Divertikulitis einer stadienorientierten Therapie zuzuführen, ist es notwendig, diese Stadien differenziert und sicher zu diagnostizieren.

Die Beckencomputertomographie stellt in unserer Klinik seit Jahren bei Notfallpatienten mit der Verdachtsdiagnose einer akuten Sigmadivertikulitis das Diagnostikum der Wahl dar.

Die vorliegende Studie sollte klären, wie genau mittels der Computertomographie die Stadien der akuten Divertikulitis bestimmt werden können.

Studienaufbau

Bei Patienten mit der klinischen Verdachtsdiagnose einer akuten Sigmadivertikulitis wurde nach Aufnahme innerhalb von 24 Stunden ein Becken-CT durchgeführt.

Einschlusskriterium der Studie war die Bestätigung einer operationsbedürftigen, akuten Divertikulitis, um anschließend nach im Intervall durchgeführter Kolonteilresektion die computertomographischen mit den histopathologischen Befunden korrelieren zu können.

Das Becken-CT (Philips Tomoscan LX) wurde mit einer Schichtdicke und einem Schichtabstand von jeweils 10 mm gefahren. Besondere Vorbereitungsmaßnahmen waren nicht notwendig. Die Untersuchungsdauer betrug in der Regel 10 Minuten. Alle Patienten erhielten i.v.-appliziertes, jodhaltiges Kontrastmittel (Solutrast 300, Firma Byk Gulden).

Zur Beurteilung der Effizienz der Computertomographie zur Beurteilung der akuten Kolondivertikulitis diente die Bestimmung der Sensitivität, der Spezifität, des positiven Vorhersagewertes und der »overall accuracy«.

Ergebnisse

238 Patienten (149 Frauen, 89 Männer) wurden retrospektiv untersucht. Das durchschnittliche Alter betrug 64,3±12,7 Jahre. Alle Patienten erhielten intravenöses, 5% zusätzlich rektales Kontrastmittel. Bei keinem der Patienten kam es zu einem Kontrastmittelzwischenfall.

Bedingt durch das Vorhandensein von Hüftgelenkstotalendoprothesen und den daraus resultierenden Artefakten war das CT bei 8 Patienten, entsprechend 3,4% aller Patienten, nicht ausreichend verwertbar.

Die computertomographischen Befunde wurden entsprechend der Tabelle 27.1 mit den histopthologischen Befunden korreliert.

Tabelle 27.1. Korrelation der computertomographischen mit den histopathologischen Ergebnissen

Computertomographie	Histopathologie	Stadium nach Stock
Divertikel	Divertikulose	0
Darmwandverdickung	chronisch-rezidivierende Divertikulitis	III
Phlegmone, Infiltration in das Mesokolon/Fettgewebe	Perisigmoiditis, Peridivertikulitis	IIa
Infiltration Nachbarorgane, extraintestinale Luft, extraintestinale Flüssigkeit, Fistelgang	gedeckte Perforation, Abszess, Fistel	IIb

Bei allen Patienten bestätigte sich intraoperativ die Verdachtsdiagnose einer akuten Divertikulitis, nachdem ein resezierender Koloneingriff durchgeführt wurde.

Histologisch konnte eine chronisch rezidivierende Divertikulitis (Stadium III nach Stock) bei 8,8%, eine Peridivertikulitis, -kolitis (Stadium IIa nach Stock) bei 25,9% und eine gedeckte Perforation oder ein Abszess (Stadium IIb nach Stock) bei 65,3% der Patienten nachgewiesen werden.

Die Sensitivität des Becken-CT zur Diagnose eines Stadiums IIa, d.h. der Perisigmoiditis, betrug 92,6%, der positive Vorhersagewert 92,2%. Die Sensitivität zur Diagnose eines Stadiums IIb, d.h. der gedeckten Perforation oder eines Abszesses, betrug 39,9%, die Spezifität 81,5% und der positive Vorhersagewert 93,8%.

Insgesamt konnte die »overall accuracy« des Becken-CTs zur Diagnose einer akuten Divertikulitis mit 97,1% angegeben werden.

Die Tabellen 27.2 und 27.3 fassen die statistischen Ergebnisse nochmals übersichtlich zusammen.

Tabelle 27.2. Genauigkeit der CT bei der akuten Divertikulitis im Stadium der Darmwandphlegmone

Stadium	Ausprägung	Sensitivität [%]	Pos. Vorhersage [%]
IIa	Wandphlegmone	92,6	92,2

Tabelle 27.3. Genauigkeit der CT bei der akuten Divertikulitis im Stadium der gedeckten Perforation oder eines Abszesses

Stadium	Ausprägung	Sensitivität [%]	Spezifität [%]	Pos. Vorhersage [%]
IIb	Gedeckte Perforation, Abszess	39,9	81,5	93,8

Diskussion

Die Computertomographie kann die akute Divertikulitis insgesamt mit einer hohen »overall accuracy«, Sensitivität und einem hohen positiven Vorhersagewert diagnostizieren. Diese Aussagen konnten auch schon in der Literatur bestätigt werden (Cho et al. 1990).

Bei der Diagnose der Komplikationsstadien einer gedeckten Perforation oder eines Abszesses ist die Computertomographie weniger sensitiv. Hier zeichnet sie sich jedoch durch eine Spezifität > 80% und einen hohen positiven Vorhersagewert aus.

Für die Praxis bedeutet dies, dass das Stadium der Divertikulose und der blanden Divertikulitis (Stadien 0 und I) gut gegen die akuten Divertikulitisstadien (Stadien IIa, b und c) abgegrenzt werden können. Die Differenzierung zwischen den Stadien IIa und IIb gelingt nicht immer, da auch das CT die entsprechenden Befunde unterschätzen kann.

Verantwortlich sind einerseits verfahrensimmanente Parameter (z.B. Schichtdicke, -abstand etc.), andererseits v.a. das Zeitintervall zwischen Untersuchung und Operation, das in der Regel 5-7 Tage beträgt. In diesem Zeitraum können am Untersuchungstag noch kleine, nicht visualisierbare Abszesse zunehmend einschmelzen und somit erst intraoperativ oder durch den Pathologen nachweisbar sein.

Bereits frühere Studien zeigten, dass das Ausmaß der Darmwandüberschreitung im Stadium der Perisigmoiditis, der gedeckten Perforation und des Abszesses durch den Kolonkontrasteinlauf oder die Koloskopie deutlich unterschätzt wird (Hachigan et al. 1992; Neff u. van Sonnenberg 1989).

Auch die Abdomensonographie erscheint bei Untersucherabhängigkeit und bei verfahrenstypischer nicht zu unterschätzender Störanfälligkeit, z.B. durch Meteorismus, Adipositas, der Computertomographie unterlegen (Wilson u. Toi 1990).

Durch die Kombination von Computertomographie und Kolonkontrasteinlauf können die Stadien der Divertikulitis gut diagnostiziert werden. Somit können die Patienten nach korrekter Einschätzung der Wandüberschreitung der akuten Divertikulitis einem früh elektiven, resezierenden Koloneingriffs zugeführt werden.

Demzufolge ist die Computertomographie als einfaches, komplikationsarmes und sicheres Verfahren zur Primärdiagnostik geeignet und sollte essentieller Bestandteil der stadienorientierten Therapieplanung sein.

Literatur

Cho KC, Morehouse HT, Altermann DD, Thornhill BA (1990) Sigmoid diverticulitis: diagnostic role of CT-comparison with barium enema studies. Radiology 176:111
Hachigan MP, Honickmann S, Eisenstat TE, Rubin RJ, Salvati EP (1992) Computed tomography in the initial management of acute left-side diverticulitis. Dis Colon Rectum 12:1123-1129
Hulnick DM, Megibow AJ, Balthazar EJ, Naidich DP, Bosniak MA (1984) Computed tomography in the evaluation of diverticulitis. Radiology 152:491-495
McKee RF, Deignan RW, Krukowski ZH (1993) Radiological investigation in acute diverticulitis. Br J Surg 80:560-565
Neff CC, van Sonnenberg E (1989) CT of diverticulitis. Radiol Clin North Am 27:743-752
Shrier D, Jovitas S, Weiss S (1991) Diverticulitis: An evaluation by computed tomography and contrast enema. Am Jour Gastroent 8610:1466-1471
Smith TR, Cho KC, Morehouse HT, Kratka PS (1990) Comparison of computed tomography and contrast enema evaluation of diverticulitis. Dis Col Rect 33:1-6
Wilson SR, Toi A(1990) The value of sonography in the diagnosis of acute diverticulitis of the colon. AJR 154:1199

28 Divertikulitis – Stellenwert der Endoskopie

B.C. Manegold, K.L. Schuster und H. Schmidt

Zusammenfassung

Die Indikation zur Koloskopie steht bei der akuten komplizierten Divertikulitis nach klinischer Untersuchung und nach den Schnittbildverfahren erst im dritten Glied. Sie wurde bei uns innerhalb der ersten 48 Stunden bei 4% und innerhalb von 21 Tagen bei weiteren 50% der Patienten durchgeführt. Ohne Ausnahme sollte sie vor einer Stomarückverlagerung sowie bei allen konservativ behandelten Fällen im entzündungsfreien Intervall vorgenommen werden, d.h. etwa im ersten oder zweiten Quartal nach Krankheitsbeginn.

Die Koloskopie bei Divertikulitis ist nicht kontraindiziert, sondern erfüllt einen wichtigen Zweck. Die Frage ist allein: zu welchem Zeitpunkt? Hierzu geben unterschiedliche Krankheitsstadien, unterschiedliche Krankheitsintensitäten und unterschiedliche Dringlichkeiten zur Therapie begründete Antworten.

Einleitung

Kolondivertikel sind Ursache für ein Krankheitsbild sehr unterschiedlicher Ausprägung. Zahlreiche entzündliche Abdominalerkrankungen ahmen eine Divertikulitis nach. Es gibt daher vielfache differentialdiagnostische interdisziplinäre Abwägungen.

Die linksseitige Divertikulitis im Sigma ist oft mit einer Stenose, die rechtsseitige im Zökum vor allem mit einem nichtstenosierenden entzündlichen extraluminalen Konglomerattumor verbunden. Die Divertikulitis rechts kann in der Annahme einer Ulkusperforation die Gastroskopie oder in der Annahme einer Appendizitis die Laparoskopie auf sich ziehen. Die Divertikulitis links beansprucht nach nichtinvasiver Bildgebung unter allen Endoskopieverfahren am ehesten die Koloskopie zur differentialdiagnostischen Klärung.

Gastroskopisch wäre eine Divertikelkrankheit an der seltenen divertikulitisbedingten kologastralen Fistel zu erkennen. Zystoskopisch wird die kolovesikale und kolposkopisch die kolovaginale Fistel beschrieben. Die weiteren Ausführungen hier beschränken sich klinisch auf die Divertikulitis im Sigma und endoskopisch auf die Koloskopie.

Nach vorherrschender Meinung und in den Lehrbüchern heißt es, die Koloskopie in der Akutphase der Divertikulitis *sei kontraindiziert*. Die Koloskopie ist

ein prograd-optisches und zugleich ein retrograd-mechanisches Verfahren. Bei fehlendem Seitblick können Divertikelhälse zwischen den Semilunarfalten, besonders beim Rückzug des Gerätes, übersehen werden. Beim Vorschub des Gerätes sowie durch Luftinsufflation können durch axiale Scher- und transversale Dehnkräfte entzündliche Verklebungen gelöst werden. Besonderheiten der Koloskopie in der Akutphase der Divertikulitis sind:
- die *eingeschränkte Sicht*,
- bei forcierter Durchführung *Schmerzvermehrung* und
- die mögliche *Öffnung einer gedeckten Perforation* mit der Notwendigkeit zur sofortigen Operation.

Der Stellenwert der Koloskopie bei akuter Divertikulitis ist also eingeschränkt.

Indikationen zur Koloskopie bei Divertikulitis

Die Indikation zur Koloskopie bei Divertikulitis wird begründet durch zu erwartende Sekundär- oder Begleitbefunde, die eine bisherige therapeutische Option verändern könnten (Schreiber u. de Heer 1990; Ferzoco et al. 1998; Köhler et al 1999; Stollman u. Raskin 1999; Forde 1977). Die Indikation wird begrenzt durch die Belastung des Patienten durch die notwendige Vorbereitung, durch die Belastung des Patienten durch den Eingriff selbst, durch das potentielle Risiko des Eingriffes und vor allem durch das Krankheitsstadium. Die Koloskopie beurteilt die Mukosa und differenziert ihre entzündliche, tumoröse und traumatische Schädigungen sowie ihren Durchblutungsstatus. Die Koloskopie führt durch Biopsie einen differentialdiagnostischen Beweis, der anders nur schwerlich erbracht werden kann.

Die Divertikulitis macht aus der Divertikulose durch Peridivertikulitis ein extraluminales Geschehen. Dies wird klinisch nach Raguse u. Adamek (1990) und computertomographisch nach Hinchey et al. (1978) klassifiziert. Es gibt keine endoskopische Divertikulitisklassifikation. Alle endoskopischen Zeichen einer Divertikulitis sind sekundäre Phänomene. Die Biopsie aus einem Divertikel zum histologischen Beweis einer Entzündung ist zur Befunderhebung oder Befundsicherung unnötig und riskant. In den Anfängen der Koloskopie hat man tatsächlich versucht, die Divertikulitis bioptisch zu sichern, dieses Verfahren aus verständlichen Gründen aber schnell wieder verlassen, bevor es zur Methode wurde.

Die zunehmende, voneinander unabhängige Prävalenz von Kolondivertikeln und Kolonadenomen im Alter, bis zu 40% bei über 70-Jährigen, führt zur gehäuften Syntropie (Morini et al. 1988). Die Myochose bei Divertikulose mit Entwicklung wulstiger, oft hämorrhagisch imbibierter hyperplastischer Läsionen ahmt polypöse Adenome nach und führt zu riskanten Polypektomiemanövern mit Gefahr der Perforation.

Der Vergleich röntgenologischer Aussagen durch Kolonkontrast mit dem koloskopischen Befund deckt deutliche Differenzen auf und weist damit auf die grundsätzlich bestehende Indikation zur Koloskopie (Forde 1977; Brewster et al. 1994). Die virtuelle Koloskopie wird an diesem Grundsatz nichts ändern.

Diese Differenzen bezeugen, dass die Röntgendiagnostik zwar in der Erkennung der Divertikelzahl und ihrer entzündlichen Komplikationen mit Ausnahme der Blutungskomplikation der Endoskopie überlegen ist. Die Endoskopie zeigt aber erhebliche Vorteile in der Erkennung und Differenzierung neoplastischer und metaplastischer Tumoren sowie in der Differenzierung begleitender oder ursächlicher entzündlicher Darmerkrankungen. In einer prospektiven Untersuchung bei 105 Patienten mit nachgewiesener symptomatischer Divertikelerkrankung wurden die Ergebnisse des Bariumkontrasteinlaufes und der totalen Koloskopie verglichen. Bei 74 Patienten wurde der Röntgenkontrasteinlauf bis auf die Divertikelerkrankung als unauffällig befunden. In der korrespondierenden totalen Koloskopie konnten hingegen insgesamt 22 Polypen und drei Kolonkarzinome zusätzlich diagnostiziert werden (Boulos et al. 1984, 1985).

Durchführung der Koloskopie bei Divertikulitis

Die Koloskopie bei Divertikulitis sollte nach entsprechender Darmreinigung, bevorzugt durch perorale Lavage erfolgen. Die Untersuchung auf einem Röntgendurchleuchtungstisch dient der exakten Lokalisation von Befunden, erleichtert für Patient und Untersucher die koloskopische Sigmapassage und ermöglicht die endoskopische Enterographie.

Bei der Divertikelkrankheit des Sigmas ist der Vorschub des Endoskopes durch Hypertrophie der Ringmuskelschicht, durch Kontraktion der Taenien, durch Schleimhautödem und entzündlich fixierte Abknickung im Sigmaverlauf erschwert. Das erkrankte stenotische und narbig geschrumpfte Darmsegment kann sich durch Luftinsufflation nicht entfalten. Trotzdem wird es in der Regel möglich sein, sich mit wiederholtem Vor- und Rückspiegeln durch das verengte Darmsegment zu tasten. Das Darmlumen bei Divertikulitis ist nicht kreisrund, sondern wulstig, mehrfach polsterartig konkav eingeengt. Ein kreisrundes oder ovaläres Lumen verführt eher zum falschen Weg durch den Divertikelhals zum Divertikeldom. Nach Passage des erkrankten Darmabschnittes fällt das Endoskop förmlich in das weit klaffende Lumen des Colon descendens.

Das Risiko einer Divertikelberstung durch Koloskopie wird überschätzt. In einer Versuchsreihe an Leichenpräparaten wurde der Berstungsdruck der Serosa mit 202, der Berstungsdruck der Mukosa mit 226 mmHg gemessen. Zur Ruptur eines Divertikels ist es in keinem Fall gekommen (Brayko et al. 1982).

Das Barotrauma der Koloskopie durch Insufflation vom Raumluft und damit auch die erhöhte Schmerzempfindung im Stadium der akuten Divertikulitis könnte durch Verwendung von CO_2 als Insufflationsgas reduziert werden. Insuffliertes CO_2 wird von der Kolonschleimhaut vierzigmal rascher als N_2 aus der Raumluft resorbiert und über die Lungen abgeatmet. Die CO_2-Koloskopie findet aber noch zu wenig Berücksichtigung und Anwendung (Phaosawasdi et al. 1986).

Die Koloskopie bei Divertikulose und mehr bei nichtkomplizierter Divertikulitis ist zwar erschwert und möglicherweise schmerzhaft, aber bei Berücksichtigung der aufgezeigten Grenzen nicht vermehrt riskant und damit *nicht kontraindiziert*.

Endoskopische Zeichen der Divertikulitis

Da Divertikel als Schleimhautausstülpungen vom Kolonlumen ausgehen, verursachen sie koloskopisch erkennbare Veränderungen: das sind die Divertikelöffnungen. Die Entzündung der Divertikel breitet sich aber in der Kolonwand als Wandphlegmone und extraluminal als Peridivertikulitis und Perisigmoiditis aus. Die endoskopischen Zeichen der Divertikulitis sind also sekundäre Phänomene: im akuten Stadium in Form eines Schleimhautödems und Schleimhauterythems mit schleierförmigem Fibrinbelag, einer konkaven Lumeneinengung und einer putriden Sekretion auf instrumentellen Druck. Im postentzündlichen Stadium kommt es zur ziehharmonikaartigen Verkürzung und Schrumpfung des Sigmas, zur Myochose und zur polypösen Schleimhautredundanz (Mathus-Vliegen u. Tytgat 1986; Raguse u. Adamek 1990; Abb. 28.1).

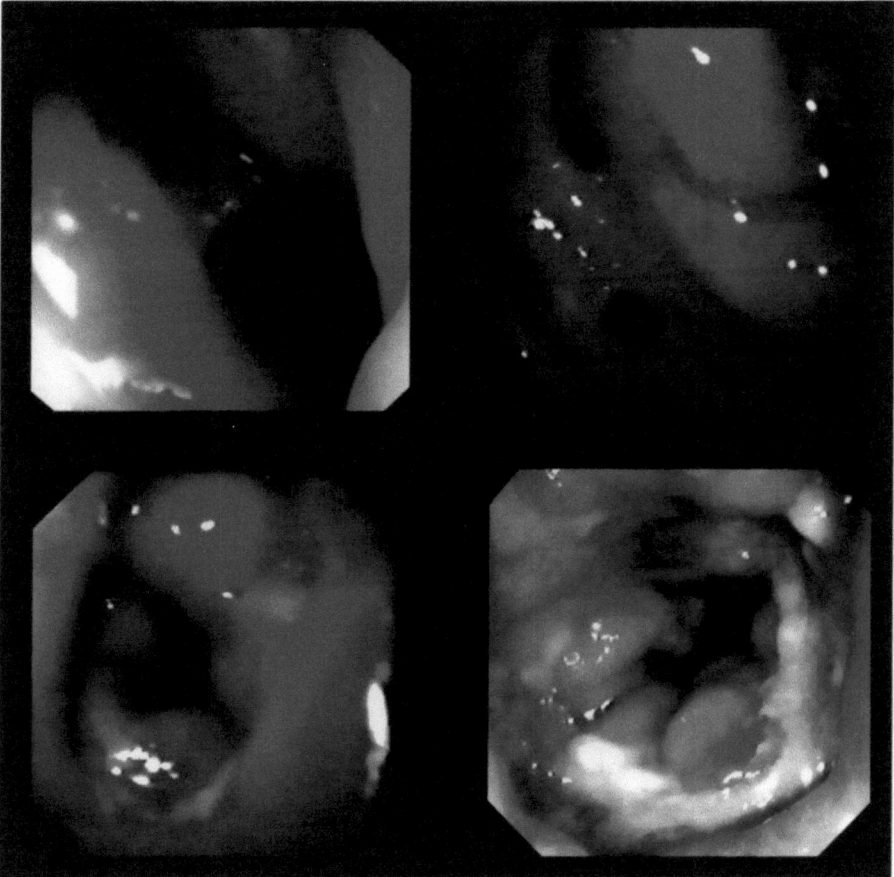

Abb. 28.1. Koloskopisches Bild der akuten Divertikulitis. *Oben links*: Ödem und Erythem der Sigmaschleimhaut; *oben rechts*: Divertikelhälse und redundante Schleimhautpolster; *unten links*: polykonkave Einengung des Darmlumens; *unten rechts*: putride Sekretentleerung aus einem Divertikel bei 6 Uhr

Endoskopische Enterographie

Ein besonderes Hilfsmittel ist die endoskopische Enterographie. Gelingt die Passage des Koloskopes (Durchmesser ca. 13,3 mm) oder des Gastroskopes (Durchmesser ca. 9,8 mm) durch Stenose oder narbig fixierte Abknickung des Sigmas nicht, kann durch Gabe eines wasserlöslichen Kontrastmittels über den Instrumentierkanal unter Röntgendurchleuchtungskontrolle, gleichzeitiger Luftinsufflation und in medikamentöser Hypotonie durch Buscopan i.v. der unmittelbar weitere Verlauf des Kolons im Doppelkontrastverfahren abgebildet werden (Abb. 28.2). Dies ist ein nützliches, nur wenig angewandtes Verfahren zur Differenzierung einer endoskopisch-instrumentell nicht überwindbaren Enge nach Verlauf, Länge und Ursache. Die endoskopische Enterographie ersetzt in der Regel nicht den Doppelkontrasteinlauf oder das Hydrokontrastmittel-CT des Röntgenologen zu gegebener Zeit.

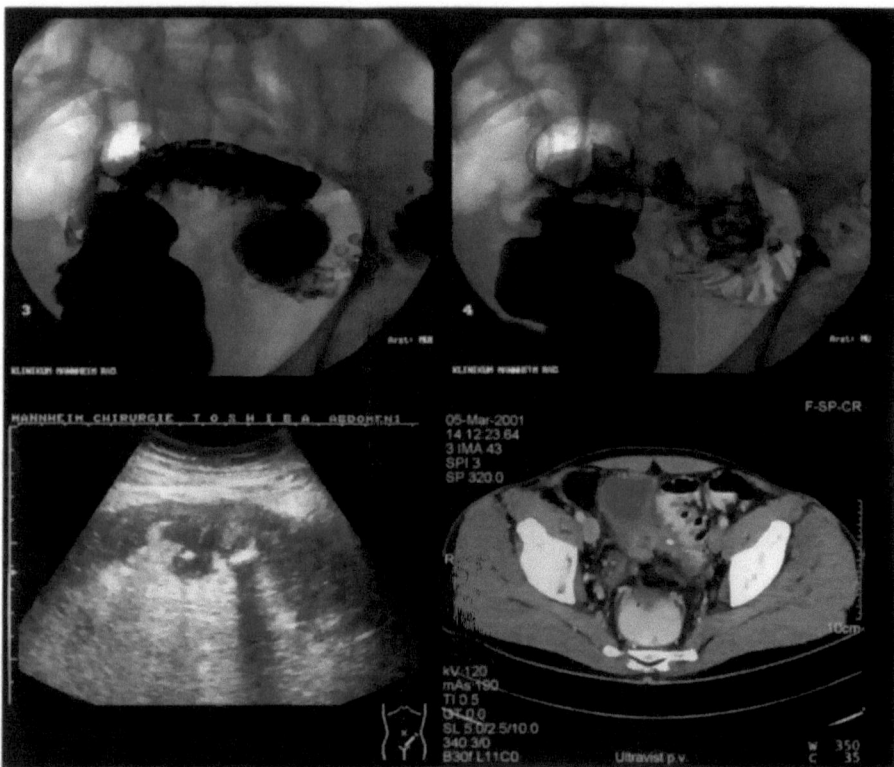

Abb. 28.2. Koloskopische Enterographie einer Sigmastenose bei Divertikulitis. *Oben links*: Lage des Koloskops vor einer unüberwindbaren Stenose und Gabe von Kontrastmittel über den Instrumentierkanal; *oben rechts*: Doppelkontrastdarstellung der Stenose und ihres weiteren Verlaufs durch Luftinsufflation und Rückzug des Endoskopes; *unten links*: Darstellung der Divertikel, Wandverdickung und perikolischen entzündlichen Fettgewebsinfiltration durch Abdomensonographie; *unten rechts*: Darstellung der Divertikel, Wandverdickung und perikolischen entzündlichen Fettgewebsinfiltration durch Hydro-KM-CT

Eigene Ergebnisse zur Koloskopie bei Divertikulitis

Im Zweijahreszeitraum vom 01.01.1999 bis zum 31.12.2000 behandelten wir auf der Wachstation der Chirurgischen Klinik am Universitätsklinikum Mannheim 43 Patienten, die mit akutem Abdomen, Peritonismus und der klinischen und bildgebenden Diagnose Sigmadivertikulitis aufgenommen wurden. Alle Patienten wurden notfallmäßig innerhalb von 48 Stunden oder frühelektiv zwischen dem 3.-21. Tag operiert.

Alle Patienten erhielten am Aufnahmetag nach klinischer Voruntersuchung eine orientierende Ultraschalluntersuchung des Abdomens und ein Röntgenbild des Abdomens im Stehen oder in Linksseitenlage. Bei Vorliegen von freier Luft in abdomine, immerhin 7/43 Patienten (15%), wurde sofort laparotomiert. In ausgewählten Fällen wurde zur näheren Eingrenzung einer vermuteten Perforationsstelle im Kolon ein Gastrografin-Einlauf vorgeschaltet.

Koloskopie vor Notfalloperation

Es sind 27/43 Patienten (63%) innerhalb von 48 Stunden nach Aufnahme operiert worden. Bei 17/27 (63%) von ihnen erfolgte präoperativ die Darstellung des Dickdarmes mit wasserlöslichem Kontrastmittel zum Nachweis und zur genaueren Lokalisation einer klinisch vermuteten Kolonperforation oder Kolonstenose (Tabelle 28.1). Zu Beginn unserer Datenerhebung diente die Computertomographie bei 13/27 (48%) nach dem Kolonkontrasteinlauf komplementär zur Deutung des extraluminalen Krankheitsprozesses. Jetzt ersetzt das Hydro-Kontrastmittel-CT nach Sonographie und Röntgenübersicht den Gastrografin-Einlauf.

Die Koloskopie steht also nicht am Anfang in der diagnostischen Kaskade der akuten Divertikulitis. Dennoch wurde sie in 2 Fällen durchgeführt: einmal wegen gleichzeitig bestehender peranaler Blutung zur koloskopischen Blutstillung und ein anderes Mal wegen des anamnestisch sowie differentialdiagnostisch begründeten Verdachts auf synchrones Vorliegen eines Sigmakarzinoms zur Planung einer onkologischen Resektion. Bei 2 weiteren Patienten fand sich im Resektat als Überraschungsbefund ein Kolonkarzinom, das in einem Fall erst histologisch dem Pathologen, nicht dem Operateur aufgefallen war.

Tabelle 28.1. Präoperative Diagnostik vor notfallmäßiger Operation (innerhalb 48 h) wegen akuter Divertikulitis

Patientenanzahl	27 (m=7, w=20)
Patientenalter	66 (29–92 Jahre)
Aufnahmelabor	WBC 15.700/µl, CRP 79 mg/l
Körpertemperatur	38,5 °C
Sono-Abdomen	27/27 am Aufnahmetag
Rö-Abdomenübersicht	27/27 am Aufnahmetag
Rö-Kolonkontrasteinlauf	17/27 am Aufnahmetag
Hydro-KM-CT	10/27 am Aufnahmetag
	3/27 innerhalb 48 h
Koloskopie partiell	1/27 am Aufnahmetag
	1/27 innerhalb 48 h

Koloskopie vor frühelektiver Operation

In 16/43 (37%) Fällen geschah die geplante Sigmaresektion frühelektiv, 3–21 Tage nach Patientenaufnahme (Tabelle 28.2). In diesem Zeitraum wurden 8/16 Patienten koloskopiert: 6 total und zwei wegen unüberwindlicher Sigmastenose nur partiell. Im Resektat bestätigte sich bei allen Patienten das Vorliegen einer Divertikulose mit Divertikulitis in unterschiedlich schwerem Ausprägungsgrad.

Insgesamt wurden 2 von den notfallmäßig und 8 von den frühelektiv operierten Patienten, also insgesamt 10/43 (23%) der Patienten, die wegen akuter Divertikulitis innerhalb von 3 Wochen operiert wurden, präoperativ koloskopiert.

Tabelle 28.2. Präoperative Diagnostik vor frühelektiver Operation (3.–21. Tag) wegen akuter Divertikulitis

Patientenanzahl	16 (m=6, w=10)
Patientenalter	61 (39–86 Jahre)
Aufnahmelabor	WBC 14.100/µl, CRP 38 mg/l
Körpertemperatur	37,9 °C
Sono-Abdomen	16/16 am Aufnahmetag
Rö-Abdomenübersicht	13/16 am Aufnahmetag
	3/16 am 2.–4. Tag
Rö-Kolonkontrasteinlauf	17/27 am Aufnahmetag
Hydro-KM-CT	3/16 am Aufnahmetag
	7/16 am 1.–4. Tag
Koloskopie total	6/16 am 3.–7. Tag
Koloskopie partiell	2/16 am 3.–5. Tag

Intraoperative Koloskopie bei Divertikulitis

Die intraoperative Koloskopie peranal, über ein Kolostoma, Ileostoma oder über eine Kolotomie ist nur selten indiziert, wenn es darum gehen sollte, bestehende oder vermutete Zweitbefunde nachzuweisen oder auszuschließen. In der Regel lässt sich, falls eine solche Intervention überhaupt notwendig wird, eine Unterlassung in der präoperativen Diagnostik erkennen. Die Divertikulitis begründet die Ausnahme von dieser Regel, da krankheitsbedingt die Möglichkeiten der präoperativen Diagnostik durch Koloskopie eingeschränkt sind und die Aussage der Röntgendiagnostik unsicher ist.

Im Rahmen der laparoskopischen Divertikulitischirurgie wurde die Koloskopie intraoperativ herangezogen, um die Resektionsgrenzen bei nachgewiesenen oder vermuteten Zweitläsionen zu bestimmen, um bei der Mobilisation der linken Flexur zu helfen (Reissman et al. 1994) oder abschließend die Anastomose auf Dichtigkeit zu überprüfen. Dies mag in Einzelfällen sinnvoll gewesen sein, hat aber keine allgemeine Gültigkeit erlangt.

Koloskopische Therapie der Divertikulitis

Der Endoskopiker kann bei der Divertikulitis auch interventionell agieren. Ein *pararektaler Abszess* könnte von intraluminal unter endosonographischer Kontrolle eröffnet und drainiert werden (Baron u. Morgan 1997). Parakolische Abszesse dagegen werden bei eingeschränkter OP-Fähigkeit der abdominal-sonographischen Ableitung vorbehalten bleiben.

Sigmastenosen werden pneumatisch oder hydrostatisch durch pilotdrahtgeführte TTS-Ballonsonden unter endoskopischer Kontrolle dilatiert. Die Dilatationsergebnisse sind bei chronisch entzündlichen Darmerkrankungen zumal bei Wiederholung auch über längere Zeit ermutigend. Stenoseerweiterungen durch Längsinzision von Mukosa, Submukosa und Semilunarfalten wurden bei divertikulitisbedingten Sigmastenosen durchgeführt, aber nicht weiter verfolgt. Es wird von selbstexpandierenden Metall- und Plastikstents Gebrauch gemacht, um definitiv eine entzündliche Sigmastenose zu erweitern oder um als präoperativer Eingriff eine einzeitige Sigmaresektion zu ermöglichen (Davidson u. Sweeney 1998). Diese Maßnahmen mögen teilweise z.B. bei M. Crohn berechtigt sein, für die Divertikelkrankheit sind sie noch nicht erprobt.

Eine *Divertikelblutung* ist endoskopisch stillbar, sofern sie lokalisierbar ist. Die Hydrokoloskopie nach Grund bietet durch punktuelle Lokalisation und Therapie der aktiven Blutung neue Möglichkeiten. Eine entzündliche *Divertikelperforation* wurde unseres Wissens noch nicht geclippt, geklebt oder gestentet und wird es wohl auch in Zukunft nicht werden. Die Mitteilung eines erfolgreichen Clipverschlusses eines unbeabsichtigt abgetragenen invertierten Divertikels ist jedoch zu erwarten.

Iatrogene Divertikulitis

Die Endoskopie dient nicht allein der Diagnostik und in einigen Fällen der Therapie der Divertikulitis. Die Endoskopie kann in bestimmten Fällen auch Divertikulitiden auslösen.

Bereits durch die *perorale Lavage* zur Darmvorbereitung kann durch Volumenüberlastung des Sigmas ein vor Perforation stehendes Divertikel rupturieren (Gabel et al. 1998).

Ein invertiertes blandes Divertikel täuscht ein polypöses Adenom vor. Ein Adenom wird aber regelhaft mit der Schlinge abgetragen und geborgen, es wird nicht regelhaft vorher biopsiert. Einige Kolonperforationen mögen durch *Abtragung invertierter Divertikel* entstanden sein, ursächlich berichtet wurde darüber bisher nicht. Berichtet wurde aber über Divertikelabtragungen ohne offensichtliche Kolonperforationen (Schuman 1982; Ladas et al. 1989). Eine Peridivertikulitis mit oder ohne Perforation kann auch bei endoskopischen *Koagulationsverfahren* zur Stillung einer Divertikelblutung auftreten.

Iatrogen implantierte, aber spontan *dislozierte Drainagen, Stents* oder *PEG-Halteplatten* können den Intestinaltrakt passieren und schließlich im Sigma zur Divertikelperforation führen (Storkson et al. 2000). Dasselbe kann sich durch akzidentell ingestierte Fremdkörper, z.B. Zahnprothesen, oder in Zukunft auch durch verschluckbare Kapselendoskope aus diagnostischer Indikation ereignen. Das Kapselendoskop hätte dann die Möglichkeit, den Perforationsvorgang in statu nascendi online zu übertragen bis es im Douglas-Raum versinkt.

Stellenwert der Endoskopie bei Divertikulitis

Bei der *akuten komplizierten Divertikulitis mit Nachweis freier Luft* im Abdomen röntgenologisch, sonographisch oder computertomographisch ist die Koloskopie nicht indiziert, wenn man von der Möglichkeit des Clippings eines unerwartet abgetragenen invertierten entzündlich blanden Kolondivertikels absieht.

Bei der *akuten komplizierten Divertikulitis ohne freie Luft aber mit Ileus, Peritonitis und drohender Perforation* ist die notfallmäßige Koloskopie angezeigt bei begründetem Verdacht auf ein gleichzeitig bestehendes kolorektales Karzinom zur Planung einer onkologischen Resektion oder bei kreislaufwirksamer Kolonblutung zur Lokalisation, Identifikation und Stillung der Blutungsquelle. Die Koloskopie im Notfall ist in ihrer Aussage durch eine in der Regel nicht optimale Darmvorbereitung eingeschränkt.

Bei der *akuten nichtkomplizierten Divertikulitis* wird die Koloskopie präoperativ zum endoskopisch-bioptischen Ausschluss eines Tumors, einer chronischentzündlichen Darmerkrankung, einer ischämischen Kolitis sowie zur Beurteilung einer Divertikulitisstenose herangezogen. Diese Indikation bestand bei unserer Zweijahresübersicht bei 8/16 (50%) Patienten.

Postoperativ, vor Rückverlagerung eines Stomas, sollte unabhängig vom Alter jeder Patient koloskopiert werden. Dies geschieht zur Beurteilung der Anastomose auf Durchgängigkeit, Insuffizienz und Durchblutung, ferner zum Ausschluss einer kolorektalen Neoplasie und ggf. zum Ausschluss einer chronischentzündlichen Darmerkrankung, die von einer Diversionskolitis nicht immer klar abgegrenzt werden kann.

Verbleibt ein Patient mit Kolondivertikulitis in *konservativer Behandlung*, ist eine Koloskopie nach Abklingen der entzündlichen Erscheinungen wegen der im Alter zunehmenden Häufigkeit synchroner Erkrankungen des Kolons nachhaltig angezeigt.

Literatur

Baron TH, Morgan DE (1997) Endoscopic drainage of a diverticular abscess. Gastrointest Endosc 45:84–87
Boulos PB, Karamanolis DG, Salmon PR (1984) Is colonoscopy necessary in diverticular disease? Lancet 1(8368):95–96
Boulos PB, Cowin AP, Karamanolis DG, Clark CG (1985) Diverticula, neoplasia, or both? Early detection of carcinoma in sigmoid diverticular disease. Ann Surg 202(5):607–609
Brayko CM, Kozarek RA, Sanowski RA, Howells T (1982) Diverticular rupture during colonoscopy. Fact or fancy? Dig Dis Sci 29(5):427–431
Brewster NT, Grieve DC, Sanders JH (1994) Double-contrast barium enema and flexible sigmoidoscopy for routine colonic investigation. Br J Surg 81:445–447
Davidson R, Sweeney WB (1998) Endoluminal stenting for benign colonic obstruction. Surg Endosc 12:353–354
Ferzoco LB, Raptopoulos V, Silen W (1998) Acute Diverticulitis. N Engl J Med 338(21):1521–1526

Forde KA (1977) Colonoscopy in complicated diverticular disease. Gastrointest Endosc 23(4):192-193.
Gabel A, Muller S, Hantzsche K (1998) Intestinal perforation by saline total gut lavage in occult diverticulitis. Endoscopy 30(7):S81-82
Hinchey EJ, Schaal PG, Richards GK (1978) Treatment of perforated diverticular disease of the colon. Adv Surg 12:85-109
Köhler L, Sauerland S, Neugebauer E (1999) Diagnosis and treatment of diverticular disease: results of a consensus development conference. The Scientific Committee of the European Association for Endoscopic Surgery. Surg Endosc 13(4):430-436
Ladas SD, Prigouris SP, Pantelidaki C, Raptis A (1989) Endoscopic removal of inverted sigmoid diverticulum-is it a dangerous procedure? Endoscopy 21:243-244
Mathus-Vliegen EMH, Tytgat GNJ (1986) Polyp-simulating mucosal prolapse syndrome in (pre-)diverticular disease. Endoscopy 18:84-86
Morini S, de Angelis P, Manurita C, Colavolpe V (1988) Association of colonic diverticula with adenomas and carcinomas. Dis Col Rectum 31:793-796
Phaosawasdi K, Cooley W, Wheeler J, Rice P (1986) Carbon-dioxide-insufflated colonoscopy: an ignored superior technique. Gastrointest Endosc 32(5):330-333
Raguse T, Adamek L (1990) Divertikulitis - pathogenetische und epidemiologische Aspekte. Akt Chir 25:198-204
Reissman P, Teoh TA, Piccirillo M, Nogueras JJ, Wexner SD (1994) Colonoscopic-assisted laparoscopic colectomy. Surg Endosc 8:1352-1353
Schreiber HW, de Heer K (1990) Allgemeine morphologisch-klinische Prinzipien zur Divertikulose und Divertikulitis des Colon sigmoideum. Akt Chir 25:193-197
Schuman BM (1982) Endoscopic diverticulectomy in the sigmoid colon. Gastrointest Endosc 28(3):189-190
Stollman NH, Raskin JB (1999) Diagnosis and management of diverticular disease of the colon in adults. Am J Gastroenterol 94(11):3110-3121
Storkson RH, Edwin B, Reiertsen O, Faerden AE, Sortland O, Rosseland AR (2000) Gut perforation caused by biliary endoprosthesis. Endoscopy 2(1):87-90

29 Diagnostisches Vorgehen bei Verdacht auf Divertikelblutung

K.E. GRUND

Zusammenfassung

Unter den Blutungsquellen aus dem unteren Gastrointestinaltrakt zählt die Divertikelblutung zu den häufigsten, aber auch am schwierigsten zu diagnostizierenden Hämorrhagien. Bei der klassischen Stufendiagnostik (*Anamnese* und *rektal-digitale Untersuchung* als Entscheidungsweiche für obere oder untere Gastrointestinalblutung) spielen zunächst die *starre Proktorektoskopie*, gegebenenfalls mit Abstopfen des Rektosigmoids zur Diskrimination einer tiefen Rektumblutung, sowie die *Notfallkoloskopie* die entscheidende Rolle. Diese dient als Basisdiagnostik unter Nutzung effektiver Spülmaßnahmen mit hohen Volumina, der Subaqualtechnik und entsprechender Therapieendoskope. Bei Blutungen, die auf diesem Wege nicht zu diagnostizieren oder zu beherrschen sind, kommt die *Angiographie*, gegebenenfalls mit therapeutischer Option (Embolisation) zu ihrem Recht, bei massiven lebensbedrohlichen Blutungen ist eine primäre operative Therapie nicht zu umgehen. *Nuklearmedizinische Methoden* sowie andere diagnostische Verfahren sind für Ausnahmeindikationen sowie die Differentialdiagnostik im Intervall von Nutzen.

Die entscheidende Rolle in der Diagnostik der unteren GIT-Blutung, auch und vor allem der Divertikelblutung, spielen endoskopische Verfahren, die auch schon primär in vielen Fällen die Möglichkeit der patientenfreundlichen und effektiven therapeutischen Intervention bieten.

Einleitung

Blutungen aus dem Gastrointestinaltrakt stellen Krankheitssymptome dar, die einer schnellen und zielgerichteten Diagnostik und Therapie bedürfen. Sind schon Hämorrhagien aus dem oberen Gastrointestinaltrakt (Ösophagus, Magen, Duodenum) kritische Ereignisse, so stellen Blutungen aus dem unteren Gastrointestinaltrakt noch höhere Ansprüche an diagnostische und therapeutische Logistik und Effizienz. Dies gilt insbesondere für Blutungen aus Divertikeln.

Divertikelblutung

Die Genese dieser Blutung liegt in der Morphologie und im Verlauf der Blutgefäße im Kolon begründet. Bei der Ausstülpung der Mukosa werden sie in sehr oberflächlicher Lage über die Divertikelkante ausgespannt und sind mechanischen Irritationen durch Zug, Druck und Scherkräfte während der Motilität und bei der Ausdehnung des Divertikels ausgesetzt. Aufgrund ihrer exponierten Lage werden sie auch von harten Stuhlbestandteilen mechanisch alteriert. Trotz dieser typischen pathogenetischen und pathophysiologischen Faktoren hat die Blutung aus Divertikeln innerhalb der Hämorrhagien aus dem unteren Gastrointestinaltrakt keine eigentliche Sonderstellung. Sie gehört zwar zweifellos zu den häufigen Ursachen der unteren Gastrointestinalblutung (in der Literatur sind 17–40% durch Divertikel bedingt; s. Übersicht), ihre sichere Differentialdiagnostik beruht aber nicht selten auf Zufallsfaktoren (die Blutungsquelle ist noch im aktiven Blutungszustand und deshalb zu sehen) oder auf subtilen und gezielten diagnostischen Methoden (s. Abb. 29.2). Nicht selten muss die Blutung aus Divertikeln auch als Ausschlussdiagnose gelten.

Ursachen der LGIT-Blutung (nach Jensen et al. 2000)

- Divertikel   17–40%
- Vaskuläre Ektasie   2–30%
- Kolitis   9–21%
- Neoplasie/Postpol.   11–14%
- Anorektal   4–10%
- Oberer GIT   0–11%
- Dünndarm   2– 9%

Grundsätzlich gilt immer noch die alte Regel, dass beim Vorhandensein von Divertikeln im Kolon die linksseitigen sich eher entzünden, die rechtsseitigen eher bluten. Dabei ist allerdings zu berücksichtigen, dass einerseits Angiodysplasien als häufige Blutungsquellen im Kolon vorwiegend rechtsseitig anzutreffen sind und Interaktionen mit Divertikeln hier durchaus wahrscheinlich erscheinen, andererseits linksseitige Divertikel zahlenmäßig eindeutig überwiegen.

Diagnostik der Blutung aus dem unteren Gastrointestinaltrakt

Da es keine typischen anamnestischen oder sonstigen diagnostischen Hinweise dafür gibt, ob wirklich ein Divertikel der Blutung zugrunde liegt, gelten die allgemeinen Regeln der Diagnostik der peranalen Blutung: Zunächst ist anamnestisch zu prüfen, ob Hinweise auf eine obere gastrointestinale Blutung (Ösophagusvarizen, gastroduodenale Ulzera etc.) vorhanden sind; der nächste entscheidende Schritt ist die rektal-digitale Untersuchung. Sie ergibt meistens klare Hinweise, ob eine Blutung bestanden hat oder besteht, welche Beschaffenheit das Blut hat (hellrot, dunkelrot, Koagel, Teerstuhl, stuhlvermischt etc.) und ob palpatorisch Hinweise für einen Tumor, einen Polypen oder ein Hämorrhoidalleiden im Rektum besteht. Ist hier eine Blutung wahrscheinlich oder nachgewiesen (s. Algorithmus bei Grund u. Becker 1990), erfolgt, falls es sich um Teerstuhl handelt, eine

Ösophagogastroduodenoskopie, im anderen Falle eine starre Proktorekto-(Sigmoido-)skopie, die eine Blutungsquelle im Rektum aufdecken soll. Kommt das Blut von aboral, wurde bislang häufig unter konservativer Therapie eine energische Darmreinigung begonnen, um dann elektiv koloskopieren zu können. In den letzten Jahren hat sich hier zunehmend die Notfallkoloskopie in der Blutung als diagnostisches Verfahren bewährt. Gewinnt man Übersicht, lässt sich die Blutungsquelle oft auffinden und eventuell sogar endoskopisch therapieren, andernfalls sind weitere diagnostische oder therapeutische Maßnahmen je nach Art und Intensität der Blutung anzuschließen. Hier erbringt der Befund einer – auch vielleicht nicht vollständig gelungenen – Koloskopie wichtige Informationen (Tabelle 29.1) und erleichtert die Planung weiterer diagnostischer Maßnahmen. Dazu gehören in der aktiven Blutungsphase angiographische oder nuklearmedizinische Verfahren und im Intervall die frühelektive Koloskopie; bei massiver Blutung bleibt nur die zügige explorative Laparatomie.

Tabelle 29.1. Koloskopie bei LGIT-Blutung. Zusammenfassung nach Zuccaro 1998

Autor	Patienten	Reinigung	Diagnostische Relevanz [%]	Häufigste Läsion
Rossini 1989	409	–	76	NPL
Jensen 1988	80	+	74	Angiodysplasie
Caos 1986	35	+	69	Divertikel
Forde 1981	25	–	80	Divertikel

Bei Verdacht auf eine Divertikelblutung hat die Notfallkoloskopie ihre besondere Bedeutung (s. Tabelle 29.1 und Übersichten auf S. 210). Da nach stattgehabter Blutung in der Regel alle Divertikel blutgefüllt sind und die Blutung ja erfahrungsgemäß intermittierend auftritt, sind die Chancen, die Blutungsquelle verifizieren und lokalisieren zu können, im blutungsfreien Intervall selbst nach optimaler Darmvorbereitung relativ gering (Abb. 29.1 und 29.2). Die koagelgefüllten Divertikel sind erst nach vielen Tagen leer und einsehbar. Eine sichere Blutungsdiagnostik kann nur bei noch aktiver Blutung mit entsprechenden intensiven und aggressiven endoskopischen Spülmethoden (Abb. 29.2b,c) erreicht werden. Insofern ist die diagnostische Chance bei einer mit den heute möglichen Hilfsmitteln durchgeführten Notfallkoloskopie größer als mit anderen Methoden. In den ersten Stunden sind die divertikelfüllenden Koagel noch nicht fest organisiert und lassen sich zum großen Teil ausspülen. Die technische Neuerung der subaqualen Inspektionstechnik mit Hilfe leistungsfähiger Pumpen erleichtert die Blutungsquellensuche erheblich, sowohl bei heftigen aktiven Blutungen als auch insbesondere bei Sickerblutungen oder Mikroblutungen. Diese lassen sich ohne diese spezielle Technik meist nicht lokalisieren und damit auch nicht therapieren.

Die Koloskopie ist eindeutig das Verfahren mit der höchsten diagnostischen Relevanz (s. Tabelle 29.1).

Lässt sich mit endoskopischen Verfahren die Blutungsquelle nicht sichern oder aufgrund höherer Intensität nicht darstellen, ist die Angiographie Methode

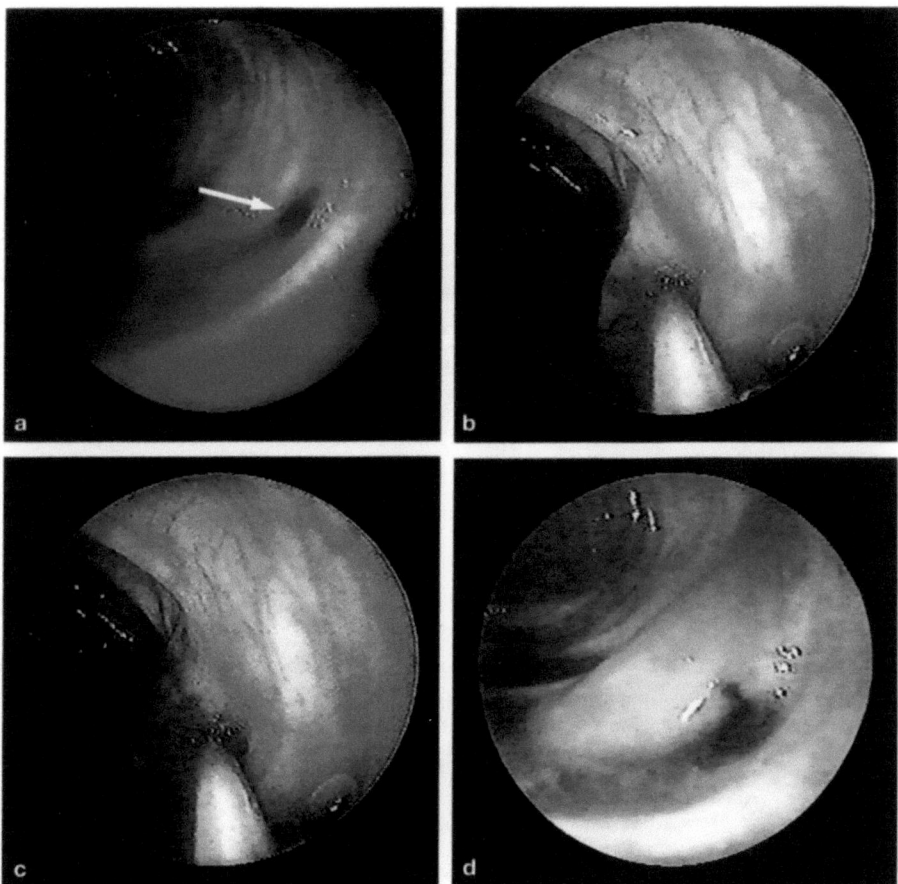

Abb. 29.1a–d. Akute Divertikelblutung mit endoskopischer Therapie. *a* Pulsierende Blutung (*Pfeil*); *b, c* sofortige Injektion von NaCl/Adrenalinlösung (mit Methylenblau); *d* nach definitiver Hämostase Tuschemarkierung

der Wahl (Tabelle 29.2). Sofern es sich um eine weiterhin aktive Blutung mit Flussraten von mindestens 1–1,5 ml pro Minute handelt, lässt sich die Quelle selektiv oder superselektiv angiographisch sichern und in vielen Fällen auch gleich therapeutisch angehen (s. folgende Übersicht). Hier spielt die Injektion vasoaktiver Substanzen (Vasopressin, Adrenalin) und die Embolisation mit Coils, Foam, Fibrinkleber, Cyanacrylat etc. eine bedeutende Rolle. Dabei muss die Gefahr einer ischämischen Nekrose bedacht werden. Ob bei fehlendem Nachweis einer Blutungsquelle eine Blutungsprovokation durch angiographische Instillation von Streptokinase oder Heparin durchgeführt werden soll, wird kontrovers diskutiert.

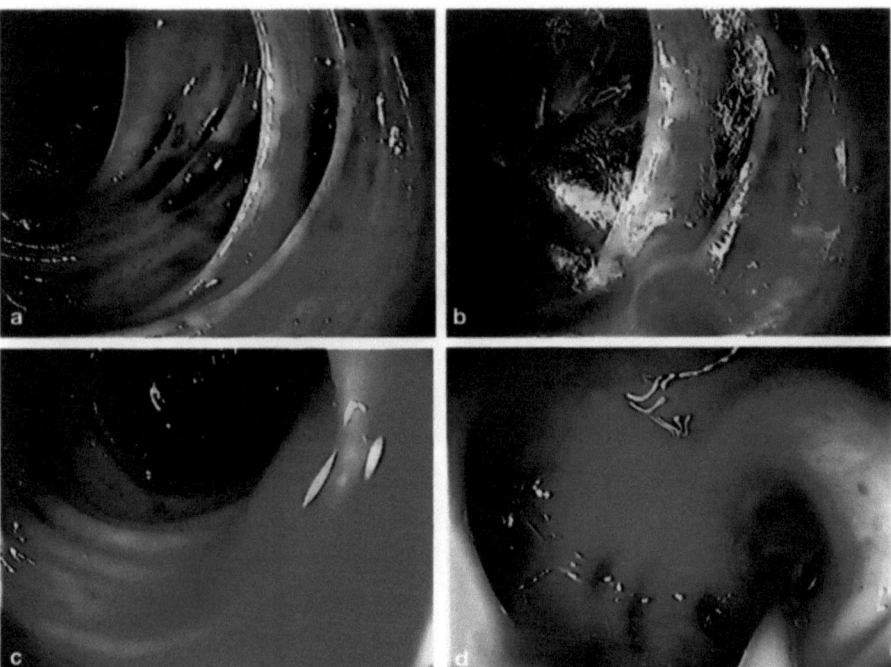

Abb. 29.2. *a* Multiple blutgefüllte Divertikel, derzeit keine Blutungsaktivität; *b* Blutungsquellensuche mit scharfem Wasserstrahl (Spülpumpe); *c* exakte Lokalisation der wiederauftretenden Blutung; *d* sofortige endoskopische Therapie (wie Abb. 29.1)

Tabelle 29.2a–d. Angiographie bei LGIT-Blutung. Literaturübersicht nach Zuccaro 1998

Autor	Patienten	Komplikationen [%]	Diagnostische Relevanz [%]	Häufigste Läsion
Colacchio 1997	98	4	41	Divertikel
Leitman 1989	68	?	40	Divertikel
Koval 1987	63	2	78	Angiodysplasie
Browder 1986	50	?	72	Divertikel
Britt 1983	40	?	58	Divertikel

Diagnostische und therapeutische Aspekte der Angiographie bei unterer Gastrointestinalblutung

- Selektiv, superselektiv >1–1,5 ml/min (60–90 ml/h; 1440–2310 ml/d)
- Markierung (MB)
- Therapeutischer Aspekt (Vasopressin, Embolisation)
- Cave: Blutungsprovokation (Heparin), ischämische Nekrose

Unter Umständen ist auch die angiographisch durchgeführte Anfärbung der Blutungsquelle mit Methylenblau für eine konsekutive operative Intervention nützlich. Dasselbe gilt für endoskopische Maßnahmen. Hier sollte eine nachgewiesene oder hochverdächtige Blutungsquelle stets mit einer permanenten Markierung (Tuscheinjektion in kombiniert submukös/subseröser Technik) versehen werden, um dem Chirurgen die Lokalisation zu erleichtern (s. Abb. 29.1d).

Nuklearmedizinische Methoden sind indiziert, wenn bei geringer Blutungsintensität eine Diagnostik mit anderen Methoden nicht gelingt (s. folgende Übersicht). Auch hier sind nicht ganz unerhebliche Flussraten von 0,1–0,4–1 ml/min zum Nachweis erforderlich. Die positive Nachweisrate liegt deutlich unter der der Angiographie. Probleme mit dem wiederholten Transport des Patienten in die Nuklearmedizin und mit anderen logistischen Gegebenheiten sind zu bedenken.

Aspekte der nuklearmedizinischen Diagnostik bei unterer Gastrointestinalblutung
(nach Zuccaro 1998)

- ^{99m}Tc-Pertechnetat RBC-Scan 0,1–0,4–1 ml/min (6–24–60 ml/h; 144–576–1440 ml/d)
- Positive Befunde bei 26% (–72%) der Patienten
- Problem: Transport, Logistik, intermittierende Blutung

Bei starken Blutungen mit Kreislaufreaktion, die weder endoskopisch noch angiographisch in akzeptablem Zeitraum abzuklären sind, bleibt nur die Operation. Lässt sich die Blutungsquelle intraoperativ nicht eindeutig auffinden, ist an die Möglichkeit der intraoperativen Endoskopie zu denken, die hier vor allem auch den Dünndarm betrifft.

Für die schwierige präoperative Differentialdiagnostik der Blutung aus dem Dünndarm (z.B. aus einem Meckel-Divertikel oder aus Angiodysplasien) kommen neben angiographischen Methoden vor allem die Intestinoskopie mit Pushoder Sondenenteroskopen von aboral oder oral her in Betracht.

Konventionelle radiologische Methoden und andere bildgebende Verfahren haben für die Diagnostik der unteren Gastrointestinalblutung primär – von Sonderfällen abgesehen – keinen Stellenwert.

Im Spektrum der Blutungsquellen im unteren Gastrointestinaltrakt gibt es keine spezifische Vorgehensweise für die Blutung aus Divertikeln; gegenüber Tumoren, Kolitiden, Polypen oder Hämorrhoiden als Blutungsquelle sind sie jedoch wesentlich schwieriger sicher zu diagnostizieren, selbst Angiodysplasien bieten sowohl im akuten Blutungszustand als auch im Intervall eindeutigere morphologische Befunde als ein intermittierend blutendes Divertikel.

Obwohl viele Divertikelblutungen wahrscheinlich spontan zum Stehen kommen, kann man sich im Einzelfall nicht darauf verlassen und sollte eine sichere diagnostische Klärung herbeiführen. Andererseits führt der schnelle Entschluss zur »blinden« Resektion nicht selten zu erheblichen postoperativen Komplikationen, erhöhter Letalität oder sukzessiven Resektionseingriffen bei persistierender oder rezidivierender Blutung.

Ursachen der primär unklaren unteren GIT-Blutung

- Divertikel (rechtes Kolon)
- Angiodysplasien (rechtes Kolon)
- Strahlenläsionen
- Kolitis (auch segmental)
- Meckel-Divertikel
- Obere GIT-Blutung

Besonderheiten und Empfehlungen zur Proktorektoskopie und Koloileoskopie im Notfall

Probleme der Notfallkoloskopie

- Übersicht (Reinigung, Pumpe)
- Erreichen der Blutugnsquelle
- Mehrere Blutungsquellen
- Intermittierende Blutung
- Erfahrung des Untersuchers
- Notfalllogistik

Tipps und Tricks für die Notfallkoloskopie

- Rektosigmoid: »Abstopfen« zur Diversion
- Suffiziente Pumpe, notfalls urologischer Spülbeutel
- Sinnvolle Ableitung des peranal ausströmenden Spülwassers (»Tübinger Rutsche«)
- Subaqualtechnik zur Inspektion
- Zweikanalendoskop
- Terminales Ileum inspizieren und spülen

Die Empfehlungen resultieren aus den Erfahrungen im eigenen Krankengut (mit 250 Patienten in 290 endoskopischen Sitzungen 1988–2000).

Wenn die neueren apparativen Möglichkeiten adäquat genutzt werden, ist die Indikation zur Endoskopie auch in der Notfallsituation zum Nutzen des Patienten großzügiger zu stellen. Entscheidend ist im Einzelfall aber die Logistik und die Optimierung der zeitlichen Abläufe. Am Anfang steht in der Regel die starre Proktorekto-(Sigmoido-)skopie, zu der bevorzugt ein kurzes Operationsrektoskop mit 3 cm Durchmesser, eine suffiziente Spül- und Absaugvorrichtung sowie Instrumentarium zur transrektoskopischen Blutstillung erforderlich sind. Unter entsprechenden Sicherheitsvorkehrungen (großlumiger venöser Zugang, laufende Infusion, Transfusionsbereitschaft etc.) wird bei kreislaufstabilem Patienten oder in der Stabilisierungsphase bis in das proximale Sigma gespiegelt.

Zunächst ist zu entscheiden, ob die Blutungsquelle proximal oder distal der Rektosigmoidgrenze liegt. Ist dies wegen nachlaufenden Blutes schwer zu entscheiden, wird der rektosigmoidale Übergang mit einigen großen Kugeltupfern transrektoskopisch tamponiert und der distale Darmabschnitt unter Spülung sorgfältig inspiziert. Ist hier eine Blutungsquelle ausgeschlossen und kommt das Blut von oral, kann nach Entfernung der Tamponade nach proximal flexibel koloskopiert werden, wozu ein Zweikanalendoskop und eine suffiziente Pumpe (>800 ml/min, >0,8 bar Jet-Einrichtung) in der Regel unabdingbar sind. Notfalls kann man sich mit einem hoch aufgehängten Beutel mit Spüllösung aus der Urologie behelfen, dessen Inhalt über den Instrumentierkanal eingeleitet und mit einer Klemme dosiert wird. Es wird nun in Unterwassertechnik (Abb. 29.3) bei laufendem Spülwasser und gesichertem transanal parainstrumentellen Ablauf versucht, möglichst das Zökum zu erreichen und unterwegs oder dann im Rückzug die Blutungsquelle zu sichern. Differentialdiagnostisch wichtig ist die Intubation des terminalen Ileum, wobei ein blutfreies terminales Ileum eine Blutungsquelle im Dünndarm oder höher mit relativ hoher Sicherheit ausschließt. Durch intensive Spülmanöver lässt sich im Rückzug in vielen Fällen Übersicht gewinnen, dann die Blutungsquelle finden und in der Mehrzahl der Fälle auch effektiv endoskopisch therapieren (Unterspritzung, Fibrinklebung, Clip, APC etc.; s. Abb. 29.1 bis 29.3).

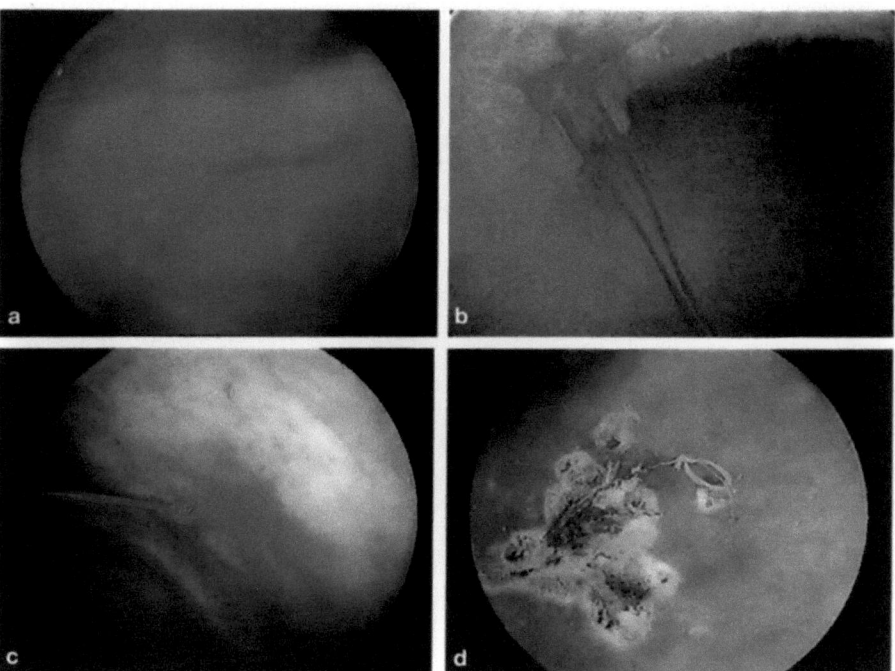

Abb. 29.3a–d. Häufige Differentialdiagnose: *a, b* Angiodysplasieblutungen Subaqualtechnik zur exakten Lokalisation; *c* spritzende Blutung bei schwerer Strahlenkolitis; *d* definitive Blutstillung durch (subaquale) APC-Applikation

Literatur

Buttenschoen K, Buttenschoen DC, Odermath R, Beger HG (2001) Diverticular disease-associated hemorrhage in the elderly. Langenbecks Arch Surg 386:8-16

Chaudhry V, Hyser MJ, Gracias VH, Gau FC (1998) Colonoscopy: The initial test for acute lower gastrointestinal bleeding. Am Surg 64(8):723-728

Cohn SM, Moller BA, Zieg PM, Milner KA, Angood PB (1998) Angiography for preoperative evaluation in patients with lower gastrointestinal bleeding: Are the benefits worth the risks? Arch Surg 133(1):50-55

Funaki B, Leef JA, Zaleski GX (2000) Urgent colonoscopy for the diagnosis and treatment of severe diverticular hemorrhage. N Engl J Med 342(21):1609-1610

Grund KE, Lange V (2000) Stellenwert der flexiblen Endoskopie in der Chirurgie Teil I - Diagnostik und Blutstillung. Teil II - Interventionen. Chirurg 71:1179-1190, 1307-1326

Grund KE, Becker HD (1990) Notfallkoloskopie in der Blutung: Technische und methodische Optimierung. In: Häring (Hrsg) Gastro-Intestinale Blutung. Blackwell, 1990

Jensen DM, Machicado GA, Jutabha R, Kovacs TOG (2000) Urgent colonoscopy for the diagnosis and treatment of severe diverticular hemorrhage. N Engl J Med 342(2):78-82

Lefkovitz Z, Cappell MS, Kaplan M, Mitty H, Gerard P (2000) Radiology in the diagnosis and therapy of gastrointestinal bleeding. Gastroenterol Clin North Am 29(2):489-512

Luchtefeld MA, Senagore AJ, Szomstein M, Fedeson B, Van-Erp J, Rupp S (2000) Evaluation of transarterial embolization for lower gastrointestinal bleeding. Dis Colon Rectum 43(4):532-534

O'Neill BB, Gosnell JE, Lull RJ, Schecter WP, Koch J, Halvorsen RA, Harris HW (2000) Cinematic nuclear scintigraphy reliably directs surgical intervention for patients with gastrointestinal bleeding. Arch Surg 135(9):1076-1081

Prakash C, Chokshi H, Walden DT, Aliperti G (1999) Endoscopic hemostasis in acute diverticular bleeding. Endoscopy 31(6):460-463

Savides TJ, Jensen DM (2000) Therapeutic endoscopy for nonvariceal gastrointestinal bleeding. Gastroenterol Clin North Am 29(2):465-487

Schwesinger WH, Page CP, Gaskill HV, Steward RM, Chopra S, Strodel WE, Sirinck KR (2000) Operative management of diverticular emergencies - Strategies and outcomes. Arch Surg 135(5):558-562

So JBY, Kok K, Ngoi SS (1999) Right-sided colonic diverticular disease as a source of lower gastrointestinal bleeding. Am Surg 65(4):299-302

Stollman NH, Raskin JB (1999) Diverticular disease of the colon. J Clin Gastroenterol 29(3):241-252

Wilcox CM, Scott WS (1999) Causes and outcome of upper and lower gastrointestinal bleeding: The Grady Hospital experience. South Med J 92(1):44-50

Zuccaro G (1998) Management of the adult patient with acute lower gastrointestinal bleeding. Am J Gastroenterol 93(8):1202-1208

Zuckerman GR, Prakash C (1999) Acute lower intestinal bleeding - Part II: Etiology, therapy and outcomes. Gastrointest Endosc 49(2):228-238

30 Zusammenfassung Diagnostik I

R. KASPERK

Der Stellenwert der Sonographie in der Diagnostik der Divertikulitis (Truong, Aachen), ist als hoch zu bezeichnen. Für die Verdachtsdiagnose ist vor allem die körperliche Untersuchung von Bedeutung. Für die Einleitung einer Therapie ist allerdings eine genauere Stadieneinteilung erforderlich und hier konkurriert die Sonographie mit dem Kontrasteinlauf, dem CT und dem MR. Unter der Voraussetzung, dass ein Schallkopf des Bereichs 3,5-7,5 MHz vorliegt, sind die Kriterien der sonographischen Verdachtsdiagnose einer Divertikulitis die Darmwandverdickung, die Darmlumeneinengung, die Darstellung von Divertikeln bzw. der Nachweis entzündlichen Fettgewebes und die Darstellung von Abszessen. Ein wichtiges Kriterium ist die Korrelation des sonographischen Herdbefundes mit dem Punctum maximum der Druckschmerzhaftigkeit. Eine weitere Verfeinerung der Diagnostik ist mit der farbdopplerkodierten Sonographie möglich. Bei Nachweis von intramuralem Flow ist von einer akuten Divertikulitis auszugehen, wenn kein Flow nachweisbar ist, liegt eher eine ischämische Kolitis vor. Im Rahmen einer eigenen Studie zeigt sich die Sonographie in der Diagnostik der Divertikulitis mit ca. 80% Treffsicherheit, der Diagnose von Abszessen mit ebenfalls ca. 80% und eines Ileus mit einer Treffsicherheit von knapp 94% als außerordentlich wichtige Untersuchungstechnik. Nachteil ist allerdings die starke Untersucherabhängigkeit. Für die Sonographie sprechen vor allem die Einfachheit, die geringe Belastung des Patienten und ökonomische Vorteile.

Wann im Rahmen der Diagnostik einer Divertikulitis zuerst ein Kontrasteinlauf oder ein CT durchgeführt werden sollte (Pieroth, Aachen) hängt von der Qualität der klinischen und sonographischen Befunderhebung ab. Eine Erweiterung der Diagnostik ist grundsätzlich erforderlich beim Verdacht auf komplizierte Divertikulitis bzw. bei unklaren Konstellationen. Je nach Verfügbarkeit kann auch der Kontrasteinlauf eine sinnvolle Ergänzung der Diagnostik darstellen, wobei vor dem Einsatz von Barium zu warnen ist. Höhere Aussagekraft, insbesondere auch hinsichtlich extrakolonischer Erkrankungen, besitzt allerdings die Computertomographie.

Die Leistungsfähigkeit der Computertomographie bei der Stadieneinteilung einer Divertikulitis (Classen, Düsseldorf) wird durch hohe Sensitivität und Spezifität in verschiedenen prospektiven und radomisierten Studien belegt. In einigen Kliniken hat das dazu geführt, dass die Computertomographie grundsätzlich als Diagnosemittel der ersten Wahl angesehen wird. Lediglich beim Vorliegen eines akuten Abdomens oder dem radiologischen Nachweis freier Luft wird dort auf dieses Verfahren verzichtet.

Die Endoskopie besitzt ihren Stellenwert im Rahmen der Divertikulitis (Manegold, Mannheim) vor allem im entzündungsfreien Intervall. Hierbei geht es insbesondere um den Ausschluss eines tumorösen Geschehens bzw. den Ausschluss einer sekundären Divertikulitis bei Vorliegen einer sonstigen entzündlichen Darmerkrankung. Die endoskopische Diagnostik erfordert oft einen sehr erfahrenen Endoskopiker.

Bei Verdacht auf das Vorliegen einer unteren gastrointestinalen Blutung geht es diagnostisch zunächst darum, die Blutungsquelle zu orten (Grund, Tübingen). Mittels Rektosigmoidoskopie lässt sich unterscheiden, ob die Quelle im Analkanal oder Rektum bzw. im Sigma oder höher liegt. Bei vermuteter Blutungsquelle im Kolon hat sich die Notfallkoloskopie in der Blutung, d.h. ohne orthograde Spülung, bewährt. Ist eine Blutungsquelle gesichert, die sich außerhalb des proktologisch anzugehenden Ursachenspektrums befindet, kann der Versuch einer endoskopischen Blutstillung erfolgen. Ist dies nicht erfolgreich, ist die Operation angezeigt. Bei nicht gesicherter Quelle müssen weitere Verfahren zur Anwendung gebracht werden: Angiographie, Szintigraphie und Exploration mit intraoperativer Endoskopie.

IIIb Diagnostik II und Konservative Therapie

31 Welche Diagnostik ist nach erfolgreicher medikamentös-konservativer Therapie einer akuten unkomplizierten Divertikulitis durchzuführen?

H.N. NGUYEN

Einleitung

Divertikulose ist ein häufiger Befund in der westeuropäischen Bevölkerung. Es wird geschätzt, dass ca. 5–10% aller Personen über 45 Jahre und ca. 80% aller Personen über 85 Jahre Divertikelträger sind. Eine symptomatische Divertikulitis entwickelt sich in ca. 20% der Divertikelträger.

Nach den Leitlinien der Fachgesellschaften (Kohler et al. 1999; Stollman u. Raskin 1999; Wong et al. 2000) sollte die Diagnose einer akuten Divertikulitis aufgrund einer typischen klinischen Konstellation gestellt werden: anamnestische Obstipationsneigung, akute bzw. zunehmende linksseitige Unterbauchschmerzen mit akut entzündlichen Laborparametern. Die Röntgenübersicht sowie die Sonographie des Abdomens sind zusätzliche diagnostische Maßnahmen, um die Verdachtsdiagnose zu erhärten. Eine entsprechende Therapie kann bereits aufgrund der klinischen Diagnose eingeleitet werden. Weiterführende bildgebende Verfahren wie Kolonkontrasteinlauf mit wasserlöslichem Kontrastmittel sowie Computertomographie sind indiziert, falls Hinweise auf Komplikationen wie Stenose bzw. Obstruktion oder Perforation bzw. Abszessbildung bestehen. Eine Endoskopie ist nur in Ausnahmenfällen indiziert, z.B. bei Blutung oder bei differentialdiagnostisch dringendem Verdacht auf eine chronisch entzündliche Darmerkrankung.

Nach der Diagnosestellung konnte in mehreren Studien gezeigt werden, dass in nur ca. 30% der Fälle eine operative Intervention, entweder unmittelbar bei der Aufnahme oder im weiteren Verlauf des stationären Aufenthaltes, erforderlich ist. Bei der Mehrheit der Fälle (70%) kann eine konservative Therapie erfolgreich durchgeführt werden (Tabelle 31.1; Elliot et al. 1997; Makela et al 1998; Parks u. Connell 1970).

Der Kernpunkt der konservativen Therapie ist die Gabe eines Breitspektrumantibiotikums mit Wirkungen auch bei den Anaerobien, zusammen mit einer Nahrungskarenz bzw. flüssiger Kost (Kohler et al. 1999; Stollman u. Raskin 1999;

Tabelle 31.1. Aufteilung der Patienten nach Behandlungsmodalitäten

	Parks et al. (1970) (455 Patienten)	Elliott et al. (1997) (403 Patienten)	Makela et al. (1998) (366 Patienten)
Konservativ/medikamentös	317 (70%)	290 (72%)	265 (72%)
Interventionell/chirurgisch	138 (30%)	113 (28%)	101 (28%)

Wong et al. 2000). Sie kann in leichten Fällen mit milder Symptomatik und geringen Entzündungsparametern auch ambulant durchgeführt werden. In anderen Fällen ist eine stationäre Aufnahme, ggf. auch mit parenteraler Flüssigkeitssubstitution erforderlich. Die Erfolgsrate liegt bei über 90%.

Die Fünfjahresrezidivrate nach einer konservativen Therapie liegt bei 60% (Farmakis et al. 1994). Nach erfolgreicher Therapie einer akuten Divertikulitis wird die Frage nach dem weiteren therapeutischen Prozedere gestellt. Im Allgemeinen sollte nach dem 2. Schub einer akuten Divertikulitis die Indikation zur operativen Sanierung erwogen werden (Kohler et al. 1999; Stollman u. Raskin 1999; Wong et al. 2000).

Fragestellung

Welche Diagnostik ist im Hinblick auf eine optimale Therapieplanung durchzuführen? Es stellen sich dabei folgende Fragen:
- War die klinische Diagnose korrekt?
- War die Einschätzung des klinischen Stadiums bei der Aufnahme korrekt?
- Gibt es konkurrierende Erkrankungen, die bei der therapeutischen Planung berücksichtigt werden müssen?

Datenlage

Klinische Diagnose

In einer retrospektiven Auswertung aus dem Jahre 1997 bei 418 Patienten, die aufgrund einer symptomatischen Divertikulose zwischen 1991 und 1994 behandelt wurden (Elliot et al. 1997), zeigte sich, dass in ca. 96% der Fälle die klinische Diagnose, ggf. mit Hilfe des Kolonkontrasteinlaufes, korrekt war. Nur in 15 Fällen (4%) wurde nachträglich eine andere Diagnose gestellt: 4 Patienten hatten ein kolorektales Karzinom, 4 Patienten ein Reizdarmsyndrom, 2 Patienten eine symptomatische Nephrolithiasis, 1 Patientin ein Ovarialkarzinom sowie 1 Patient ein Pankreaskarzinom. In 2 Fällen wurde retrospektiv keine Diagnose gestellt bzw. keine Ursache für die Beschwerden gefunden.

Fazit: Bei entsprechender Erfahrung ist die Sicherheit der klinischen Diagnose relativ hoch. Dennoch ist eine Diagnosesicherung unbedingt erforderlich.

Klinisches Staging

Bei der Therapieplanung sollten neben den patientenspezifischen Faktoren wie Alter, Komorbidität und psychischer Zustand die erkrankungsspezifischen Faktoren wie Anzahl der Schübe, allgemeine Symptomatik und insbesondere Komplikationen wie Stenose/Abszess berücksichtigt werden (Kohler et al 1999).

Tabelle 31.2. Aufteilung der Patienten nach dem klinischem Stadium

	Sarin et al. (1994) (164 Patienten)	Elliott et al. (1997) (403 Patienten)	Makela et al. (1998) (366 Patienten)
Unkompliziert	96 (52%)	195 (48%)	274 (75%)
Abszess/Perforation	33 (20%)	64 (16%)	67 (18%)
Blutung	37 (23%)	112 (28%)	17 (5%)
Fistel	0	4 (1%)	4 (1%)
Stenose	8 (5%)	28 (7%)	4 (1%)

In mehreren Studien konnte gezeigt werden, dass in ca. 50–75% der Fälle ein unkomplizierter Verlauf vorliegt (Tabelle 31.2; Elliot et al. 1997; Makela et al. 1998; Sarin u. Boulos 1994).

Es ist erstaunlich, dass in 1–7% der Fälle bereits bei der »Erstmanifestation« bzw. bei der ersten Diagnosestellung eine Stenose vorliegt. In einer dieser Studien konnte das klinische Stadium durch die Computertomographie des Abdomens in 18% der Fälle (67 von 366 Patienten) ergänzt werden (Makela et al. 1998). Hier zeigte sich, dass bei 32 Patienten (8% aller Fälle) ein Stadium I nach Hinchey vorlag (kleiner perikolischer Abszess).

Fazit:
– Die erste Vorstellung ist nicht immer der erste Schub, man muss hier bereits mit dem Vorliegen einer asymptomatischen Stenose in bis zu 7% der Fälle rechnen.
– Konservativ beherrschbare Mikroabszesse sind nicht selten (bis 8%); sie können zu intraabdominellen Verwachsungen führen.

Konkurrierende Erkrankungen

Nach der Frage nach der korrekten Diagnose und des korrekten Stagings sollte man berücksichtigen, dass zusätzlich konkurrierende Erkrankungen vorliegen, die in die Therapieplanung einbezogen werden sollten.

Da die Divertikulose epidemiologische Gemeinsamkeiten mit kolorektalen Neoplasien aufweist – es handelt sich um eine Erkrankung des mittleren und des hohen Alters (>50 Jahre) und die Patienten haben sehr häufig gleiche Ernährungsgewohnheiten mit ballaststoffarmer Kost – sollte man bei Divertikelträgern mit einer erhöhten Inzidenz an kolorektalen Neoplasien rechnen.

Es zeigte sich, dass bei entsprechender Diagnostik eine simultane kolorektale Neoplasie (adenomatöser Polyp oder Karzinom) in bis zu 30% der Fälle gefunden werden konnte (Boulos et al. 1984, 1985; Morini et al. 1988). In den meisten Fällen handelten es sich adenomatöse Polypen (Tabelle 31.3).

In einer Case-Control-Studie (Morini et al. 1988) mit 150 symptomatischen Divertikelträgern und 150 nach Alter und Geschlecht entsprechend ausgesuchten Kontrollpersonen wurde bei vergleichbarer Anzahl von Karzinomen (13 Patienten bzw. 9% bei Divertikelträgern vs. 11 Personen bzw. 8% bei Kontrollpersonen) eine signifikant höhere Anzahl von adenomatösen Polypen bei Divertikelträgern im

Tabelle 31.3. Simultane kolorektale Neoplasien bei Divertikelträgern

	Bolous et al. (1984) 65 Patienten	Boulos et al. (1985) 105 Patienten	Morini et al. (1988) 150 Patienten
Divertikulose allein	45 (69%)	39 (66%)	95 (64%)
Divertikulose mit simultanen Neoplasien (Adenom – Karzinom)	20 (31%)	36 (34%)	54 (36%)
Adenom	15	29	41
Karzinom	5	7	13

Vergleich zu Kontrollpersonen (42 Patienten bzw. 28% vs. 16 Personen bzw. 11%) gefunden. Dies bedeutet eine echte höhere Prävalenz von simultanen kolorektalen Neoplasien bei Divertikelträgern im Vergleich zur normalen Bevölkerung.

Die Diagnose einer simultanen kolorektalen Neoplasie konnte in einer vergleichenden Studie mittels Koloskopie signifikant sicherer als im Bariumeinlauf gestellt (Boulos et al. 1985) werden:
- Bei 31 Patienten mit der radiologischen Diagnose einer simultanen Neoplasie (29 Polypen und 2 Karzinome) konnten nachfolgend koloskopisch nur 11 Polypen gesichert werden.
- Bei den anderen 74 Patienten mit einem unauffälligem Bariumeinlauf konnten nachfolgend koloskopisch 22 adenomatöse Polypen und sogar 3 Karzinome zusätzlich gesichert werden (Tabelle 31.4).

Tabelle 31.4. Vergleich zwischen Bariumeinlauf und Koloskopie zur Feststellung von simultanen kolorektalen Neoplasien. (Nach Boulos et al. 1985)

	Pathologischer Röntgenbefund (n=31)		Normaler Röntgenbefund (n=74)	
	Polyp	Karzinom	Polyp	Karzinom
Bariumeinlauf	29	2	0	0
Koloskopie	11	0	22	3
Barium falsch-positiv	18 (58%)	2 (6%)	0	0
Barium falsch-negativ	0	0	22 (30%)	3 (4%)

Fazit:
- Simultane kolorektale Neoplasien sind bei Divertikelträgern signifikant häufiger als in der normalen Bevölkerung.
- Die Diagnosesicherung sollte mittels Koloskopie mit Biopsien durchgeführt werden.

Schlussfolgerungen

Die vorliegenden Daten zeigen:
- Eine Fehldiagnose einer Divertikulitis kann in ca. 4% der Fälle geschehen.
- Mit simultanen kolorektalen Neoplasien ist in ca. 31–37% der Fälle zu rechnen,
    - Polypen (28–33%),
    - Karzinom (7–8%).

- Eine Stenose kann bei der Erstmanifestation in ca. 1-7% der Fälle bereits vorliegen.
- Konservativ beherrschbare kleine Abszesse sind bei der Erstmanifestation in bis zu 8% der Fälle möglich.

Somit kann nach den vorliegenden Daten derzeit das folgende Vorgehen nach erfolgreicher medikamentös-konservativer Therapie einer akuten unkomplizierten Divertikulitis empfohlen werden:
Bei allen Patienten ist eine *Koloskopie* zur
- Diagnosesicherung,
- Feststellung von Stenosen sowie
- Feststellung und Behandlung von simultanen Neoplasien

erforderlich. Es besteht derzeit kein Konsensus zum optimalen Zeitpunkt der Koloskopie. Möglich ist eine Untersuchung am Ende des stationären Aufenthaltes.

Nach rezidivierenden Schüben und/oder bei geplanter laparoskopischer Operation ist eine *zusätzliche Computertomographie* des Abdomens zur Erfassung von
- extraluminalen Veränderungen, z.B. Abszess, Adhäsionen sowie
- koexistierenden pathologischen Veränderungen im Abdomen
durchzuführen.

Literatur

Boulos PB, Karamanolis DG, Salmon PR, Clark CG (1984) Is colonoscopy necessary in diverticular disease? Lancet 1(8368):95–96

Boulos PB, Cowin AP, Karamanolis DG, Clark CG (1985) Diverticula, neoplasia, or both? Early detection of carcinoma in sigmoid diverticular disease. Ann Surg 202(5):607–609

Elliott TB, Yego S, Irvin TT (1997) Five-year audit of the acute complications of diverticular disease. Br J Surg 84(4):535–539

Farmakis N, Tudor RG, Keighley MRB (1994) The 5-year natural history of complicated diverticular disease. B J Surg 81:733–735

Kohler L, Sauerland S, Neugebauer E (1999). Diagnosis and treatment of diverticular disease: results of a consensus development conference. The Scientific Committee of the European Association for Endoscopic Surgery. Surg Endosc 13(4):430–436

Makela J, Vuolio S, Kiviniemi H, Laitinen S (1998) Natural history of diverticular disease: when to operate? Dis Colon Rectum 41(12):1523–1528

Morini S, de Angelis P, Manurita L, Colavolpe V (1988) Association of colonic diverticula with adenomas and carcinomas. A colonoscopic experience. Dis Colon Rectum 31(10):793–796

Parks TG, Connell AM (1970) The outcome in 455 patients admitted for treatment of diverticular disease of the colon. Br J Surg 57(10):775–778

Sarin S, Boulos PB (1994) Long-term outcome of patients presenting with acute complications of diverticular disease. Ann R Coll Surg Engl 76(2):117–120

Stollman NH, Raskin JB (1999) Diagnosis and management of diverticular disease of the colon in adults. Ad Hoc Practice Parameters Committee of the American College of Gastroenterology. Am J Gastroenterol 94(11):3110–3121

Wong WD, Wexner SD, Lowry A et al. (2000) Practice parameters for the treatment of sigmoid diverticulitis – supporting documentation. The Standards Task Force. The American Society of Colon and Rectal Surgeons. Dis Colon Rectum 43(3):290–297

32 Präoperative Diagnostik bei der Divertikulitis

Was ist unter besonderer Berücksichtigung der Kosten-Nutzen-Relation notwendig?

H.D. RÖHER, G. FÜRST und B.J. LAMMERS

Zusammenfassung

Die Art der diagnostischen Abklärung einer akuten Divertikulitis wird durch den klinischen Schweregrad der Erkrankung bestimmt. Bei der hochakuten Divertikulitis ist es aus chirurgischer Sicht entscheidend, Patienten mit vital bedrohlichen Komplikationen zu identifizieren und bei Vorliegen einer Peritonitis oder eines mechanischen Ileus einer Notfalloperation zu unterziehen. Liegt hingegen eine elektive Situation vor, ist es wesentlich, die Diagnose zu sichern und Differentialdiagnosen auszuschließen. Kosten-Nutzen-Analysen zur präoperativen Diagnostik einer Divertikulitis existieren nicht. Die im Notfall durchgeführte CT des Abdomen kann als alleiniges diagnostisches Verfahren rasch und sehr sicher die entscheidenden Hinweise zur Operationsindikation geben, da sie eine exakte Stadieneinteilung der Erkrankung erlaubt. Zugleich lässt sich eine gute, für den Patienten wenig belästigende Differentialdiagnostik zuverlässig erzielen.

Bei der Elektivoperation sind eine Koloskopie, eine Sonographie und ggf. ein Bariumsulfatdoppelkontrasteinlauf einzufordern.

Einleitung

Das diagnostische Prozedere bei Verdacht auf akute Divertikulitis des Kolons ist nicht standardisiert und wird nach wie vor kontrovers diskutiert.

Eine Vielzahl von Einflussfaktoren und persönlichen Erfahrungen der beteiligten Ärzte spielen bei der Festlegung der diagnostischen Verfahren eine Rolle. Umso mehr ist ein Konsens bei der Diagnostik einer akuten Divertikulitis wichtig, da nicht bei jedem Patienten alle möglichen Verfahren notwendig sind und hierdurch eine nicht unbedeutende Kostenreduktion erzielt werden kann.

Es stellt sich also die Frage: Welche der heute möglichen Verfahren zur Diagnostik einer akuten Divertikulitis sind indiziert und bei welchem klinischen Erkrankungsbild werden sie eingesetzt? Die folgenden Einschätzungen sollen insbesondere auf die konkreten Anforderung eines Chirurgen vor einer operativen Therapie eingehen.

Diagnostische Verfahren zur Abklärung einer akuten Divertikulitis

Bei der diagnostischen Abklärung einer Divertikulitis gibt es heute folgende etablierte Verfahren:
1. Kolonkontrasteinlauf mit wasserlöslichem Kontrastmittel
2. Kolondoppelkontrasteinlauf mit Bariumsulfat
3. Koloskopie
4. Sonographie des Abdomens
5. Spiralcomputertomographie des Abdomens

Diese Verfahren erlauben eine konkrete Differentialdiagnose und zugleich auch eine Diagnose der Divertikulitiserkrankung. Die akute Divertikulitis ist nur eine mögliche Ursache für ein akutes Abdomen und macht nach Analyse von Fenyo et al. (2000) nur etwa 5% aller Patienten aus (Tabelle 32.1).

Grundsätzlich ist bei der diagnostischen Abklärung zwischen *Notfalldiagnostik* und *elektiver Diagnostik* zu unterscheiden. In der Notfallsituation ist es zunächst entscheidend, die Diagnose zu sichern und anhand der Schwere der Erkrankung (erster Schub einer unkomplizierten Divertikulitis, komplizierte Divertikulitis mit/ohne Peritonitis/Komplikationen) das weitere therapeutische Konzept festzulegen. Für den Chirurgen ist zu diesem Zeitpunkt von entscheidender Wichtigkeit, eine Indikation zur Notfalllaparotomie anhand der Untersuchungen zu stellen oder aber auf frühelektives, elektives operatives Vorgehen oder gar konservative Behandlungsmaßnahmen zurückzugreifen (Isbert et al. 2000; Layer 1998).

Sämtliche vorgenannten Verfahren haben in der Notfallsituation Vor- und Nachteile, die es abzuwägen gilt. Wegweisend für das weitere Vorgehen in der Akutsituation sind aber nach wie vor die Anamnese und die klinische Untersuchung, die auch in Anbetracht der Kosten-Nutzen-Analysen verschiedener diagnostischer Verfahren von Bedeutung ist (Hoffmann u. Layer 1995).

Zur Bewertung der verschiedenen diagnostischen Verfahren gelten im Allgemeinen folgende Maßstäbe:
– sichere Diagnose,
– schnelle Diagnose,
– geringe Belästigung für den Patienten,

Tabelle 32.1. Differentialdiagnose bei akutem Abdomen. Analyse von 3727 stationären Patienten mit akutem Abdomen in Stockholm und Umgebung im ersten Quartal 1995. (Nach Fenyo et al. 2000)

Unspezifische Bauchschmerzen	24%
Cholezystitis	9%
Appendizitis	7%
Ileus	7%
Maligner intraabdomineller Tumor	6%
Harnwegserkrankung	6%
Ulkuskrankheit	6%
Gastrointestinale Blutung	5%
Divertikulitis	5%
Pankreatitis	5%
Andere Erkrankungen	19%

- effektive Differentialdiagnose,
- keine negativen Langzeiteffekte,
- hohe Kosten-Nutzen-Relation.

Kostenanalyse der diagnostischen Verfahren

Wirtschaftlichkeitsanalysen zur Diagnostik der Divertikulitis sind in der Literatur nicht zu finden. Ein Anhalt für die betriebswirtschaftlichen Kosten mag die Gebührenordnung für Ärzte geben, die den einzelnen Verfahren entsprechende Punktwerte und abzurechnende Beträge in DM angibt. Aus volkswirtschaftlicher Sicht ist es entscheidend, die operationsbedürftig erkrankten Patienten zu identifizieren und einer Operation zuzuführen, um wiederholte konservative, aber ineffektive und kostenintensive Behandlungsversuche zu vermeiden.

Die preiswerteste Untersuchung ist die Sonographie des Abdomens mit maximal 440 Punkten (Tabelle 32.2). Die Dickdarmdoppelkontrastuntersuchung ist schon erheblich kostenintensiver mit 1400 Punkten, die Koloskopie inklusive PE ist mit 1500 Punkten bewertet. Am kostenintensivsten ist die Computertomographie des Abdomens mit 2600 Punkten. Ein Punkt hat zur Zeit einen Wert von DM 0,114.

Tabelle 32.2. Punktwerte und einfacher Gebührensatz nach der Gebührenordnung für Ärzte (GOÄ 2000)

Verfahren	Punktwert	einfacher Satz
Doppelkontrasteinlauf	1400	DM 160,-
Koloskopie	1500	DM 171,-
CT-Abdomen	2600	DM 296,-
Sonographie Abdomen	440	DM 49,-

Beurteilung der einzelnen diagnostischen Verfahren

In der Notfallsituation gibt der *Kolonkontrasteinlauf* mit einem wasserlöslichem Kontrastmittel eine rasche und relative zuverlässige Auskunft über eine akute Divertikulitis. Die Spezifität der Untersuchung ist diesbezüglich gut (Ambrosetti et al. 2000; Siewert et al. 1995). Freie Perforationen lassen sich mit dieser Untersuchung gut darstellen, die Darstellung von Fisteln und Abszessen bei komplizierter Divertikulitis ist eingeschränkt. Über das Stadium der Erkrankung ist damit nicht immer eine zuverlässige Information zu erzielen. Zur differentialdiagnostischen Abklärung anderer Erkrankungen ist diese Untersuchung von untergeordneter Bedeutung, da sie nur einen ungenauen Überblick über die intraluminären Verhältnisse gibt. In vielen Abteilungen ist diese Untersuchung noch wie vor Mittel der ersten Wahl zur Abklärung einer akuten Divertikulitis.

Beim *Kolondoppelkontrasteinlauf* mit Bariumsulfat ist der Einsatz zur Abklärung einer akuten Divertikulitis eingeschränkt und im Notfall kontraindiziert, da eine irreparable chemische Peritonitis droht. Andererseits ist diese

Untersuchung zur präoperativen Diagnostik nach einem akuten Schub einer Divertikulitis sehr wohl geeignet, intraluminale tumoröse Läsionen zu diagnostizieren und die Gesamtmorphologie des Dickdarmes exzellent darzustellen. Diese Untersuchung hat dadurch ihren Stellenwert in der differentialdiagnostischen Abklärung vor einer elektiven Operation. Von vielen Chirurgen wird sie wegen der optimalen Darstellung der Gesamtmorphologie des Kolons zur Operationsplanung sehr geschätzt (Cho et al. 1990; Siewert et al. 1995).

Die *Koloskopie* hat bei akuten Beschwerden keine Indikation, da prinzipiell durch Gerätemanipulation und Luftinsufflation die Perforationsgefahr bei akuter, komplizierter Divertikulitis erheblich erhöht ist. Zugleich bereitet sie auch in der Hand des sehr erfahrenen Koloskopikers erhebliche Beschwerden für den akut Erkrankten.

Die Vorteile der Koloskopie sind, ähnlich denen des Bariumdoppelkontrasteinlaufes, bei der elektiven Abklärung eine akute Divertikulitis zu sehen. Insbesondere die Differentialdiagnose eines Kolonkarzinoms kann durch die Koloskopie sehr sicher geklärt werden, zumal durch Probeexzision oder direkte Polypektomie mit hoher Verlässlichkeit eine Histologie gewonnen werden kann. Diese Untersuchung hat die höchste Qualität zur Abklärung intraluminärer Veränderungen. Hierzu sei angemerkt, dass eine Koinzidenz von akuter Divertikulitis und Kolonkarzinom in bis zu 1% der Fälle besteht.

Eindeutig nachteilig ist bei der Koloskopie, dass extraluminäre Veränderungen sich komplett der Diagnostik entziehen. Eine Stadieneinteilung der akuten Divertikulitis ist aufgrund dieser Untersuchung nicht möglich.

Die *Sonographie* des Abdomens und insbesondere des Dickdarmes ist ein sehr subjektives, untersucherabhängiges diagnostisches Verfahren, das in der Hand des Geübten aber rasch, zuverlässig und kostengünstig Informationen über den Schweregrad der Erkrankung und/oder Differentialdiagnosen erlaubt. Die Untersuchung ist bei der Abklärung eines akuten Abdomens durch den Chirurgen heute unerlässlich (Herzog 1989; Oudenhoven et al. 1998; Pradel et al. 1997; Schwerk et al. 1993; Zielke et al. 1997).

Die *Spiral-CT des Abdomens* ist zweifelsohne eine exzellente Methode zur Abschätzung des Schweregrades der Divertikulitis nach Hinchey. Diese Untersuchung erlaubt es, das Maß der Entzündung objektiv darzustellen. Die Beteiligung des Mesokolon lässt sich durch keine andere Methode derartig gut darstellen. Komplikationen wie Fisteln, Stenose, freie Perforationen und Abszesse sind ebenfalls problemlos zu diagnostizieren. Bei der Abklärung von Differentialdiagnosen, wie z.B. Karzinomen, lässt diese Untersuchung ebenfalls eine rasche und sichere Beurteilung zu. Freie intraabdominelle Luft ist mit hoher Zuverlässigkeit nachzuweisen (Ambrosetti et al. 1992, 2000; Brengman u. Otchy 1998; Chintapalli et al. 1999; Cho et al. 1990; Farthman et al. 2000; Ferzoco et al. 1998; Horton et al. 2000; Pradel et al. 1997; Rao et al. 1998; Urban et al. 2000).

Nachteilig ist hingegen der hohe Preis der Untersuchung. Einige Untersuchungen sind aber bei primärem Einsatz einer CT des Abdomens nicht mehr erforderlich. Zugleich ist die CT für Patienten nicht schmerzhaft, bei jüngeren Patienten ist aber die Strahlenbelastung nicht zu negieren.

Schlussfolgerung

Eine pauschale Empfehlung zur Diagnostik und Differentialdiagnostik bei der Divertikulitis gibt es nicht. Von vielen Radiologen, aber auch Chirurgen, wird die hohe Nützlichkeit der CT im Notfall beschrieben. Demgegenüber sehen viele Chirurgen in der morphologischen Abbildung des Darmes durch Kontrasteinläufe viele Vorteile bei der präoperativen Planung. Eine allgemein gültige Richtlinie kann nach Analyse der Literatur nicht ohne weiteres gegeben werden, da sehr verschiedene Faktoren Einfluss auf die diagnostische Abklärung bei Divertikulitisverdacht geben.

Aber trotzdem lässt sich gerade unter dem Kostenaspekt festhalten, dass die zwar teure CT des Abdomen in der Notfallsituation exzellente Ergebnisse einmal bezüglich des Divertikulitisstadiums gibt und zum zweiten eine hohe Aussagekraft bei der differentialdiagnostischen Abklärung hat. Einen Überblick für das Vorgehen bei akuter Divertikulitis mag vielleicht der Algorithmus in Abbildung 32.1 sein. Viele Patienten können aufgrund dieser objektiven Untersuchung zügig in das erforderliche Therapiekonzept eingebracht werden. Insbesondere kann durch Erkennen einer komplizierten Divertikulitis ein frühelektives Operationskonzept auf sicherer Grundlage verfolgt werden. Hierdurch ist letztlich eine Senkung der volkswirtschaftlichen Kosten zu erwarten.

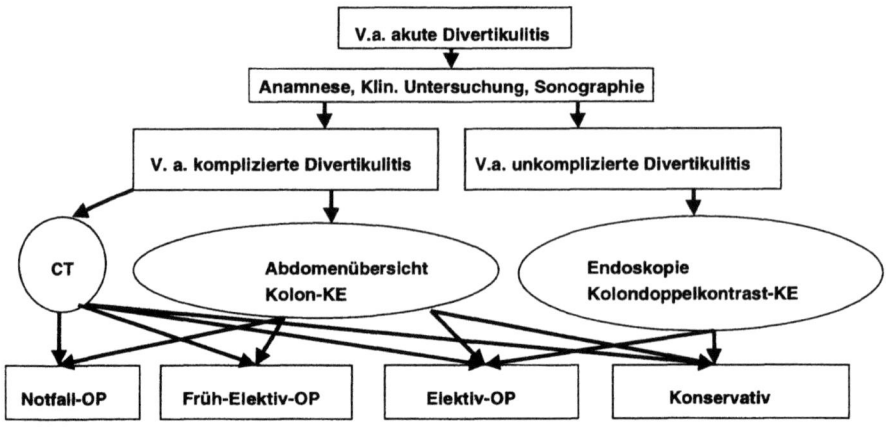

Abb. 32.1. Algorithmus zur Abklärung einer akuten Divertikulitis

Literatur

Ambrosetti P, Robert J, Witzig JA, Mierescu D, de Gautard R, Borst F, Meyer P, Rohner A (1992) Prognostic factors from computed tomography in acute left colonic diverticulitis. Br J Surg 79:117–119

Ambrosetti P, Jenny A, Becker C, Terrier TF, Morel P (2000) Acute left colonic diverticulitis- compared performance of computed tomography and water-soluble contrast enema: prospective evaluation of 420 patients. Dis Colon Rectum 43(10):1363–1367

Brengman ML, Otchy DO (1998) Timing of computed tomography in acute diverticulitis. Dis Colon Rectum 41(8):1023–1028

Chintapalli KN, Chopra S, Chiatas AA, Esola CC, Fields SF, Dodd GD (1999) Divertikulitis versus colon cancer: differentiation with helical ct findings. Radiology 210:429–435

Cho KC, Morehouse HT, Alterman DD et al. (1990) Sigmoid diverticulitis: diagnostic role of CT – comparison with barium enema studies. Radiology 176:111–115

Farthmann EH, Rückauer DK, Häring RU (2000) Evidence-based surgery: diverticulitis – a surgical disease? Langenbecks Arch Surg 385:143–151

Fenyo G, Boijsen M, Enochsson L et al. (2000) Acute abdomen calls for considerable care resources. Analysis of 3727 in-patients in the county of Stockholm during the first quarter of 1995. Lakartidningen 97(37):4008–4012

Ferzoco LB, Raptopoulos V, Silen W (1998) Acute diverticulitis. N Engl J Med 338:1521–1525

Herzog P (1989) Sonographie in der Diagnostik und Verlaufsbeobachtung der Kolondivertikulitis. Z Gastroenterologie 27:426–431

Hoffmann P, Layer P (1995) Pathogenese und Pathophysiologie der Sigmadiverticulitis. Chirurg 66:1169–1172

Horton KM, Corl FM, Fishman EK (2000) CT evaluation of the colon: inflammatory disease. Radiograph 20(2):399

Isbert C, Germer CT, Buhr HJ (2000) Chirurgische Therapie der akuten Divertikulitis. Viszeralchirurgie 35:214–218

Layer P (1998) Divertikulitis. Zentralbl Chir 123 [Suppl 1]:1–3

Oudenhoven LF, Koumans RK, Puylaert JB (1998) Right colonic diverticulitis: US and CT findings-new insights about frequency and natural history. Radiology 208(3):611–618

Pradel JA, Adell JF, Taourel P, Djafari M, Monnin-Delhom E, Bruel JM (1997) Acute colonic diverticulitis: Prospective comparative evaluation with US and CT. Radiology 205:503–512

Rao PM, Rhea JT, Novelline RA et al. (1998) Helical CT with only colonic contrast material for diagnosing diverticulitis: prospective evaluation of 150 patients. Am J Roentgenol 170:1445–1449

Siewert JR, Huber FT, Brune IB (1995) Frühelektive Chirurgie der akuten Divertikulitis des Colons. Chirurg 66:1182–1189

Schwerk WB, Schwarz S, Rothmund M, Arnold R (1993) Kolondivertikulitis: Bildgebende Diagnostik mit Ultraschall – eine prospektive Studie. Z Gastroenterol 31:294–300

Urban BA, Fishman EK (2000) Tailored helical CT evaluation of acute abdomen. Radiographics 20:725–749

Zielke A, Hasse C, Bandorskik T, Sitter H, Wachsmuth P, Grobholz R, Rothmund M (1997) Diagnostic ultrasound of acute colonic diverticulitis by surgical residents. Surg Endosc 11(12):1194–1197

33 Konservative Therapie der akuten Divertikulitis – Standards?

J. WILLERT, S. HOLLERBACH und W.H. SCHMIEGEL

Zusammenfassung

Ziel der Therapiemaßnahmen bei der Divertikulitis ist, eine Notfalloperation zu vermeiden und bei Patienten mit rezidivierender oder komplizierter Divertikulitis eine elektive Intervall-OP zu ermöglichen, da dadurch die Mortalität deutlich gesenkt werden kann. Die Therapie der akuten Divertikulitis erfolgt daher bei bis zu 90% der Patienten primär konservativ. Sie stützt sich traditionell auf Maßnahmen wie Nahrungskarenz, Flüssigkeits- und Elektrolytsubstitution, symptomatische Therapie (Analgesie, Spasmolyse, lokale Kühlung), die empirische Antibiotikatherapie und die parenterale Ernährung. Allerdings stellt nur die Antibiotikatherapie bisher die einzig evidenzbasierte konservative Therapie dar. Das gewählte Antibiotikum oder deren Kombination muss breit gegen gramnegative aerobe und fakultativ sowie obligat anaerobe Bakterien wirksam sein, da häufig Mischinfektionen mit diesen Erregern vorliegen. Daneben richtet sich das individuelle Therapiekonzept aber nach dem Schweregrad der Erkrankung, wobei die Unterscheidung zwischen einfacher und komplizierter Divertikulitis im Wesentlichen auf der klinischen Diagnose beruht. In komplizierten Fällen (Abszess, Fistel, fehlende Besserung, Stenose) ist ein interventionelles Vorgehen angezeigt. Hierbei spielt die CT- oder ultraschallgesteuerte perkutane Abszessdrainage eine entscheidende Rolle. Weitere Studien sind notwendig, um den Stellenwert zusätzlicher konservativer Therapiemaßnahmen zu klären.

Einleitung

Die akute Divertikulitis tritt bei etwa 20% der Divertikelträger als entzündliche Komplikation einer vorbestehenden Divertikulose auf. Weitere Komplikationen der Divertikulose mit Krankheitswert stellen die Divertikelblutung und die symptomatische Divertikulose dar. Alle drei Entitäten werden auch unter dem Begriff Divertikelkrankheit zusammengefasst. Die Inzidenz der akuten Divertikulitis ist parallel zur Inzidenz der Divertikulose in den letzten Jahren in den westlichen Industrieländern deutlich gestiegen (10/100.000 Einwohner) (Almy u. Howell 1980). Für diese Zunahme wird in den Industrienationen vor allem die gewandelte Ernährungsweise, insbesondere der verminderte Ballaststoffanteil der Nahrung, verantwortlich gemacht. In Ländern der Dritten Welt mit höherem Faseranteil (>30 g/d) und bei Vegetariern tritt die Divertikulose wesentlich seltener auf (Almy u. Howell 1980). Die Divertikulose und Divertikulitis werden daher auch als Zivilisationskrankheit der westlichen Welt bezeichnet. Unter ballaststoffarmer Kost nimmt pathophysiologisch der intraluminale Druck im Kolon zu, was als ein möglicher Hintergrund der Divertikelentstehung verstanden wird. Man weiß heute, dass neben einem erhöhten intraluminalen Druck eine segmentale Darmwandschwäche eine wesentliche pathogenetische Rolle spielt (Whiteway u. Morson 1985). Derzeit wird pathophysiologisch von einem sehr »mechanistischen« Erklärungsmodell ausgegangen. Die Wandschwäche ist in gewisser Weise physiologisch vorgegeben. Lücken in der Ringmuskulatur, an denen die Vasa recta eintreten, stellen die Prädilektionsstellen für die Divertikelbildung dar. Das Sigma hat den kleinsten Lumendurchmesser im Kolon und ist demnach den höchsten Druckspitzen ausgesetzt, was den gehäuften Befall dieses Darmabschnittes erklären könnte. Das typische Kolondivertikel stellt somit ein so genanntes Pseudodivertikel dar, da nicht alle Wandschichten hernieren. Aufgrund der fehlenden Muskelschichten können die in den Divertikellumen angesammelten Koprolithen bzw. Skyballa nicht wieder aktiv ausgeworfen werden. Aus Stuhlretention und Fäkolithenbildung resultieren Druckläsionen und konsekutive bakteriell ausgelöste lokale Entzündung. Das pathologisch fassbare Korrelat der Divertikulitis ist die Mikro- oder Makroperforation des Kolons (Whiteway u. Morson 1985). In der Regel bleibt die Entzündung lokal begrenzt (Peridivertikulitis), kann jedoch mit einer Häufigkeit von etwa 5-10% Komplikationen wie Abszesse, Fisteln und Rupturen in die freie Bauchhöhle nach sich ziehen. Rezidivierende Divertikulitisschübe können aufgrund der Bildung von Granulationsgewebe mit Narbenbildung und Gewebeschrumpfung zu postdivertikulitischen Stenosen führen. Zur Divertikelblutung kommt es meist infolge einer Arrosion der in der dünnen Divertikelwand gelegenen Blutgefäße. Als Auslöser der Blutung werden vor allem lokale bakterielle Entzündungsvorgänge und intraluminale Druckerhöhungen diskutiert, die zusätzlich zur exzentrischen Intimaverdickung bei gleichzeitiger Ausdünnung der Media der Vasa recta führen können, wodurch sich ebenfalls die Blutungsgefahr erhöht.

Stellenwert der konservativen Therapie der akuten Divertikulitis

In den Industrieländern lassen sich heute bei etwa 5-10% der 45-jährigen Personen und bei über 80% der über 85-Jährigen Dickdarmdivertikel nachweisen. Etwa 80% der Divertikelträger bleiben aber zeitlebens beschwerdefrei. Der Rest wird im Verlauf symptomatisch und behandlungsbedürftig, was überwiegend auf dem Boden einer Divertikulitis geschieht (Parks 1975). Etwa 70-80% dieser Patienten sind initial konservativ behandelbar, 40-70% bleiben anschließend langfristig beschwerdefrei (Parks 1975). Eine akute operative Therapie ist nur bei einer generalisierten Peritonitis, einem Ileus oder Anzeichen der Sepsis indiziert. Eine elektive chirurgische Therapie im Intervall ist dagegen beim mehrmaligem Rezidiv, bei konservativ nicht beherrschbarer Erkrankung oder Komplikationen und natürlich bei Karzinomverdacht angezeigt. Da die überwiegende Mehrzahl der Patienten mit akuter Divertikulitis älter als 50 Jahre ist, sollte bei ihnen in der

Regel nach Abklingen des entzündlichen Geschehens eine vollständige Koloskopie erfolgen, da hierbei je nach Altersgruppe eine Komorbidität mit Polypen oder Karzinomen in 30–40% der Fälle besteht. In einer prospektiven Studie zeigten erstaunlicherweise 27% der operativ behandelten Patienten postoperativ ebenfalls eine fortbestehende klinische Symptomatik (Munson et al. 1996). In Anbetracht dieser relativ hohen Rezidivrate wird heute in der Regel die Elektivoperation erst nach dem zweiten Schub empfohlen, es sei denn, es bestehen weitere Gründe für eine dringliche Elektiv-OP. Zudem kommt die frühzeitige Elektivoperation auch bei immungeschwächten oder jungen Patienten bereits nach einem Divertikulitisschub in Betracht (Vogt u. Schölmerich 1996), da immunsupprimierte und junge Patienten häufig einen komplizierteren klinischen Verlauf zeigen sollen.

Standards in der konservativen Therapie der akuten Divertikulitis

Zu den unten aufgeführten Evidenzgraden (EBM I–IV) ist anzumerken, dass diese entsprechend dem Konsensus der United States Agency for Health Care Policy and Research 1992 verwendet wurden:

Ia Evidenz aufgrund von Metaanalysen von randomisierten, kontrollierten Studien
Ib Evidenz aufgrund mindestens einer randomisierten, kontrollierten Studie
IIa Evidenz aufgrund mindestens einer kontrollierten Studie ohne Randomisation
IIb Evidenz aufgrund mindestens einer quasi-experimentellen Studie
III Evidenz aufgrund gut angelegter deskriptiver Studien (retrospektive Fallstudie etc.)
IV Evidenz aufgrund von Protokollen einer Expertenkommission oder klinische Erfahrungsberichte anerkannter Autoritäten

Der Einsatz und die Intensität der einzelnen unten aufgelisteten Maßnahmen sind an die individuelle Krankheitssituation anzupassen. Diese wird bestimmt durch die Schwere der Erkrankung und patientenspezifische Faktoren (Alter, Komorbidität, Immunsuppression). Zu den Hauptsäulen der konservativen Behandlung zählen:
- Durch Studien gesichert bzw. nahe gelegt:
  - differenzierte Antibiotikatherapie (EBM Ia),
  - interdisziplinäres Behandlungskonzept (internistisch-gastroenterologisch/radiologisch-interventionell/chirurgisch; EBM III).
- Nicht durch Studien gesichert, aber aus ethischen-humanitären Gründen empfehlenswert:
  - Analgetika (z.B. Tramadol, Pethidin),
  - individuelle Ernährungsmodifikation je nach klinischem Schweregrad der Erkrankung (flüssige Kost, Nahrungskarenz, parenterale Ernährung),
  - lokal kühlende Maßnahmen.
- Fraglicher Nutzen bei fehlender Datenlage, daher nicht generell empfohlen:
  - Bettruhe (abzuwägen gegen Thromboserisiko, Darmmotilitätsstörungen),

- Spasmolytika,
- nichtsteroidale Antiphlogistika.

Therapiekonzepte-Entscheidungskriterien

Krankheitsspezifische Faktoren Die folgende Klassifikation folgt konzeptionell Klassifikationen der jüngsten Vergangenheit zur Beurteilung des Schweregrades der akuten Divertikulitis (Köhler et al. 1999):
- symptomatische Divertikulose ohne Entzündung,
- unkomplizierte oder einfache Divertikulitis,
- komplizierte Divertikulitis.

Als Basisdiagnostik zur Unterscheidung in die einzelnen Schweregrade dienen Anamnese, klinische Untersuchung, laborchemische Entzündungsparameter und gegebenenfalls Abdomensonographie und Abdomen-CT mit oraler/rektaler Kontrastmittelfüllung. Zur elektiven diagnostischen Abklärung nach dem Sistieren eines entzündlichen Divertikulitisschubs bzw. bei symptomatischer Divertikelkrankheit ist für eine genaue Abklärung eine Darstellung des gesamten Kolons notwendig, um das Ausmaß der Divertikelkrankheit (einschließlich Stenosen und Fisteln) zu erfassen und Begleiterkrankungen bzw. Differentialdiagnosen wie Kolonpolypen, kolorektale Karzinome und chronisch-entzündliche Darmerkrankungen auszuschließen. Diagnostisches Mittel der Wahl ist dazu die hohe Koloskopie.

Individuelle Faktoren Junge oder immungeschwächte Patienten neigen eher zu schweren Komplikationen und Rezidiven, sodass die Indikation zu einem operativen Vorgehen häufiger gestellt wird (Vogt u. Schölmerich 1996). Bei älteren Patienten und solchen mit erheblicher Komorbidität wird nach Möglichkeit ein rein konservatives Management empfohlen. Selbstverständlich sind der Wille des Patienten und die zu erwartende Compliance ebenfalls wichtige Kriterien bei der Festlegung des Therapiekonzepts.

Therapie der symptomatischen Divertikulosis Da sich die symptomatische Divertikulosis mit funktionellen Beschwerden klinisch von der akuten Divertikulitis im Wesentlichen durch fehlende Infektzeichen unterscheidet und die Stadien häufig ineinander übergehen, soll ihre Behandlung miterwähnt werden. Die Patienten klagen meist über Schmerzen im linken Unterbauch. Gelegentlich wird nach Stuhlgang Besserung verspürt. Es besteht kein Fieber oder Schüttelfrost und die laborchemischen systemischen Entzündungsparameter (BSG, CRP) sind normal.

Zur Behandlung sollten evidenzbasiert (EBM Ib) eine faserreiche Diät mit >30 g/d unlöslichen Fasermitteln (Weizenkleie, Vollkornbrot, Salate, Gemüse, Getreide, Zerealien) und zur Verbesserung der Stuhlpassage Laktulose eingesetzt werden (Smits et al. 1990). Damit wird eine Stuhlregulierung erreicht, d.h. der intraluminale Druck, die Stuhlmasse erhöht und die Passagezeit verkürzt

(EBM IIb; Brodribb u. Humphreys 1976). Außerdem scheint regelmäßige körperliche Betätigung, insbesondere das »Jogging«, protektiv auf eine symptomatische Divertikulose zu wirken (EBM Ib; Aldoori et al. 1995).

Für Nikotin, Koffein oder Alkohol ließ sich kein bedeutender Einfluss auf die Erkrankung nachweisen (EBM Ib, Aldoori et al. 1995). Die Wirkung von Spasmolytika ist bisher nicht wissenschaftlich belegt worden, ihr Einsatz wird jedoch häufig von Autoren empfohlen (EBM IV; Almy u. Howell 1980). Häufig ist klinisch der Einsatz von Analgetika unumgänglich. Hier empfiehlt sich beispielsweise Pentazosin, das die Motilität hemmt. Auf Morphin sollte, nachdem es in einer Studie den intraluminalen Druck erhöhte, verzichtet werden (EBM III; Almy u. Howell 1980). Da bei der unkomplizierten Divertikulose keine Entzündung vorliegt, sind Antibiotika in dieser Situation nicht indiziert.

Therapie der unkomplizierten Divertikulitis Patienten mit einer einfachen bzw. unkomplizierten Divertikulitis klagen zumeist über Schmerzen im linken Unterbauch (»tastbare Walze«), haben jedoch keine echte Abwehrspannung. Weiterhin bestehen allenfalls moderates Fieber und nur leicht erhöhte systemische Entzündungszeichen (Leukozytose, CRP, BSG) im Labor.

Die initiale Therapie ist konservativ (Abb. 33.1). Für die generelle Empfehlung der »Bettruhe« fehlt jede rationale Begründung, in den USA werden daher viele Patienten mit unkomplizierter Divertikulitis ambulant behandelt. Wesentliches Therapiekonzept (s. oben) stellt eine differenzierte Antibiotikatherapie dar. Vorab sind Blutkulturen zu gewinnen, um v.a. bei immunkompromittierten und hospitalisierten Patienten Problemkeime rasch erkennen zu können. Eine empirische Antibiotikatherapie sollte aber sofort eingeleitet werden (Christou et al. 1996). Um einen sicheren Serumspiegel zu garantieren, sollte die initiale Therapie im Zweifelsfall intravenös erfolgen. Die Wahl der Antibiotika richtet sich nach dem zu erwartendem Erregerspektrum. Dieses rekrutiert sich vor allem aus dem gramnegativen und anaeroben Bereich. Die am häufigsten nachgewiesenen Familien aus dem gramnegativen Erregerspektrum bei intraabdominellen Infek-

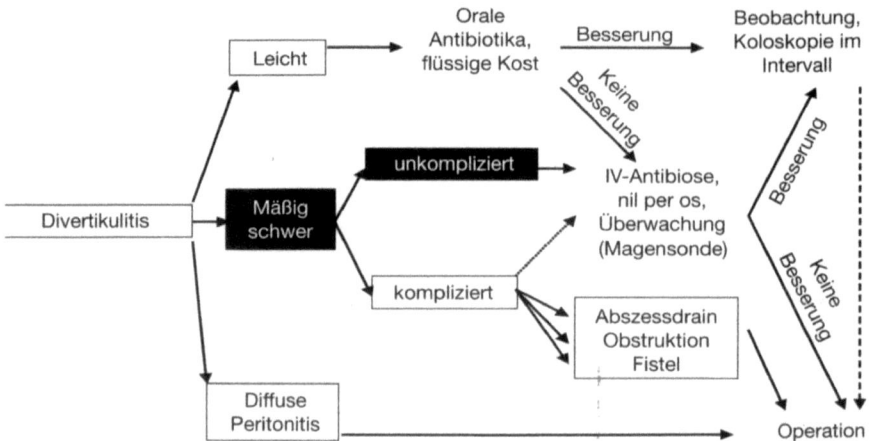

Abb. 33.1. Algorithmus zur Therapie der akuten Divertikulitis. (Modifiziert nach Young-Fodak 1997)

tionen des unteren Gastrointestinaltraktes stellen E. coli, Klebsiella, Enterobacter und Pseudomonas dar. Im anaeroben Bereich handelt es sich häufig um Bacteroides fragilis, aber auch Clostridien, Poststreptokokken und Fusobakterien (Brook u. Frazier 2000). Es liegt gehäuft eine Mischinfektion vor. Die Antibiotikatherapie muss demnach ein breites Spektrum von Erregern im gramnegativem und fakultativ sowie obligat anaeroben Bereich abdecken (Christou et al. 1996). Maßnahmen wie die Nahrungskarenz ohne oder mit parenteraler Ernährung und Flüssigkeits- sowie Elektrolytsubstitution sind allgemein übliche Basismaßnahmen, ohne jedoch bisher durch Studien evidenzbasiert zu sein. Daher sind diese nur im Individualfall kritisch geprüft einzusetzen. Trespi et al. zeigten 1997, dass Mesalazin keinen signifikanten therapeutischen Erfolg auf die Divertikulitis erzielt und 5-ASA somit keinen Platz in der Therapie der akuten Divertikulitis einnimmt (EBM Ib).

Evidenzbasierte Antibotikaregime sind (Tabelle 33.1):

Monotherapie: Imipenem/Cilastatin, Meropenem, Ampicillin/Sulbactam, Piperacillin/Tazobactam oder Cefoxitin.

Kombinationstherapie: Chinolon (z.B. Ciprofloxazin) und Metronidazol, ein Aminoglykosid und Metronidazol oder ein Cephalosporin der dritten Generation und Metronidazol. Anstelle von Metronidazol kann auch Clindamycin gewählt werden.

Den Goldstandard der Vergangenheit stellte die Kombination aus einem Aminoglykosid und einem gegen Anaerobier wirksamen Antibiotikum (z.B. Metronidazol) dar. Allerdings wurden Aminoglykoside wegen ihrer Nephrotoxizität und der notwendigen Steuerung des Serumspiegels und dem überwiegendem Anteil an älteren Patienten bei dieser Erkrankung von anderen Substanzen verdrängt. Die klinischen Erfolgsraten dieser Kombinationstherapie liegen zwischen 77–85% (s. Tabelle 33.1). Grundsätzlich besteht die Wahl zwischen einer Kombinationstherapie oder einer Monotherapie. Verschiedene Studien haben nachgewiesen, dass eine Monotherapie z.B. mit einem Acylaminopenicillin mit irreversiblen β-Lactamaseinhibitor (Piperacillin/Tazobactam = Tazobac, 4,5 g alle 8 h) oder einem Carbapenem Kombinationstherapien mindestens gleichwer-

Tabelle 33.1. Durch Studien verschiedener Evidenzgrade nachgewiesene klinische Ansprechraten von Antibiotika zur Behandlung intraabdomineller Infekte

Medikament	Ansprechrate [%]	Quelle	EBM
Piperacillin/Tazobactam	88	Piperacillin/Tazobactam Intraabdominal Infection Study Group 1994	Ib
Cefoxitin	78	Walker 1993	Ib
Meropenem	92	Condon 1995	Ia
Imipenem/Cilastatin	80	Solomkin 2001	Ib
Ampicillin/Sulbactam	86	Walker 1993	Ib
Gentamycin-Clindamycin	80	Anonymous 1990	Ib
	77	Piperacillin/Tazobactam Intraabdominal Infection Study Group 1994	Ib
Tobramycin-Clindamycin	89	Condon 1995	Ib
Ciprofloxacin-Clont	90	Anonymous 1990	IIa
Cefepime-Metronidazol	88	Barie 1997	Ia

tig sind (EBM Ib, Piperacillin/Tazobactam Intraabdominal Infection Study Group 1994). Als Kombination bietet sich ein Cephalosporin der dritten Generation mit Metronidazol an. Eine Kombinationstherapie eines Chinolons mit Metronidazol, die den Wechsel nach Ansprechen und Kontrolle der Entzündung von der intravenösen auf eine orale Verabreichung vorsieht, zeigte sich einer i.v.-Therapie mit Imipenem/Cilastatin mindestens ebenbürtig und ist für Patient und Arzt komfortabel (EBM Ia). Die Dauer der Therapie variiert in den Studien zwischen 6 und 9 Tagen. Einigkeit besteht, dass ein Patient, der entfiebert und klinisch gebessert ist sowie normale Leukozytenzahl aufweist, von einer fortgeführten Antibiotikatherapie nicht profitiert (EBM IV, Nathens u. Rotstein 1996). Der Patient sollte unter dieser Behandlung innerhalb kurzer Zeit eine deutliche klinische Besserung erfahren. Ein Nichtansprechen nach 48–72 Stunden zeigt einen komplizierten Verlauf (akute komplizierte Divertikulitis) an, beispielsweise in Form einer lokalen Abszedierung. In diesem Falle ist eine CT-Untersuchung, ggf. mit oraler/rektaler Kontrastmittelfüllung, zur weiteren Therapieplanung indiziert (Vogt u. Schölmerich 1996).

Therapie der komplizierten Divertikulitis Patienten, die neben dem typisch lokalisiertem Abdominalschmerz im linken Unterbauch initial oder im Verlauf hohes Fieber, Schüttelfrost, eine lokalisierte oder sogar generalisierte Peritonitis, Schock oder hohe laborchemische Entzündungsparameter zeigen, weisen eine komplizierte Divertikulitis auf. Ileus, Fäkalurie oder Pneumaturie beweisen ebenfalls eine Komplikation (Stenose, Fistel, Perforation). Im Vordergrund der Behandlung dieser Patienten steht ein interdisziplinäres Konzept, wobei sich in Abhängigkeit vom CT-Befund entscheidet, ob eine primär konservative, eine lokal interventionelle oder eine chirurgische Therapiestrategie eingeschlagen wird (s. Abb. 33.1, Tabelle 33.2).

Patienten, die initial eine generalisierte Peritonitis, Schock oder in der CT den Befund einer kotigen Peritonitis aufweisen, werden primär operativ saniert. Bei gedeckter Perforation mit Ausbildung eines kleinen perikolischen Abszesses bleibt die Therapie primär konservativ (Ambrossetti et al. 1992). Als Antibiose kommen die oben genannten Möglichkeiten infrage. Größere Abszesse (>5 cm) können durch eine perkutane CT- oder ultraschallgesteuerte Abszessdrainage, soweit zugänglich, behandelt werden (Abb. 33.2). Ziel dieser Strategie ist, die Infektion zu kontrollieren und eine einzeitige Elektivoperation zu ermöglichen, was in 60–70% der Fälle gelingt (s. Tabelle 33.2, EBM III; Shuler et al. 1996). Dies ist bedeutend, da die Mortalität durch den Wechsel von Notfall zur Elektivoperation von 12,3 auf 0,0% gesenkt werden konnte (EBM III, Le Neel et al. 2000). Peri- und postinterventionell sollte eine Antibiotikatherapie durchgeführt werden.

Tabelle 33.2. Klinische Erfolgsraten der CT-gesteuerten perkutanen intraabdominellen Abszessdrainage

Klinische Ansprechrate [%]	n	Quelle	EBM
58	24	Mueller 1987	III
67	18	Shuler 1996	III
65	82	Bernini 1997	III

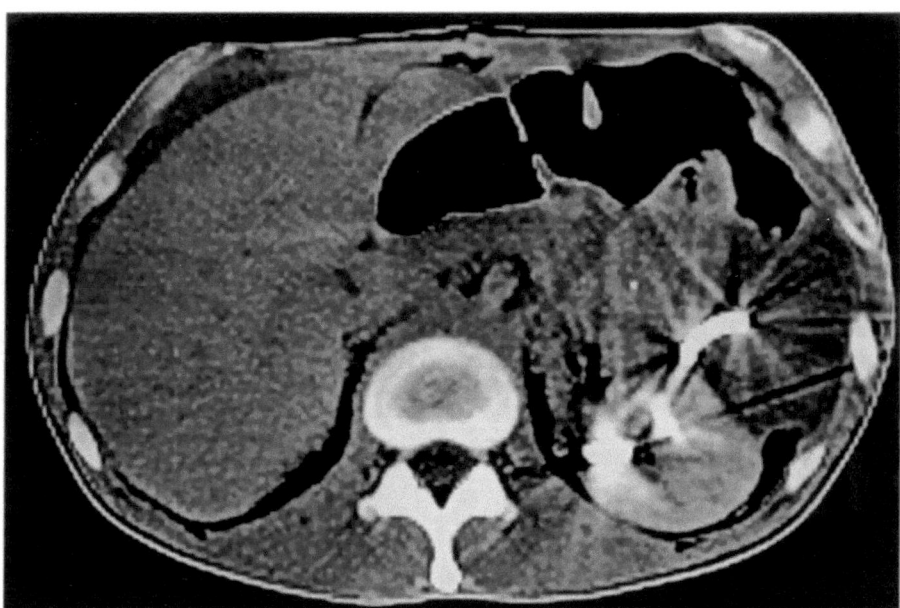

Abb. 33.2. Abdomen-CT mit Darstellung einer Abszessdrainage eines parakolischen Abszesses bei akuter Divertikulitis

Führen diese Maßnahmen zu keiner Besserung, ist ein chirurgisches Vorgehen indiziert (EBM IV, Vogt u. Schölmerich 1996).

Therapie der akuten Divertikelblutung Die dritte Komplikation der Divertikelkrankheit ist die Divertikelblutung. Auch bei ihrer Behandlung kommt der nichtoperativen Therapie ein hoher Stellenwert zu und wird daher diskutiert.

Die Divertikelblutung stellt die häufigste Ursache eines akuten, massiven Blutverlustes aus dem Kolon dar (30–50% der Fälle). Etwa 10% der Patienten mit Divertikulose erleiden eine Divertikelblutung, davon 1/3 (5%) mit einen massiven Blutverlust. Da es sich vorwiegend um alte und multimorbide Patienten handelt, beträgt die Mortalität der Divertikelblutung 15–20%. Klinisch zeigt sie sich durch eine schmerzlose Hämatochezie. Bei ca. 80% kommt es zur spontanen Blutstillung. Aus diesem Grunde sind primär konservative Maßnahmen (Volumen und Blutsubstitution) meist ausreichend. Wenn bei schwerer Blutung die Blutung angiographisch gesichert werden kann, ist ein Therapieversuch mittels selektiver arterieller Blutstillung durch Vasopressininfusion indiziert. Es bietet sich jedoch zunehmend die Notfallkoloskopie zur Diagnostik und Primärtherapie an (Jensen et al. 2000). In diesem Falle sollte zunächst eine beschleunigte und möglichst gründliche Darmreinigung erfolgen. Wird ein Divertikel als aktuelle Blutungsquelle ausgemacht, so sollte eine endoskopische Blutstillung mittels lokaler Unterspritzung von Adrenalinlösung (1:10.000) um den Divertikelhals angeschlossen werden. Alternative endoskopische Therapiemethoden sind die Argon-Plasma-Koagulation (APC) oder die Elektro-Hydro-Thermosonden-Koagulation. Gelingt damit eine primäre Blutstillung, so ist im Intervall zu entscheiden, ob eine chirurgische Sanierung (linksseitige Hemikolektomie) angeschlossen wird. Etwa 25–78% der Patienten mit einer stattgehabten, signifikanten Divertikelblutung bedürfen im Intervall einer sanierenden Operation (segmentale Kolektomie), um vor der hohen Rezidivgefahr geschützt zu sein (McGuire 1994). Allerdings reicht aufgrund des hohen Alters und der zumeist vorhandenen erheblichen Komorbidität die Operationsmortalität bis zu 10%, was im Einzelfall sorgsam bedacht werden muss.

Gelingt primär keine Blutstillung, so ist eine rasche chirurgische Therapie unumgänglich. Eine präoperative diagnostische Lokalisation der Blutungsquelle (Endoskopie, Angiographie, Erythrozytenszintigramm) ermöglicht die gezielte operative Intervention (Segmentresektion). Dieser Nutzen ist gegen das Risiko, das durch den Zeitverlust infolge der Lokalisationsdiagnostik verursacht wird, abzuwägen.

Literatur

Aldoori WH, Giovannucci EL, Rimm EB et al. (1995) A prospective study of alcohol, smoking, caffeine, and risk of symptomatic diverticular disease in men. Ann Epidemiol 5:221–228

Aldoori WH, Giovannucci EL, Rimm EB et al. (1995) Prospective study of physical activity and the risk of symptomatic diverticular disease in men. Gut 36:276

Almy TP, Howell DA (1980) Diverticular disease of the colon. NEJM 302:324–331

Ambrossetti P, Robert J, Witzig JA et al. (1992) Incidence, outcome, and proposed management of isolated abscesses complicating acute left-sided colonic diverticulitis. A prospective study of 140 patients. Dis Colon Rectum 35:1072–1076

Anonymous (1990) A randomized multicentre trial of perfloxacin plus metronidazol and gentamicin plus metronidazol in the treatment of severe intra-abdominal infections. J Antimicrobiol Chemoth 26:173–180

Barie PS, Vogel SB, Dellinger EP et al. (1997) A randomized, double-blind clinical trial comparing cefepime plus metronidazole with imipenem-cilastatin in the treatment of complicated intra-abdominal infections. Arch Surg 132:1294–1302

Bernini A, Spencer MP, Wong WD et al. (1997) Computed tomography-guided percutaneous abscess drainage in intestinal disease: factors associated with outcome. Dis Colon rectum 40:10009–10013

Bodribb AJM, Humphreys DM (1976) Diverticular disease: three studies. BMJ 1:424–430

Brook I, Frazier EH (2000) Aerobic and anaerobic microbiology in intra-abdominal infection associated with diverticulitis. J Med Micribiol 49:827–830

Christou NV, Turgeon P, Wassef R et al. (1996) Managment of intra-abdominal infections. Arch Surg 131:1193–1201

Condon RE, Walker AP, Sirinek KR et al. (1995) Meropenem versus tobramycin plus clindamycin for treatment of intraabdominal infections: results of a prospective, randomized, double-blind clinical trial. Clin Inf Dis 21:544–550

Jensen DM, Gustavo AM, Jutaba R et al. (2000) Urgent colonoscopy for diagnosis and treatment of severe diverticular hemorrhage. NEJM 342:78–82

Köhler L, Sauerland S, Neugebauer E et al. (1999) Diagnosis and treatment of diverticular disease: results of a consensus development conference. The Scientific Committee of the European Associtation for Endoscopicc Surgery. Surg Endosc 13: 430–436

Le Neel JC, Denimal F, Letessier E et al. (2000) Complicated colonic diverticulosis. Results of surgical treatment between 1981 and 1998 in 370 patients. Ann Chir 124(4):334–339

McGuire HH (1994) Bleeding colonic diverticula. A reappraisal of natural history and management. Ann Surg 220:653–658

Mueller PR, Saini S, Wittenberg J et al. (1987) Sigmoid diverticular abscesses: percutaneous drainage as an adjunct to surgical resection in 24 cases. Radiology 164:321–325

Munson KD, Hensien MA, Jacob LN et al. (1996) Diverticulitis. A comprehensive follow-up. Dis Colon Rectum 39:318–322

Nathens AB, Rotstein OD (1996) Antimicrobial therapy for intraabdominal infection. Am J Surg 172:1S-6S
Parks TG (1975) Natural history of diverticular disease of the colon. Clin Gastroenterol 4: 53-69
Piperacillin/Tazobactam Intraabdominal Infection Study Group (1994) Results of the North American trial of piperacillin/tazobactam compared with clindamycin and gentamicin in the treated of severe intra-abdominal infections. Eur J Surg 573:61-66
Shuler FW, Newman CN, Angood PB et al. (1996) Nonoperative management for intra-abdominal abscesses. Am Surg 62:218-222
Smits BJ Whitehead AM, Prescott P et al. (1990) Lactulose in the treatment of symptomatic diverticular disease: a comparative study with high-fibre diet. Br J Clin Prac 44:314-318
Solomkin JS, Wilson SE, Christou NV et al. (2001) Results of a clinical trial of clinafloxacin versus imipenem/cilastatin for intraabdominal infections. Ann Surg 233:79-87
Trespi E, Panizza P, Colla C et al. (1997) Efficacy of low dose mesalazine (5-ASA) in the treatment of acute inflammation and prevention of complications in patients with symptomatic disease. Min Gasro Diet 43:157-162
Vogt W, Schölmerich J (1996) Divertikelkrankheit. DMW 121:411-415
Whiteway J, Morson BC (1985) Pathology of the aging-diverticular disease. Clin Gastroeneterol 14:829-846
Young-Fodak TM, Pemberton JH (1997) Colonic diverticular disease: acute diverticulitis. In: Rose BD (ed)

34 Zusammenfassung Diagnostik II und Konservative Therapie

R. KASPERK

Die Diagnostik nach erfolgreicher konservativer Therapie eines akuten Schubs der Divertikulitis (Nguyen, Aachen) hat zu klären, ob die Diagnose zuvor auch richtig gestellt wurde. In immerhin 4% von 418 Patienten einer Studie nach konservativ behandelter so genannter Sigmadivertikulitis haben sich falsche Diagnosen, wie z. B. Kolonkarzinom, Pankreaskarzinom, Nierenkolik, Uteruskarzinom oder Ovarialkarzinom herausgestellt. Dies bedeutet, dass Fehldiagnosen zwar selten, aber durchaus möglich sind und daher ist eine Diagnosesicherung unbedingt erforderlich. Auch ist zu berücksichtigen, dass der erste klinische Aufenthalt wegen einer Divertikulitis nicht gleichzusetzen ist mit der Erstmanifestation. In 1–7% der Fälle bestehen bereits bei so genannter Erstmanifestation Kolonstenosen. Außerdem liegen in 29% der Fälle von Sigmadivertikulitiden simultane Gewebsneubildungen vor und zwar in 25% Polypen und in 4% ein Karzinom. Als diagnostisches Verfahren ist die Koloskopie dem Kontrasteinlauf überlegen, daher sollte bei allen Patienten im freien Intervall, d. h. 2–4 Wochen nach Abklingen der klinischen Symptomatik eines Divertikulitisschubs eine totale Koloskopie angestrebt werden. Nach rezidivierenden Schüben bzw. vor geplanter Operation wird ein Abdomen-CT empfohlen.

Im Rahmen der präoperativen Diagnostik bei der Divertikulitis wird speziell unter dem Aspekt der Berücksichtigung der Kostennutzenrelation häufig die Anwendung von Algorithmen empfohlen (Röher, Düsseldorf). Allerdings differiert das Vorgehen stark in Abhängigkeit von den Erfahrungen der behandelnden Ärzte (z. B. zwischen Internisten und Chirurgen), von der Verfügbarkeit diagnostischer Maßnahmen und von individuellen patientenbezogenen Parametern wie z. B. Kontraindikationen. Die Kostenfrage spielte bislang eine eher untergeordnete Rolle, wird aber in Zukunft wichtig werden. Die Sonographie ist eine nichtinvasive, preiswerte (ca. DM 50,-/Untersuchung) Untersuchung, die eine gute Differentialdiagnose ermöglicht und als Routine überall sofort zum Einsatz kommen sollte. Der Kolonkontrasteinlauf ist deutlich teuer (ca. DM 160,-/Untersuchung), ist weit verfügbar und praktisch immer einsetzbar und erlaubt weniger gut die Differentialdiagnostik (außerdem müssen Kontraindikationen bei Verwendung von Bariumdoppelkontrastuntersuchungen beachtet werden). Die Computertomographie ist nichtinvasiv und erlaubt eine exzellente Differentialdiagnostik, ist allerdings deutlich teurer (ca. DM 300,-/Untersuchung) und nicht stets verfügbar. Die Koloskopie ist ebenfalls relativ teuer (ca. DM 180,-/Untersuchung) und ist eine invasive Untersuchung, die im akuten Stadium kontraindiziert ist, erlaubt aber gute differentialdiagnostische Abklärung und vor allem die

Gewinnung einer Histologie. Anamnese und klinische Untersuchung sind Verfahren, die grundsätzlich erforderlich sind und keiner weiteren Notwendigkeitsanalyse unterzogen werden müssen. Zusammenfassend kann die Divertikulose/Divertikulitis im Elektivfall über Bariumdoppelkontrast oder Koloskopie diagnostiziert werden. Im Notfall sollten Abdomenübersicht und Kontrasteinlauf mit wasserlöslichem Kontrastmittel bzw. CT vorgenommen werden. Ob die virtuelle Koloskopie die gegenwärtigen Verfahren in Zukunft ablösen wird ist außerordentlich fraglich, da sie bislang ein teures und aufwendiges Verfahren mit erheblichen Diagnoseunsicherheiten darstellt.

Ziele der konservativen Therapie der akuten Divertikulitis (Schmiegel, Bochum) sind die Vermeidung von Fieber und Progredienz der Erkrankung, Erhalt bzw. Verbesserung der Stuhlpassage und Vermeidung von Komplikationen. Die Antibiotikatherapie ist die einzige wirklich evidenzbasierte Maßnahme (Level Ia.), konservative Therapiestandards/-regimes liegen im Endeffekt nicht vor, da diese statistisch nicht oder nur unzulänglich belegt sind. Dementsprechend kann man nur Empfehlungen für das konservative Vorgehen geben. Die konservative Therapie ist in 57-76% primär und in 57-79% langfristig erfolgreich. Als allgemeine Empfehlung sind zu nennen Bettruhe, Flüssigkost-/Nahrungskarenz, Elektrolyt-/Flüssigkeitssubstitution und natürlich Antibiotikatherapie (EBM Ia.). Bei Fieber erfolgt die Entnahme einer Blutkultur und sodann eine Antibiotikatherapie mit Wirksamkeit im gramnegativen und Anerobierbereich. Diese Therapie ist empirisch einzuleiten und sollte initial i.v., später ggf. oral erfolgen, bei einer Therapiedauer von 7-9 Tagen. Eine nicht ansprechende konservative Therapie nach 48-72 Stunden zeigt eine komplizierte Divertikulitis an (oder eine Fehldiagnose) und die Diagnose sollte überprüft, d.h. die Diagnostik wiederholt bzw. erweitert werden.

Ziele einer konservativen Intervalltherapie bzw. „Rezidivprophylaxe" (Lochs, Berlin) sind die Verhinderung von Blutung und Divertikulitiden, d. h. von Komplikationen der Divertikelkrankheit. Als klassische Empfehlung gilt die Aufnahme von mehr als 30 g/d ballaststoffreicher Kost unter Einschluss grober Faserstoffe. In diesem Zusammenhang ist festzuhalten, dass Vegetarier signifikant seltener an Divertikulose/-itis erkranken. Es gibt allerdings keine statistisch nachvollziehbare Assoziation zwischen Lebensstil (Rauchen, Obstgenuss, Gemüseverzehr etc.) und der Divertikulose. Vielfach in der Literatur zitiert wird eine experimentelle Studie an Ratten, die zeigt, dass faserreich ernährte Ratten keine Divertikel ausbildeten, dagegen faserfrei ernährte Tiere in 52% der Fälle Divertikel hatten. Auf der Basis von Untersuchungsbefunden, die im Rahmen anderer chronisch entzündeter Dickdarmerkrankungen gefunden wurden, lässt sich für die Zukunft möglicherweise ein Therapieansatz in der Behandlung mit 5-ASA sehen, der zu einer Verbesserung der Mukosabarriere gegenüber Bakterien durch verminderte Adhärenz zum Schleimbelag auf der Mukosa führt. In ähnliche Richtung könnten Probiotika ihre Wirkung im Kolon entfalten.

IVa Operative Therapie I

35 Natural history of diverticular disease

M.R.B KEIGHLEY

There is very little satisfactory data on the natural history of diverticular disease. There are really no good long-term studies of untreated complicated disease. One third of all patients with complicated diverticular disease die of unrelated disease over the next five years and follow-up is usually incomplete.

It is very important that we classify patients with diverticular disease appropriately because the natural history of this disorder varies very greatly with the severity of first presentation and the pathology that is the modified Hinchey grading and some form of ASA or Apache score which is fundamental in classifying patients for epidemiological studies.

Modified Hinchey grading

1. Pericolic/intramural abscess
2. a) Distant abscess (PCD)
   b) Complex abscess ± fistula
3. Purulent peritonitis
4. Faecal peritonitis
+ ASA or Apache score

It has been suggested that complicated diverticular disease presents in four main ways: The first presentation is often severe and associated with a complication of the disease and frequently requires an emergency operation. Alternatively, patients may present with pericolic sepsis which does not necessarily result in an operation particularly if it can be <u>drained percutaneously</u>. If an emergency operation is not required usually there is resolution but in a few cases there are continued symptoms necessitating a later operation. However, in the majority of patients who do not require an emergency operation at the first admission no further symptoms develop during follow-up.

Parks (1969) found that 51% of all patients admitted with diverticular disease had had no previous symptoms whatsoever and only 7% had been previously admitted as an emergency with diverticular disease. Likewise Larson and others (1972) in their study of 132 patients admitted as an emergency with diverticular disease found that 81% of their patients during follow-up remained asymptomatic. Parks found that patients who had minimal symptoms before their admission to hospital usually remained asymptomatic afterwards (80%). However, in a

Table 35.1. Further symptoms after acute attack: no surgery

Europe	USA
10% Parks (1969)	35% Zollinger (1968)
18% Taggart (1969)	40% Havia and Maunar (1971)
15% Sarin and Boulos (1994)	53% Colcock (1968)

small group of patients who had symptoms for a long time prior to their admission to hospital over 50% remained symptomatic following emergency admission.

The proportion of patients who seem to develop persistent or recurrent symptoms of diverticular disease after an acute attack that had required an emergency operation differ greatly between the European and North American experience (Table 35.1). The incidence of further symptoms in three European studies varied from 10–18% whereas in three North American studies it varied from 35–53%.

We undertook a national audit of diverticular disease and were able to follow-up 120 patients five years after their previous emergency admission. At the emergence admission 77 of these patients had required an emergency operation leaving only 43 who escaped an urgent operation. During follow-up 10 patients died from recurrent diverticular disease; 9 of them were in the no-resection group and only one was in the group who had a previous emergency resection for diverticular disease. 39 patients had recurrent symptoms, only 2 in the previous resection group, compared with 37 who had not had an emergency resection at initial operation. It is important to bear in mind that there are many patients during this 5 year follow-up who died from other disorders; co-morbidity is a real source of death and must therefore influence a decision as to whether or not an interval operation is desirable or not.

National audit of diverticular disease: 5 year follow up (n=120)	
– Deaths from recurrent diverticular disease plus complications	10
– Deaths from other disorders	29
– Still alive	
– Asymptomatic	67
– Symptomatic	14
– (Complications	39)

We take the view that most patients after emergency admission do not require an interval operation; the exceptions are patients under the age of 40 who tend to have a rather aggressive disease and patients who develop a fistula as a complication of the pericolic sepsis.

All the evidences suggest that the long-term outcome in patients treated medically – if indeed this is possible – differs very little from the results of patients requiring an emergency operation (Table 35.2).

Table 35.2. Outcome of 455 patients admitted for treatment of diverticular disease

	Medically treated	Surgically treated
Outcome		
Alive and well	121 (41%)	72 (45%)
Alive		
mild symptoms	77 (26%)	32 (20%)
severe symptoms	11 (4%)	3 (2%)
Death from diverticular disease	5 (2%)	17 (11%)
Death - co-morbidity	81 (27%)	34 (21%)

Elliot et al. (1997) undertook a five year audit of complications of diverticular disease in 403 patients. He reported an overall mortality of 5.7%. He reported an operation rate of only 28% but the mortality in those undergoing surgery was 17%. Interestingly in his follow up he found a 30% re-admission rate over five years for further acute complications of diverticular disease. He demonstrated a progressive rise in the re-admission rate with diverticular disease and, therefore, pointed out that interval operation should be considered in patients who had previously been admitted with complicated diverticular disease who did not require emergency surgery.

We agree with Elliot's conclusions. There is a group of patients who presents with complicated diverticular disease, particularly paracolic sepsis, which can be managed conservatively using percutaneous drainage and antibiotic therapy. We believe that there is a high risk group here who should be offered early interval resection. We believe the high risk groups are patients who are under the age of 40 with diverticular disease, patients who are immunocompromised, particularly those receiving immunosuppressive therapy for, for instance, rheumatoid arthritis. Patients on renal dialysis programmes also constitute another high risk as well as patients who have had previous symptoms from diverticular disease or evidence of complications such as stricture or fistula. If an interval operation is going to be advised, then there is a careful balance between potential benefit, that is to say, the prevention of further admission with complicated disease which carries with it a high mortality, as against offering surgical treatment to patients with a short life expectancy and high co-morbidity. Many patients with diverticular disease have serious co-morbidity, particularly hypertension, heart disease, previous cerebrovascular accidents, obesity, diabetes or chronic obstructive airways disease. It is, therefore, very important to weigh the risks of interval surgery against the benefits.

References

Colcock BP (1968) Surgical treatment of diverticulitis: Twenty years' experience. Am J Surg 115:264–270

Elliot TB, Yego S, Irvin TT (1997) Five year audit of the acute complications of diverticular disease. Br J Surg 84:535–539

Havia T, Maunar R (1971) The irritable colon syndrome. A follow up study with special reference to the development of diverticula. Acta Chir Scand 137:569–572
Larson DM, Masters SS, Spiro HM (1976) Medical and surgical therapy in diverticular disease: a comparative study. Gastroenterology 71:734–737
Parks TG (1969) Natural history of diverticular disease of the colon. A review of 521 cases. Brit Med J 4(684):639–642
Sarin S, Boulos PB (1994) Long-term outcome of patients presenting with acute complications of diverticular disease. Ann R Coll Surg Engl 76:117–120
Taggart REB (1969) Diverticular disease of the colon: clinical aspects. Br J Surg 5:417–423
Zollinger RW (1968) The prognosis in diverticulitis of the colon. Arch Surg 97:418–422

36 Wie definiert sich der optimale Resektionszeitpunkt nach einem akuten Schub einer unkomplizierten Divertikulitis?

J.R. SIEWERT und R. ROSENBERG

Zusammenfassung

Goldstandard der chirurgischen Therapie einer akuten Sigmadivertikulitis ist die offene Sigmaresektion mit primärer Anastomosierung. Wir untersuchten, ob eine frühzeitige Resektion die Morbidität und Letalität der Sigmadivertikulitis sowie die Rate von Notfalloperationen senken kann, um den optimalen Zeitpunkt der chirurgischen Intervention zu definieren.

Zwischen 1990–1999 wurden in unserer Klinik 205 Patienten aufgrund einer Sigmadivertikulitis operiert. Unterschieden wurden unkomplizierte (46%) von komplizierten Verläufen (54%) mit Nachweis eines Abszesses oder einer Perforation (Hinchey I–IV). 168 Patienten (82%) konnten vor Operation in ein elektives Intervall gebracht werden. Bei 193 Patienten (94%) erfolgte die offene Sigmaresektion mit primärer Anastomosierung. Die Morbidität der frühelektiv operierten unkomplizierten Divertikuliden betrug 16% bei einer Letalität von 0%. Die Gesamtletalität betrug 1,5%. Bei den unter 50-jährigen Patienten lief die Divertikulitis aggressiver ab, da 58% bereits nach dem ersten Schub operiert wurden.

Die Erfolge der konservativen Therapie erlauben ein von chirurgischer Seite restriktives Verhalten nach dem 1. Schub einer unkomplizierten Divertikulitis. Die frühelektiv durchgeführte offene Sigmaresektion ist mit geringer Morbidität und Mortalität durchführbar. Um das Risiko nachfolgender Komplikationen zu senken und eine Heilung zu erzielen, sollte nach dem 2. Schub einer unkomplizierten Sigmadivertikulitis die Sigmaresektion erfolgen. Bei den unter 50-Jährigen sollte aufgrund des aggressiveren Verlaufs bereits nach dem 1. Schub die primäre Resektion diskutiert werden.

Einleitung

Die Inzidenz der Divertikelkrankheit steigt in den westlichen Industrienationen zunehmend an. Bei einem Drittel der Bevölkerung älter als 45 Jahren ist eine Divertikulose des Kolons nachweisbar, die in 90% im Sigma lokalisiert ist. Bei den über 70-Jährigen sind bereits bei 50% Divertikel nachweisbar, bei den über 80-Jährigen sogar bei 67% (Parks 1975). Da zwischen 10% der Divertikuloseträger im Zeitraum von 5 Jahren bzw. 35% nach 20 Jahren eine symptomatische Divertikulitis entwickeln (Almy u. Howell 1980), handelt es sich bei der Behandlung der Sigmadivertikulitis um ein zunehmendes sozialmedizinisches Problem.

Weder die Gesamtzahl von Kolondivertikeln noch die Entzündungsausdehnung konnten als Risikofaktoren identifiziert werden (Parks 1969).

Obwohl die Begriffe der Divertikulose, Divertikulitis und Divertikelkrankheit oftmals alternativ verwendet werden, sind die Bedeutungen grundlegend unterschiedlich. Die Divertikelkrankheit grenzt sich von der asymptomatischen Divertikulose ab, die das Krankheitsbild des beschwerdefreien Divertikelträgers darstellt, und umfasst alle symptomatischen Verlaufsformen der divertikulösen Kolonwandveränderungen. Bei der akuten Divertikulitis unterscheidet man eine unkomplizierte Verlaufsform, die in ihrem Schweregrad als lokalisierter Entzündungsprozess bis zur phlegmonösen Peridivertikulitis verlaufen kann, jedoch keine Abszessbildung oder Perforation aufweist. Hiervon werden die komplizierten Verlaufsformen abgegrenzt, die nach Hinchey in 4 Stadien eingeteilt werden und akute Entzündungsprozesse umfassen, die über die Darmwand hinausgehen und auf benachbarte Strukturen übergreifen (Abszessbildung, gedeckte/freie Perforation, umschriebene/generalisierte Peritonitis, Obstruktion, Fistelbildung, Blutung [Hinchey et al. 1978]). In Anlehnung an die Hinchey-Klassifikation wurden nach Bittner die verschiedenen Verlaufsformen der Sigmadivertikulitis in 4 Entzündungsstadien bzw. Schweregrade, die sich vorwiegend am intraoperativen makroskopischen Befund orientiert, eingeteilt (Schmedt et al. 2000).

Entscheidend zur Abgrenzung der unkomplizierten von der komplizierten Divertikulitis sind neben der klinischen Untersuchung, der Röntgenabdomenleeraufnahme und den Entzündungsparametern der Kolonkontrasteinlauf mit wasserlöslichem Kontrastmittel, der eine Sensitivität von 94% bei einer Spezifität von 77% besitzt, sowie die Computertomographie mit einer Sensitivität von 90-95% und Spezifität von 72% (erweiterte Diagnostik [Gillesen u. Domschke 1995; Roberts u. Veidenheimer 1994]). In geschulter Hand kann die Sonographie eine Sensitivität von bis zu 95% erreichen. Nach amerikanischen Richtlinien kann auf den Kolonkontrasteinlauf und CT verzichtet werden, wenn das klinische Beschwerdebild eindeutig ist. Die Sigmoidoskopie hat ihren Stellenwert zum Ausschluss eines Karzinoms, da sich der Entzündungsprozess in der Regel betont extraluminal abspielt und sich somit einer endoluminalen Untersuchung entzieht (Wong et al. 2000).

Ziel der chirurgischen Behandlung der akuten Divertikulitis ist analog den Regeln der septischen Chirurgie die Fokussanierung mit Resektion des entzündlich veränderten Darmabschnittes (Siewert et al. 1995). Wir untersuchten die Fragestellung des optimalen Resektionszeitpunktes nach einem akuten Schub einer umkomplizierten Sigmadivertikulitis. Anhand unseres eigenen Patientenkollektives überprüften wir die Indikation zur frühelektiven Operation, die Frage, nach wie vielen Schüben eine Operationsindikation gerechtfertigt ist, sowie die Frage, ob bei der in der Literatur beschriebenen Risikogruppe der unter 50-Jährigen ein aggressiveres chirurgisches Vorgehen durchgeführt werden sollte.

Konservative Therapie der Sigmadivertikulitis

Um die gestellten Fragen zu beantworten, sind detaillierte Kenntnisse über ein konservatives Therapiemanagement notwendig. Obwohl hierzu prospektiv randomisierte Studien fehlen, gilt in der Literatur als »evidence-based«, dass nach dem ersten Schub einer akuten Divertikulitis 50–70% der Patienten geheilt werden können (Kohler et al. 1999). Während diese Patienten im Verlauf beschwerdefrei bleiben, entwickeln ca. 20% der Patienten Komplikationen (Parks 1969). Nach einem akuten Schub beträgt das Risiko weiterer Schübe 7–45%. Entscheidend ist, dass sich nach jedem weiteren Schub das Ansprechen auf eine konservative Behandlung verschlechtert. Während nach dem ersten Schub noch 70% auf die Behandlung ansprechen, sind es nach dem 3. Schub nur noch 6%. Außerdem steigt das Komplikationsrisiko nach rezidivierenden Schüben auf 60%, sodass die Indikation zur frühelektiven Operation nach dem zweiten Schub gestellt werden sollte (Farmakis et al. 1994).

Divertikulitis des jüngeren Patienten

Die Sigmadivertikulitis des unter 50-Jährigen wird im Vergleich zu älteren Patientengruppen als ein aggressiv verlaufender Entzündungsprozess mit häufiger auftretenden Komplikationen sowie häufiger auftretenden Rezidivschüben angesehen. Jüngste Studien widersprechen dieser Erfahrung, sodass die Indikation zur Resektion nach dem ersten Schub einer unkomplizierten Divertikulitis zunehmend in Frage gestellt wird (Spivak et al. 1997). Ein erhöhtes Auftreten schwerer Verläufe oder postoperativer Komplikationen konnte nicht nachvollzogen werden (Mäkelä et al. 1998). Die Anzahl stattgehabter Divertikulitisschübe, bezogen auf das Patientenalter, war nicht signifikant unterschiedlich. Mäkelä et al. (1998) konnten jedoch zeigen, dass die Rezidivrate nach konservativer Therapie bei unter 50-Jährigen erhöht war. Zu beachten ist bei diesem Patientenkollektiv der hohe Anteil von 40–50% an präoperativ falsch gestellten Verdachtsdiagnosen (v.a. Appendizitis), die sich intraoperativ nicht bestätigten.

Eigenes Patientenkollektiv

Im Zeitraum von 1990–1999 wurden in unserer Klinik 205 Patienten aufgrund einer akuten Sigmadivertikulitis operiert. Das mediane Durchschnittsalter betrug 60 Jahre mit einem Verhältnis von 98 Frauen (48%) zu 107 Männer (52%). 31 Patienten (15%) waren unter 50 Jahre, 72 Patienten (35%) zwischen 50–59 Jahren, 62 Patienten (30%) zwischen 60–69 Jahren und 40 Patienten (19%) über 80 Jahren. Während in den Altersklassen der unter 60-Jährigen mehr Männer als Frauen (männlich:weiblich = 63:40) aufgrund einer Sigmadivertikulitis operiert wurden, kehrte sich das Verhältnis bei den über 60-Jährigen zugunsten der Frauen um (männlich:weiblich = 46:58). Das funktionelle Operationsrisiko wurde nach dem ASA-Score beurteilt. Es wurden 150 Patienten mit einem funktionellen Risiko ASA I oder II klassifiziert. 51 Patienten (25%) wiesen mit ASA III und 4 Patienten mit ASA IV ein deutlich erhöhtes Risikoprofil auf (Abb. 36.1).

Eine unkomplizierte Divertikulitis fand sich bei 95 Patienten (46%), während 110 Patienten (54%) eine komplizierte Divertikulitis aufwiesen. Als unkomplizierte Verlaufsform definierten wir die beiden Stadien 0 und I nach Bittner, bei

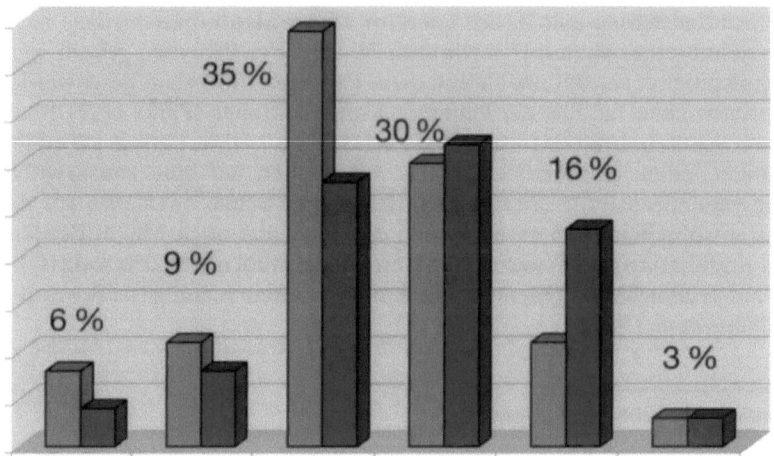

Abb. 36.1. Altersverteilung des im Zeitraum von 1990–1999 operierten Patientenkollektivs

der es sich um chronische Divertikulitiden handelte oder um auf die Darmwand begrenzte Entzündungsprozesse ohne Nachweis eines parakolischen Abszesses oder einer Perforation. Die komplizierten Verlaufsformen entsprachen dem Stadium II/III nach Bittner bzw. Hinchey I–IV mit Nachweis nicht mehr lokal abgegrenzter Entzündungsprozesse mit gedeckter/freier Perforation mit/ohne Peritonitis. Die Anzahl durchgeführter Notfalleingriffe stand in Korrelation mit dem Schweregrad der Divertikulitiden. Insgesamt wurden nur 37 Patienten (18%) notfallmäßig operiert. In allen Fällen handelte es sich um komplizierte Verlaufsformen, während alle anderen Patienten frühelektiv operiert wurden (5.–21. Krankenhausaufenthaltstag). Keiner der Patienten mit unkomplizierten Verlaufsformen wurde einer notfallmäßigen Operation unterzogen.

In 193 Fällen (94%) wurde ein einzeitiges Vorgehen durchgeführt, in 12 Fällen (6%) ein zweizeitiges Vorgehen gewählt. Bis auf einen Fall, bei dem aufgrund des hohen funktionellen Operationsrisikos eine lokale Divertikelresektion mit Übernähung und protektivem Ileostoma angelegt wurde (0,5%), erfolgte bei allen einzeitigen Operationen die Sigmaresektion mit primärer Anastomosierung. Bei den zweizeitig durchgeführten Operationen wurde bei 3 Patienten (1,5%) eine Hartmann-Operation durchgeführt, in 9 Fällen (4,5%) erfolgte die Anlage eines Anus praeter zur Dekompression mit nachfolgender Sigmaresektion. Die Anastomose erfolgte in 191 Fällen (94%) in End-zu-End Technik und war in 164 Fällen von Hand genäht (80%).

Ergebnisse

Insgesamt wurden 95 Patienten (46%) im ersten Schub bzw. frühelektiv nach dem ersten Schub operiert. Bei 36 Patienten wurde nach dem 2. akuten Schub, bei 11 Patienten nach dem 3. Schub sowie bei 63 Patienten erst nach multiplen Schüben die Indikation zur Sigmaresektion gestellt. Der Vergleich der präoperativen Anzahl von Behandlungsschüben mit dem Patientenalter zeigte, dass bei den unter 50-Jährigen in 58% der Fälle im ersten Schub operiert werden musste. Bei den über 50-Jährigen war eine Operation im ersten Schub nur in 44% der Fälle notwendig. Dafür zeigte sich in dieser Altersgruppe, dass in 33% der Fälle erst nach mehr als 3 Entzündungsschüben operiert wurde. Bei den 6 über 90-jährigen Patienten wurde in 50% der Fälle bereits im ersten Schub operiert.

Der Vergleich des Schweregrades der akuten Sigmadivertikulitis mit dem Patientenalter zeigte in unserem Kollektiv keine Häufung schwerer Verläufe bei unter 50-Jährigen. 15/31 Patienten (48%) hatten unkomplizierte Verlaufsformen, während 16 Patienten (52%) einen komplizierten Verlauf aufwiesen. Das Patientenkollektiv der 50- bis 79-Jährigen hatte in 47% der Fälle (79/168) eine unkomplizierte Divertikulitis versus 53% der Patienten (89/168) mit komplizierten Verlaufsformen. Bei den über 80-Jährigen fiel bei 5 von 6 Patienten mit komplizierter Divertikulitis eine Häufung auf (83%; Tabelle 36.1).

Tabelle 36.1. Schweregrad der Divertikulitis, bezogen auf das Patientenalter

Alter	n	[%]	Unkompliziert		Hinchey I/II		Hinchey III/IV	
<50	31	15	95	(46%)	52	(25%)	58	(29%)
<60	72	35	15	(48%)	7	(23%)	9	(29%)
<70	62	30	79	(47%)	43	(26%)	46	(27%)
<80	34	17						
<90	6	3	1	(17%)	2	(33%)	3	(50%)

Die Gegenüberstellung der Divertikulitisschweregrade bezogen auf die Anzahl präoperativ behandelter Divertikulitisschübe zeigte, dass komplizierte Verlaufsformen mit schweren akut-entzündlichen Prozessen, die ein sofortiges chirurgisches Vorgehen zu Folge haben, gehäuft im ersten Entzündungsschub gesehen wurden. 67/110 Patienten (61%) mussten mit komplizierten Verlaufsformen im ersten Entzündungsschub operiert werden. Dagegen fanden sich bei Patienten nach dem zweiten Entzündungsschub mit 67/95 Patienten (70%) unkomplizierte Verlaufsformen (Tabelle 36.2).

Das Komplikationsrisiko der frühelektiv operierten Patienten mit unkomplizierten Verlaufsformen betrug 16% bei einer postoperativen Letalität von 0% (0/95). Bei komplizierten Verlaufsformen mit Schweregrad Hinchey Grad I/II stieg das Komplikationsrisiko auf 25% bei einer OP-Letalität von 2% (1/52),

Tabelle 36.2. Schweregrad der Divertikulitis, bezogen auf Anzahl der Divertikulitisschübe

Anzahl Schübe			Unkompliziert n=95	(46%)	Hinchey I/II n=52	(25%)	Hinchey III/IV n=58	(28%)
1	95	(46%)	28	(29%)	24	(25%)	43	(45%)
2	36	(18%)	24	(67%)	8	(22%)	4	(11%)
3	11	(5%)	7	(64%)	2	(18%)	2	(18%)
>3	63	(31%)	36	(57%)	18	(29%)	9	(14%)

während bei den perforierten Verlaufsformen vom Hinchey-Grad III/IV das Komplikationsrisiko 52% betrug bei einer OP-Letalität von 3,4% (2/58). Ursache der 3 Todesfälle waren fulminate Verläufe eines septischen Multiorganversagens. Die Anastomoseninsuffizienzrate betrug 8,3%. Während 5 Anastomoseninsuffizienzen nach Resektion einer unkomplizierten Divertikulitis auftraten, kam es bei den komplizierten Verlaufsformen zu 12 Insuffizienzen. Die Relaparotomierate aufgrund einer nachgewiesenen Insuffizienz betrug 7/12 (58%; Tabelle 36.3).

Tabelle 36.3. Morbidität und Letalität, bezogen auf den Schweregrad der Sigmadivertikulitis

	Unkompliziert n=95	Hinchey I/II n=52	Hinchey III/IV n=58
Tiefe Beinvenenthrombose	1	1	0
Respir. Insuffizienz	1	0	1
Lungenembolie	0	0	1
Herzinfarkt intraop.	0	0	1
Milzverletzung	2	2	4
Ureterverletzung	0	1	1
Nachblutung	0	1	2
Sekundärh. Lap.-Wunde	6	3	9
Dünndarmfistel	0	0	1
Anastomoseninsuffizienz	5	4	8
MOV bei Sepsis (Tod)	0	1	2
Morbidität	15/95 (16%)	13/52 (25%)	30/58 (52%)
Letalitiät (1,5%)	0/95 (0%)	1/52 (1,9%)	2/58 (3,4%)

Diskussion

Goldstandard in der chirurgischen Behandlung der Sigmadivertikulitis ist die offene Sigmaresektion, die »eine der höchsten Erfolgsraten von allen gastrointestinalen Operationen« aufweist (Wolff u. Devine 2000; Bergamaschi 1997). Der Vergleich unserer präsentierten Daten aus dem Zeitraum 1990–1999 (n=205) mit publizierten Daten aus 1983–1993 (n=204) zeigt im aktuellen Kollektiv trotz einer größeren Zahl komplizierter Verlaufsformen bei einer primären Resektionsrate von 94% niedrigere Komplikationsraten sowie eine Gesamtletalität, die sich von 3,4% (7/204) auf 1,5% (3/205) reduzierte. Bei unkomplizierten Verlaufsformen betrug unsere postoperative Letalität 0%. Wesentliche Gründe hierfür sind eine verbesserte präoperative Evaluation des funktionellen Operationsrisikos und damit die bereits präoperative Realisation bestehender Risiken. Außerdem spielen verbesserte intensivmedizinische Behandlungsschemen im Rahmen der Sepsisbehandlung eine entscheidende Rolle. Ähnliche Daten zeigen die Ergebnisse von Schmedt et al. (2000), die bei einer retrospektiven Analyse von 445 Patienten eine Komplikationrate von 26,5% und einer Letalität von 1,6% bei einer primären Anastomosierung von 96% berichten. Obwohl bei unkomplizierten Verlaufsformen in spezialisierten Zentren zunehmend laparoskopische Vorgehen gewählt werden, sollte die offene Sigmaresektion aufgrund der niedrigen Morbidität und Letalität stets bei der chirurgischen Verfahrenswahl in Betracht gezogen werden (Wolff u. Devine 2000).

Bei der Behandlung der Sigmadivertikulitis gelten die Prinzipien der Sepsisbehandlung. Die Resektion des entzündeten Darmabschnittes und damit die Fokussanierung bilden die Grundlage und Voraussetzung zur Genesung nach akuten Schüben einer Sigmadivertikulitis. Um Aussagen zum optimalen Resektionszeitpunktes nach einem akuten Schub einer unkomplizierten Divertikulitis zu treffen, sind Kenntnisse zum Spontanverlauf, die jedoch nur spärlich vorhanden sind, sowie zum Verlauf nach konservativer Therapie notwendig. Im Gegensatz zur akuten Appendizitis oder Cholezystitis beträgt die Wahrscheinlichkeit, nach erfolgreich konservativ behandeltem ersten Schub geheilt zu sein und keinen zweiten Entzündungsschub zu erleiden, ca. 70%. Nur ein kleiner Prozentsatz entwickelt nach konservativ behandeltem ersten Schub einer Divertikulitis Komplikationen oder weitere Entzündungsschübe, die ein chirurgisches Vorgehen erzwingen (Schoetz 1993). Die erfolgreichen Daten der konservativen Therapie im ersten Schub, die durch die Erfolge der interventionellen Radiologie weiter verbessert wurden (Ferzoco et al. 1998), haben ihren Niederschlag gefunden in der abwartenden Einstellung bezüglich eines chirurgischen Vorgehens im ersten Schub einer Sigmadivertikulitis (Farthmann et al. 2000).

Die signifikant ansteigenden Komplikationsraten aufgrund eines schlechteren Ansprechens auf konservative Behandlung in nachfolgenden Entzündungsschüben bilden die auch von Internisten akzeptierte Grundlage, nach dem zweiten Entzündungsschub ein chirurgisches Vorgehen zu wählen. Gründe, die ein solches Vorgehen unterstreichen, sind die zunehmende Sicherheit der Operation in großen chirurgischen Zentren, das Erreichen einer definitiven Heilung der Erkrankung sowie das Vorbeugen, lebensbedrohliche Komplikationen zu erleiden (Hansen et al. 1996; Siewert et al. 1995; Wedell 1998). Eine Indikation zur Notfalloperation bei unkomplizierten Verlaufsformen ist im Gegensatz zur Appendizitis nicht gegeben. Nach kurzem konservativem Therapieintervall, in dem der Gesamtzustand des Patienten in der Regel deutlich gebessert werden kann, erlaubt der frühelektive Zeitpunkt (5.-21. Tag), die Resektion des Entzündungsherdes unter kontrollierten Bedingungen mit den bekannten Erfolgsdaten durchzuführen. Gegner der frühelektiven Indikation diskutieren, dass ein Großteil der auf dem Boden einer Sigmadivertikulitis durchgeführten Notfalloperationen im Rahmen einer Erstmanifestation erfolgen, während Patienten mit wiederkehrenden Entzündungsschüben eher weniger aggressive chronisch-rezidivierende Verläufe zeigen. Diese Beobachtung kann zwar durch unsere Daten bestätigt werden: 61% unserer komplizierten Verlaufsformen (Hinchey I-IV) präsentierten sich als Erstmanifestation, während 71% der unkomplizierten Verläufe sich mit 2 oder mehr Entzündungsschüben vorstellten. Wir denken jedoch nicht, dass diese Beobachtung dem Hauptargument der definitiven Heilung widerspricht. Wichtige Maßnahme nach erfolgreich konservativ therapiertem ersten Schub einer unkomplizierten Divertikulitis ist eine faserreiche Ernährung sowie die Durchführung einer Koloskopie zum Ausschluss eines Malignoms.

Wie von der American Society of Colon and Rectal Surgeons empfohlen, sollte die Indikation zum operativen Vorgehen nach dem 2. Schub einer unkomplizierten Divertikulitis gestellt werden (Wong et al. 2000). Die Rationale zum chirurgischen Vorgehen nach 2 dokumentierten Schüben einer unkomplizierten

Divertikulitis wird dadurch erklärt, dass nach dem 2. akuten Schub bereits ca. 60% der Patienten Komplikationen entwickeln, die chirurgisch oder interventionell angegangen werden müssen. Während das Ansprechen auf konservative Behandlung nach dem 2. Schub noch bei 70% liegt, sinkt diese rapide auf ca. 7% nach dem 3. Entzündungsschub.

Keine übereinstimmende Meinung herrscht zum Vorgehen bei Patienten unter 50 Jahren. Während Mäkelä et al. (1998) trotz eines erhöhten Komplikationsrisikos keine Indikationen sehen, jüngere Patienten nach dem ersten Schub zu operieren, halten wir ein solches Vorgehen für gerechtfertigt (Siewert et al. 1995). In unserem Kollektiv betrug der Anteil schwerer Verläufe mit perforierter Divertikulitis 48% bei den unter 50-Jährigen, bei den unter 40-Jährigen war der Anteil mit 75% stark erhöht. Insgesamt kristallisierten sich 2 unterschiedliche Verlaufsformen in unserem Patientenkollektiv heraus. Während 36/63 Patienten (57%), die erst nach mehr als 3 Schüben operiert wurden, eine unkomplizierte Divertikulitis aufwiesen, fanden sich bei 67/95 Patienten (70%) im ersten Schub bereits komplizierte Verlaufsformen, die chirurgisch angegangen wurden. 58% unserer Patienten unter 50 Jahren wurden aufgrund ihrer Klinik im ersten Schub operiert, sodass das Alter sicherlich ein wichtiger Prognoseparameter in der Unterscheidung chronisch-rezidivierender Verlaufsformen und rasch progredienter akuter Verlaufsformen zu sein scheint. Wir befürworten bei diesem Patientenkollektiv die Resektion nach dem ersten Entzündungsschub, da bei jüngeren Patienten der Entzündungsverlauf aggressiver verläuft und häufiger mit Komplikationen verbunden war. Eine Häufung schwerer Verläufe sahen wir auch bei Patienten >80 Jahren, von denen 50% im ersten Schub operiert wurden und 83% komplizierte Verlaufsformen aufwiesen. Bei diesem Patientenkollektiv spielt jedoch die Berücksichtigung der Komorbidität, die in besonderem Maße das funktionelle Operationsrisiko prägt, eine besondere Rolle.

Wie an unserem Patientenkollektiv gezeigt, ist in spezialisierten chirurgischen Zentren die offene Sigmaresektion mit primärer Anastomose bei unkomplizierten Verlaufsformen mit einer sehr geringen Morbidität und selbst bei komplizierten Formen mit einer geringen Letalität verbunden (Schwenk et al. 1992). Aufgrund des in der Literatur berichteten hohen Risikos, nach unkomplizierter Divertikulitis nachfolgende Entzündungsschübe mit zum Teil hohem Komplikationsrisiko und zunehmend chronisch-rezidivierenden Verlaufsformen zu erleiden, sollte spätestens nach dem 2. Schub einer unkomplizierten Sigmadivertikulitis unter kontrollierten (elektiven) Bedingungen die Fokussanierung durch offene Sigmaresektion mit primärer Anastomosierung erfolgen. Selbstverständlich steht dieses Patientengut auch laparoskopischen Operationsverfahren zur Verfügung. Bei den unter 50-Jährigen sollte aufgrund des aggressiveren Verlaufs bereits nach dem 1. Schub die primäre Resektion diskutiert werden.

Literatur

Almy TP, Howell DA (1980) Medical progress: Diverticular disease of the colon. N Engl J Med 302:324–331

Bergamaschi R (1997) Uncomplicated diverticulitis of the sigmoid: Old challenges. Scand J Gastroenterol 32:1187–1189

Farmakis N, Tudor G, Keighley M (1994) The 5-year natural history of complicated diverticular disease. Br J Surg 81:733–735
Farthmann EH, Rückauer KD, Häring RU (2000) Evidence-based surgery: diverticulitis – a surgical disease? Langenbeck`s Arch Surg 385:143–151
Ferzoco LB, Raptopoulos V, Silen W (1998) Acute diverticulitis. N Engl J Med 338:1521–1526
Gillesen A, Domschke W (1995) Akute Sigmadivertikulitis – aktuelle Diagnostik. Chirurg 66:1177–1181
Hansen O, Zarras K, Graupe F, Dellana M, Stock W (1996) Die chirurgische Behandlung der Dickdarmdivertikulitis – ein Plädoyer für die frühe elektive Resektion. Zentralbl Chir 121:190–200
Hinchey EJ, Schaal PGH, Richards GK (1978) Treatment of perforated diverticular disease of the colon. Adv Surg 12:85
Kohler L, Sauerland S, Neugebauer E (1999) Diagnosis and treatment of diverticular disease: Results of a consensus development conference. Surg Endosc 13:430–436
Mäkelä J, Vuolio S, Kiviniemi H, Laitinen S (1998) Natural history of diverticular disease. Dis Colon Rectum 41:1523–1528
Parks TG (1969) Natural history of diverticular disease of the colon. A review of 521 casus. BMJ 4:639–642
Parks TG (1975) Natural history of diverticular disease of the colon. Clin Gastroenterol 4:53
Roberts PL, Veidenheimer MC (1994) Current management of diverticulitis. Adv Surg 27:189–208
Schmedt CG, Bittner R, Schröter M, Ulrich M, Leibl B (2000) Chirurgische Therapie der Colondivertikulitis – Wie sicher ist die primäre Anastomose? Eine retrospektive Analyse von 445 Patienten. Chirurg 71:202–208
Schoetz DJ (1993) Uncomplicated diverticulitis. Surg Clin North Am 73: 965–974
Schwenk W, Hucke H-P, Stock W (1992) Postoperative Komplikationen elektiver Kolonresektionen bei Divertikulitis. Dtsch Med Wschr 117:41–45
Siewert JR, Huber FT, Brune IB (1995) Frühelektive Chirurgie der akuten Divertikulitis des Colons. Chirurg 66:1182–1189
Spivak H, Weinrauch S, Harvey JC, Surick B, Ferstenberg H, Friedman I (1997) acute colonic diverticulitis in the young. Dis Colon Rectum 40:570–574
Wedell J (1998) Die elektive Frühoperation der akuten unkomplizierten Sigmadivertikultis – ein gefährlicher Irrweg? Chirurg 69:538–540
Wolff BG, Devine RM (2000) Surgical management of diverticulitis. Am Surg 66:153–156
Wong WD, Wexner SD, Lowry A (2000) Practice parameters for the treatment of sigmoid diverticulitis – supporting documentation. Dis Colon Rectum 43:290–297

37 Muss die einfache Sigmadivertikulitis laparoskopisch operiert werden?

N. SENNINGER und G. DREWS

Zusammenfassung

Die laparoskopische Operation bei einfacher Sigmadivertikulitis entspricht dem nicht aufzuhaltenden Trend zur Minimierung des operativen Zugangs. Den teils erwiesenen, teils postulierten Vorteilen – schnellere Rekonvaleszenz und Rehabilitation, geringerer Schmerzmittelverbrauch, geringere Rate an Narbenhernien – stehen Nachteile – höhere Kosten, längere Operationszeiten – gegenüber. Wissenschaftlich verwertbare Publikationen entstammen meist retrospektiven Studien, prospektive randomisierte Studien liegen nicht vor. Es besteht aber die einhellige Einschätzung, dass die einfache Sigmadivertikulitis eine sog. günstige »Einstiegsoperation« ist, bei der das entsprechende chirurgische Handling perfektioniert werden kann. Es bleibt aber abschließend festzuhalten, dass auch heute eine offene Operation bei einfacher Sigmadivertikulitis gleichermaßen wie die kompetent durchgeführte laparoskopische Sigmaresektion dem »state of the art« entspricht.

Einleitung und Problemstellung

Der provokativ gehaltene Titel »Muss die einfache Sigmadivertikulitis laparoskopisch operiert werden?« in seiner möglichen Unbedingtheit ruft den Leser zur aktiven Beteiligung auf. Er suggeriert eine Datenlage, die möglicherweise die Antwort geradezu präsentiert. Das »comme-il-faut« der chirurgischen Kunst unterliegt aber zwangsläufig subjektiven Bewertungen (Berggren et al. 1994).

Vor Behandlung des Themas der Sigmadivertikulitis ist es ratsam, sich die unterschiedlichen Phasen der Einführung einer Innovation vor Augen zu halten: In der Vergangenheit – und dies war gleichermaßen der Fall bei der Einführung der konventionellen Cholezystektomie, bei der Durchführung der therapeutischen ERCP und natürlich besonders bei der laparoskopischen Cholezystektomie – stieß die begeisterte Vermeldung einer Pionierleistung zunächst auf konzertierte Ablehnung, die im Rahmen regelrechter Glaubenskriege eine objektive Auseinandersetzung mit dem Thema behindert hat. Erst nach und nach setzte sich die Ratio durch: Es wurde mit wissenschaftlich klaren Strategien den Fragen nachgegangen, was sinnvoll, machbar und vor allem sinnvoll machbar ist. Wesentliche Hilfestellung bietet hierbei heute die Graduierung der Wertigkeit wissenschaftlicher Kenntnisse mit den Mitteln der »evidence-based medicine«

Tabelle 37.1. Evidenzlevel

Evidenzlevel	Studientyp
1a	Metaanalyse von randomisierten kontrollierten Studien
1b	Randomisierte kontrollierte Studie
2a	Metaanalyse von Kohortenstudien
2b	Kohortenstudie
3a	Metaanalyse von Fallkontrollstudien
3b	Einzelne Fallkontrollstudie
4	Fallserien

Tabelle 37.2. Studientypen: laparoskopische Sigmaresektion bei Divertikulitis

Evidenzlevel	Zahl der Studien
1a	0
1b	0
2a	0
2b	1
3a	0
3b	7
4	18

(Tabellen 37.1 und 37.2), die zwar nur einen derzeit verschwindend kleinen Teil unserer Alltagsentscheidung beeinflusst, die aber von Relevanz ist, wenn es gilt, andere von einem neuen Konzept zu überzeugen.

Es ist klar, dass zur Behandlung der im Thema gestellten Frage besondere Aufmerksamkeit auf infrastrukturelle Voraussetzungen zu richten ist.

Wesentlicher Druck wird im Rahmen der Modernisierung und des Modernitätsdenkens in der Chirurgie durch die in der Regel von Fachleuten mit Information oder Teilinformation versehenen Medien geliefert. Der Konkurrenzdruck zwischen Bewerbern um chirurgische Ämter und auch zwischen einzelnen Kliniken um die Patienten bedient sich zwangsläufig journalistischer Kniffe, um die eigene Position günstig und die Position der Andersgläubigen ungünstig erscheinen zu lassen. Im Nachhinein soll der Versuch unternommen werden, das emotional besetzte Thema auf die Sachlage zu reduzieren und eine nüchterne Entscheidung zu ermöglichen.

Erkrankungsbild der einfachen Sigmadivertikulitis

Die einfache Sigmadivertikulitis geht zum einen einher mit Symptomen in Form von rezidivierenden Unterbauchschmerzen links und Fieber, des Weiteren ist sie unkompliziert, d. h. sie weist keine Fisteln, keine Abszesse, keine Stenosen oder Perforationen auf. Die derzeitige weitgehend akzeptierte Behandlungsstrategie besagt, dass der erste Divertikulitisschub konservativ (Antibiotikatherapie, Nahrungsrestriktion, eventuell Darmreinigung) behandelt wird, dass aber ab dem 2. Schub die Indikation zur Sigmaresektion gestellt werden sollte. Eine entsprechend aggressivere, d. h. frühere Indikationsstellung wird erforderlich gesehen bei Immunsupprimierten, bei Patienten unter 50 Jahren wegen der hohen Chance weiterer Schübe, selbstverständlich bei jeder komplizierten Divertikulitis sowie bei gleichzeitigem Karzinomverdacht (Köhler et al. 1999). Die über Dekaden bewährte Sigmaresektion, gegebenenfalls auch erweitert auf Hemikolektomie links, offen durchgeführt, wird heute nach wie vor als Verfahren der Wahl bei Karzinomverdacht und bei eitrig-kotiger Peritonitis der Stadien Hinchey III und IV empfohlen. Laparoskopische Vorgehensweisen konzentrieren sich auf die unkomplizierte rezidivierende einfache Divertikulitis, in zunehmendem Maße auch auf die komplizierten Divertikulitiden Typ Hinchey I und II. Hierbei ist allerdings zu unterscheiden, dass unter dem Begriff »laparoskopische Sigmaresektion« mehrere in sich selbst durchaus mit offenen Verfahren kombinierte Operationsverfahren verstanden werden: Bei der komplett laparoskopischen Sigmaresektion erfolgen die Mobilisation, die Resektion und die Anastomosenbildung komplett intrakorporal, gegebenenfalls wird das resezierte Sigma sogar transrektal, also ohne Bergeinzision entfernt. Demgegenüber stehen verschiedene Formen der laparoskopisch assistierten Sigmaresektion, zu denen auch die Anwendung des sog. Handportsystems zu rechnen ist. Hierbei werden besonders operativ schwer zugängliche Regionen wie die linke Kolonflexur und die Mobilisation im kleinen Becken laparoskopisch durchgeführt, nach Möglichkeit auch das Absetzen der zentralen Gefäße mittels endoskopischer Staplergeräte. Durch eine entsprechend positionierte Zusatzinzision wird dann die Anastomose eventuell mit konventionellen Mitteln, Handnaht oder maschinelle Naht, durchgeführt. Die Positionierung der Laparotomie kann hierbei sowohl im Sinne eines linksseitigen Wechselschnittes als auch als Pfannenstiel-Schnitt, meist in einer Länge von 6–8 cm, durchgeführt werden. Letztlich sind die meisten heute durchgeführten sog. laparoskopischen Sigmaresektionen in Wirklichkeit laparoskopisch assistierte Sigmaresektionen: Mobilisation des Sigmas und Colon descendens mit oder ohne Mobilisation der linken Flexur, Absetzen des Mesosigmas (darmwandnah oder weiter proximal) sowie Mobilisation der distalen Grenze erfolgen laparoskopisch. Anschließend erfolgt die Durchtrennung im Bereich des proximalen Rektumdrittels mit einem Endostapler, durch Zusatzinzision wird das mobilisierte Sigma und das Colon descendens vor die Bauchdecke geführt. Hier erfolgt dann die Resektion, des Weiteren das Einnähen der Kopfplatte des entsprechenden Ringstaplers mit Tabaksbeutelnaht und Repositionierung des nunmehr verschlossenen Colon descendens. Nach temporärem Verschluss der Bauchdecke wird das Pneumoperitoneum erneut aufgebaut, nunmehr erfolgt unter videoendoskopischer Kontrolle die Double-stapling-Anastomose transrektal.

Ergebnisse der laparoskopischen Sigmaresektion bei Divertikulitis

Unter Verweis auf Tabellen 38.1 und 38.2 lässt sich festhalten, dass zum genannten Thema nahezu keine Arbeiten aus den Kategorien 1 bis 3a bestehen. Die bei weitem meisten Studien entstammen Fallserien sowie einzelnen Fallkontrollstudien, lediglich eine Arbeit stellt eine Kohortenstudie der Graduierung 2b dar (s. Tabellen 37.2 und 37.4).

Die größte Serie (Tabelle 37.3) wurde 1999 durch Köckerling et al. dargestellt. Insgesamt lässt sich festhalten, dass bei einer beschriebenen Komplikationsrate

37 Muss die einfache Sigmadivertikulitis laparoskopisch operiert werden? 259

Tabelle 37.3. Ergebnisse in der Literatur: laparoskopische Resektion ([a] bei einfacher Divertikulitis)

Autor	n (n)[a]	Komplikationen [%]	Mortalität (30 d) [%]	Anastomoseninsuffizienz [%]	Umsteigerate [%]
Köckerling et al. 1999 EBM 4	249 (249)	14,8	0,9	5	4,8
Berthou u. Charbonneau 1999 EBM 3b	110 (45)	7,3	0	0	8,2
Stevenson et al. 1998 EBM 3b	100 (82)	21	0	4	8
Schlachta et al. 1999 EBM 3b	92 (81)	7,6	0	1	6,5
Siriser 1999 EBM 3b	65 (53)	17	0	0	4,6

Tabelle 37.4. Ergebnise: Sigmaresektion bei einfacher Divertikulitis; prospektive Studie (je n=22), Alter >75 Jahre, EBM 2b. (Nach Tuech et al. 2000)

	Laparoskopisch	Offen
OP-Dauer [min]	234	136
Resektionslänge [cm]	23,1	24,7
ASA I/II/III/IV	3/10/9/0	2/10/11/1
Krankenhausaufenthalt [d]	13,1	20
Analgetika [d]	5,4	8,2
Komplikationen [%]	18	50

Tabelle 37.5. Ergebnisse: Sigmaresektion bei einfacher Divertikulitis; retrospektive Studie (je n=90), EBM 3b. (Nach Bergamaschi et al. 2000)

	Laparoskopisch	Offen
OP-Dauer [min]	180	116
Krankenhausaufenthalt [d]	5,2	12,2
OP-Kosten [$]	8329	3922
Krankenhauskosten [$]	2600	6022
Gesamtkosten [$]	10.929	9944

von 7–21% eine Mortalität von 0–1%, eine Anastomoseninsuffizienzrate von 0–5% und eine Umsteigerate von 4–8% dargestellt wird. In der Studie von Tuech et al. (2000) bei prospektivem, aber nicht randomisiertem Vergleich werden bei etwa gleicher Resektionslänge die Unterschiede deutlich: Die offene Operation ist deutlich kürzer und der Krankenhausaufenthalt mit 20 Tagen deutlich länger. Die Komplikationsrate liegt über der bei laparoskopischen Verfahren. Problematisch ist bei dieser Studie allerdings die aus unserer Sicht schwer nachvollziehbare mittlere Krankenhausaufenthaltslänge von 20 Tagen. Aber bei der eigenen überschaubaren Serie von bisher 12 Patienten (unveröffentlichte Daten) liegt der Krankenhausaufenthalt bei offener Sigmaresektion bei 8 Tagen, nach laparoskopischer Sigmaresektion bei 6 Tagen. Bergamaschi et al. (2000) zeigen in einer

retrospektiven Studie mit jeweils 90 Patienten pro Arm eine gleichfalls verlängerte Operationszeit in dem laparoskopischen Verfahren bei verkürztem Krankenhausaufenthalt. Die Operationskosten betrugen nahezu das Dreifache, hingegen wurden bei Gesamtkosten unter Einberechnung der Liegezeit vergleichbare Kosten (laparoskopisch $ 10.929.- vs. offen $ 9944.-) ermittelt. Unter der Voraussetzung, dass eine schnellere Rehabilitation und Arbeitsfähigkeit einrechenbar sein wird, ergibt sich trotz der erhöhten Operationskosten hiermit ein eindeutiger Vorteil für die laparoskopischen Verfahren.

Diskussion

Die dargestellten Ergebnisse zeigen, dass sowohl offenes als auch laparoskopisches Operieren bei der einfachen Sigmadivertikulitis gefahrenarm und sicher durchgeführt werden kann. Selbstverständlich muss ein operatives Team, das laparoskopische Darmoperationen durchführt, eine entsprechende operative und logistische Expertise aufweisen. Die Zeiten sind vorbei, wo jeder selbst das Rad neu erfinden darf. Hospitationen und eventuell Einladen entsprechender Experten zur Durchführung der entsprechenden ersten Operationen auf einem innovativen Gebiet sind unseres Erachtens daher selbstverständlich.

Die derzeit vorgelegten Studienergebnisse deuten einen Vorteil der laparoskopischen Operationen hinsichtlich einer Reduktion des Krankenhausaufenthaltes, des Analgetikagebrauches und der Komplikationsrate an. Allerdings muss berücksichtigt werden, dass bei offenen Operationen deutlich höhere ASA-Stadien sowie eventuell antiquierte Konzepte im Kostaufbau noch dominieren. Wenn einem Patienten erst 5 Tage nach Dickdarmresektion Kost angeboten wird, kann dieser selbstverständlich am 2. oder 3. postoperativen Tag keinen Abschluss des Kostaufbaus verzeichnen.

Es lässt sich festhalten, dass bei richtiger Indikation, entsprechender Infrastruktur bezüglich Ausrüstung und Training und einer akzeptablen Frequenz, somit einer akzeptablen »case load« die laparoskopische Sigmaresektion selbstverständlich den Vorzug erhalten sollte vor der offenen (Eijsbouts et al. 2000). Niemals darf aber bei defizitärer Infrastruktur und sehr niedriger Fallexposition, des Weiteren bei falschen und fragwürdigen Indikationen, wie z. B. fortgeschrittenem kompliziertem Entzündungszustand sowie Karzinomverdacht, ein Verfahren praktiziert werden, das nicht mit der nötigen und hinreichenden Sicherheit als anwendbar dargestellt wurde. Dies gilt insbesondere für die Eingriffe am Dickdarm bei Divertikulitis.

Somit lassen sich mehrere Antworten auf die im Titel genannte Frage finden: Ganz klar muss die einfache Sigmadivertikulitis nicht laparoskopisch operiert werden, wenn die entsprechenden Voraussetzungen nicht geschaffen sind. Selbstverständlich aber muss jede Klinik, die entsprechende zeitgenössische Chirurgie am Dickdarm betreibt, alles in ihrer Macht stehende tun, um die infrastrukturellen und trainingsbezogenen Voraussetzungen zur Durchführung der laparoskopischen Operation am Sigma zu gewährleisten. Die laparoskopische Operation am Sigma bei einfacher Divertikulitis hat unter selektionierten Bedingungen Vorteile gegenüber der offenen Operation, die aber nach wie vor keineswegs

»out« ist. Einhellige Übereinstimmung besteht aber unter den entsprechenden Experten darin, dass die einfache Sigmadivertikulitis im entzündungsfreien Intervall die ideale Einstiegsoperation ist, um die laparoskopische Dickdarmchirurgie zu etablieren.

Offen und in nächster Zukunft zu beantworten bleiben die Fragen, die nur mit EBM-basierten Vergleichsstudien beantwortet werden können. Neben dem medizinischen Outcome – sowohl als Prozess- als auch als Ergebnisqualität – das für unsere Patienten natürlich die wichtigste Entscheidungsgrundlage darstellt, muss in Zukunft an der Kosten-Nutzen-Relation gearbeitet werden. Wenn Hürden überwunden werden, die derzeit verhindern, dass deutliche Einsparungen in Folge verkürzter Arbeitsunfähigkeit gegenüber erhöhten medizinischen Kosten durch teurere Operationen gegengerechnet werden, dann wird sich in einigen Jahren die Frage »Muss die einfache Sigmadivertikulitis laparoskopisch operiert werden?« eindeutig mit Ja beantworten lassen.

Literatur

Bergamaschi R, Tuetch JJ, Pessaux P, Arnaud JP (2000) Intracorporeal vs. laparoscopic-assisted resection for uncomplicated diverticulitis of the sigmoid. Surg Endosc 14:520–523

Berggren A, Gordh T, Grama D, Haglung U, Rastad J, Arvidsson D (1994) Laparoscopic versus open cholecystectomy: hospitalization, sick leave, analgesia and trauma responses. Brit J Surg 81:1362–1365

Berthou JC, Charbonneau P (1999) Elective laparoscopic management of sigmoid diverticulitis. Surg Endosc 13:457–460

Eijsbouts QAJ, de Haan J, Berends F, Sietses C, Cuesta MA (2000) Laparoscopic elective treatment of diverticular disease. Surg Endosc 14:726–730

Faynsod M, Stamos MJ, Arnell T, Borden C, Udani S, Vargas H (2000) A case-control study of laparoscopic versus open sigmoid colectomy for diverticulitis. Ann Surg 66:841–843

Köckerling F, Schneider C, Reymond MA et al. (1999) Laparoscopic resection of sigmoid diverticulitis. Surg Endosc 13:567

Köhler H, Sauerland S, Neugebauer E, for the Scientific Committee of the European Association for Endoscopic Surgergy, E.A.E.S. (1999) Diagnosis and treatment of diverticular disease. Surg Endosc 12:430

Schlachta CM, Mamazza J, Poulin EC (1999) Laparoscopic sigmoid resection für acute and chronic diverticulitis. Surg Endosc 13:649–653

Siriser F (1999) Laparoscopic-assisted colectomy for diverticular sigmoiditis. Surg Endosc 13:811–813

Stevenson ARL, Stitz RW, Lumley JW, Fielding GA (1998) Laparoscopically assisted anterior resection for diverticular disease. Ann Surg 227:335–342

Tuech JJ, Pessaux P, Rouge C, Regent N, Bergamaschi R, Arnaud JP (2000) Laparoscopic vs open colectomy for sigmoid diverticulitis. Surg Endosc 14:1031–1033

38 Grenzen des laparoskopischen Vorgehens?

J.M. Müller

Prinzipiell müsste die Antwort auf die Frage lauten, dass es keine Grenzen des laparoskopischen Vorgehens bei der Sigmadivertikulitis gibt. Denn in der Literatur existieren Studien für alle Stadien der Sigmadivertikulitis, in denen die Divertikulitis laparoskopisch und ohne Komplikationen operiert wurde.

Im Hinchey-Stadium I und II lässt sich die Laparoskopie generell mit sehr geringer Komplikationsrate durchführen, doch auch im Hinchey-Stadium III und IV gibt es viele Studien mit geringer Komplikationsrate nach laparoskopischem Vorgehen.

In diesem Zusammenhang ist eine tierexperimentelle Arbeit von Relevanz, in der der Einfluss der Lavage (laparoskopisch vs. konventionell) bei Bariumperitonitis in der Ratte untersucht wurde. Es gab dabei keinen signifikanten Unterschied des quantitativen Nachweises von E. coli in Peritoneum oder Blut 3 Stunden postoperativ. Allerdings ließen sich nach laparoskopischer Lavage signifikant weniger B. fragilis in Peritoneum und Blut sowie signifikant weniger E. faecalis im Blut nachweisen als nach konventioneller Lavage.

Ähnliche Ergebnisse erzielte die eigene Arbeitsgruppe: Nach gesetzter Stuhlperitonitis bildeten sich weniger Abszesse aus, wenn laparoskopisch anstatt konventionell lavagiert wurde. Auch ließ sich nach laparoskopischem Vorgehen ein signifikant geringerer Endotoxinspiegel im Blut nachweisen als nach konventionellem Vorgehen. Die Art des Pneumoperitoneums (Kohlendioxid vs. Helium) spielte dabei keine Rolle.

Die Empfehlung des E.A.E.S. Konsensus-Meetings ist allerdings noch zurückhaltend:
- Die laparoskopische Resektion ist indiziert bei der rezidivierenden Divertikulitis mit oder ohne Stenose.
- Die laparoskopische Resektion ist nicht 1. Wahl, jedoch im Einzelfall gerechtfertigt bei der Divertikulitis mit Abszess (Hinchey-Stadium I und II).
- Die laparoskopische Resektion ist nicht gerechtfertigt bei Divertikulitis mit Peritonitis (Hinchey-Stadium II bzw. IV).

Die Ergebnisse der Studiengruppe »laparoskopische kolorektale Chirurgie« zeigen Folgendes:
- Von 304 laparoskopischen Resektionen bei der symptomatischen Divertikulitis (darunter 12% mit perforierter Divertikulitis) lag die Konversionsrate bei 7%.
- Die Komplikationsrate der laparoskopisch operierten, perforierten Divertikulitiden lag bei akzeptablen 30%.

An der Charité wird folgendes Vorgehen praktiziert:
- Die elektiven Eingriffe werden alle mit einer diagnostischen Laparoskopie begonnen, wenn keine allgemeinen Kontraindikationen gegen ein laparoskopisches Vorgehen sprechen.
- Kontraindikationen gegen eine laparoskopische Resektion sind laparoskopisch nicht eindeutig zu identifizierende anatomische Strukturen sowie die Unmöglichkeit, den laparoskopischen Eingriff nicht in gleicher Weise wie den konventionellen durchzuführen.
- Bei Notfalleingriffen ist das laparoskopische Vorgehen zurzeit noch auf die frische (zumeist iatrogene) Perforation beschränkt.

An der Charité wurden von 1996 bis 2000 77% aller Divertikulitispatienten laparoskopisch operiert (85% davon mit unkomplizierter Divertikulitis, 9% mit perforierter Divertikulitis mit Abszess und 5% mit Divertikulitis mit Fistel). Die intraoperative Komplikationsrate lag dabei insgesamt bei 5%, die postoperative ebenfalls bei 5%.

Somit bleibt als Fazit: Es gibt prinzipiell keine Grenzen für das laparoskopische Vorgehen. Wenn man die eigene Indikation eingrenzt, hat man »grenzenlos« wenig Komplikationen.

39 Ergebnisse und Indikation der laparoskopischen Sigmaresektion bei der komplizierten Verlaufsform der Divertikulitis

J.-P. RITZ, C.-T. GERMER, C. ISBERT und H.J. BUHR

Zusammenfassung

Ziel dieser prospektiven Untersuchung war es, die Ergebnisse der laparoskopischen Sigmaresektion bei unkomplizierten und komplizierten Verlaufsformen der Sigmadivertikelkrankheit zu vergleichen. Die Patienten wurden in 2 Gruppen eingeteilt:
- *Gruppe I* mit unkomplizierter Divertikelkrankheit;
- *Gruppe II* mit komplizierter Divertikelkrankheit.

Ausschlusskriterien waren: generalisierte Peritonitis, Zeichen einer Sepsis und ausgedehnte abdominelle Voroperationen. Im Untersuchungszeitraum wurden 103 Patienten (m=57, w=46) laparoskopisch reseziert. 81 Patienten wurden Gruppe I und 22 Patienten Gruppe II zugeordnet. Die Patienten der Gruppe II wiesen eine längere Operationsdauer, eine höhere Konversionsrate und eine längere stationäre Liegedauer auf. Bei 2 Patienten (je 1-mal Gruppe I und II) kam es zur Ausbildung einer Anastomoseninsuffizienz. Die laparoskopische Sigmaresektion kann in der Mehrzahl der Fälle bei unkomplizierter Divertikelkrankheit durchgeführt werden. Im Vergleich dazu ist die komplizierte Divertikelkrankheit mit einer längeren OP-Zeit sowie einer erhöhten Umsteige- und Komplikationsrate verbunden und sollte nur durch laparoskopisch erfahrene Chirurgen innerhalb kontrollierter Studien operiert werden.

Einleitung

Die Divertikulose des Sigmas ist eine Zivilisationskrankheit der Industriestaaten, die einen Großteil der Bevölkerung betrifft und die mit zunehmendem Altersdurchschnitt der Bevölkerung eine steigende Inzidenz aufweist. Während die alleinige Sigmadivertikulose keinen Krankheitswert besitzt, gelten die entzündlichen und komplizierten Stadien der Erkrankung als Operationsindikation. Innerhalb weniger Jahre hat sich die laparoskopische Sigmaresektion zu einem Standardverfahren in der Behandlung der symptomatischen Divertikelkrankheit entwickelt.

Für die Formen der unkomplizierten Divertikulitis wird diese Methode mittlerweile routinemäßig und komplikationsarm an vielen Kliniken durchgeführt. Die patientenorientierten Vorteile des laparoskopischen Vorgehens legen es nahe, die Indikation auf die komplizierte Sigmadivertikulitis auszudehnen. Ziel der hier vorgestellten prospektiven Studie war es, die Ergebnisse der laparoskopischen Sigmaresektion bei Patienten mit unkomplizierten und komplizierten Verlaufsformen der Sigmadivertikelkrankheit zu vergleichen, um dadurch Hinweise zu erhalten, welche Stadien der Divertikelkrankheit von einem laparoskopischen Vorgehen profitieren.

Patienten und Methode

Von Januar 1997 bis Dezember 2000 wurden alle Patienten der Chirurgischen Klinik und Poliklinik I des Universitätsklinikums Benjamin Franklin, die wegen einer Sigmadivertikelkrankheit stationär behandelt werden mussten, prospektiv erfasst. Neben demographischer Daten wurden die Befunde hinsichtlich präoperativer Erkrankungen, Krankheitspräsentation, Krankheitsverlauf, klinischer und radiologischer Befunde, Operationsindikation, Zugangsweg, Op-Dauer, intraoperativer Befunde sowie postoperativem Verlauf und Komplikationen dokumentiert. Für die vorliegende Studie wurden alle Patienten, die einer laparoskopischen Sigmaresektion zugeführt wurden, anhand ihrer radiologischen und intraoperativen Befunde in zwei Vergleichsgruppen eingeteilt. *Gruppe I* umfasste alle Patienten in den unkomplizierten Stadien der Sigmadivertikelkrankheit (Peridivertikulitis, rezidivierende Schübe bzw. erster Schub bei jungen Patienten, geringe Stenose, elektive Operation). *Gruppe II* umfasste Patienten mit komplizierten Verlaufsformen der Divertikelkrankheit (perforierte Divertikulitis, Hinchey-Stadien I und II, Fistelbildung, lokaler Abszess). Ausschlusskriterien für die vorliegende Studie waren die Stadien der generalisierten Peritonitis (Hinchey III und IV), Zeichen einer Sepsis, allgemeine Inoperabilität sowie ausgedehnte abdominelle Voroperationen. Die Eingriffe wurden als laparoskopisch assistierte Sigmaresektionen unter perioperativer Antibiotikaprophylaxe vorgenommen. Die Entfernung des Sigmas erfolgte über eine Minilaparotomie im linken Unterbauch, die Darmkontinuität wurde mittels maschineller Anastomose wiederhergestellt.

Ergebnisse

Im Untersuchungszeitraum von Januar 1997 bis Dezember 2000 wurden 248 Patienten mit einer Divertikelkrankheit des Sigmas stationär behandelt. Davon wurde bei 103 Patienten (m=57, w=46) die Indikation zur laparoskopisch assistierten Sigmaresektion gestellt, entsprechend 41,5% aller Patienten. 81 Patienten (79%) wurden *Gruppe I* und 22 Patienten (21%) *Gruppe II* zugeordnet. Die Gruppen unterschieden sich nicht hinsichtlich ihrer demographischen Daten. Das Durchschnittsalter aller Patienten lag bei 58,3 Jahren (37-81), in *Gruppe I* bei 59,4 Jahren, in *Gruppe II* bei 55,7 Jahren. Unterschiede hinsichtlich Gewicht, Voroperationen oder der Häufigkeit von Vorerkrankungen bestanden nicht. Die Dauer des operativen Eingriffs war zwischen beiden Gruppen unterschiedlich lang. Bei Patienten mit unkomplizierter Divertikulitis betrug diese im Median

Tabelle 39.1. Übersicht der Ergebnisse bei Patienten mit unkomplizierten Formen der Sigmadivertikulitis (*Gruppe I*) und komplizierten Verlauf der Sigmadivertikulitis (*Gruppe II*)

	n	Alter [J]	OP-Dauer [min]	Umstiegsrate [%]	Minorkomplik. [%]	Majorkomplik. [%]	Stationäre Liegedauer [d]
Gruppe I	81	59,4	162	6,1	11,1	1,2	10,3
Gruppe II	22	55,7	191	18,2	22,7	9,1	15,4

162 Minuten (84–245), bei komplizierter Divertikulitis verlief der Eingriff mit 191 Minuten (120–295) im Durchschnitt eine halbe Stunde länger. Bei 5 Patienten der *Gruppe I* (6,1%) und 4 Patienten der *Gruppe II* (18,2%) musste wegen intraoperativer Probleme (fehlende Übersicht, ausgeprägte Entzündung, starke Adhäsionen, Blutungsneigung, technische Probleme) auf ein offenes Vorgehen umgestiegen werden.

Postoperativ blieben 86 Patienten (83,4%) ohne Komplikationen. 14 Patienten des Gesamtkollektivs (13,6%) entwickelten nichtrevisionspflichtige Minorkomplikationen (Bauchdeckenabszess = 9, Harnwegsinfekt = 2, verlängerte Darmatonie = 3). Dabei betrug die Rate an Minorkomplikationen in der *Gruppe I* 11,1% (n=9) und in der *Gruppe II* 22,7% (n=5). Kein Patient verstarb während des stationären Aufenthaltes. Schwerwiegende Komplikationen traten bei 1 Patienten der Gruppe I und 2 Patienten der Gruppe II auf. Hierbei handelte es sich um die Ausbildung von Anastomoseninsuffizienzen (n=2, je ein Patient pro Gruppe) und um eine revisionspflichtige Nachblutung (*Gruppe II*). Die stationäre Liegedauer der Patienten in *Gruppe I* (10,3 Tage) war im Median um 5 Tage kürzer als in *Gruppe II* (15,4 Tage). Tabelle 39.1 gibt eine Übersicht über die erhobenen Daten.

Diskussion

Die Behandlung der Sigmadivertikelkrankheit bietet durch die Entwicklung der laparoskopischen Operationstechniken innerhalb der letzten Jahre die Grundlage für teilweise kontrovers geführte Diskussionen über die Wahl der richtigen Therapie, die korrekte Indikationsstellung und die notwendige postoperative Behandlung. Das laparoskopische Vorgehen hat weite Verbreitung gefunden und wird in vielen Klinken auch der Grund- und Regelversorgung routinemäßig angewendet. Diese rasche Ausbreitung der Methode erklärt sich aus den in vielen Studien belegten Vorteilen für den Patienten in der postoperativen Phase, wie raschere Mobilisation, geringerer Schmerzmittelbedarf, frühzeitiger Kostaufbau und kürzere stationäre Behandlungsdauer. Dem gegenüber steht ein technisch aufwendigeres und operativ anspruchsvolleres Verfahren mit teilweise hoher Kostenintensivität. Die Vorteile der laparoskopischen Technik führten zu einem Konsens in der Indikationsstellung zur laparoskopischen Sigmaresektion für die unkomplizierten Stadien der Erkrankung. Etwa 15–30% der Patienten mit einer Sigmadivertikelkrankheit entwickeln im Verlauf ihrer Erkrankung weitergehende Komplikationen wie Perforation, Fistelbildung, die Ausbildung eines Abszesses oder einer Peritonitis. Für diese Gruppe von Patienten gilt der laparoskopische Zugangsweg als umstritten. In der vorliegenden Studie wollten wir untersuchen, welchen Verlauf die unkomplizierte und komplizierte Divertikulitis nach laparoskopischer Sigmaresektion nimmt, um zu überprüfen, inwieweit die Indikation für komplizierte Stadien der Erkrankung (bis Hinchey II) gerechtfertigt ist.

Unsere Daten zeigen, dass eine laparoskopische Sigmaresektion auch in den Stadien der komplizierten Divertikulitis durchgeführt werden kann. Im Vergleich zu Operationen bei unkomplizierter Divertikulitis sind diese Eingriffe mit einer längeren Operationszeit, einer höheren Konversionsrate und einer längeren Liegedauer behaftet. Angaben über die Anzahl postoperativer Komplikationen sind aufgrund der geringen Gruppengröße nur eingeschränkt möglich, weisen jedoch auf eine erhöhte Komplikationsrate bei komplizierter Divertikulitis hin. Diese Daten belegen, dass die komplizierte Sigmadivertikulitis keine Routineindikation für das laparoskopische Vorgehen darstellt. Die Behandlung sollte durch laparoskopisch versierte Chirurgen innerhalb kontrollierter Studien erfolgen.

Literatur

Buttenschön K, Büchler M, Vasilescu C, Beger HG (1995) Wandel in der chirurgischen Strategie der akuten und komplizierten Divertikulitis. Chirurg 66:487–492

Faynsod M, Stamos MJ, Arnell T, Borden C, Udani S, Vargas H (2000) A case-control study of laparoscopic versus open sigmoid colectomy for diverticulitis. Am Surg 66:841–843

Hinchey EJ, Schaal PG, Richards GK (1978) Treatment of perforated diverticular disease of the colon. Adv Surg 12:85–109

Köckerling F, Schneider C, Reymond MA et al. (1999) Laparoscopic resection of sigmoid diverticulitis. Results of a multicenter study. Laparoscopic Colorectal Surgery Study Group. Surg Endosc 13: 567–751

Köhler L (1999) Endoscopic surgery: what has passed the test? World J Surg 23:816–824

Köhler L, Rixen D, Troidl H (1998) Laparoscopic colorectal resection for diverticulitis. Int J Colorectal Dis 13:43–47

Köhler L, Sauerland S, Neugebauer E (1999) Diagnosis and treatment of diverticular disease: results of a consensus development conference. The Scientific Committee of the European Association for Endoscopic Surgery. Surg Endosc 13:430–436

Schlachta CM, Mamazza J, Seshadri PA, Cadeddu MO, Poulin EC (2000) Predicting conversion to open surgery in laparoscopic colorectal resections. A simple clinical model. Surg Endosc 14:1114–1117

Schlachta CM, Mamazza J, Seshadri PA, Cadeddu M, Poulin EC (2000) Determinants of outcomes in laparoscopic colorectal surgery: a multiple regression analysis of 416 resections. Surg Endosc 14:258–263

Schlachta CM, Mamazza J, Seshadri PA, Cadeddu M, Gregoire R, Poulin EC (2001) Defining a learning curve for laparoscopic colorectal resections. Dis Colon Rectum 44:217–222

Schmedt CG, Bittner R, Schroter M, Ulrich M, Leibl B (2000) Surgical therapy of colonic diverticulitis-how reliable is primary anastomosis? Chirurg 71:202–208

Siewert JR, Huber FT, Brune IB (1995) Frühelektive Chirurgie der akuten Divertikulitis des Kolons. Chirurg. 66:1182–1189

Vargas HD, Ramirez RT, Hoffman GC, Hubbard GW, Gould RJ, Wohlgemuth SD, Ruffin WK, Hatter JE, Kolm P (2000) Defining the role of laparoscopic-assisted sigmoid colectomy for diverticulitis. Dis Colon Rectum 43:1726–1731

Wedell J (1998) Frühelektive Chirurgie der akuten Divertikulitis des Kolons. Chirurg 67:765–766

Wolff BG, Devine RM (2000) Surgical management of diverticulitis. Am Surg 66:153–156

Zeitoun G, Laurent A, Rouffet F, Hay J, Fingerhut A, Paquet J, Peillon C, Research TF (2000) Multicentre, randomized clinical trial of primary versus secondary sigmoid resection in generalized peritonitis complicating sigmoid diverticulitis. Br J Surg 87:1366–1374

40 Laparoskopische Chirurgie der Sigmadivertikulitis auch im fortgeschrittenen Hinchey-Stadium

E. BÄRLEHNER und ST. ANDERS

Zusammenfassung

Für den in der laparoskopischen Technik geübten und mit der kolorektalen Chirurgie vertrauten Operateur ist die Divertikulitis eine ideale Indikation zur laparoskopischen Resektion. Im Zeitraum von Oktober 1993 bis August 2000 wurden 202 Patienten wegen einer Divertikulitis laparoskopisch operiert; 181 davon elektiv und 21 notfallmäßig. Die postoperative Morbidität betrug 9,4%, die Letalität lag knapp unter 1%. Bei einer mittleren Operationszeit von 118 min und beim Einsatz wiederverwendbarer Instrumente treten ökonomische Erwägungen in den Hintergrund. In allen Stadien der Divertikulitis sind die Vorteile so überzeugend, dass die laparoskopische Resektion in unserer Klinik die Standardoperation der Divertikulitis darstellt und die akute Divertikulitis auch notfallmäßig laparoskopisch versorgt wird.

Einleitung

In der Behandlung der Sigmadivertikulitis vollzieht sich in der heutigen Zeit ein chirurgischer Strategiewandel hin zur Frühindikation mit frühelektiver einzeitiger operativer Versorgung (Siewert et al. 1995; Buttenschön et al. 1995; Schwenk et al. 1992). Dieses Behandlungskonzept erscheint logisch und konsequent, kann die operative Fokussanierung doch vor unberechenbaren komplikativen Verlaufsformen schützen. Die konventionelle Operationstechnik ist vergleichsweise schwierig und in der Literatur mit einer Morbidität von 14-65% sowie einer Letalität zwischen 0,6 und 13% angegeben (Siewert et al. 1995; Buttenschön et al. 1995). Schwierigkeiten in der Stadieneinteilung sowie unvollständige Angaben zur operationsbezogenen Spätmorbidität schränken die Bewertung ein. Die MIC ist eine ideale Ergänzung des frühelektiven Behandlungskonzeptes (Bärlehner et al. 1998). Klinische Vergleichsstudien mit jedoch kleinen Fallzahlen belegen die Vorteile der laparoskopischen Operation (Liberman et al. 1996; Sher et al. 1997). An 202 unselektierten prospektiv erfassten Patienten mit einer Sigmadivertikulitis aller Schweregrade sollen unsere Ergebnisse dargestellt, analysiert und bewertet werden.

Patienten und Methode

In der Chirurgischen Klinik des Klinikums Buch wurden von Oktober 1993 bis August 2000 insgesamt 602 laparoskopische kolorektale Operationen durchgeführt, 257 davon mit maligner Indikationsstellung und 345 mit benigner Indikationsstellung. Es erfolgte keine Patientenselektion. Auch höhere Schweregrade der Entzündung wurden bei Verfügbarkeit eines geübten Operateurs laparoskopisch versorgt. Alle Patienten wurden prospektiv erfasst und seit 1995 in die Studie laparoskopische Kolorektalchirurgie eingebracht (Köckerling et al. 1995). Von den 345 Patienten mit benignen Kolorektalerkrankungen wurden 202 wegen einer Sigmadivertikulitis operiert. Es handelte sich um 84 Männer und 118 Frauen mit einem Altersdurchschnitt von 62,1 Jahren (Range 24–91 Jahre). In 89,6% der Fälle wurde frühelektiv oder im freien Intervall operiert. Alle Patienten hatten anamnestisch mindestens den 2. Entzündungsschub. Einzige Ausnahme bildeten Patienten unter 50 Jahren, denen wir auch nach dem 1. Schub die laparoskopische Frühoperation anbieten. Frühelektiv wurde immer eine Kontinuitätsresektion vorgenommen. 21 Patienten (10,4%) wurden notfallmäßig operiert. In dieser Gruppe wurde 6-mal eine Diskontinuitätsresektion nach Hartmann durchgeführt. Fünf Hartmann-Situationen konnten laparoskopisch zurückverlegt werden.

Die Operationstechnik ist standardisiert und mehrfach beschrieben (Bärlehner et al. 1995). Das Resektionsausmaß wird oral ca. handbreit über dem Entzündungsherd und aboral im oberen Rektumdrittel unter Resektion der Hochdruckzone festgelegt.

Ergebnisse

Alle 202 laparoskopisch begonnenen Operationen konnten erfolgreich beendet werden. Eine Konversion war nicht notwendig. Elektiv wurde bei 181 Patienten primär kontinuitätserhaltend 179-mal eine Sigmaresektion und 2-mal eine Hemikolektomie links vorgenommen. Bei 21 Notoperationen wurde 15-mal primär anastomosiert und in 6 Fällen eine Diskontinuitätsresektion nach Hartmann vorgenommen. Fünf Hartmann-Situationen konnten laparoskopisch reanastomosiert werden.

In 16 Fällen (7,9%) war eine operative Erweiterung mit zusätzlichen Abdominaleingriffen notwendig (Tabelle 40.1).

Tabelle 40.1. Zusatzoperationen bei laparoskopischer Sigmaresektion; n=16 (7,9%)

Hernioplastik bei Narbenbruch	3
Hemikolektomie rechts wegen Karzinom	1
Cholezystektomie	2
Rektopexie nach Wells	6
Kolporrhaphie nach Burge	1
TAPP	1
Appendektomie	2

Tabelle 40.2. Einteilung der Schweregrade der Entzündung; n=202

	n	%
Unkomplizierte Divertikulitis	28	13,8
Akute Peridivertikulitis	26	12,9
Komplizierte Divertikulitis nach Hinchey		
Stadium I – Perikolitis	40	19,8
Stadium II – gedeckte Perforation, Abszess	64	31,7
Stadium III – freie Perforation	21	10,5
Fistel	12	5,9
Blutung	11	5,4

Alle zusätzlichen Abdominaleingriffe erfolgten nur im Rahmen elektiver Operationen und gleichfalls laparoskopisch. Der simultane Einsatz alloplastischer Materialien ist möglich und führte in keinem Fall zu Komplikationen.

Die Schweregrade der Entzündung sind in Tabelle 40.2 zusammengefasst. Eine unkomplizierte Divertikulitis lag bei 54 Patienten (26,7%) vor. Die Einteilung der komplizierten Stadien erfolgte nach Hinchey, wobei im Stadium Hinchey III alle Formen der Peritonitis vertreten waren, jedoch nicht weiter anhand von Scores unterteilt wurden.

181 Patienten konnten nach regulärer Vorbereitung elektiv operiert werden. Bei 21 Patienten musste eine Notoperation vorgenommen werden. Die Indikationen zeigt Tabelle 40.3. Es handelte sich um 11 Männer und 10 Frauen mit einem Durchschnittsalter von 61,7 Jahren. 15-mal wurde eine Kontinuitätsresektion vorgenommen, 6-mal musste eine Hartmann-Operation erfolgen.

Tabelle 40.3. Indikationen für Notfalleingriffe; n=21

Perforationsperitonitis	16
Blutung	1
Abszess	3
Phlegmone	1

Die durchschnittliche Operationszeit betrug 118 min bei den elektiven Eingriffen und 111 min bei den Notfalleingriffen.

Die postoperative Morbidität lag bei 9,4%. Die Letalität bei den elektiven Eingriffen ist 0, bei den Notfalloperationen sind 2 Patienten mit verschleppter Peritonitis verstorben, sodass eine Gesamtletalität von knapp 1% resultiert. Die intra- und postoperativen Komplikationen getrennt nach Schweregraden der Entzündung geben die Tabellen 40.4 und 40.5 wieder.

In der Gruppe der fortgeschrittenen Hinchey-Stadien sind die 21 Notoperationen eingeschlossen. Bei diesen 21 Patienten traten 1 Nachblutung, 2 interenterische Abszesse und 1 Bauchdeckenabszess auf. An Spätkomplikationen sahen wir 2 Narbenbrüche im Bereich der Minilaparotomie. Zwei Patienten sind bei schwerer diffuser kotiger Peritonitis postoperativ an den Folgen verstorben.

Tabelle 40.4. Intraoperative Komplikationen nach Schweregraden der Entzündung; n=202

Komplikationen	Unkompl. -itis/Hinchey I n=103	Hinchey II und Hinchey III n=99
Darmläsion	1 (1,0%)	1 (1,1%)
Staplerdefekt	0	2 (2,0%)
Blutung	0	2 (2,0%)
Milzverletzung	0	1 (1,1%)
Blasenverletzung	0	2 (2,0%)
Ureterverletzung	2 (1,9%)	0
Total	3 (2,9%)	8 (8,1%)

Tabelle 40.5. Postoperative Komplikationen nach Schweregrad der Entzündung; n=202

Komplikationen	Unkompl. -itis/Hinchey I n=103	Hinchey II und Hinchey III n=99
Anastomoseninsuffizienz	2 (1,9%)	4 (4,0%)
Ileus	2 (1,9%)	2 (2,0%)
Nachblutung	0	2 (2,0%)
Wundinfektion	2 (1,9%)	5 (5,0%)
Total	6 (4,7%)	13 (13,0%)
Letalität	0	2 (2,0%)

Diskussion

Die Sigmadivertikulitis ist die häufigste und wohl am häufigsten nicht diagnostizierte entzündliche Erkrankung des Dickdarmes. Die minimal-invasive Chirurgie bietet in der Behandlungsstrategie der Divertikulitis diagnostische und therapeutische Vorteile. Beim »akuten Abdomen« und dem »unklaren Unterbauchschmerz« ist die Laparoskopie ein schnell verfügbares und hochsensitives diagnostisches Verfahren. Für den in der laparoskopischen Technik geübten und mit der kolorektalen Chirurgie vertrauten Operateur ist die Divertikulitis eine ideale Indikation zur laparoskopischen Resektion, speziell unter frühelektiven Erwägungen, aber auch in der Notfallsituation. Mit einer durchschnittlichen OP-Zeit von 118 min auch bei hohen Hinchey-Stadien ergeben sich keine Unterschiede zur offenen Chirurgie. Trotz komplizierter Stadien betrug die Konversionsrate 0%, wobei die Literatur zwischen 10 und 53% ausweist (Schiedeck et al. 1998). Die intra- und postoperative Morbidität lässt erwartungsgemäß eine Zunahme bei hohen Hinchey-Stadien erkennen – 2,9% vs. 8,1% und 4,7% vs. 13%. Die Komplikationsrate liegt im Bereich der Literaturdaten zur elektiven Divertikulitisoperation (Petropoulos et al. 1998; Schiedeck et al. 1998). Die Mortalität mit 2 Patienten (1%) resultiert durch 2 verschleppte Peritonitisfälle mit gravierender Komorbidität (metastasierendes Mammakarzinom, multiple Sklerose). Aus unserer Erfahrung ist die empfohlene Einschränkung der laparoskopischen Technik auf frühe Hinchey-Stadien nicht gerechtfertigt. Die Vorteile der laparoskopischen Sigmaresektion bei der Divertikulitis in allen Stadien sind so überzeugend, dass dieses Operationsverfahren als das derzeit effektivste Behandlungskonzept anzusehen ist.

Literatur

Bärlehner E, Heukrodt B, Schwetling R (1998) Laparoskopische Chirurgie der Sigmadivertikulitis. Zbl Chir 123(1):13-16

Buttenschön K, Buchler M, Vasilescu C, Beger HG (1995) Chirurgischer Strategiewandel bei akuter und komplizierter Colondivertikelerkrankung. Chirurg 66:487-492

Köckerling F, Schneider C, Reymond MA, Wittekind Ch, Laparoscopic Colorectal Surgery Study Group (1995) Laparoscopic colorectal surgery: indications and concept of a multicenter study. Dig Surg 12:288-295

Liberman MA, Philips EH, Caroll BJ, Fallas M, Rosenthal R (1996) Laparoscopic colectomy vs traditional colectomy for diverticulitis. Outcome and costs. Surg Endosc 10:5-18

MacPherson C, Hansell DT, Porteous C (1996) Laparoscopic-assisted reversal of Hartmann's procedure: a simplified technique and audit of twelve cases. J Laparoscopi Surg 6:305-310

Petropoulos P, Nassiopoulos K, Charson C (1998) Laparoskopische Therapie bei Divertikulitis. Zbl Chir 123(12):1390-1393

Schiedeck THK, Schwandtner O, Bruch HP (1998) Laparoskopische Sigmaresektion bei Diverticulitis. Chirurg 69:846-853

Schwenk W, Hucke HP, Stock W (1992) Postoperative Komplikationen elektiver Kolonresektionen bei Divertikulitis. DMW 117:41-48

Sher ME, Agachan F, Bortul M, Nogueras JJ, Weis EG, Wexner SD (1997) Laparoscopic surgery for diverticulitis. Surg Endosc 11:264-267

Siewert JR, Huber FT, Brune IB (1995) Frühelektive Chirurgie der akuten Divertikulitis des Colons. Chirurg 66:1182-1189

41 Laparoskopische versus offene Technik: Lebensqualität

A. TITTEL, R. KASPERK und V. SCHUMPELICK

Zusammenfassung

In der vorliegenden Untersuchung wird die Lebensqualität der Patienten, die zwischen Januar 1996 und März 1998 in der Chirurgischen Universitätsklinik der RWTH Aachen elektiv laparoskopisch assistiert bzw. konventionell sigmareseziert wurden, verglichen. Die Lebensqualität wurde mittels des gastrointestinalen Lebensqualitätsindex (GLQI) nach Eypasch (1993) erfasst. Zusätzlich wurden die Operations- und Liegezeiten, die intra- und postoperativen Komplikationen, die postoperative Analgesierung sowie die Vorerkrankung einer vergleichenden Untersuchung unterzogen. Die Datenauswertung ergab statistisch signifikante Unterschiede bezüglich des postoperativen Analgetikabedarfs sowie der postoperativen Komplikationen und Liegezeiten zugunsten der laparoskopisch operierten Gruppe. Bezüglich der Lebensqualität, die >3 Monate postoperativ untersucht wurde, ergaben sich jedoch keine signifikanten Unterschiede zwischen laparoskopisch und konventionell operierten Patienten.

Einleitung

Im Gegensatz zur laparoskopischen Cholezystektomie, die sich nach ihrer Einführung explosionsartig verbreitete, ist bei der laparoskopischen Kolonchirurgie nur ein langsamer Anstieg der Operationszahlen zu beobachten. Obschon 1991 erstmalig beschrieben, liegt der Anteil der laparoskopischen kolorektalen Chirurgie laut einer Umfrage an deutschen Kliniken bei hochgerechnet 7,3% (Bährlehner 2001). Aktuelle Veröffentlichungen berichten Konversions- und Komplikationsraten um 10% sowie niedrige Insuffizienzraten zwischen 0 und 4%, insgesamt also Daten, die die Machbarkeit der laparoskopischen Kolonchirurgie dokumentieren (Berthou u. Charbonneau 1999; Bruce et al. 1996; Farthmann et al. 2000; Schlachta et al. 1999; Smadja et al. 1999). Vergleichende Untersuchungen zur Lebensqualität nach laparoskopisch assistierten und konventionellen Sigmaresektionen zur Therapie der Sigmadivertikulitis sind selten und beschränken sich auf die frühpostoperative Phase. Vor diesem Hintergrund wollten wir anhand unseres Krankengutes untersuchen, ob bezüglich der postoperativen Lebensqualität neben kurzzeitigen auch mittelfristig anhaltende Unterschiede zwischen laparoskopischen und konventionellen Vorgehen nachweisbar sind.

Zur Beurteilung der Lebensqualität nach laparoskopischer und konventioneller Sigmaresektion besonders geeignet, ist dabei der »Gastrointestinale Lebensqualitätsindex« (GLQI) von Eypasch (1993), der in mehreren Untersuchungen validiert wurde (McLeod et al. 1995; Neipp et al. 1997). Der Index erfasst mit Hilfe eines standardisierten Fragebogens die Bereiche »Symptome«, »Emotionen«, »physische und soziale Funktionen« als verschiedene Dimensionen der Lebensqualität.

Material und Methode

In die Untersuchung wurden alle Patienten einbezogen, die zwischen Januar 1996 und März 1998 in der Chirurgischen Klinik der RWTH Aachen wegen einer Sigmadivertikulitis laparoskopisch assistiert und konventionell operiert wurden. Von diesen 86 Patienten wurden 7 Patienten nicht in die Studie aufgenommen, da die Operation zum Untersuchungszeitpunkt weniger als 3 Monate zurücklag. Von den verbleibenden 79 Patienten waren zum Untersuchungszeitpunkt 4 Patienten (5,1%) eingriffsunabhängig verstorben. 67 Patienten (89%) konnten im Rahmen dieser Untersuchung nachuntersucht werden.

Zunächst wurden aus den Patientenunterlagen Angaben zu Operationsdauer, Liegezeiten, intraoperativen Komplikationen, postoperativem Analgetikabedarf, Vorerkrankungen und Voroperationen erhoben. Zum Vergleich der postoperativen Analgesierung wurden die verwendeten Opiate auf eine äquipotente Morphindosis umgerechnet. Die postoperative Lebensqualität wurde mittels des gastrointestinalen Lebensqualitätsindex (GLQI) nach Eypasch (1993) erfasst. Der aus 36 Fragen bestehende Fragebogen erfasst mit fünf Dimensionen (Symptome, Emotionen, physische Funktionen, soziale Funktionen und medizinische Behandlung) die postoperative Lebensqualität. Für jede Frage können 0–4 Punkte vergeben werden, sodass die maximal erreichbare Punktzahl 144 Punkte ergibt, die einer völligen Beschwerdefreiheit und Zufriedenheit des Patienten entsprechen.

Die statistische Auswertung der ermittelten Daten erfolgte mit dem Student's t-Test. Ein p-Wert < 0,05 wurde als statistisch signifikant angesehen.

Ergebnisse

Die laparoskopisch operierte Gruppe bestand aus 23 Patienten mit einem Durchschnittsalter von 51 Jahren (25–74 Jahre). Das Durchschnittsalter der konventionell operierten Gruppe, die 27 Patienten umfasste, lag mit 60 Jahren (31–81 Jahre) signifikant höher (p=0,01). Die durchschnittliche Operationszeit war in der laparoskopisch operierten Gruppe mit 162 min gegenüber 119 min bei der konventionellen Sigmaresektion signifikant länger (p=0,001). Der Aufenthalt auf der Intensivstation betrug in der laparoskopischen Gruppe in Schnitt 0,73 Tage, während die konventionell operierten Patienten mit 1,92 Tagen eine deutlich längere Zeit auf der Intensivstation verbrachten (p=0,004). Ein ebenfalls hoch signifikanter Unterschied (p=0,001) ergab sich für die Gesamtdauer der Hospitalisation. Die

Tabelle 41.1. Auswertung der GLQI-Scores nach Operationstechnik

	Lap. Gruppe	Konv. Gruppe	p-Wert
Lebensqualitätsindex	126,2	120,3	0,194
Untergruppe »Symptome«	67,9	65,7	0,265
Untergruppe »Emotionen«	17,6	16,7	0,408
Untergruppe »physische Funktionen«	21,6	19,6	0,185
Untergruppe »soziale Funktionen«	15,4	14,3	0,042

laparoskopische Gruppe war durchschnittlich 12,5 Tage hospitalisiert gegenüber 16 Tagen bei der konventionell operierten Gruppe. Die postoperative Komplikationsrate lag in der laparoskopisch operierten Gruppe mit 17,4% deutlich niedriger als in der konventionell operierten Gruppe mit 37%. In beiden Operationsgruppen trat je eine chirurgisch nicht interventionspflichtige Anastomoseninsuffizienz auf. Der Analgetikabedarf als Indikator für den postoperativen Schmerz zeigte einen signifikanten Unterschied zwischen beiden Operationsgruppen. Während die laparoskopisch operierten Patienten im Durchschnitt 36,75 mg morphinäquivalente Opiate benötigten, waren es in der konventionellen Gruppe 76,49 mg (p=0,001).

Die Auswertung des gastrointestinalen Lebensqualitätsindex (GLQI) ergab bis auf den Unterbereich soziale Funktionen keine signifikanten Unterschiede zwischen beiden Gruppen. Die Punktwerte in den einzelnen Untergruppen sind in Tabelle 41.1 aufgeführt. Geschlechtsspezifische Unterschiede waren bei der Auswertung des GLQI nicht festzustellen. Im Patientenkollektiv gab es 24 Männer und 26 Frauen mit einem Scoredurchschnitt von 125,63 (Männer) bzw. 120,62 (Frauen). Dieser Unterschied war nicht signifikant (p=0,262). Da sich bei der Bewertung des Lebensqualitätsscores nicht nur die Operationsfolgen, sondern auch andere Erkrankungen auswirken, wurde das Patientenkollektiv nach bekannten Vorerkrankungen untersucht. Die Patienten wurden in 3 Gruppen aufgeteilt. In Gruppe 1 fanden sich 32 Patienten, die keine Vorerkrankungen aufwiesen. Gruppe 2 bestand aus 10 Patienten, die an chronischen, die Lebensqualität potentiell beeinträchtigenden Krankheiten litten. Hierbei handelte es sich um Patienten mit KHK, Zustand nach Myokardinfarkt, COPD, Hypertonie, Herzrhythmusstörungen, Osteoporose, Arthrose, Niereninsuffizienz und Zustand nach Apoplex. Die 8 Personen umfassende dritte Gruppe bestand aus Patienten mit gastrointestinalen Vorerkrankungen. Hierbei fanden sich rezidivierende Gastritiden, Ulcera duodeni, Ulcera ventriculi und ein Mallory-Weiss-Syndrom. Ein signifikanter Unterschied bezüglich der GLQI-Werte zeigte sich zwischen der Gruppe ohne Vorerkrankungen mit 126,16 Punkten gegenüber der Gruppe mit gastrointestinalen Vorerkrankungen mit 114,25 Punkten (p=0,043; Tabelle 41.2).

Tabelle 41.2. Auswertung der GLQI-Scores nach Vorerkrankungen

Gruppe	Score	Standardabweichung
Keine Vorerkrankungen	126,2	12,5
Chronische Erkrankungen	120,0	18,6
Gastrointestinale Erkrankungen	114,3	20,8

«Keine Vorerkrankungen« vs. »gastrointestinale Vorerkrankungen«: p=0,043; sonst n.s.

Diskussion

In Übereinstimmung mit anderen laparoskopischen Eingriffen werden auch für laparoskopische kolorektale Operationen trotz verlängerter Operationszeiten ein frühes Wiedereinsetzen der Verdauung, ein rascher Kostaufbau und eine schnelle Mobilisation beschrieben (Chen et al. 2000; Ramos et al. 1995; Tate et al. 1993). Beim Vergleich elektiver laparoskopischer Sigmaresektionen zur Behandlung einer Divertikulitis mit einer historischen Vergleichgruppe konventionell resezierter Patienten fanden auch Köhler und Mitarbeiter in Übereinstimmung mit unseren Ergebnissen bei verlängerten Operationszeiten verkürzte Intensivstations- und Krankenhausaufenthalte der laparoskopischen Eingriffe (Köhler et al. 1998).

In den vergleichenden Studien von Libermann et al. (1996) und Bruce et al. (1996) zur Sigmaresektion bei Divertikulitis wird eine raschere Erholung vom laparoskopischen Eingriff im Vergleich zur konventionellen Resektion durch verkürzte stationäre Aufenthalte und rascheren Kostaufbau dokumentiert.

Prospektiv randomisierte Studien zum Vergleich der laparoskopischen und konventionellen Sigmaresektion existieren lediglich für Malignome. So fanden Schwenk et al. (1998) als Ausdruck der rascheren Normalisierung der gastrointestinalen Motilität einen signifikant schnelleren Kostaufbau, ein früheres Wiedereinsetzen der Peristaltik und frühere Blähungen und Defäkation nach laparoskopischen Sigmaresektionen. Auch bei Lacy et al. (1995) waren der Kostaufbau (98,8 Stunden vs. 50,9 Stunden) und der peranale Abgang von Blähungen (71,1 Stunden vs. 35,5 Stunden) in der konventionellen Operationsgruppe signifikant verlängert. Diese Ergebnisse befinden sich in Übereinstimmung mit tierexperimentellen Untersuchungen verschiedener Arbeitsgruppen, die radiologisch, szintigraphisch und elektromyographisch bei Schweinen und Hunden eine schnellere Normalisierung des GI-Transits beobachtet haben (Bessler et al. 1996; Böhm et al. 1995; Davies et al. 1997; Tittel et al. 1997).

In Übereinstimmung mit unseren Ergebnissen findet sich in einer Reihe von Veröffentlichungen ein signifikant verringerter Analgetikabedarf oder signifikant niedrigere Schmerzniveaus nach laparoskopischen kolorektalen Resektionen (Köhler et al. 1998; Lacy et al. 1995; Schwenk et al. 1998).

Die schnelle Normalisierung der postoperativen gastrointestinalen Motilität mit dem resultierenden rascheren Kostaufbau, den geringeren Schmerzen und dem geringere Analgetikabedarf nach laparoskopischen Kolonresektionen dokumentiert die bessere Lebensqualität der Patienten in der frühen postoperativen Phase. Der Literatur bislang nicht zu entnehmen ist, ob die bessere Lebensqualität nach laparoskopischen Kolonresektionen auch mittelfristig nachweisbar ist. In unserer Untersuchung fand sich nach drei Monaten kein signifikanter Unterschied im postoperativen Lebensqualitätsindex.

Literatur

Bährlehner E (2001) Umfrage zur laparoskopischen kolorektalen Chirugie in Deutschland, Vortrag auf dem 2. CAMIC-Treffen in Stuttgart

Böhm B, Milsom JW, Fazio VW (1995) Postoperative intestinal motility following conventional and laparoscopic intestinal surgery. Arch Surg 130:415-419

Berthou JC, Charbonneau P (1999) Elective laparoscopic management of sigmoid diverticulitis. Results in a series of 110 patients. Surg Endosc 13:457-460

Bessler M, Whelan RL, Halverson A, Allendorf JDF, Nowygrod R, Treat MR (1996) Controlled trial of laparoscopic-assisted vs. open colon resection in a porcine model. Surg Endosc 10:732-735

Bruce CJ, Coller JA Murray JJ, Schoetz DJ Jr, Roberts PL, Rusin LC (1996) Laparoscopic resection for diverticular disease. Dis Colon Rectum 39:S1-S6

Chen HH, Wexner SD, Iroatulam AJ, Pikarsky AJ, Alabaz O, Nogueras JJ (2000) Laparoscopic colectomy compares favourably with colectomy by laparotomy for reduction of postoperative ileus. Dis Colon Rectum 43:61-65

Davies W, Kollmorgen CF, Tu QM, Donohue JH, Thompson GB, Nelson H (1997) Laparoscopic colectomy shortens postoperative ileus in a canine model. Surgery 121:550-555

Eypasch E, Wood-Dauphine S, Williams JI, Ure B, Neugebauer E, Troidl H (1993) Der Gastrointestinale Lebensqualitätsindex (GLQI). Ein klinimetrischer Index zur Befindlichkeitsmessung in der gastrointestinalen Chirurgie. Chirurg 64:264-274

Eypasch E, Williams JI, Wood-Dauphine S, Ure BM, Schmülling C, Neugebauer E, Troidl H (1995) Gastrointestinal Quality of Life Index: development, validation and application of a new instrument. Br J Surg 82:216-222

Farthmann EH, Rückauer KD, Häring RU (2000) Evidence-based diverticulitis - a surgical disease? Langenbecks Arch Surg 385:143-151

Köhler L, Rixen D, Troidl H (1998) Laparoscopic colorectal resection for diverticulitis. Int J Colorect Dis 13:43-47

Lacy AM, Garcia-Valdecasas JC, Castells A, Pique JM (1995) Short outcome analysis of randomized study comparing laparoscopic vs open colectomy for cancer. Surg Endosc 9:1101-1105

Liberman MA, Philipps EH, Caroll BJ, Fallas M, Rosenthal R (1996) Laparoscopic colectomy vs traditional colectomy for diverticulitis. Surg Endosc 10:15-18

McLeod RS, Taylor BR, O'Connor BI, Greenberg GR, Jeejeebhoy KN, Royall D, Langer B (1995) Quality of life, nutritional status and gastrointestinal hormone profile following the Whipple procedure. Am J Surg 169:179-185

Neipp M, Jahne, Niechzial M, Pichelmayr R (1997) Untersuchungen zu prolongierten Intensivverläufen nach abdominalchirurgischen Eingriffen unter besonderer Berücksichtigung von Lebensqualität, beruflicher Rehabilitation und Ökonomie. Chirurg 68:410-415

Ramos JM, Beart RW, Goes R, Ortega AE, Schlinkert RT (1995) Role of laparoscopy in colorectal surgery. Dis Colon Rectum 38:494-501

Schlachta CM, Mamazza J, Poulin EC (1999) Laparoscopic sigmoid resection for acute and chronic diverticulitis. Surg Endosc 13:649-653

Schwenk W, Böhm B, Haase O, Junghans T, Müller JM (1998) Laparoscopic versus conventional colorectal resection: a prospective randomised study of postoperative ileus and early postoperative feeding. Langenbecks Arch Surg 383:49-55

Smadja C, Sbai Idrissi M, Tahrat M, Vons C, Bobocescu E, Baillet P, Franco D (1999) Elective laparoscopic sigmoid colectomy for diverticulitis. Results of a prospective study. Surg Endosc 13:645-648

Tate JJT, Kwok S, Dawson JW, Lau WY, Li AKC (1993) Prospective comparison of laparoscopic and conventional anterior resection. Br J Surg 80: 1396-1398

Tittel A, Schippers E, Anurov M, Titkova S, Öttinger A, Schumpelick V (1997) Kürzere Atonie nach laparoskopischer Kolonresektion? Langenbecks Arch 385:237-239

Ure BM, Slany E, Eypasch EP, Weiler K, Troidl H Holschneider AM (1998) Quality of life more than 20 years after repair of esophageal atresia. J Pediatr Surg 33:511-515

42 Zusammenfassung Operative Therapie I

R. KASPERK

Zum natürlichen Verlauf der Divertikelerkrankung des Kolons (Keighley, Birmingham) existieren keine Langzeitstudien zur nichtbehandelten komplizierten Divertikulitis. Allerdings ist bekannt, dass ca. 1/3 aller Patienten mit einer komplizierten Divertikelerkrankung innerhalb von 5 Jahren an davon unabhängigen Begleiterkrankungen verstirbt. Eine Operation nach dem ersten Schub einer Divertikulitis erscheint nicht gerechtfertigt, da nur 2% einen erneuten Schub erleiden. Auch bei der primären Divertikuloseblutung ist das konservative Vorgehen in 95% effektiv und somit die selektive Operation zur Ausschaltung der Blutungsquelle nicht gerechtfertigt. Bei unter 40-jährigen Patienten erscheint aufgrund der noch langen Lebenserwartung die Resektion auch bereits nach dem ersten Schub einer komplizierten Divertikulitis empfehlenswert. Die relativ hohe Mortalitätsrate der Kolondivertikulitis ist vor allem der komplizierten Form im Rahmen der Peritonitis zuzuschreiben. Im Übrigen wird die Mortalität entscheidend durch Komorbiditäten wie z.B. Hypertonie, Herz-Kreislauf-Erkrankungen, Diabetes und chronische obstruktive Lungenerkrankungen bedingt.

Der optimale Resektionszeitpunkt nach einem akuten Schub einer unkomplizierten Divertikulitis (Siewert, München) hängt davon ab, ob es sich um eine Notfalloperation oder um eine konservativ beherrschbare Situation handelt. Unter konservativer Therapie kommt es in ca. 70% zur Heilung und in ca. 20% zu Komplikationen. Das Risiko für weitere Schübe beträgt zwischen 7 und 45%, wobei nach jedem erneuten Schub mit einem schlechteren Ansprechen auf eine konservative Behandlung zu rechnen ist. Mit jedem Schub steigt außerdem die Wahrscheinlichkeit für Komplikationen. Bei Patienten unter 50 Jahren ist weder der Schweregrad der Divertikulitis noch die Laparotomie- bzw. Rezidivrate erhöht. Zu betonen ist, dass die frühelektive Operation der unkomplizierten Divertikulitis im Vergleich zur Notfalloperation der komplizierten Divertikulitis eine der höchsten Erfolgsraten in der gesamten gastrointestinalen Chirurgie hat. Eine unkomplizierte Divertikulitis sollte daher konservativ behandelt werden und lediglich bei Persistenz der Beschwerden unter dieser Therapie sollte die Operation in Betracht gezogen werden. Nach 2 Schüben sollten allerdings alle Patienten einer Operation zugeführt werden.

Die unkomplizierte Divertikulitis muss nicht zwangsläufig laparoskopisch operiert werden (Senninger, Münster), jedoch hat die Laparoskopie tendenziell und auf der Basis der bislang vorliegenden (und auf einem selektionierten Patientenkollektiv beruhenden) Erfahrungen gewisse Vorteile hinsichtlich Krankenhausaufenthaltsdauer, Analgetikabedarf und Komplikationsrate.

Grenzen des laparoskopischen Vorgehens (Müller, Berlin) liegen insbesondere im Hinchey-Stadium III und IV vor, in denen ein laparoskopisches Vorgehen nicht gerechtfertigt ist. Die laparoskopische Resektion ist indiziert bei der rezidivierenden Divertikulitis mit oder ohne Stenose und ist nicht erste Wahl, jedoch im Einzelfall gerechtfertigt bei der Divertikulitis mit Abszess, d.h. im Hinchey-Stadium I und II. Generell können alle elektive Eingriffe mit einer diagnostischen Laparoskopie begonnen werden. Kontraindikationen gegen eine laparoskopische Operation sind lediglich laparoskopisch nicht eindeutig zu identifizierende anatomische Strukturen sowie die Unmöglichkeit, den laparoskopischen Eingriff in gleicher Weise wie den konventionellen durchzuführen. Fazit ist, »dass wenn man die eigene Indikation eingrenzt, man praktisch grenzenlos« wenig Komplikationen befürchten muss.

Eine prospektive Studie der eigenen Klinik (Tittel, Aachen) widmete sich der Lebensqualität im postoperativen Verlauf bei laparoskopischer versus offener Technik. Indikation zum offenen Vorgehen im Rahmen der Divertikulitis bestand an der eigenen Klinik bei abdominellen Voroperationen sowie schweren kardiopulmonalen Vorerkrankungen. Im Vergleich ergeben sich für die laparoskopisch assistierte Sigmaresektion Vorteile hinsichtlich kürzerer Liegedauer, geringerer perioperativer Komplikationen und kürzerer postoperativer Atoniephasen. Auch hatten die laparoskopisch operierten Patienten einen signifikant geringeren Analgetikabedarf. Die Lebensqualität, bewertet nach dem GLQI von Eypasch, zeigte bereits 3 Monate wie auch 1 Jahr postoperativ keinerlei Unterschiede mehr zwischen den beiden Gruppen.

IVb Operative Therapie II

43 Wann und wie wird bei/nach einer Divertikelblutung reseziert?

O. HORSTMANN und H. BECKER

Zusammenfassung

Die Blutung stellt eine der häufigsten Komplikationen der Kolondivertikulose dar. Zentraler Punkt der massiven Blutung ist hier im Gegensatz zur frequenteren oberen gastrointestinalen Blutung die Blutungslokalisation, die im Wesentlichen Operationsindikation, -zeitpunkt und -taktik bestimmt.

Vordringliches Ziel der prätherapeutischen Phase ist die Lokalisation der Blutung, die nach Ausschluss der oberen Blutung und anorektaler Erkrankungen vorzugsweise mittels Angiographie und/oder Szintigraphie geschieht. Die *alleinige* Koloskopie erscheint trotz des hohen Stellenwertes in der präoperativen Diagnostik zur Festlegung des Resektionsausmaßes weniger geeignet.

Eine Indikation zur Notfalllaparotomie ergibt sich bei der massiven, spontan nichtsistierenden Blutung, wobei 3 zu transfundierende Erythrozytenkonzentrate ein Anhaltspunkt sind. Die Indikation zur frühelektiven Resektion besteht bei der intermittierenden Blutung ausgeprägten Charakters (>3 EK), bei der Rezidivblutung und bei dauerhaftem Erfordernis zur Antikoagulation. Bei der ersten Blutung geringer Aktivität kann zunächst zugewartet und eine elektive Diagnostik durchgeführt werden.

Mithilfe der Angiographie und/oder Szintigraphie ist die Blutungslokalisation in hohem Maße möglich, sodass die explorative Laparotomie, die Stomaanlage zur Blutungslokalisation sowie die ungezielte Resektion heute weitestgehend vermieden werden können.

Bei sicherer Blutungslokalisation soll der organerhaltenden Kolonresektion der Vorzug gegeben werden. Bei der Pandivertikulose stellt die subtotale Kolektomie auch bei verlässlicher Lokalisation die bessere Alternative zur definitiven Blutungskontrolle dar.

Klinisches Problem

Die Blutung stellt eine der häufigsten Komplikationen der Divertikulose dar, wobei ihre Inzidenz in der größten verfügbaren Sammelstatistik von mehr als 6000 Patienten mit etwa 25% aller Divertikelträger angegeben wird (Rushford 1956). Die Präsentation der Blutung variiert von der milden Hämatochezie bis zur massiven unteren gastrointestinalen Blutung (UGIB), wobei letztere weiterhin das eigentliche klinische Problem der Erkrankung darstellt. Zentraler Punkt

ist hier im Gegensatz zur frequenteren oberen gastrointestinalen Blutung die Blutungslokalisation, die im Wesentlichen die nachfolgend betrachteten Punkte bestimmt:
1. Muss die Divertikelblutung überhaupt operiert werden? Gelingt es, eine differenzierte Indikationsstellung zu erarbeiten (*Operationsindikation*)?
2. Wann soll die Divertikelblutung operiert werden (*Operationszeitpunkt*)?
3. Wie ist das operative Vorgehen (*Operationstaktik*)?

Prätherapeutisches Vorgehen

Bei den klinischen Zeichen einer Divertikelblutung stehen zunächst das Abschätzen der Blutungsaktivität, die Sicherung der Vitalfunktion und die Blutungslokalisation im Vordergrund. Bei der massiven Blutung, und nur diese ist Gegenstand der nachfolgenden Betrachtungen, wird im Rahmen der Notfalldiagnostik zunächst die obere gastrointestinale Blutung ausgeschlossen, da sie in etwa 15% Ursache einer Hämatochezie ist. Konsens besteht ebenfalls, dass sodann zum Ausschluss anorekateler Erkrankungen (etwa 10% aller unteren gastrointestinalen Blutungen) eine Rektoskopie oder Rektosigmoidoskopie durchgeführt wird (Zuccaro 1998). Gemäß den Empfehlungen des American College of Gastroenterology (Zuccaro 1998) wird dann bei fehlendem Nachweis der Blutung die dringliche oder Notfallkoloskopie durchgeführt. Hierbei ist strittig, ob die etwa 3–5 Stunden andauernde Vorbereitung des Kolons erforderlich ist oder nicht. Entsprechend größeren, vorwiegend gastroenterologischen Serien ist mittels Koloskopie unabhängig von einer etwaigen Vorbereitung die Lokalisation zwischen 70 und 90% möglich (Zuccaro 1998; Ohyama et al. 2000). Hier muss allerdings kritisch hinterfragt werden, ob die alleinige Koloskopie zur Blutungslokalisation und damit zur Planung der Resektion und Festlegung der Resektionsausmaßes bei der *massiven Blutung in chirurgischen Kollektiven* ausreicht.

Problematisch erscheint bei der massiven Blutung vor allem eine ausreichende Übersicht zu erlangen, die durch rasch nachlaufendes Blut verhindert werden kann. Zudem muss berücksichtigt werden, dass der direkte Nachweis einer aktiven Blutung nur in der Minderheit gelingt (Jensen et al. 2000), sodass die Blutung häufig indirekt lokalisiert wird (Koagel in einem Divertikel, sichtbarer Gefäßstumpf ohne Blutung, Hauptmenge an Blut in einem Darmabschnitt). Gerade diese Lokalisation ist jedoch problematisch. Eine massive Blutung z. B. aus dem terminalen Ileum kann sehr wohl an sich unschuldige Divertikel, die mit einer Inzidenz von über 70% in solchen Kollektiven anzutreffen sind, mit Koageln anfüllen und dann den falschen Weg weisen.

Im eigenen Kollektiv wurden von 1995 bis 1999 37 Patienten mit einer Kolonblutung behandelt. Bei einer minimalen Transfusionserfordernis von 6 Konserven (Patienten mit geringerer Blutungsaktivität wurden ausgeschlossen) wurden 5 Patienten aufgrund einer alleinigen koloskopischen Lokalisation operiert. Hier wurde organkonservierend entweder sigmareseziert oder linksseitig hemikolektomiert. Bei 3 der 5 Patienten ergab sich im unmittelbar postoperativen Verlauf eine Rezidivblutung, die entweder aus dem terminalen Ileum oder dem rechtsseitigen Hemikolon stammte.

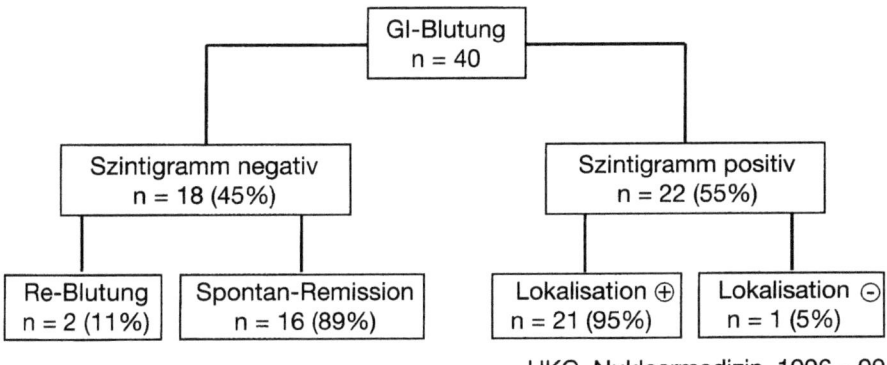

UKG, Nuklearmedizin, 1996 – 99

Abb. 43.1. Diagnostische Richtigkeit der kontinuierlichen, dynamischen Szintigraphie mit $^{99\,m}$Tc-markierten autologen Erythrozyten zur Lokalisation der unklaren intestinalen Blutung. (Mod. nach Meller et al. 2000)

Auch wenn die Koloskopie einen festen Stellenwert zur Artdiagnose der Blutung hat (Karzinomausschluss, Nachweis eine Kolitis oder eines blutenden Polypen), so besteht zur Blutungslokalisation mit der Angiographie und der Erythrozytenszintigraphie eine bessere Alternative. Hierbei handelt es sich nicht um konkurrierende Verfahren. Da die Angiographie auch Aussagen über die Blutungslokalisation im Dünndarm zulässt, jedoch in ihrer Aussagekraft zwingend an eine massive, anhaltende Blutung gekoppelt ist, setzten wir sie in dieser Situation (massive untere GI-Blutung) in erster Linie ein. Bei fehlenden Blutungsnachweis, bei der typischen intermittierenden Blutung oder bei einer weniger bedrohlichen Blutung kommt die kontinuierliche, dynamische Szintigraphie mit $^{99\,m}$Tc-markierten autologen Erythrozyten zur Anwendung. So konnte bei der intermittierenden oder der wenig aktiven Blutung über maximal 6 Stunden kontinuierlich unter einer Großfeldgammakamera mit einem Bild pro Minute untersucht werden. Bei negativer Szintigraphie bestand in der eigenen Erfahrung eine hohe Wahrscheinlichkeit zur Spontanremission (Abb. 43.1), bei Blutungsnachweis lag die diagnostische Richtigkeit der Blutungslokalisation dann über 90% (Meller et al. 2000).

Operationsindikation

Verschiedene Serien der jüngsten Vergangenheit haben den Verlauf der massiven Divertikelblutung analysiert, wobei beachtet werden muss, dass hier oftmals unterschiedliche Definitionen zum Tragen kommen. Bokhari et al. (1996) und McGuire (1994) haben jeweils Serien mit über 100 Blutungsepisoden dokumentiert. In beeindruckend gleicher Weise zeigte sich, dass bei 76 bzw. 82% der Patienten eine spontane Blutungsremission eintrat, bei dem verbleibenden Anteil musste notfallmäßig laparotomiert werden. Nach spontaner Remission wurde etwa 10% frühelektiv operiert, und bei weiteren 20 bzw. 38% kam es im Verlauf zu einer Rezidivblutung, die dann bei etwa 30% eine Notfalllaparotomie erorderte.

Ist es demzufolge möglich, eine differenzierte Empfehlung zur Operationsindikation zu geben?

Es ist offensichtlich, dass evidenzbasierte Daten hierzu fehlen. McGuire (1994) hat jedoch verdeutlicht, dass vor allem die Blutungsaktivität eine chirurgische Therapie erforderlich machen kann: Bei einem Erfordernis zur Transfusion von weniger als 3 Erythrozytenkonzentraten war die Wahrscheinlichkeit der spontanen Remission mit 98,5% hoch. Im Gegensatz dazu sank die Wahrscheinlichkeit der Spontanremission dann auf 40%, wenn mehr als 4 Erythrozytenkonzentrate transfundiert werden mussten. Hieraus folgt, dass die heftige Divertikelblutung mit entsprechendem Transfusionserfordernis in der Regel die Operationsindikation darstellt, wobei die o.g. 3 Erythrozytenkonzentrate sicher eher Richtwert denn Schwellenwert sind.

Weiterhin ist bekannt, dass bei Vorliegen einer Rezidivblutung das Risiko der Re-Rezidivblutung dann bei über 50% liegt, sodass auch hier eine Empfehlung zur frühelektiven Operation gegeben werden soll. Zudem ist die Divertikelblutung eine Erkrankung des fortgeschrittenen Alters, in dem Komorbiditäten vorherrschen. Im eigenen Kollektiv bestand bei 22 von 37 Patienten mit massiver Kolonblutung eine dauerhafte Antikoagulation (z.B. nach Herzklappenersatz oder bei Arrythmia absoluta), sodass hier im weiteren Verlauf die Rezidivblutung hochwahrscheinlich ist. Auch hier besteht u. E. die Operationsindikation.

Operationszeitpunkt

Nur etwa ein Viertel aller Patienten mit einer Divertikuloseblutung bedarf der *Notfalloperation* (Bokhari et al. 1996; McGuire 1994). Dies ist selbstverständlich von der Blutungsaktivität abhängig, sodass bei der massiven, spontan nicht zum Stillstand kommenden Blutung die Notfallindikation besteht. In diesem Fall bereitet die Blutungslokalisation entsprechend der eigenen Erfahrung in der Angiographie oder Szintigraphie keine wesentlichen Probleme, da sich die massive, anhaltende Blutung nahezu unmittelbar in einem der beiden Verfahren zeigt (Meller et al. 2000) und der Patient dann praktisch von der Angiographie in den Operationssaal verbracht wird.

Erheblich problematischer sind jedoch die *typischen* Divertikelblutungen, die zunächst beträchtlich sind und dann eine Transfusion von mehr als 3 Erythrozytenkonzentraten erfordern, bei der Notfallaufnahme jedoch spontan sistiert haben. In einem solchen Fall besteht die Operationsindikation zur *frühelektiven Resektion*, da das Risiko der Rezidivblutung hoch ist. Nach unserer Einschätzung sollte auch jetzt die Blutungslokalisation präoperativ erzwungen werden, und hier bietet sich die Szintigraphie mit Möglichkeit zu einer über mindestens 6 Stunden anhaltenden, kontinuierlichen Untersuchung als Methode der Wahl an. Weitere Indikationen zur frühelektiven Resektion bestehen in der Rezidivblutung und bei Erfordernis zur lebenslangen Antikoagulation (s. oben).

Ein *abwartendes Verhalten* ist gerechtfertigt, wenn bei der ersten Blutungsepisode die Blutungsaktivität niedrig ist, wobei hier 3 zu transfundierende Erythrozytenkonzentrate ein Anhaltspunkt sind. Selbstverständlich muss hier immer individuell abgewägt werden, ob etwaige Komorbiditäten des Patienten eine zwar unwahrscheinliche, jedoch mögliche Rezidivblutung als unvertretbar risikoreich erscheinen lassen.

In der jüngsten Vergangenheit wurde von einer ausgewiesenen Arbeitsgruppe auch der Stellenwert der interventionellen Therapie herausgestellt, wobei blutende Divertikel mit beachtlichem Langzeiterfolg mittels koloskopischer Unterspritzung oder Koagulation behandelt wurden (Jensen et al. 2000). Hierbei handelt es sich jedoch zum jetzigen Zeitpunkt um eine experimentelle Therapie, die vor allem bei der massiven Blutung nicht uneingeschränkt empfohlen werden kann (Binder 2000).

Operationstaktik

Vor Beginn der Operation sollte, wann immer möglich, die Blutungslokalisation mittels Angiographie oder Szintigraphie erfolgt sein. Die früher regelhaft propagierte explorative Laparotomie, die intraoperative Endoskopie, die Stomaanlage zur Blutungslokalisation oder die ungezielte Resektion auf dem Boden von Wahrscheinlichkeiten gehören heute in der eigenen Erfahrung der letzten 7 Jahre mit der guten präoperativen Lokalisationsdiagnostik der Vergangenheit an. Aus dem o. g. Kollektiv von 37 Patienten wurde bei 32 Patienten entweder die Szintigraphie, die Angiographie oder beides präoperativ durchgeführt. Bei 27 der 32 Patienten konnte die Blutung präoperativ lokalisiert und sodann operativ versorgt werden. Bei den verbleibenden Patienten wurde zunächst abgewartet. Nach Sistieren der Blutung wurden sie unter Ausstellen eines »Notfallpasses« entlassen und eng an die Klinik angebunden. Hier sind alle Informationen zur durchgeführten Diagnostik niedergelegt, sodass bei Auftreten einer Rezidivblutung im Verlauf dann unmittelbar angiographiert oder szintigraphiert werden kann.

Bei der Wahl des Resektionsausmaßes gebührt der organkonservierenden Kolonresektion (Sigmaresektion, Links- oder Rechtshemikolektomie) dann der Vorzug, wenn die Lokalisation präoperativ *sicher* ist (Angiographie, Szintigraphie). Alternativ dazu besteht die subtotale Kolektomie, die jedoch vor allem beim betagten Patienten in einem substantiellen Prozentsatz zu intraktablen Diarrhoen führt. Ende der achtziger und Anfang der neunziger Jahre wurde die Letalität der subtotalen Kolektomie in der Blutungssituation regelhaft mit 10 bis 40% angegeben, sodass diese kontrovers beurteilt wird (Übersicht bei Schütz u. Jauch 2001). Allerdings haben Erfahrungsberichte der jüngsten Vergangenheit mit einer Letalität zwischen 2 und 6% hier ein deutlich günstigeres Bild gezeichnet (Baker u. Senagore 1994; Farner et al. 1999).

Tabelle 43.1. Letalität der Rezidivblutung nach inadäquater limitierter Resektion. (Mod. nach Parkes 1993)

Verfahren	Rezidivblutung (1 Jahr) [%]
Subtotale Kolektomie (n=10)	0
Kolonresektion (n=21)	23
Letalität	60

Offensichtlich ist jedoch in jedem Fall, dass eine Fehlentscheidung bei der Wahl des Resektionsausmaßes mit der rezidivierenden oder persistierenden Blutung in der Regel fatale Folgen hat. Hier liegt die Letalität dann bei etwa 60% (Tabelle 43.1, mod. nach Parkes et al. 1993). Aus diesem Grund sollte auch bei eindeutiger Lokalisation der subtotalen Kolektomie dann der Vorzug gegeben werden, wenn sich intraoperativ eine Pandivertikulose darstellt. Hier erscheint uns die ausgedehntere Resektion zur definitiven Blutungskontrolle angezeigt.

Literatur

Baker R, Senagore A (1994) Abdominal colectomy offers safe management for massive lower GI bleed. Am Surg 60:578–582

Binder HA (2000) Selected Summaries: Urgent endoscopy with endoscopic therapy for acute diverticular bleeding. Gastroenterology 118:978–983

Bokhari M, Vernava AM, Ure T, Longo WE (1996) Diverticular haemorrhage in the elderly – is it well tolerated? Dis Colon Rectum 39:191–195

Farner R, Lichliter W, Kuhn J, Fisher T (1999). Total colectomy versus limited colonic resection for acute lower gastrointestinal bleeding. Am J Surg 178:587–591

Jensen DM, Machucado GA, Jutahba R, Kovacs TOG (2000) Urgent colonoscopy for the diagnosis and treatment of severe diverticular haemorrhage. N Engl J Med 342:78–82

McGuire HH (1994) Bleeding colonic diverticula. Ann Surg 220:653–656

Meller J, Schönborn E, Conrad M, Horstmann O, Raddatz D, Becker H (2000) Verbesserter Nachweis gastrointestinaler Blutungsquellen mit ^{99m}Tc-markierten autologen Erythrocyten und kontinuierlicher dynamischer Szintigraphie mit cine mode Befundung. Chirurg 71:292–299

Ohyama T, Sakurai Y, Ito M, Daito K, Sezai S, Sato Y (2000) Analysis of urgent colonoscopy for lower gastrointestinal tract bleeding. Digestion 61:189–192

Parkes BM, Obeid FN, Sorensen VJ, Horst HM, Fath JF (1993) The management of massive lower gastrointestinal bleeding. Am Surg 59(10):676–678

Rushford AJ (1956) The significance of bleeding as a symptom in diverticulitis. J R Soc Med 49:577–579

Schütz A, Jauch KW (2001) Lower gastrointestinal bleeding: therapeutic strategies, surgical techniques and results. Langenbecks Arch Surg 386:17–25

Zuccaro G Jr (1998) Management of the adult patient with acute lower gastrointestinal bleeding. Am J Gastroenterol 93:1202–1208

44 Prognostische Kriterien bei komplizierter Divertikulitis

Grenzen des einzeitigen Verfahrens

U. PONTENAGEL und B. ULRICH

Zusammenfassung

Prognoserelevante Kriterien bei der komplizierten Divertikulitis sind: das Alter, kardiopulmonale Vorerkrankung, die Sepsis, die Immunsuppression, das Entzündungsstadium und die Scores.

Operationsverfahren sind nicht signifikant relevant, lediglich die Beseitigung des Entzündungsherdes ist von Relevanz. Die einseitige Propagierung des einzeitigen Vorgehens bei perforierter Divertikulitis relativiert sich bei der genauen Analyse der veröffentlichten Zahlen in der Literatur. Zweizeitige Verfahren – auch das Hartmann-Verfahren – sind für fortgeschrittene Stadien auch heute noch berechtigt.

Einleitung

Die Divertikelkrankheit kann in drei Formen klassifiziert werden:
1. die asymptomatische Divertikulose,
2. die akute Divertikulitis und
3. die komplizierte Divertikulitis (Wolff u. Devine 2000).

Im Folgenden sollen anhand der internationalen Literatur prognostische Kriterien der komplizierten Divertikulitis herausgearbeitet und die therapeutischen Grenzen des operativ einzeitigen Vorgehens deutlich werden. Das eigene Krankengut (1990–2000, Kliniken der Landeshauptstadt Krankenhaus Gerresheim, Chirurgische Abteilung) wurde hierzu retrospektiv aufgearbeitet und analysiert. Hauptaugenmerk wurde auf die Komplikation der Perforation gelegt.

Die Divertikulose des Kolons kann heute als häufigste pathologische Wandveränderung des Dickdarmes in Industriestaaten angesehen werden (Wehrmann u. Frühmorgen 1996). Es ist ein Anstieg der Prävalenz von 5% zu Beginn des Jahrhunderts auf über 50% zu verzeichnen (Almy u. Howell 1980; Painter u. Burkitt 1975). Die Inzidenz der Erkrankung und somit auch ihrer Komplikationen ist altersabhängig (Whiteway u. Morson 1985). Es wird geschätzt, dass über 60% der 80-Jährigen Divertikelträger sind (Roberts u. Veidenheimer 1990). Die überwiegende Zahl der Divertikelträger bleibt beschwerdefrei, die Wahrscheinlichkeit der Divertikulosepatienten, in ihrem Leben eine Divertikulitis durchzumachen, liegt nach Literaturangaben zwischen 10 und 25% (Almy u. Howell 1980; Breuer 1992; Parks 1975; Roberts u. Veidenheimer 1990).

Ätiologie und Pathogenese der Divertikulose und insbesondere der Divertikulitis sind ein multifaktoriell – basierend auf Änderungen im Bereich der Darmwand und einer Veränderung des intraluminalen Druckverhältnisses im Alter (Hoffmann u. Layer 1995; Layer 1998). Es werden selten vorkommende echte, meist angeborene Divertikel von den häufigen Pseudodivertikeln unterschieden. In der Regel sind im Folgenden die Pseudodivertikel gemeint, als Aussackungen der Darmwand durch muskuläre Lücken der versorgenden Gefäßstrukturen.

Material und Methoden

Die typischen Komplikationen der Divertikulitis sind Perforation (frei oder gedeckt), Fistelbildung, Abszesse, der Ileus oder die Divertikulitisblutung. In einer großen englischen Studie zwischen 1985 und 1988 mit etwa 300 Patienten kam es zu den nachfolgenden Komplikationen, die eine stationäre Behandlung erforderlich machten: 35% akute phlegmonöse Divertikulitiden, 11% perikolische Abszesse, 13% eitrige Peritonitiden, 8% kotige Peritonitiden, 10% Ileuszustände, 9% Fistelbildungen und 13% akute untere gastrointestinale Divertikelblutungen aus dem Bereich des Colon sigmoideum (Morton u. Keighley 1995).

Nach Siewert et al. (1995) gehen etwas mehr als 30% der komplizierten Divertikulitiden mit einer Perforation einher. Diese kann gedeckt oder frei penetrierend in die Bauchhöhle auftreten. Dabei sind rund 2/3 der Perforationen gedeckt und 1/3 frei. Die freien Perforationen werden in purulente und kotige unterteilt. Hierbei machen die purulenten freien Perforationen etwa 70% und die kotigen die restlichen 30% der freien Perforationen aus. Im eigenen Krankengut wurden bei etwa 61% phlegmonöse Divertikulitiden gefunden, bei 3,4% Fisteln in Nachbarorgane und 1,5% Blutungen (Siewert et al. 1995).

Bei der perforierten Divertikulitis handelt es sich insgesamt jedoch um ein recht seltenes Krankheitsbild mit durchschnittlich 3–7 Fällen pro Jahr in großen chirurgischen Abteilungen vieler westlicher Industriestaaten (Krukowski u. Matheson 1984; Abb. 44.1).

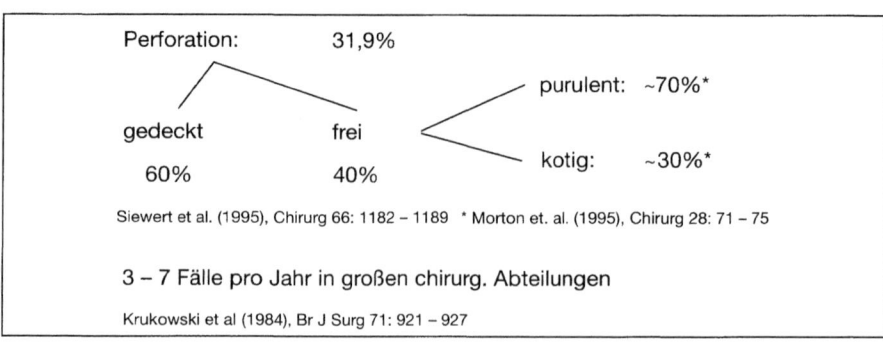

Abb. 44.1. Perforierte Kolondivertikulitis

Tabelle 44.1. Komplizierte Kolondivertikulitis – Morbidität und Letalität

Autor	n	Morbidität (%)	Letalität (%)
Nagorney et al. 1985	172	39,5	9,3
Wedell et al. 1989	107	34	9,3
Buttenschön et al. 1994	129	22	1,6
Siewert et al. 1995	204	26	3,4
Illert u. Thiede 1997	292	31	7,2
Youssef et al. 1998	75	29,3	9,3
Schmedt et al. 2000	371	27,5	1,6

Die perforierte Kolondivertikulitis ist ein Krankheitsbild mit potentiell hoher Morbidität und auch korrespondierend hoher Letalität. In der Literatur werden Morbiditätsraten von 22 bis 39,5% und Letalitätsraten von 1,6 bis 9,3% bei der operativen Therapie der komplizierten Kolondivertikulitis beschrieben (Tabelle 44.1). Hieraus ergibt sich nun die Fragestellung, die Patienten mit erhöhtem Operationsrisiko herauszufiltern und der geeignetsten Therapieform oder Operationsverfahren zukommen zu lassen.

In der Literatur ergeben sich mehrere Ansätze, das Krankengut der komplizierten Divertikulitis aufzuschlüsseln und so genannte Prognosefaktoren zu entwickeln, um das individuelle Operationsrisiko abzuschätzen und die optimale Operationsform zu finden. Besonderes Augenmerk wird auch hier wiederum auf die perforierte Kolondivertikulitis gelegt. Die angesprochenen Prognosefaktoren lassen sich in Einzelfaktoren und Indizes oder so genannte Score-Systeme unterteilen. Zu den Einzelfaktoren werden Patientenalter, Geschlecht, Komorbidität und auch das Entzündungsstadium gezählt. Der Mannheimer Peritonitis Index, in der Folge mit MPI abgekürzt, sowie der Acute Physiology and Chronic Health Evaluation Score, besser unter der Abkürzung APACHE-II-Score bekannt, gehören zu den am weitesten verbreiteten Evaluationsschemata. Des Weiteren sind weniger bekannte Indizes wie der Simplified Acute Physiology Score und der Sepsis Severity Score zu nennen. Der interessanteste und zumindest unter den Chirurgen am kontroversesten diskutierte Prognosefaktor der perforierten Kolondivertikulitis ist allerdings die Wahl des Operationsverfahrens.

Im Folgenden sollen zunächst die Einzelfaktoren in der Literatur überprüft werden. Hier konnten Hansen und Mitarbeiter (1998) bezüglich der Prognosefaktoren Alter und Geschlecht einen statistisch signifikanten Zusammenhang zwischen dem Alter (>65) und der Morbidität bzw. Letalität bei perforierter Divertikulitis herausarbeiten. Auch Kriwanek et al. (1994) konnten in einer retrospektiven Untersuchung von 112 Patienten mit perforierter Divertikulitis einen statistisch signifikanten Zusammenhang von Patientenalter, ebenfalls über 65 Jahre und der Morbidität herausstellen. In beiden Arbeiten zeigt sich das Geschlecht als statistisch nicht relevanter Prognosefaktor.

Der Einzelfaktor Komorbidität umfasst die kardialen (Herzrhythmusstörung, Angina pectoris, Myokardinfarkt), pulmonalen (chronisch obstruktive sowie restriktive Atemwegserkrankung), renalen (Kreatinin über 2 mg/dl) und hepatischen (Bilirubin >2 mg/dl) Erkrankungen sowie den Diabetes mellitus, die anerge Abwehrlage (Schock, Sepsis), das Organversagen, Gerinnungsstörungen mit Quickwertveränderungen von unter 70%, die Immunsuppression und Steroideinnahme (>20 mg Cortison/d) sowie die in den Industriestaaten immer mehr an Bedeutung gewinnende Adipositas gemessen am Body Mass Index (BMI). Welche oder welcher dieser Faktoren zeigt nun eine statistisch nachvollziehbare Auswirkung auf die Prognose? Auch hier sei auf die retrospektive Untersuchung von Hansen und Mitarbeiter aus dem Jahre 1998 mit 105 Patienten verwiesen. Es zeigten sich die präoperative Sepsis, Leberfunktionsstörungen, kardiale Vorerkrankungen und die Adipositas als eigenständige, die Prognose verschlechternde Faktoren bezüglich Morbidität und Letalität. Risikofaktor für eine erhöhte Rate an schweren lokalen Komplikationen war die Immunsuppression (Hansen et al. 1998). Tyau et al. (1991) untersuchten retrospektiv 209 Patienten mit akuter Divertikulitis. Hierunter befanden sich 40 immunsupprimierte Patienten. Eine freie Perforation fand sich bei 43% der immunsupprimierten und 14% der nichtimmunsupprimierten Patienten. Die postoperative Morbidität lag bei 65% bei Patienten mit Immunsuppression gegenüber 24% bei nichtsupprimierten und zeigte sich somit als eigenständiger statistisch signifikanter die Prognose (Morbidität und Letalität) bei perforierter Kolondivertikulitis verschlechternder Faktor.

Ein weiterer Einzelfaktor für die Prognose ist das Entzündungsstadium der perforierten Divertikulitis. Üblicherweise wird in die Stadien nach Hinchey et al. (1978) eingeteilt oder eine modifizierte Klassifizierung nach Siewert et al. (1995) verwandt. Das Stadium I beschreibt hier den mesokolischen oder perikolischen Abszess, Stadium II beinhaltet den abgekapselten Unterbauchabszess im Sinne einer gedeckten Perforation, Stadium III ist die freie eitrige oder kotige Peritonitis. Nach Hinchey wird das Stadium III extra unterteilt und es existiert das Stadium IV mit der kotigen Peritonitis. Untersucht man nach Literaturangaben die Morbidität der perforierten Divertikulitis in Bezug auf die o.g. drei Entzündungsstadien, so findet sich eine stete Zunahme von gut 20% (Youssef et al. 1998) im Stadium I auf rund 45% im Stadium III (Schmedt et al. 2000). Ähnlich sieht das Bild auch bezüglich der Letalität aus. Während in den Stadien I und II die Letalität recht gering ist (z.B. 3,1% nach Siewert et al. [1995] im Stadium I und 1% nach Bittner et al. [1998] sowie 1,2% nach Schmedt et al. [2000]) kommt es zu einem deutlichen Anstieg im Stadium III. Hier liegen die Letalitätsziffern bei: 21,6% (Krukowski u. Matheson 1984), 12% (Nagorney et al. 1985), 23% (Finlay 1987), 21,4% (Siewert et al. 1995), 6,7% (Bittner et al. 1998), 12,1% (Schmedt et al. 2000). Trotz der vermeintlich deutlichen Unterschiede bezüglich der Letalität zwischen den Entzündungsstadien konnten die statistischen Analysen des Krankengutes von Hansen et al. (1998) und Kriwanek et al. (1994) keine signifikante Rolle als Prognosefaktor nachweisen. Nagorney et al. (1985) untersuchten retrospektiv 121 Patienten mit perforierter Kolondivertikulitis. In dieser Untersuchung fanden die Autoren einen signifikanten Unterschied bezüglich der Letalität bei der eitrigen gegenüber der kotigen Peritonitis.

Auch die o.g. Indizes und Scores wurden auf ihre Wertigkeit und Aussagefähigkeit bezüglich der Prognose bei perforierter Divertikulitis untersucht. Hier zeigten sowohl der Mannheimer Peritonitis Index (MPI) mit einem Punktwert von 27 und mehr und der APACHE-II-Score mit 20 und mehr Punkten eine Korrelation mit einer deutlich erhöhten postoperativen Letalität (Kriwanek et al. 1994; Linder et al. 1987; Setti Carraro et al. 1999)

Der noch verbleibende Prognosefaktor ist das Operationsverfahren. Man unterscheidet die einzeitige Kontinenzresektion mit primärer Anastomose von der zweizeitigen Vorgehensweise, entweder als Kontinenzresektion mit Stomaanlage oder als Diskontinuitätsresektion mit endständigem Anus praeter im Sinne einer Operation nach Hartmann. Die dreizeitigen operativen Vorgehensmöglichkeiten mit primärer Drainageneinlage haben in den letzten Jahren an Bedeutung verloren und werden daher in den neueren Publikationen nicht mehr mit Patientendaten unterlegt.

Eine Zusammenstellung der in der Literatur beschriebenen Morbiditätsziffern bezüglich des jeweilig gewählten Operationsverfahrens zeigt bei einzeitigem Vorgehen Prozentzahlen von 23,3% (Siewert et al. 1995), 25,3% (Bittner et al. 1998) und 25,4% (Schmedt et al. 2000). Im Vergleich dazu fällt eine deutlich erhöhte Morbidität des zweizeitigen Therapieverfahrens auf: 95,1% (Siewert et al. 1995), 43,8% (Bittner et al. 1998) und 50% (Schmedt et al. 2000). Die kleinsten Morbiditätszahlen für das zweizeitige Operationsverfahren stammen von Alanis et al. (1989) mit 23%, allerdings fehlt hier der Vergleich zu den anderen Operationsmöglichkeiten. Die Durchsicht bezüglich der Letalität des jeweilig gewählten operativen Verfahrens wegen einer komplizierten Divertikulitis zeigt ein ähnliches Bild. Hier liegen die Letalitätsziffern der jeweiligen Autoren zwischen 9,0% bei Krukowski u. Matheson (1984), in einer Metaanalyse erhoben, und 0,3% bei Bittner et al. 1998 (Siewert et al. [1995] 0,6%; Alanis (1989) 3,4%, Schmedt et al. [2000] 0,7%). Das zweizeitige Operationsverfahren ergab folgende Letalitäten: Krukowski u. Matheson (1984) 12,2%, Alanis (1989)15,3%, Siewert et al. (1995) 14,6%, Bittner et al. (1998) 12,5% und Schmedt et al. (2000) bei 16,7%. Bei Betrachtung der Absolutzahlen ergibt sich ein eindeutiger Vorteil der einzeitigen Operation mit primärer Anastomose. Eine weitere Aufschlüsselung der jeweils berichteten Zahlen nach gewähltem Operationsverfahren und Stadium der komplizierten Divertikulitis zeigt z.B., dass im Stadium III der Erkrankung das zweizeitige Vorgehen die bevorzugte Operationsmethode darstellt. In diesem Stadium liegt der Anteil der einzeitig Operierten nur bei knapp 5%, während der Anteil der zweizeitig Operierten um 60% ausmacht (Schmedt et al. 2000; Siewert et al. 1995). Ein weiteres Analysieren der Daten zeigt bei kotigen Peritonitiden mit erfahrungsgemäß der schlechtesten Prognose ein einzeitiges Operationsvorgehen von nur etwa 1,2% gegenüber 50% zweizeitig Operierten (Schmedt et al. 2000).

Diese so herausgearbeiteten Daten lassen das positiv selektionierte Patientengut bei einzeitig operierten Patienten erkennen und erklären die niedrigen Letalitäts- und Morbiditätsziffern. Diese Selektion wird noch deutlicher bei Betrachtung der Morbidität und Letalität der Elektiv- und Notfalleingriffe. Schulz et al. (1994) belegten in ihrer Untersuchung mit 107 Patienten zwischen 1988 und 1993, dass der Notfalleingriff erfahrungsgemäß die höhere Morbiditätsrate (24,1%) sowie Letalitätsrate (12,6%) gegenüber 7,5% und 0% beim Elektiveingriff besitzt. Die eingehende Betrachtung der Notfalloperationen nach gewähltem Operationsverfahren in ihrem Krankengut zeigte für das einzeitige Operationsverfahren eine Morbidität von 19,5% gegenüber 38,5% beim zweizeitigem Vorgehen. Interessanterweise verhält es sich jedoch bezüglich der Letalität nahezu umgekehrt mit einer doppelt so hohen Ziffer von 14,6% beim einzeitigen Vorgehen gegenüber 7,6% beim zweizeitigen Operationsverfahren (Schulz et al. 1994)

Diskussion

Zusammenfassend zeigt die Literaturdurchsicht mehrere Parameter, die sich als Prognosefaktoren für das Outcome von Patienten mit komplizierter und insbesondere mit perforierter Kolondivertikulitis erwiesen haben. Statistisch signifikante Prognosefaktoren sind das Alter über 65 Jahre, das Organversagen, die persistierende präoperative Sepsis, Immunsuppression, Adipositas, kardiale Begleiterkrankungen und die kotige Peritonitis. Standardschemata, die einige der o.g. Parameter enthalten, sind der Mannheimer Peritonitis Index und der APACHE-II-Score. Diese prognostizieren signifikant höhere Letalitäten bei Werten über 27 bzw. 20 Punkten. Die gemeinsame Verwendung der beiden Indizes erhöht die Aussagekraft nochmals.

Die oben gestellte Frage, ob das Operationsverfahren bei perforierter Kolondivertikulitis einen Einfluss auf die Letalität besitzt, wird kontrovers diskutiert. Das dreizeitige Operationsverfahren wird von den meisten Autoren als obsolet betrachtet und nur noch bei ausgewählten, operativ nichtsanierbaren Patienten, die eine Operation primär nicht überleben würden, in Erwägung gezogen. Dennoch fand Kronberg (1993) in einer prospektiven schwedischen Untersuchung einen signifikanten Unterschied zwischen dem dreizeitigen und dem zwei- bzw. einzeitigen Verfahren zugunsten des dreizeitigen Verfahrens. Die Fallzahl in dieser Studie war jedoch sehr klein. Zwischen zwei- und einzeitigem Verfahren zeigten sich keine signifikanten Unterschiede bezüglich der Letalität. Die höheren Morbiditäts- und Letalitätsraten der zweizeitigen Operation sind meistens auf eine negative Selektionierung des Krankengutes (fortgeschrittenes Entzündungsstadium, Komorbidität) zurückzuführen. Die Letalität bei komplizierter Divertikulitis schwankt in der Literatur auch heute noch zwischen 0 und 7% für den Elektiveingriff und 10 bis 33% bei Notfalleingriffen (Karavias et al. 1993; Rodkey u. Welch 1987; Schulz et al. 1994; Schwenk et al. 1992; Youssef et al. 1998). Morton u. Keighley (1995) fanden in der oben bereits angesprochenen Untersuchung, dass die gefährlichsten Komplikationen der perforierten Divertikulitis der perikolische Abszess mit einer Letalität von 12%, die eitrige Peritonitis (27%) und die kotige Peritonitis (48%) sind. Der Ileus, die phlegmonöse Entzündung, die Fistelbildung und die akute Blutung waren mit Letalitätsziffern von 6%, 4%, 3,5% und 2,5% offensichtlich weniger gefährlich.

Eigene Ergebnisse

Das eigene Krankengut wurde mit den Literaturergebnissen verglichen. Wir fanden in den Jahren 1990–2000 84 Patienten mit perforierter Kolondivertikulitis. Der Altersmedian betrug 66 Jahre. Die Geschlechterverteilung war ausgeglichen mit 43 Männern zu 41 Frauen. 57% (n=48) der Patienten konnten elektiv oder frühelektiv operiert werden, während 43% notfallmäßig innerhalb der ersten 24 Stunden nach Aufnahme operiert werden mussten. Bei 55 Patienten (66%) konnte eine primäre Anastomose ohne Anus praeter angelegt werden, in 12% der Fälle (n=10) musste ein protektiver Anus praeter vorgeschaltet werden. Bei 20%

(n=17) wurde in der Technik nach Hartmann operiert. Bei lediglich zwei Patienten wurde als Erstmaßnahme ein Anus praeter angelegt. Die Klinikletalität betrug insgesamt 8,3% (n=7), für die Notfalloperationen lag sie bei 19,4% (n=7). Als wesentliche Komplikationen sind die Fistelbildung bei 8 Patienten, der Ileus bei 2 und die Blutung bei 3% zu nennen.

Der Vergleich der operativen Gruppen, auf der einen Seite mit primärer Anastomose (n=65) und auf der anderen Seite die nach Hartmann operierten Fälle, zeigt eine deutlich höhere Komorbidität der Patienten mit Anlage eines endständigen Anus praeter. Eine primäre Anastomose ohne A.p. wurde bei 2 Patienten im Stadium I, 51 in Stadium II und 2 in Stadium III verwirklicht. Im Stadium IV konnte eine primäre Anastomose ohne A.p. nicht durchgeführt werden. Das zweizeitig Vorgehen mit Anastomose und Anus praeter fand in Stadium II 6-mal, in Stadium III und IV jeweils 2-mal Anwendung. Im Stadium I wurde bei keinem Patienten mit perforierter Divertikulitis ein Anus praeter angelegt. Die 17 Patienten mit Hartmann-Operation wurden zum größten Anteil im Stadium III operiert (n=11), 2 Patienten im Stadium II und 4 im Stadium IV (Tabelle 44.2).

Es wird deutlich, dass die Hartmann-Operation nur bei Patienten mit fortgeschrittenem Erkrankungsstadium durchgeführt werden musste. Bei der Untersuchung des Krankengutes bezüglich der Dringlichkeit des Eingriffes wird deutlich, dass alle Hartmann-Operationen als Notfall innerhalb 24 h durchgeführt wurden. Insgesamt waren 36 Notfalloperationen notwendig: 17 Hartmann-Operationen, 17 primäre Anastomosen, davon 10 mit Anus-praeter-Anlage und 2 Fälle mit alleiniger Anus-praeter-Operation. Bei 48 Elektiveingriffen konnte 48-mal eine primäre Anastomose durchgeführt werden. Ein Anus praeter musste bei keinem Patienten angelegt werden. Das Patientenprofil der primären Anastomose vs. der Hartmann-Gruppe zeigt im direkten Vergleich ein geringeres Patientenalter (64 Jahre vs. 73 Jahre), einen geringeren Body Mass Index (25 vs. 27), ein niedrigeres Hinchey-Stadium (Stadium II vs. Stadium III) und eine geringere ASA-Einstufung (ASA 2,3 vs. ASA 3). An relevanten postoperativen Komplikationen ist eine diagnostizierte Anastomoseninsuffizienz zu erwähnen.

Der Nachteil der Hartmann-Operation ist natürlich der notwendige Zweiteingriff zur Wiederherstellung der Darmkontinuität. Die Reanastomosierungsraten werden zwischen 46 und 80% beschrieben (Karch et al. 1995; Kriwanek et al. 1994; Pearce et al. 1992). Die postoperativen Letalitätsraten nach Reanastomosierung liegen zwischen 0 und 5% (Desai et al. 1998; Hermanek et al. 1990). Im eigenen Krankengut mit 17 Hartmann-Operationen betrug die Reanastomosierungsrate 75%. Die Letalität dabei war 0%.

Tabelle 44.2. Stadium und operatives Vorgehen

Hinchey-Stadium	Primäre Anastomose n=55	Primäre Anastomose und A.p. n=10	Hartmann-Operation n=17
I	2	0	0
II	51	6	2
III	2	2	11
IV	0	2	4

Tabelle 44.3. Umfrageergebnis operatives Vorgehen bei perforierter Divertikulitis und freier/kotiger Perforation

Vorgehen	Unikliniken	Akad. Lehrkrankenhäuser	Allgemeine Krankenhäuser
Segmentresektion ohne A.p.	15,0	5,0	6,2
Segmentresektion mit A.p.	30,0	13,8	17,0
Dreizeitiges Vorgehen	5,0	4,4	8,4
Operation nach Hartmann	80,0	79,2	57,9
Laparatomie und Übernähung	0,0	10,7	11,1

Angaben in Prozent (K. Wellmann, B. Ulrich, Düsseldorf).

In Anbetracht der Tatsache, dass in der Literatur zunehmend die primäre Anastomose für alle Hinchey-Stadien bei perforierter Divertikulitis empfohlen wird, sei noch einmal an unsere Umfrageaktion von 1994 erinnert, wonach 80% der Universitätskliniken und 79% der Akademischen Lehrkrankenhäuser für die Hartmann-Operation plädierten, wenn eine kotige oder eitrige Divertikulitis vorlag. Für eine primäre Anastomose in diesem Erkrankungsstadium sprachen sich nur 15% der Unikliniken und 5% der Lehrkrankenhäuser aus (Tabelle 44.3; Wellmann et al. 1994).

Die Prognose der perforierten Kolondivertikulitis hängt im Wesentlichen von Alter, Sepsis, Immunsuppression, kardiopulmonalen Begleiterkrankungen und vom Entzündungsstadium ab. Das zunehmend empfohlene einzeitige Operationsverfahren wird auch in den Zentren, die sich grundsätzlich für ein einzeitiges Vorgehen bei perforierter Divertikulitis aussprechen, zugunsten der Hartmann-Operation häufig verlassen, wenn es sich um Notoperationen – insbesondere bei kotiger Peritonitis – handelt. Die Hartmann-Operation hat bei entsprechend komplizierten Fällen noch immer ihre Berechtigung, wird jedoch durch Fortschritte in der Intensivmedizin und weitere operative Maßnahmen wie z.B. Etappenlavage und programmierte Relaparotomie insgesamt seltener Anwendung finden. Der weniger erfahrene Operateur ist bei vorliegender Peritonitis mit der Hartmann-Operation allerdings immer auf der sicheren Seite.

Literatur

Alanis A, Papanicolaou GK, Tadros RR, Fielding LP (1989) Primary resection and anastomosis for acute diverticulitis. Dis Colon Rectum 32:933

Almy TP, Howell DA (1980) Diverticular disease of the colon. NEJM 302:324–331

Bittner R, Leibl B, Schröter M, Schmedt CG (1998) Operative Therapie der Sigmadivertikulitis: Kann die Resektion mit primärer Anastomosierung heute als Standardverfahren angesehen werden? Ergebnis bei 65 Patienten. Zentralbl Chir 123 [Suppl 1]:17–22

Breuer N (1992) Dickdarmdivertikel. In: Goebell H (Hrsg) Gastroenterologie. Teil C/D. Krankheitsbilder. Urban & Schwarzenberg, München Wien Baltimore, S 669–675

Buttenschön K, Büchler M, Vasilescu C, Beger HG (1995) Chirurgischer Strategiewandel bei akuter und komplizierter Colondivertikelerkrankung. Chirurg 66:487–492

Desai DC, Brennan EJ, Reilly JF, Smink RD (1998) The utility of the Hartmann procedure. Am J Surg 175:152

Finlay IG, Carter DC (1987) A comparison of emergency resection and staged management in perforated diverticular disease. Dis Colon Rectum 30:929

Hansen O, Graupe F, Stock W (1998) Prognosefaktoren der perforierten Dickdarmdiverticulitis. Chirurg 69:443–449

Hermanek P Jr, Hohenberger W, Mewes R, Gall FP (1990) Die Diskontinuitätsresektion des Colons. Chirurg 61:49

Hinchey EJ, Schaal PGH, Richards GK (1978) Treatment of perforated diverticular disease of the colon. Adv Surg 12:85

Hoffmann P, Layer P (1995) Pathogenese und Pathophysiologie der Sigmadivertikulitis. Chirurg 66:1169–1172

Illert B, Thiede A (1998) Therapeutische Aspekte der Divertikelerkrankung aus chirurgischer Sicht im Wandel der Zeit. Zentralbl Chir 123 [Suppl 1]:4–9

Karavias T, Hager K, Ernst M, Dollinger U (1993) Wandel in der Chirurgie der Divertikulitis. Zentralbl Chir 118:76

Karch LA, Bauer JJ, Gorfine SR, Gelernt IM (1995) Subtotal colectomy with Hartmann's Pouch for inflammatory bowel disease. Dis Colon Rectum 38: 635

Kriwanek S, Armbruster C, Beckerhinn P, Dittrich (1994) Prognostic factors for survival in colonic perforation. Int J Colorectal Dis 9(3):158–62

Kronberg O (1993) Treatment of perforated sigmoid diverticulitis: a prospektive randomized trial. Br J Surg 80: 505

Krukowski ZH, Matheson NA (1984) Emergency surgery for diverticular disease complicated by generalized and faecal peritonitis: a review. Br J Surg 71:921–927

Layer P (1998) Divertikulitis – Diagnostik und Therapie der akuten Divertikulitis. Zentralbl Chir 123 [Suppl 1]:1–3

Linder MM, Wach H, Feldmann U, Wesch G, Streifensand RA, Gundlach E (1987) Der Mannheimer Peritonitis Index. Ein Instrument zur intraoperativen Prognose der Peritonitis. Chirurg 58:84–92

Morton DG, Keighley MRB (1995) Prospektive nationale Studie zur komplizierten Diverticulitis in Großbritannien. Chirurg 66:1173–1176

Nagorney DM, Adson MA, Pemberton JH (1985) Sigmoid Diverticulitis with Perforation and Generalized Peritonitis. Dis Colon Rectum 28:71–75

Painter NS, Burkitt DP (1975) Diverticular disease of the colon, a 20th century problem. Clin Gastroenterol 4:53–96

Parks TG (1975) Natural History of diverticular disease of the colon. Clin Gastroenterol 4:53–69

Pearce NW, Scott SD, Karran SJ (1992) Timing and method of reversal of Hartmann's procedure. Br J Surg 79:839

Roberts PL, Veidenheimer MC (1990) Diverticular disease of the colon. In: Bayless TM (Hrsg) Current therapy in gastroenterology and liver diseases, 3rd edn. BC Decker, Toronto Philadelphia, pp 416–419.

Rodkey GV, Welch CE (1987) Changing patterns in the surgical treatment of diverticular disease. Ann Surg 200:466

Schmedt CG, Bittner R, Schröter M, Ulrich M, Leibl B (2000) Chirurgische Therapie der Colondiverticulitis – Wie sicher ist die primäre Anastomose? Chirurg 71:202–208

Schulz Ch, Lemmens HP, Weidemann H, Rivas E, Neuhaus P (1994) Die Resektion mit primärer Anastomose bei der komplizierten Divertikulitis. Chirurg 65:50–53

Schwenk W, Hucke HP, Stock W (1992) Postoperative Komplikationen elektiver Kolonresektionen bei Divertikulitis. DMW 117:41

Setti Carraro PG, Bittner R, Magenta A, Segala M, Ravizzini C, Nespoli A, Tiberio G (1999) Predective value of a pathophysiological score in the surgical treatment of perforated diverticular disease. Chir Ital 51(1):31–6

Siewert JR, Huber FT, Brune IB (1995) Frühelektive Chirurgie der akuten Divertikulitis des Colons. Chirurg 66:1182–1189

Tyau ES, Prystowsky JB, Joehl RJ, Nahrwold DL (1991) Acute Diverticulitis. A complicated Problem in the Immunocompromised Patient. Arch Surg 126: 855–859

Wedell J (1998) Die elektive Frühoperation der akuten unkomplizierten Sigmadiverticulitis – ein gefährlicher Irrweg? Chirurg 69:538–540

Wedell J, Banzhaf G, Mrohs A, Fischer R (1989) Plädoyer für die primäre Resektion mit primärer Anastomose bei der komplizierten Sigmadivertikulitis. Langenbecks Arch Chir 374: 259–266

Wehrmann K, Frühmorgen P (1996) Colondivertikulose-Divertikulitis. Falk Foundation e.V. (Hrsg), 2. Auflage, Freiburg

Wellmann K, Yücel N, Ulrich B (1994) Die Behandlung der Sigmadivertikulitis – Eine Umfrage an Deutschen Chirurgischen Kliniken. Akt Chir 29: 206

Whiteway J, Morson BC (1985) Pathology of the ageing – Diverticular disease. Clin Gastroenterol 14:829–846

Wolff BG, Devine RM (2000) Surgical management of diverticulitis. South Eastern Surgical Congress. The American Surgeon 2000

Youssef P, Hoene A, Paul H (1998) Therapie der Dickdarmdivertikulitis – Gesichertes gegen Kontroverses. Zentralbl Chir 123 [Suppl 1]:23–26

45 Stufenkonzept der Behandlung der Peritonitis bei Divertikulitis

S.A. MÜLLER, R. KASPERK, S. WILLIS und V. SCHUMPELICK

Zusammenfassung

Entscheidend für die Therapie der Peritonitis bei perforierter Divertikulitis ist die Sanierung des Peritonitisherdes bei der Erstoperation. Der Mannheimer Peritonitisindex hat sich als valider, einfach zu erhebender Score herausgestellt, der prognostische Wertigkeit besitzt. Bezüglich des anzuwendenden Resektionsverfahrens gibt es keine objektiven Daten, sodass die subjektive Einschätzung des Operateurs hier noch im Vordergrund steht.

Grundlegende Prinzipien

Die Peritonitis stellt die schwerwiegendste Komplikation einer Divertikulitis dar. Insgesamt gehen ca. 40% der diffusen Peritonitiden vom Kolon aus. Die therapeutischen Konzepte der Peritonitis bei perforierter Divertikulitis gründen sich zunächst auf die Prinzipien der allgemeinen Peritonitisbehandlung. Diese fußt zum Ersten auf der chirurgischen Therapie, dann auf der Intensivtherapie und schließlich der Antibiotikatherapie.

Die Prinzipien der chirurgischen Therapie sind die Herdsanierung und damit Kontrolle der Infektionsquelle; eine ausgiebige Peritonealtoilette durch Spülung, Débridement und Abszessdrainage rundet die Säuberung des Abdomens ab. Eine Dekompression des Abdominalraums bzw. des Darmes beugt einer Translokation und einem Kompartmentsyndrom vor. Schließlich ist die Kontrolle von persistierenden oder rezidivierenden Infektionen notwendig.

Zur Einteilung der perforierten Divertikulitis haben Hinchey et al. 1978 eine Klassifikation vorgestellt. Hierbei sind die Stadien III und IV - eitrige und fäkale generalisierte Peritonitis - die Stadien, denen sich dieser Beitrag widmet. In der Konsensuskonferenz der EAES (1999) wurde für die Hinchey-III-klassifizierte eitrige Peritonitis kein Operationsverfahren verbindlich empfohlen oder favorisiert. Neben der Hartmann-Resektion ist die Resektion des betroffenen Darmabschnittes und primäre Anastomose mit oder ohne Stoma möglich, gesicherte Studien fehlen bisher. In der fäkalen Peritonitis (Hinchey IV) ist eine Hartmann-Resektion das Verfahren der Wahl.

In unserer Klinik hat sich die Klassifikation der Peritonitis nach dem Mannheimer Peritonitisindex (Linder et al. 1987) bewährt. Dies ist ein einfacher, intraoperativ zu erhebender Score, der neben allgemeinen Risiken des Patienten wie

Alter, Geschlecht, allgemeine klinische Kriterien wie Organversagen sowie die intraoperativ erfassbaren Parameter wie Malignom, Ausgangspunkt der Peritonitis und Ausbreitungsform und Erscheinungsbild des Exsudats einschließt.

Operationsverfahren

Viele Operationsverfahren zur Beherrschung der Peritonitis sind empfohlen worden. Das erste Verfahren ist die so genannte *Standardtherapie*. Diese besteht aus einer medianen Laparotomie, Abstrichentnahme und nachfolgend Antibiotikatherapie, die vollständige Revision der Abdominalhöhle mit Klärung und Beseitigung der Perforationsstelle schließt sich an. Daraufhin wird das Abdomen mit 9–12 l einer körperwarmen Ringerlösung gespült. Bei Vorliegen eines paralytischen Ileus ist die Einlage einer Dennis-Sonde zu erwägen.

Bei Patienten, bei denen die Peritonitis durch die Standardtherapie nicht ausreichend behandelt ist, sind weitergehende Maßnahmen erforderlich. Hierzu gehört die *kontinuierliche postoperative Lavage* bei geschlossenem Abdomen. Hierbei werden zwei Zulauf- und vier Ablaufkatheter vor dem Bauchdeckenverschluss im Abdomen in allen vier Quadranten platziert. Die Spülmenge postoperativ auf der Intensivstation sollte 1 l pro Stunde betragen. Die Vorteile dieses Verfahrens sind der primäre Bauchdeckenverschluss, Nachteile sind die Ausbildung von Spülstraßen, sodass nicht der gesamte Abdominalraum von entzündlichem Material gereinigt werden kann und bei klarem Spülsekret eine vermeintliche Beherrschung der Peritonitis angenommen wird. Bei geschlossenem Abdomen gibt es letztendlich keine Kontrolle über die intraabdominelle Situation. Zudem kann es zu Elektrolyt- und Proteinverlusten kommen.

Als aggressivste Therapie gibt es das Konzept der *Etappenlavage*. Hierbei wird ein provisorischer Bauchdeckenverschluss angelegt. Ein programmiertes Débridement mit Spülung wird in einem festen Intervall von 24–48 Stunden, nach Besserung der Situation »on demand« durchgeführt. Vorteile hierbei sind die suffiziente Reinigung der Abdominalhöhle, die Verbesserung der Organdurchblutung und Beatmungssituation durch Verhinderung eines abdominellen Kompartmentsyndroms. Komplikationen können frühzeitig erkannt werden, insbesondere ist die Inspektion von angelegten Anastomosen jederzeit möglich. Die Nachteile liegen in der Retraktion der Bauchdecken und möglicher Traumatisierung des Intestinums mit der Gefahr der Leckbildung bzw. Ausbildung von Fisteln.

Unabhängig von der durchgeführten Primäroperation ist eine Indikation zur Revision bei Sepsis, Instabilität des Patienten oder Vorliegen eines Organversagens oder bei Vorliegen eines abdominellen Kompartmentsyndroms zu stellen. Bauchdeckenkomplikationen wie Fasziitis stellen ebenfalls eine Revisionsindikation dar. War bei der primären Operation die Peritonitisquelle nicht zu beherrschen oder liegt ein inkomplettes Débridement von Nekrosen vor, ist ebenfalls eine erneute Operation erforderlich.

Eigenes Krankengut

In unserem Krankengut können wir über 608 Patienten, die an einer Divertikulitis in den Jahren 1986 bis 2000 operiert wurden, berichten. Bei 25 Patienten (4,1%) lag eine diffuse schwerste Peritonitis vor. Nach den Hinchey-Stadien wurden 17 Patienten nach Hinchey III und 8 Patienten nach Hinchey IV klassifiziert. Der mittlere Mannheimer Peritonitisindex betrug 24,2±7,4. Wir verzeichneten eine Letalität von 16%, wobei alle verstorbenen Patienten sich in der Gruppe mit der schwersten Peritonitis und einem mittleren Mannheimer Peritonitisindex von 29,9±4,4 befanden. Als Operation führten wir in 21 Fällen eine Hartmann-Resektion durch, der mittlere Mannheimer Peritonitisindex war in dieser Gruppe 26±6,7. Eine Resektion mit Anastomose und protektivem Stoma führten wir in 2 Fällen bei einem Mannheimer Peritonitisindex von 16±7,1 durch. Eine primäre Anastomose nach Resektion des perforierten Sigmas ohne protektives Stoma fand bei 2 Patienten mit einem Mannheimer Peritonitisindex von 19±3,5 Anwendung.

Insgesamt in 9 Fällen waren die Patienten mit dem Standardverfahren adäquat behandelt. Hierbei betrugen die MPI-Punkte 15,6±2,6. Diese Patienten mussten im Mittel 9 Tage intensivmedizinisch überwacht werden. Eine Beatmung postoperativ war für 1,7 Tage im Mittel notwendig, der stationäre Aufenthalt betrug im Mittel 17,5 Tage. Bei 3 Patienten wurde eine kontinuierliche postoperative Lavage durchgeführt bei einem MPI von 21,3±0,6. Der Intensivaufenthalt betrug in dieser Gruppe 7,3 Tage bei 4,3 Tagen Beatmungspflicht und 18,7 Tagen gesamtstationärem Aufenthalt. Die Etappenlavage wurde bei 13 Patienten durchgeführt bei einem MPI von 29,9±4,4. Hierbei war ein Intensivaufenthalt von 26,5 Tagen erforderlich mit einer Beatmungsdauer von 16,2 Tagen. Der stationäre Aufenthalt war im Mittel nach 52,4 Tagen beendet. Die Anzahl der postoperativen Lavagen in der Etappenlavagegruppe betrug 3,60±1,97 bei einem Range von 1–8 Lavagen.

Diskussion

In der Literatur gibt es keine eindeutigen Hinweise, ob eine Revision geplant oder »on demand« durchgeführt werden soll. Eine Peritonitisstudie von Götzinger et al. (1996) fand keinen Unterschied in der Letalität, ob »on demand« oder geplant lavagiert wurde. In dieser Studie waren prognostisch relevant der MPI-Score sowie der Apache-II-Score. Billing et al. (1994) konnten in seinem Krankengut keine Vorteile der Etappenlavage nach primärer Herdsanierung feststellen, im Gegenteil, in der Lavagegruppe berichtet er über eine Letalität von 19%, wohingegen Patienten mit einem primären Bauchverschluss lediglich in 10% verstarben.

Zur Frage, ob ein offenes oder geschlossenes Verfahren primär gewählt werden sollte, gibt es ebenfalls keine prospektiv randomisierten Daten. Die Studien von Schein (1991) und Wittmann et al. (1996) favorisieren ein offenes Verfahren. Christou et al. (1993) und Hau et al. (1995) fanden in ihren Studien wiederum keinerlei Unterschiede.

Unseres Erachtens lässt sich Folgendes differenziertes Peritonitiskonzept empfehlen: Bei einem Mannheimer Peritonitisindex von 0–26 Punkten ist die Standardtherapie sinnvoll. Diese besteht aus intraoperativer Lavage, Vierquadrantendrainage mit Easyflow-Drainagen und primärem Verschluss der Abdominalhöhle. Bei einem Mannheimer Peritonitisindex von über 26 ist der provisorische Netzverschluss der Bauchhöhle mit täglicher Revision und Spülung und nach definitivem Bauchverschluss nach Besserung der intraabdominellen und klinischen Situation des Patienten sinnvoll.

Literatur

Billing A, Fröhlich D, Schildberg FW (1994) Prediction of outcome using Mannheimer Peritonitis Index in 2003 patients. Br J Surg 81:209–213

Christou NV, Barie PS, Dellinger EP, Waymack JP, Stone HH (1993) Surgical Infection Society intraabdominal infection study. Prospective evaluation of management techniques and outcome. Arch Surg 128:193–198

E.A.E.S. Consensus Statement (1999) Diagnosis and treatment of diverticular disease. Surg Endosc 13:430–436

Hau T, Ohmann C, Wolmershauser A, Wacha H, Yang Q (1995) Planned relaparotomy vs. relaparotomy on demand in the treatment of intra-abdominal infections. The Peritonitis Study Group of the Surgical Infection Society-Europe. Arch Surg 130:1314–1319

Hinchey EJ, Schaal PGH, Richards GK (1978) Treatment of perforated diverticular disease of the colon. Adv Surg 12:85–109

Götzinger P, Gebhard B, Wamser P, Sauter TH, Huemer G, Függer R (1996) Revision bei diffuser Peritonitis: Geplant oder on-demand. Langenbecks Arch Chir 381:343–347

Linder MM, Wacha H, Feldmann U, Wesch G, Streifensand RA, Grundlach E (1987) Der Mannheimer-Peritonitis-Index. Ein Instrument zur intraoperativen Prognose der Peritonitis. Chirurg 58:84–92

Schein M (1991) Planned reoperations and open management in critical intra-abdominal infections: prospective experience in 52 cases. World J Surg 15:537–545

Wittmann DH, Schein M, Condon RE (1996) Management of secondary peritonitis. Ann Surg 224:10–18

46 Diskontinuitätsresektion bei komplizierter Divertikulitis: Chancen der Kontinuitätswiederherstellung?

B. ILLERT und A. THIEDE

Zusammenfassung

Indikationen und Wertigkeit des Hartmann-Verfahrens – früherer Standard bei komplizierter Divertikelerkrankung des Kolons mit Peritonitis – bedarf im Lichte der verbesserten perioperativen Therapie, wie beispielsweise Intensivmedizin, Antibiotikatherapie, intraoperativer Darmlavage und differenzierter Peritoneallavage, der kritischen Überprüfung. Die Vergleichbarkeit von Behandlungsregimen ist durch sehr heterogene Definitionen der einzelnen Verfahren (einzeitig/mehrzeitig) eingeschränkt. In die Verfahrenswahl gehen als Einflussgrößen lokale und systematische Faktoren des Patienten ein sowie die Entscheidung des Therapeuten »on call«. Die Chance der Kontinuitätswiederherstellung nach Hartmann-Operation oder primärer Anastomose mit Stomavorschaltung wird durch verschiedene zu diskutierende Faktoren beeinflusst.

Einleitung

Behandlungsziele bei komplizierter Divertikelkrankheit sind die Beherrschung der Komplikation, Senkung der Morbidität und Letalität, nachhaltige Beschwerdefreiheit, optimale Lebensqualität, geringe und kurze soziale Einschränkung sowie betriebs- und volkswirtschaftliche Kosteneffizienz. Die Verfahrenswahl wird vom Allgemeinzustand und dem Lokalbefund der komplizierten Divertikulitis beeinflusst. Zudem wird das Verfahren vom Therapeuten und krankenhausspezifischen Faktoren beeinflusst: Erfahrung, Können, Tagesform, Ausbildung, Schulkonzept und technische Möglichkeiten. Nach Belmonte et al. (1996) hat als erstes Therapieziel die Entfernung des Entzündungsherdes bei freier Perforation des Darmes und purulenter und/oder fäkaler Peritonitis absolute Priorität. Dem hat sich als zweites Therapieziel der Kontinuitätserhalt (primäre Anastomose mit Anus praeter oder Hartmann-Operation) unterzuordnen.

Unterschiedliche Therapieverfahren kommen bei der operativen Therapie der komplizierten Divertikulitis zur Anwendung. Durch radiologische Interventionsmöglichkeiten (Neff u. van Sonnenberg 1989; Printz u. Göke 1998), verbesserte perioperative Therapiekonzepte und intensivmedizinische Maßnahmen wird die Rolle der Diskontinuitätsresektion nach Hartmann anhaltend kontrovers diskutiert und zunehmend werden einzeitige Verfahren propagiert.

Problematik und Definitionen

Definition des Krankengutes

In die Diskussion, wann eine Hartmann-Operation indiziert ist, gehen eine Reihe von allgemeinen und lokalen Faktoren ein:
- Erkrankungsstadium (bei Hinchey III und IV ist eine Hartmann-Operation berechtigt);
- Dauer der Peritonitis oder Sepsis (bei Überschreiten von 6 Stunden zwischen freier Perforation und Operation ist eine Hartmann-Operation sinnvoll);
- Alter und Komorbidität des Patienten (bei ca. über 70-Jährigen und/oder ASA IV* sollte das operative Risiko des Ersteingriffes so gering wie möglich sein);
- Vorschädigung des Darmes (Ileus, Entzündung, Ödem, Überdehnung und Durchblutungszustand sowie die Dauer der Veränderung);
- Immunstatus (konsumierende Erkrankung, terminale Niereninsuffizienz, Immunsuppression).

Aus der Summe der Faktoren ist akut durch den Therapeuten »on call« die Entscheidung für die Verfahrensweise zu treffen.

Die Diskontinuitätsresektion nach Hartmann bietet den Vorteil einer zügig durchführbaren Operation, die sich gerade im fortgeschrittenen Stadium der Erkrankung oder beim multimorbiden Patienten anbietet. Eine sichere Entfernung des septischen Herdes ist ohne Anastomosenrisiko durchführbar. Bei schwerstkranken Patienten gilt sie mitunter als Mittel der Wahl. Der Nachteil liegt in der zum Teil aufwendigen Wiederherstellung der Kontinuität durch eine erneute Operation. Die Kontinuitätswiederherstellung birgt dabei das Risiko zusätzlicher Morbidität und Letalität. Viele Patienten nach Hartmann-Operation behalten ihr Stoma oft für den Rest ihrer Lebenszeit. Im Verlauf der letzten Jahre wurden andere Alternativen wie die einzeitige Operation, unterschiedliche mehrzeitige Operationsverfahren oder interventionelle Techniken propagiert. Vorteil vieler dieser Verfahren soll die höhere Rate an Erhalt oder Wiederherstellung der Darmkontinuität sein.

Welche Gründe gibt es, die heutzutage noch das mehrzeitige Vorgehen rechtfertigen?

Die beiden folgenden Studien zeigen zu dieser Problematik unterschiedliche Erfahrungen und Beurteilungen. Kronborg (1993) verglich in einer prospektiven randomisierten Studie 1993 das Vorgehen bei komplizierter Divertikulitis im Stadium III und IV nach Hinchey. Er fand für die Subgruppe mit fäkaler Peritonitis bei Übernähung und Querkolonstomaanlage eine signifikant niedrigere Letalität und weniger permanente Stomata als nach primärer Resektion und Anus-praeter-Anlage. Trotz deutlich längerer Hospitalisationszeiten innerhalb des ersten Jahres bei dem erstgenannten Verfahren beurteilte er in seiner Studie das dreizeitige Vorgehen dem zweizeitigen Vorgehen als überlegen. Das dreizeitige Vorgehen war zu diesem Zeitpunkt schon umstritten und wurde oft als obsolet

---

* *ASA*: Amerian Society of Anesthesiologists, Physical Status Classification.

bezeichnet. In einer 1996 publizierten Beobachtungsserie konnten Belmonte et al. (1996) bei freier Perforation, purulenter oder fäkaler Peritonitis für die primäre Resektion mit Vorschaltung eines Anus praeter im Vergleich zur Hartmann-Operation deutliche Vorteile für das erstgenannte Verfahren hinsichtlich Hospitalisationszeit, Morbidität und permanenten Stomata beobachten. Diese beiden Studien aus den Jahren 1993 und 1996 bei gleichen Stadien der komplizierten Divertikulitis verdeutlichen die unterschiedliche Wertigkeit der verschiedenen operativen Verfahren.

Problem: uneinheitliche Definitionen

Für die verschiedenen Ausprägungsgrade der Divertikulitis existiert eine Vielzahl an Klassifikationen, die sich an unterschiedlichen Kriterien wie Morphologie, Histologie, Operationssitus oder allgemeinem klinischen Zustand orientieren. Aus einer Vielzahl an Klassifikationen hat die Einteilung der komplizierten Divertikulitis nach Hinchey et al. (1978) weite Verbreitung gefunden (s. Übersicht).

Einteilung der komplizierten Divertikulitis nach Hinchey et al. (1978)

Stadium I: perikolischer Abszess
Stadium II: pelviner Abszess nach gedeckter Perforation
Stadium III: generalisierte purulente Peritonitis bei perforiertem Abszess
Stadium IV: fäkale Peritonitis bei freier Perforation

Dennoch sind viele Studien durch die oftmals uneinheitlichen Stadieneinteilungen nur bedingt vergleichbar hinsichtlich der Wertigkeit unterschiedlicher operativer Vorgehensweisen. Beim operativen Vorgehen sollten ein- und mehrzeitige Verfahren eindeutig definiert sein. Auch die Definition der Notfalloperation ist nicht einheitlich. Eine Mehrzahl von Autoren spricht von Notfalloperation, wenn innerhalb von 24 Stunden nach Eintritt des akuten Ereignisses die Operation durchgeführt wird; eine Minderheit definiert als Notfalloperation eine solche innerhalb von 48 Stunden.

Definitionen ein- und mehrzeitiger Verfahren

Die Zeitigkeit eines Verfahrens wird klassischerweise in Bezug zur offenen Operation gesehen. In diese Terminologie lässt sich die laparoskopische Operation zwanglos einreihen. Aber wie verhält es sich bei Anwendung interventioneller Drainagen, wie bei »second look« oder der Etappenlavage? Der Versuch einer korrigierten Einteilung unter Berücksichtigung von »second look« oder Etappenlavage ergibt folgende Konzeptionen (s. folgende Übersicht, Tabellen 46.1 bis 46.4).

Tabelle 46.1. Definition der invasiven Verfahrensweisen

D = Drainage	Iv = interventionell, Op = offen/laparoskopisch
R = Resektion	P = primär, S = sekundär
A = Anastomose	P = primär, S = sekundär
AP = Stoma	EAP = endständig, Sigma
	CAP = endständig, Kolon
	EAP = doppelläufig, Ileum

AP-Rück = Rückverlagerung eines Stomas/Kontinuitätswiederherstellung

Tabelle 46.2. Einzeitige invasive Verfahrensweisen (Abkürzungen laut Tabelle 48.1)

•	I
	1. PR + PA + OpD
	2. IvD
	3. Hartmann (1. Schritt)

Tabelle 46.3. Zweizeitige invasive Verfahrensweisen (Abkürzungen laut Tabelle 48.1)

••	I	II
	1. PR + OpD + EAP	AP-Rück
	2. PR + PA + OpD + CAP	AP-Rück
	3. PR + PA + OpD + IAP	AP-Rück
	4. D + Übernähung + AP	SR + D + AP-Rück
	5. IvD	SR + SA + D

Tabelle 46.4. dreizeitige invasive Verfahrensweisen (Abkürzungen laut Tabelle 48.1)

•••	I	II	III
	1. IvD	SR + EAP	AP-Rück
	2. D + Übernähung + AP	SR + SA + D	AP-Rück

Zeitliche Koordination der invasiven Verfahrensweisen

- einzeitig •
- zweizeitig ••
- dreizeitig •••
- Bezug:
  - offene OP
  - laparoskopische OP
  - interventionelle Drainage?
  - »second look«?
    - Etappenlavage?

Einzeitige Verfahren Als streng einzeitiges Verfahren bezeichnen wir die primäre Resektion des befallenen Darmabschnittes mit primärer Anastomosierung ohne weitere geplante Folgeeingriffe (PR, PA, OpD; Erläuterungen anhand Tabelle 46.1). Dabei kann auch intraoperativ drainiert werden. Wird bei einem Patienten eine alleinige interventionelle Drainage ohne weitere Folgeeingriffe durchgeführt, so gehört dies ebenso zu einem einzeitigen Verfahren. Patienten, bei denen eine Hartmann-Operation durchgeführt wurde und bei denen keine Wiederherstellung der Darmkontinuität erfolgte, sind streng genommen einzeitig therapiert worden.

Zwei- oder mehrzeitige Verfahren Siehe auch Tabellen 46.3 und 46.4. Bei primärer Resektion mit Anastomose und Vorschaltung eines Anus praeters (Ileo- oder Kolostoma) und sekundärer Rückverlagerung, bei primärer operativer oder interventioneller Drainage, bei geplanter Second-look-Operation oder serieller Lavage sprechen wir von zwei- beziehungsweise mehrzeitigen Verfahren. Dazu gehören auch alle Verfahren, die zunächst eine Drainage, Übernähung oder Sanierung eines entzündlichen Fokus verfolgen und in einem späteren Eingriff eine sekundäre Resektion mit Anastomose beinhalten wie die Diskontinuitätsresektion nach Hartmann.

Material und Methoden

Neben einer Literaturrecherche wurden die Daten der eigenen Klinik der Jahre 1993–2000 retrospektiv erfasst und ausgewertet. Dabei wurden die Patienten nach Stadien in der Klassifikation nach Hinchey et al. (1978) beziehungsweise in der leicht modifizierten Form nach Siewert et al. (1995) eingeteilt:

Stadium I: perikolische, auf das Mesokolon beschränkte Entzündung (extraperitoneale Divertikelperforation oder Penetration);
Stadium II: abgekapselter Abszess im Unterbauch, das Mesokolon überschreitend (gedeckte Perforation der Divertikel);
Stadium III: generalisierte eitrige oder kotige Peritonitis nach freier Perforation.

Im Zeitraum 1993–2000 wurden in der Chirurgischen Universitätsklinik Würzburg 308 Patienten stationär wegen Divertikelkrankheit behandelt. Bei 278 Patienten erfolgte aufgrund einer komplizierten Divertikulitis eine Operation. Sofern durchführbar, versuchen wir bei allen Patienten, die mit komplizierter Divertikulitis stationär aufgenommen werden, diese durch eine konservative Therapie mittels vorübergehender Nahrungskarenz, parenteraler Ernährung und intravenöser antibiotischer Therapie aus dem akut entzündlichen Stadium in ein entzündungsfreies Intervall zu überführen, um dann eine frühelektive Resektion durchzuführen, die meist einzeitig erfolgen kann.

Von 278 operierten Patienten erfolgte bei 231 Patienten (83,1%) ein einzeitiges operatives Vorgehen. In 17,8% wurden zweizeitige Verfahren angewandt. Als mehrzeitige Verfahren kamen 32-mal primär eine Diskontinuitätsresektion nach Hartmann zur Anwendung (11,5% = Gruppe I); bei acht Patienten (2,9%) wurde eine primäre Resektion und Anastomose mit Vorschaltung eines protektiven

Anus praeters (Ileostoma oder Kolostoma) durchgeführt (Gruppe II). Als weitere mehrzeitige Verfahren wurde 6-mal vor einer Sigmaresektion eine interventionelle Drainage appliziert (2,1%), 2-mal erfolgte im Anschluss an den primären Eingriff eine geplante Second-look-Operation (0,8%).

Ergebnisse

Tabelle 46.5 zeigt die Patienten, die mit Hartmann-Operation (Gruppe I) versorgt wurden im Vergleich zu den Patienten mit primärer Resektion, primärer Anastomose und Vorschaltung eines protektiven Anus praeter (Gruppe II; gesamt n=40).

Signifikante Unterschiede fanden sich hinsichtlich Letalität, Reanastomosierungsrate und permanenter Stomata. Der überwiegende Anteil dieser Patienten (35/40 Patienten = 87,5%) wurde als Notfall operiert (definiert als Operation innerhalb 24 Stunden nach stationärer Aufnahme).

Betrachtet man die Stadieneinteilung nach dem intraoperativen Situs anhand der Siewert-Klassifikation, so ergab sich folgendes Bild (beide Vorgehensweisen zusammengefasst): 5-mal Stadium I, 14-mal Stadium II und 21-mal Stadium III.

Tabelle 46.5. Würzburger Ergebnisse der Chirurgischen Universitätsklinik 1993–2000 nach zweizeitigem Vorgehen (Hartmann versus PR + PA + AP; Abkürzungen laut Tabelle 46.1)

	Hartmann-OP	PR + PA + AP
n	32	8
Zeitdauer der Hospitalisation [d]	20,9	19,8
Letalität	9 (28%)	–
Reanastomosierung	17 (74% bzw. 53%)	8 (100%)
Leckagen nach Reanastomosierung	–	–
Permanente Stomata	26%†	–
Morbidität	43% (1.+ 2. OP)	25% (1.+ 2. OP)

Diskussion

Es mag zunächst erstaunen, dass Patienten im Stadium I und II teilweise zweizeitig operiert wurden. Dies liegt daran, dass diese Klassifikation sich am intraoperativen Situs und nicht am Gesamtzustand des Patienten orientiert. So ergab die weitere Analyse dieser Patienten im Stadium I und II in allen Fällen der Gruppe I erhebliche Begleiterkrankungen (z.B. Sepsis, gleichzeitiges Malignomleiden, Ileus, Immunsuppression u.a.), die ein mehrzeitiges Vorgehen erforderlich machten. Gerade bei diesen Patienten kann sich eine Divertikulitis mit ihren Folgekomplikationen desaströs im Vergleich zu sonst weitgehend gesunden Patienten auswirken. Das operative Vorgehen ist dann weniger vom Stadium der Divertikulitis als vom Gesamtzustand des Patienten abhängig. Für solche Patienten kann die Hartmann-Operation oft die letzte Möglichkeit sein, eine komplizierte Divertikulitis mit ihren Folgen zu überleben. Es hat sich gezeigt, dass in der Gruppe I 9 von 32 Patienten verstarben, hingegen keiner der Patienten der Gruppe II. Dies deutet darauf hin, dass die Hartmann-Operation bei sehr schwer erkrankten Patienten durchgeführt wurde. Als Alternative zur Hartmann-Operation wird oftmals die primäre Resektion mit Anastomose und Anus praeter angeführt. Nach unserer Erfahrung stellt dies jedoch nur selten eine echte Alternative dar. Wir sehen diese Form der zweizeitigen Operation viel mehr als Alternative zum einzeitigen Vorgehen ohne Anus-praeter-Anlage in Situationen, in denen die Anastomose gefährdet sein könnte. Unter strenger Indikationsstellung sollte es bei erforderlicher Hartmann-Operation keine Alternative geben. Dies wird in der Literatur jedoch unterschiedlich bewertet.

Gooszen et al. (2001) untersuchten in einer retrospektiven Untersuchung das Vorgehen bei Notfalloperationen (OP innerhalb 24 h). Von 277 Patienten mussten 60 als Notfall operiert werden; 28 erhielten eine Hartmann-Operation (Gruppe I), 32 eine primäre Resektion, Anastomose und Anus praeter (Gruppe II). Hinsichtlich der intraoperativen Peritonitis bestanden keine Unterschiede bei beiden untersuchten Gruppen. Ebenso waren keine signifikanten Unterschiede in der Letalität, Revisionshäufigkeit oder der Gesamtliegezeit zu verzeichnen. Signifikante Vorteile bestanden in der Gruppe II bezüglich weniger Stomadysfunktionen und permanenter Stomata. Die Autoren hielten beide Vorgehensweisen als geeignet für den Notfall, bevorzugten jedoch die primäre Resektion und Anastomose mit Anus praeter.

In einer multizentrischen, kontrollierten Studie von Zeitoun et al. (2000) wurde bei 105 Patienten aus fünf Zentren der Zeitpunkt der Resektion (primär oder sekundär) bei komplizierter Divertikulitis im Stadium III und IV nach Hinchey verglichen, ohne dass eine strenge Trennung nach ein- oder mehrzeitiger Verfahrenswahl erfolgte. Dabei erwies sich die primäre gegenüber der sekundären Resektion signifikant überlegen in Bezug auf die postoperative Peritonitisrate, erforderliche Revisionseingriffe und der Hospitalisationszeit. Keine Unterschiede fanden sich hinsichtlich der Letalität. Sicherlich einschränkend auf die Gesamtaussage wirkt sich das heterogene Krankengut aus fünf unterschiedlichen Zentren aus sowie die relativ lange Rekrutierungszeit von sieben Jahren.

Sofern bei komplizierter Divertikulitis eine Operation mit Stuhldeviation erforderlich ist und der Patient die Erkrankung überlebt, stellt sich die Frage der Wiederherstellung der Kontinuität. Die Möglichkeit der Kontinuitätswiederherstellung hängt von unterschiedlichen Umständen ab. Bei primärer Anastomose und Vorschaltung eines protektiven Stomas ist das Ergebnis nach Rückverlagerung abhängig von der Art des Stomas.

Williams et al. (1986) verglichen in einer prospektiven, kontrollierten Studie die Daten der Rückverlagerung nach Ileostomie und Kolostomie (n=47). Patienten nach Rückverlagerung einer Kolostomie hatten eine signifikant höhere Morbidität und gehäuft lokale Infekte. Die Rückverlagerung nach Ileostomie erwies sich als technisch einfacher. Keine Unterschiede fanden sich in der Anzahl der Rückverlagerungen oder der Hospitalisationszeit. In beiden Gruppen verstarb kein Patient bei Rückverlagerung.

Einflussfaktoren auf den Wiederanschluss nach Hartmann-Operation

Wenn auch von vielen Autoren Wiederanschlussraten nach Hartmann-Operation von ca. 70% angegeben werden, so sind doch bei genauer Analyse der Studien die Angaben zur Wiederanschlussrate stark schwankend, da die Durchführung vielerlei Umständen wie Zeitpunkt, Alter und Begleiterkrankungen unterliegt.

Zeitpunkt der Wiederherstellung

Der Zeitpunkt nach Erstoperation beeinflusst besonders das Auftreten postoperativer Komplikationen. Nach einer Studie von Pearce et al. (1992) traten bei der Kontinuitätswiederherstellung innerhalb von drei Monaten nach Erstoperation gehäuft Majorkomplikationen, Fisteln und septische Verläufe auf. Folgen waren eine vermehrte Rate permanenter Stomata und eine höherer Letalität als in der Vergleichsgruppe, die in einem Zeitraum 3-6 Monate nach Hartmann-Operation rückverlagert wurde. Ähnliche Ergebnisse zeigte die Untersuchung von Khan et al. (1994). Wurde die Anschlussoperation innerhalb von drei Monaten nach der Erstoperation durchgeführt, so war die Komplikationsrate deutlich höher als nach einem Abstand von sechs Monaten und darüber hinaus. Hingegen berichteten Roe et al. (1991) über geringere Komplikationen innerhalb von vier Monaten nach Erstoperation als in einem Zeitraum über vier Monate hinaus (24% vs. 35% Komplikationsrate).

Gebhardt (pers. Mitteilung), der über eine Erfahrung von 183 Patienten mit Hartmann-Operation bei Divertikulitis verfügt, hat von diesen letztendlich bei 53% eine Rückverlagerung durchgeführt. Besonders mit zunehmendem Alter sinkt die Wiederanschlussrate. Bei Patienten unter 60 Jahren lag die Quote bei 90%, bei 61-75 Jahre bei 52% und bei den Patienten über 76 Jahren nur noch bei 19%. Zudem berichtete er über eine erhebliche Abhängigkeit der Wiederanschlussrate von der Anzahl der konkomitanten Begleiterkrankungen. Hatten die Patienten keine oder nur eine wesentliche Begleiterkrankung, so war die Rate doppelt bzw. dreimal so hoch wie bei Patienten mit zwei oder drei Begleiterkrankungen.

Bei 32 durchgeführten Hartmann-Operationen wegen komplizierter Divertikulitis in unserer eigenen Klinik konnte bei 17 Patienten eine Rückverlagerung durchgeführt werden. Bezogen auf die Gesamtzahl der Patienten mit Hartmann-Operation entspricht dies einer Quote von 53%. Da neun Patienten nach dem Ersteingriff verstarben, betrug die Quote, bezogen auf die überlebenden Patienten, 74%.

Schlussfolgerungen

Aufgrund uneinheitlicher Definitionen der unterschiedlichen Stadien der Divertikulitis, aber auch der operativen Verfahrensweisen, ist die Vergleichbarkeit der Studien zum Thema eingeschränkt. Wir halten die Hartmann-Operation in der Therapie der komplizierten Divertikulitis unter strenger Indikationsstellung weiterhin gerechtfertigt. Es muss jedoch bei ca. 25% der überlebenden Patienten nach Hartmann-Operation mit einem dauerhaften Stoma gerechnet werden, wobei Stomakomplikationen bei ca. 50% dieser Patienten langfristig zu berücksichtigen sind. Sofern zweizeitige Verfahren erforderlich sind, ist die primäre Resektion und Anastomose mit Anus praeter (Ileostomie) anzustreben. Die Passagewiederherstellung ist nach Ileostomie günstiger bezüglich Kontinuitätsrate, technischer Durchführbarkeit, Morbidität und Hospitalisationszeit als die Kolostomie (Williams et al. 1986) und insbesondere die Rekonstruktion der Darmkontinuität nach Hartmann-Operation.

Literatur

Belmonte C, Klas JV, Perez JJ, Wong WD, Rothenberger DA, Goldberg SM, Madoff RD (1996) The Hartmann Procedure. First choice or last resort in diverticular disease? Arch Surg 131:612-612

Gooszen AW, Gooszen HG, Veerman W, Van Dongen VM, Hermans J, Klein Kranenbarg E, Tollenaar RAEM (2001) Operative treatment of acute complications of diverticular disease: primary or secondary anastomosis after sigmoid resection. Eur J Surg 167:35-39

Hinchey EJ, Schaal PGH, Richards GK (1978) Treatment of perforated diverticular disease of the colon. Adv Surg 12:85-109

Khan AL, Ah-See AK, Crofts TJ, Heys SD, Eremin O (1994) Reversal of Hartmann's colostomy. J R Coll Surg Edinb 39:239-242

Kronborg O (1993) Treatment of perforated sigmoid diverticulitis: a prospective randomized trial. Br J Surg 80:505-507

Neff CC, van Sonnenberg E (1989) CT of diverticulitis. Diagnosis and treatment. Rad Clin N Am 27:743-752

Pearce NW, Scott SD, Karran SJ (1992) Timing and method of reversal of Hartmann's procedure. Br J Surg 79:839-841

Printz H, Göke B (1998) Konservative und interventionelle Therapie der akuten Divertikulitis unter Berücksichtigung der Pathophysiologie. Zentralbl Chir 123:1375-1381

Roe AM, Prabhu S, Ali A, Brown C, Brodribb AJ (1991) Reversal of Hartmann's procedure: timing and operative technique. Br J Surg 78:1167-1170

Siewert JR, Huber FT, Brune IB (1995) Frühelektive Chirurgie der akuten Divertikulitis des Colons. Chirurg 66:1182-1189

Williams NS, Nasmyth DG, Jones D, Smith AH (1986) De-functioning stomas: a prospective controlled trial comparing loop ileostomy with loop transverse colostomy. Br J Surg 73:566-570

Zeitoun G, Laurent A, Rouffet F, Hay JM, Fingerhut A, Paquet JC, Peillon C, and the French Associations for Surgical Research (2000) Multicentre, randomized clinical trial of primary versus secondary sigmoid resection in generalized peritonitis complicating sigmoid diverticulitis. Br J Surg 87:1366-1374

47 Rechtsdivertikulitis – Besonderheiten des Vorgehens

H.-P. BRUCH, O. SCHWANDNER, R. KELLER und E. REUSCHE

Zusammenfassung

Während die Divertikulitis des Linkskolons in der westlichen Welt eine häufige Erkrankung darstellt, ist die Rechtsdivertikulitis selten und manifestiert sich klinisch häufig wie eine akute Appendizitis. Die Analyse der wegen einer Kolondivertikulitis innerhalb von fünf Jahren an der eigenen Klinik operierten Patienten zeigt eine Inzidenz der Rechtsdivertikulitis von 2,1%. Die Therapie der Rechtsdivertikulitis unterscheidet sich grundsätzlich nicht von der Linksdivertikulitis: Unkomplizierte Rechtsdivertikulitiden werden konservativ behandelt (Nahrungskarenz, systemische Antibiose), die chirurgische Therapie bei komplizierter Rechtsdivertikulitis beinhaltet die diagnostische Laparoskopie und – wenn immer möglich laparoskopisch – die Resektion (Rechtshemikolektomie, Ileozökalresektion) mit primärer Anastomose, die bei lokalen Komplikationen (entzündlicher Tumor, gedeckte Perforation, Abszess oder Phlegmone) frühelektiv, bei freier Perforation unverzüglich, durchgeführt werden sollte.

Einleitung

Die rechtsseitige Kolondivertikulitis ist mit 1–3,6% aller Divertikulitiden in der westlichen Welt eine seltene Erkrankung (Carus et al. 1995; Flückiger et al. 1998; Mörschel et al. 1993; Sardi et al. 1987). Seit der Erstbeschreibung einer Zökumdivertikulitis (Potier 1912) spielt die Rechtsdivertikulitis in der Literatur der westlichen Industrienationen infolge der niedrigen Inzidenz nur eine untergeordnete Rolle. Da sie sich sowohl anamnestisch als auch klinisch von der akuten Appendizitis kaum unterscheidet, wird die Diagnose nicht selten erst bei der Operation gestellt. Es war Ziel dieser Arbeit, Besonderheiten der Rechtsdivertikulitis im Hinblick auf Ätiopathogenese, klinische sowie histolopathologische Präsentation und das chirurgische Vorgehen darzustellen, um so Schlussfolgerungen für Diagnostik und Therapie abzuleiten.

Material und Methoden

Die Daten aller Patienten, die in einem Fünfjahreszeitraum (1.1.1996 bis 31.12.2000) wegen einer Rechtsdivertikulitis an der Klinik für Chirurgie des Universitätsklinikums Lübeck chirurgisch behandelt wurden, wurden prospektiv in einer PC-Datenbank gespeichert und ausgewertet. Hierbei wurde primär nach der Divertikulitislokalisation (Rechts- oder Linksdivertikulitis), nach dem Schweregrad der Divertikulitis (Divertikulitis mit Peridivertikulitis, gedeckte Perforation, Abszess, freie Perforation, benigne Stenose), der Operationsdringlichkeit (akut, frühelektiv, elektiv) und dem Operationsverfahren (offen, laparoskopisch) differenziert. Das chirurgische Therapiekonzept der Kolondivertikulitis wird an der eigenen Klinik standardisiert durchgeführt (Schiedeck et al. 1999). Statistische Signifikanzberechnungen erfolgten mit dem Chi-Quadrat-Test.

Speziell im Hinblick auf die Rechtsdivertikulitis wurden die Fälle retrospektiv anhand der archivierten Krankengeschichte in Bezug auf Alter, Anamnese, Klinik, laborchemische Entzündungszeichen (Leukozyten, CRP), präoperative Verdachtsdiagnose, Operationsstrategie und Resektionsverfahren, Histologie und postoperativen Verlauf analysiert. Zusätzlich wurde für den Beobachtungszeitraum die Zahl der akuten Appendizitiden ermittelt. Da derzeit alle Divertikulitisresektate immunhistochemisch im Hinblick auf eine intestinale neuronale Dysplasie (IND) untersucht werden, wurden repräsentative Paraffinschnitte aller Fälle einer Rechtsdivertikulitis diesbezüglich durch das Institut für Pathologie reevaluiert (Immunhistochemie, NSE- und S100-Proteinreaktion).

Ergebnisse

In einem Fünfjahreszeitraum (1.1.1996 bis 31.12.2000) wurden an der eigenen Klinik 335 Patienten wegen einer Kolondivertikulitis chirurgisch behandelt: 7 Patienten wurden wegen einer komplizierten Rechtsdivertikulitis, 328 Patienten wegen einer Sigma- bzw. Linksdivertikulitis operiert. Somit betrug die Inzidenz der Rechtsdivertikulitis 2,1% aller Divertikulitiden. Gleichzeitig wurden im Beobachtungsintervall 508 Patienten wegen einer akuten Appendizitis operiert – hier betrug der Anteil der Rechtsdivertikulitis 1,4%. Somit entfiel eine Rechtsdivertikulitis auf 73 Appendizitiden.

Klinische Daten der 7 wegen einer Rechtsdivertikulitis operierten Patienten (6 Frauen, 1 Mann) sind in Tabelle 47.1 dargestellt. Das Durchschnittsalter der Patienten betrug 61,7 Jahre, wobei nur zwei Patientinnen unter 65 Jahren waren. Im Vergleich zu den wegen einer Sigma- bzw. Linksdivertikulitis operierten Patienten bestand kein signifikanter Altersunterschied (p>0,05). Kein Patient mit

Tabelle 47.1. Patientencharakteristika, Diagnostik und klinische Befunde

Patient (Geschl./ Alter)	Anamnese (Tage)	Begleitsymptome (Nausea/ Vomitus)	Präop. Diagnostik	Verdachtsdiagnose präop.	Temp. [°C]	Labor (Leukozyten/CRP)
w, 65	2	-/-	Sono	Perf. Zökumkarzinom	38,0	7,4/5
w, 69	3	-/-	Sono	Appendizitis	37,8	8,3/60
w, 40	4	-/-	Sono, CT	Appendizitis	38,6	21,9/228
w, 82	3	+/+	Sono	Appendizitis	39,2	22,2/195
w, 70	2	+/-	Sono, CT	Divertikulitis	37,0	9,5/16
w, 38	2	-/-	Sono	Divertikulitis	37,0	10,1/87
m, 68	2	+/-	Sono	Divertikelblutung	37,8	8,5/4

Tabelle 47.2. Intraoperative Befunde, Operationsverfahren und Histologie

Pat.	Z.n. Appendektomie	OP-Verfahren	Abszess	Perforation	Histologie	IND
1	ja	diagn. Laparoskopie, offene Rechtshemikolektomie	ja	ja	Pseudodiv. solitär	nein
2	nein	diagn. Laparoskopie, offene Ileozökalresektion	nein	ja	Pseudodiv. solitär	ja
3	nein	diagn. Laparoskopie, offene Rechtshemikolektomie	ja	ja	Pseudodiv. solitär	nein
4	nein	expl. Laparotomie, offene Rechtshemikolektomie	ja	ja	echtes Div. solitär	ja
5	ja	expl. Laparotomie, offene Rechtshemikolektomie	ja	ja	Pseudodiv. multipel	nein
6	nein	laparoskopische Rechtshemikolektomie	nein	ja	Pseudodiv. multipel	ja
7	nein	offene Hemikolektomie rechts	nein	nein	Pseudodiv. multipel	ja

Rechtsdivertikulitis war asiatischer Herkunft. Die mittlere Anamesedauer bis zur Klinikaufnahme lag bei 2,5 Tagen, in 3 von 7 Fällen wurde präoperativ der Verdacht auf eine akute Appendizitis gestellt. Klinisch bestand bei 6 von 7 Patienten ein Peritonismus im rechten Unterbauch, ein Patient zeigte eine untere GI-Blutung, gastrointestinale Begleitsymptome (Nausea, Vomitus) waren selten.

Bei allen Patienten wurde eine Resektion (Rechtshemikolektomie, Ileozökalresektion) mit primärer Anastomose durchgeführt (Tabelle 47.2). Postoperativ traten keine Wundinfekte oder andere chirurgische Komplikationen auf. Die mittlere Hospitalisationsdauer lag bei 11 Tagen. Die histopathologische Untersu-

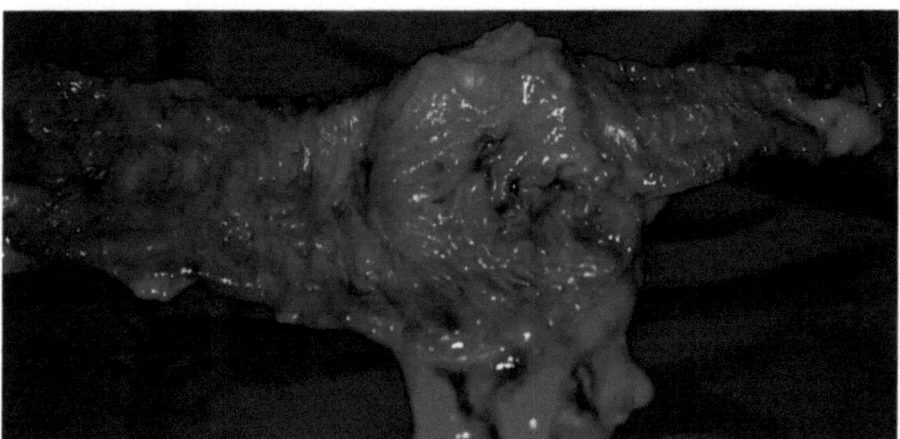

Abb. 47.1. Laparoskopisch-assistiertes Rechtshemikolektomieresektat bei gedeckter Perforation eines solitären Zökumdivertikels

chung der Resektate ergab in fast allen Fällen (6/7) eine gedeckt-perforierte Divertikulitis, wobei in vier Fällen eine Perforation eines solitären Zökumdivertikels vorlag (s. Tabelle 47.2 sowie Abb. 47.1). In 6 von 7 Fällen lagen Pseudodivertikel vor, ein Malignom konnte in keinem Resektat nachgewiesen werden. Die immunhistologische Untersuchung der Resektate im Hinblick auf eine Motilitätsstörung ergab in 4 von 7 Fällen den Nachweis einer Hypoganglionose bzw. Aganglionose der Auerbach-Plexus sowie morphologische Veränderungen des Plexus submucosus im Sinne einer intestinalen neuronalen Dysplasie Typ B (s. Tabelle 47.2).

Diskussion

Während in der westlichen Welt die Kolondivertikulitis vornehmlich eine Erkrankung des Colon sigmoideum und descendens darstellt, wird die Inzidenz der Rechtsdivertikulitis auf unter 4% geschätzt. Hingegen ist in asiatischen Ländern bzw. in Ländern mit hohem asiatischen Bevölkerungsanteil die Divertikelkrankheit des Zökums und Colon ascendens eine häufige Erkrankung und überwiegt deutlich gegenüber der Linksdivertikulitis (Tabelle 47.3). Sugihara et al. (1984) berichten über 615 japanische Patienten mit einer Divertikelkrankheit des Kolons: 69,8% hatten eine rechtsseitige, 15,9% eine linksseitige oder beidseitige Divertikelkrankheit. Harada et al. (1993) zeigten an eimem Kollektiv von 90 Patienten aus Hawaii, dass 78% asiatischer und 51% japanischer Abstammung waren. Den epidemiologischen Daten folgend ist somit die Rechtsdivertikulitis in den westlichen Ländern eine seltene chirurgische Differentialdiagnose, die Ätiopathogenese ist derzeit spekulativ und standardisierte Diagnose- und Therapiekonzepte sind uneinheitlich.

Die meisten Divertikel im linken Kolonabschnitt sind erworbene Pseudodivertikel, deren Wand nur aus Mukosa, Muscularis mucosae und Serosa besteht. Die Ätiopathogenese dieser Divertikel beruht auf einem erhöhtem intraluminalen Druck (»Hochdruckzone«) mit konsekutiver Hypertrophie der Wandmuskulatur. Ob diese Mechanismen bei der Rechtsdivertikulitis – weites Lumen, dünne Wand mit hoher Wandspannung, niedriger intraluminaler Druck und flüssiger Stuhlinhalt – eine kausale Rolle spielen, ist ungeklärt. Zusätzlich zeigen neuere Untersuchungen zur intestinalen neuronalen Dysplasie (IND), dass der Zusam-

Tabelle 47.3. Epidemiologie der Rechtsdivertikulitis (Literaturauswahl)

Autor	Staat	Divertikulitis (Kolon) [n]	Divertikulitis (Rechts) [%]
Bruch et al. 2001	Deutschland	335	2,1
Flückiger et al. 1998	Schweiz	187	3,2
Mörschel et al. 1993	Deutschland	300	1,0
Morton et al. 1995	Großbritannien	455	2,6
Sardi et al. 1987	USA	821	3,6
Wong et al. 1997	Singapur	180	42,0
Sugihara et al. 1984	Japan	615	69,8
Markham et al. 1992	Hong Kong	– –	76,0

menhang zwischen Divertikelkrankheit und Veränderungen der intestinalen Nervenplexus scheinbar doch eine Rolle in der Ätiopathogenese spielt. So zeigten im eigenen Kollektiv 4 von 7 Fällen Veränderungen der Darmwand im Sinne einer IND Typ B. Unklar ist jedoch derzeit, ob die IND primär Ursache oder sekundär Folge der entzündlichen Darmwandveränderung ist. Darüber hinaus zeigt die histopathologische Untersuchung, dass im Rechtskolon sowohl Pseudo- als auch echte Divertikel vorkommen. Diese Beobachtung wird auch von anderen Kollektiven berichtet (Flückiger et al. 1998). Echte Dickdarmdivertikel mit vollständiger Darmwand sind angeboren, sodass embryologische Faktoren ebenfalls in die Überlegegungen zur Ätiopathogenese miteinbezogen werden müssen.

Die Klinik der Rechtsdivertikulitis entspricht häufig der Präsentation einer akuten Appendizitis mit Druckschmerz bzw. Peritonismus im rechten Unterbauch und erhöhter Temperatur. Gastrointestinale Begleitsymptome (Nausea, Vomitus) scheinen bei der rechtsseitigen Divertikulitis jedoch seltener aufzutreten (Harada et al. 1993; Flückiger et al. 1998). Häufig wird präoperativ die Diagnose »akute Appendizitis« gestellt – im eigenen Kollektiv bei 3 von 7 Patienten. Von besonderem klinischen Interesse ist die Inzidenz der akuten Appendizitis und der Rechtsdivertikulitis: Im eigenen Krankengut entfiel eine Rechtsdivertikulitis auf 73 Appendiziditen – bei Mörschel et al. (1993) waren es 1/105, Flückiger et al. (1998) berichten über eine Inzidenz von 1/77. Die Differentialdiagnose zur akuten Appendizitis ist bei Z.n. Appendektomie (2 Patienten im eigenen Kollektiv) zwar einfach, jedoch muss immer ein Zökumkarzinom in differentialdiagnostische Überlegungen einbezogen werden. Während in anderen Kollektiven das Durchschnittsalter der Patienten im Vergleich zur Sigmadivertikulitis deutlich jünger ist (Flückiger et al. 1998; Harada et al. 1993; Mörschel et al. 1993; Sardi et al. 1987; Keidar et al. 2000)), ist im eigenen Kollektiv kein signifikanter Unterschied festzustellen (61,7 Jahre bei Rechtsdivertikulitis vs. 64,1 Jahre bei Sigmadivertikulitis, $p>0,05$). Aussagen zu laborchemischen Entzündungswerten (Leukozyten, CRP) sind aufgrund der kleinen Fallzahlen nur schwierig zu interpretieren, sodass ein allgemeines Risikoprofil der Patienten anhand des eigenen Kollektivs nicht abgeleitet werden kann. Wird die Verdachtsdiagnose Rechtsdivertikulitis gestellt, so ist die Diagnostik, die sich bei der Sigmadivertikulitis bewährt hat, differenziert einzusetzen: Sonographie und Computertomographie mit Kontrastmitteldarstellung bzw. Kolonkontrasteinlauf mit wasserlöslichem Kontrastmittel ergeben in über 90% der Fälle die richtige Diagnose. Speziell die Computertomographie ergibt Aufschluss über das Ausmaß der Entzündung (Infiltration des perikolischen Fettgewebes, gedeckte Perforation oder Abszess, freie Perforation). Liegt nach klinischem Befund und radiologisch-bildgebender Diagnostik kein eindeutiger, operationspflichtiger Befund vor, d.h. ist eine Perforation bzw. ein Abszess nicht nachzuweisen, muss durch eine Koloskopie ein Tumor (Karzinom), eine andere entzündliche Ursache oder eine Blutungsquelle ausgeschlossen werden.

Das Therapiekonzept bei Rechtsdivertikulitis unterscheidet sich prinzipiell nicht von der Behandlungsstrategie der Linksdivertikulitis (Flückiger et al. 1998; Carus et al. 1995; Schiedeck et al. 1999). Unkomplizierte Rechtsdivertikulitiden, d. h. umschriebene Entzündungen ohne Abszess- oder Perforationsnachweis, werden konservativ behandelt (Nahrungskarenz, systemische Antibiose, parenterale Ernährung; Koloskopie im Intervall zum Karzinomausschluss). Hingegen ist bei der komplizierten Verlaufsform (entzündlicher Tumor, Phlegmone, Abszess, Perforation) ein chirurgisches Vorgehen indiziert. Ziel der operativen Therapie ist die Entfernung des befallenen Darmabschnitts, die diagnostische Laparoskopie ist das spezifischste und sensitivste Diagnostikum. Prinzipiell sollte – wenn immer möglich – ein laparoskopisches Vorgehen gewählt werden, das sich besonders am Rechtskolon bewährt hat (Bruch et al. 1999). Die Operationsdringlichkeit richtet sich nach dem klinischen Befund: Die Resektion erfolgt unverzüglich bei freier Perforation, bei lokalen Komplikationen kann sie frühelektiv durchgeführt werden. Die Entscheidung, ob eine Ileozökalresektion oder eine Rechtshemikolektomie durchgeführt wird, richtet sich nach dem intraoperativen Befund. Immer sollte intraoperativ das Resektat aufgeschnitten werden, um makroskopisch einen Tumor auszuschließen, sowie eine Schnellschnitthistologie bei makroskopisch unklarem Befund erfolgen. In diesem Zusammenhang müssen auch die limitierten Resektionstechniken (Appendektomie und Drainage, Divertikelresektion, Einstülpung und Übernähung), die aus der asiatischen Literatur berichtet werden, kritisch bewertet werden (Ngoi et al. 1992; Harada et al. 1993; Sugihara et al. 1984; Sardi et al. 1987). Scheinbar ist der klinische Verlauf der rechtsseitigen Divertikulitis bei Patienten mit asiatischem Ursprung eher gutartig, sodass nach derzeitigem Wissensstand die in den asiatischen Staaten durchgeführten limitierten Eingriffe nicht a priori als geeignetes Therapiekonzept für die westlichen Länder adoptiert werden dürfen. Neuere Untersuchungen aus Japan zeigen zudem eine Zunahme der Inzidenz der Rechtsdivertikulitis mit komplizierten Verläufen, sodass über das Resektionsausmaß Diskussionsbedarf entstanden ist (Miura et al. 2000). Im eigenen Kollektiv wurde bei allen Patienten mit komplizierter Rechtsdivertikulitis eine primäre Resektion des betroffenen Abschnitts durchgeführt, der postoperative Verlauf gestaltete sich in allen Fällen unkompliziert (6-mal Hemikolektomie rechts, 1-mal Ileozökalresektion). Die eigenen Erfahrungen in der chirurgischen Therapie der Rechtsdivertikulitis werden auch von anderen Autoren belegt (Mörschel et al. 1993; Flückiger et al. 1998; Carus et al. 1995; Lane et al. 1999; Violi et al. 2000).

Schlussfolgerung

Die Rechtsdivertikulitis ist in den westlichen Ländern im Gegensatz zur Linksdivertikulitis selten. Die Klinik unterscheidet sich nur wenig von der akuten Appendizitis. Ähnlich dem Therapiekonzept bei der Linksdivertikulitis wird die unkomplizierte Verlaufsform (ohne Abszess oder Perforation) konservativ behandelt, ein Karzinom muss endoskopisch ausgeschlossen werden. Komplizierte Rechtsdivertikulitiden (Phlegmone, Abszess, Perforation) sind Indikationen zur Operation, wobei primär resezierende Verfahren (Ileozökalresektion, Hemikolektomie) der Vorzug vor limitierten Resektionen gegeben werden sollte. In Zentren sollte die Resektion laparoskopisch-assistiert durchgeführt werden. Es bleibt jedoch die Aufgabe, die Ätiopathogenese der Rechtsdivertikulitis im Hinblick auf Ernährung, potentielle Noxen oder Innervationsstörungen zu beleuchten, geographische Unterschiede in der Inzidenz und im klinischen Verlauf der Rechtsdivertikulitis kritisch zu beobachten und in prospektiven Registern zu analysieren, um so Schlussfolgerungen für die Diagnostik und Therapie auf eine breitere wissenschaftliche Basis zu stellen.

Literatur

Bruch HP, Schiedeck THK, Schwandner O (1999) Laparoscopic colorectal surgery: a five-year experience. Dig Surg 16:45-54

Carus T, Röhn D (1995) Diagnose und operative Therapie der rechtsseitigen Kolondivertikulitis. Langenbecks Arch Chir 380:288-291

Flückiger R, Styger St, Huber A (1998) Diverticulitis des Coecum und Colon ascendens. Chirurg 69:174-179

Harada RN, Whelan TJ Jr (1993) Surgical management of cecal diverticulitis. Am J Surg 166:666-671

Keidar S, Pappo I, Shperber Y, Orda R (2000) Cecal diverticulitis: a diagnostic challenge. Dig Surg 17:508-512

Lane JS, Sarkar R, Schmitt PJ, Chandler CF, Thompson JE Jr (1999) Surgical approach to cecal diverticulitis. J Am Coll Surg 188:629-634

Markham NI, Li AK (1992) Diverticulitis of the right colon. Experience from Hong Kong. Gut 33:547-549

Miura S, Kodaira S, Shatari T, Nishioka M, Hosoda Y, Hisa K (2000) Recent trends in diverticulosis of the right colon in Japan: retrospective review in a regional hospital. Dis Colon Rectum 43:1383-1389

Mörschel M, Becker H (1993) Diagnose und Therapie der Zökumdivertikulitis. Zentralbl Chir 118:81-83

Morton DG, Keighley MRB (1995) Prospektive nationale Studie zur komplizierten Diverticulitis in Großbritannien. Chirurg 66:1173-1176

Potier F (1912) Diverticulite et appendicite. Bull Mem Soc Anat, Paris 37:29-31

Sardi A, Gokli A, Singer JA (1987) Diverticular disease of the cecum and ascending colon: a review of 881 cases. Am Surg 53:41-45

Schiedeck THK, Schwandner O, Bruch HP (1998) Laparoskopische Sigmresektion bei Divertikulitis. Chirurg 69:846-853

Sugihara K, Muto T, Morioka Y, Asano A, Yamamoto T (1984) Diverticular disease of the colon in Japan: a review of 615 patients. Dis Colon Rectum 27:531-537

Violi V, Roncoroni L, Boselli AS, Trivelli M, Peracchia A (2000) Diverticulitis of the caecum and ascending colon: an unavoidable pitfall? Int Surg 85:39-47

Wong SK, Ho YH, Leong AP, Seow-Choen F (1997) Clinical behavior of complicated right-sided and left-sided diverticulosis. Dis Colon Rectum 40:344-348

48 Zusammenfassung Operative Therapie II

R. KASPERK

Concerning the extent of resection in diverticular disease of the colon, there is only very sparce evidence available (Philipps, London). Obviously it is unnecessary to resect all parts of the colon carrying diverticula but it seems to be extremely advisable to identify the rectum intraoperatively and carry the resection all the away down to the rectum. All gross disease should be resected.

Im klinischen Alltag imponiert die Divertikelblutung nicht so sehr als Teil der Divertikulose/-itis, sondern als untere gastrointestinale Blutung mit dem Hauptproblem der Lokalisation (Horstmann, Göttingen). Grundlage der Diagnostik ist die Endoskopie. Als einander ergänzende Alternativen sind Szintigraphie und Angiographie in manchen Fällen indiziert. Handelt es sich um ein Ersterereignis, liegt ggf. eine spontane Remission vor oder besteht eine geringe Blutungsaktivität kann auf jeden Fall konservativ verblieben werden. Eine frühelektive Resektion ist anzustreben bei Rezidivblutung und Risikopatienten, wobei eine Lokalisationsdiagnostik natürlich zwingend ist. Unter Umständen stellt die subtotale Kolektomie bei kontinuierlicher oder massiver Blutung die sicherste Alternative dar. Höhergelegene Blutungsquellen sind gegebenenfalls intraoperativ durch Intestinoskopie auszuschließen. Heute sollte eine alleinige Stomaanlage zu vermeiden sein.

Wichtige Prognosefaktoren einer perforierten Kolondivertikulitis (Ulrich, Düsseldorf) sind Begleiterkrankungen, anerge Abwehrlage, Immunsuppression und Adipositas sowie das Stadium der Entzündung. Die Operationsletalität ist im Wesentlichen abhängig vom Alter, Vorliegen eines Organversagens, Adipositas, Persistieren der präoperativ bestehenden Sepsis, kardialen Begleiterkrankungen, MPI über 27 und Apache-II-Score über 20. Das Operationsverfahren hatte beim Vergleich zwischen drei- gegenüber zwei-/einzeitigen Verfahren, nicht aber beim Vergleich zwischen zwei- versus einzeitigen Verfahren Einfluss auf die Letalität. Grenzen der einzeitigen Vorgehensweise ergeben sich aus der Erfahrung des Operateurs, dem Ausmaß der Peritonitis, dem Allgemeinzustand des Patienten, dem Eingriffzeitpunkt und der Eingriffsart.

Das Stufenkonzept der Behandlung der Peritonitis im Rahmen einer Divertikulitis (Müller, Aachen) unterscheidet sich nicht wesentlich vom allgemeinen Behandlungskonzept einer diffusen Peritonitis basierend auf dem Mannheimer Peritonitisindex. Bis zu einem MPI von 26 bedeutet dies im Wesentlichen die Fokussanierung und Drainage mit Abdomenverschluss. Oberhalb eines MPI von 26 sollten geplante Revisionen im 24–48 Stunden Abstand nach Anlage des Laparostomas erfolgen.

Die Diskontinuitätsresektion bei komplizierter Divertikulitis (Illert, Würzburg) hat die Vorteile einer sicheren Entfernung des septischen Herdes, ein fehlendes Anastomosenrisiko und eine geringere Belastung für multimorbide Patienten. Für bestimmte Patienten ist die Diskontinuitätsresektion sogar eine gute Dauerlösung. Die Kontinuitätswiederherstellung hat eine nicht zu vernachlässigende Morbidität und Letalität. Eine längere Wartezeit bis zum Wiederanschluss ist mit einem geringeren Risiko als bei kurzer Wartezeit behaftet. Im Rahmen der Kontinuitätswiederherstellung besteht zwischen Stapler und Handnaht kein Unterschied im Hinblick auf Operationszeit, Insuffizienzrate und postoperativer Letalität, allerdings ist die Stenoserate bei Staplertechnik mit fast 18% nicht unerheblich.

Eine so genannte Rechtsdivertikulitis wurde erstmalig 1912 durch Portier beschrieben (Bruch, Lübeck). Im Kollektiv der Lübecker Universitätsklinik finden sich innerhalb von 5 Jahren 7 Patienten mit einer Zökaldivertikulitis. Insgesamt ist die rechtsseitige Divertikulitis in den westlichen Ländern sehr selten, in asiatischen Ländern überwiegt allerdings die Rechstdivertikulitis mit fast 70%. Patienten die eine Rechtsdivertikulitis haben, sind im Durchschnitt ca. 20 Jahre jünger als die typischen Sigmadivertikulitispatienten. Relativ charakteristisch ist, dass die Rechtsdivertikulitis präoperativ fehlgedeutet wird und unter einer anderen Verdachtsdiagnose die Operation erfolgt.

IVc Operative Therapie III

49 Gibt es eine Rezidivgefahr nach Resektion?

E.H. FARTHMANN und R.U. HÄRING

Zusammenfassung

Die Häufigkeit postoperativer Beschwerden nach Resektion ist im Vergleich zur Normalbevölkerung nicht erhöht. Divertikulitisrezidive sind selten, die Reoperation ist die Ausnahme. Die Rezidivrate korreliert mit dem Operationsausmaß. Die beste Rezidivprophylaxe ist die adäquate distale Resektion mit kolorektaler Anastomose.

Einleitung

Die Divertikulose ist die häufigste pathologische Wandveränderung des Dickdarmes mit steigender Inzidenz in Abhängigkeit vom Lebensalter. Der überwiegende Teil der Divertikelträger bleibt beschwerdefrei, 10–40% entwickeln im Lauf ihres Lebens entzündliche Komplikationen im Sinne der Divertikulitis. Die primäre Therapie der Divertikulitis ist konservativ. Erst bei rezidivierenden Entzündungsschüben oder bei akuten Komplikationen ist die Operation indiziert (Farthmann et al. 2000). Trotz der umfangreichen Literatur zur Therapie der Divertikulitis berichten nur wenige Studien über postoperative Langzeitergebnisse. Anhand der Literaturdaten und dem postoperativen Verlauf eigener Patienten soll zur Häufigkeit und Qualität postoperativer Beschwerden sowie zur Rate von Divertikulitisrezidiven Stellung genommen werden.

Das Rezidivrisiko wird durch die Qualität der Primäroperation beeinflusst. Daher stellt sich die Frage nach der Definition des adäquaten Resektionsausmaßes, um einer postoperativen rezidivierenden Entzündung vorzubeugen. Genügt es, den entzündlich veränderten Darmabschnitt zu resezieren oder müssen alle Divertikel entfernt werden? In welcher Höhe sollte die Anastomose angelegt werden?

Postoperative Beschwerden und Rezidivrate

Rezidivierende Beschwerden nach operativer Therapie der Divertikulitis werden mit einer Häufigkeit von 12–33% beobachtet (Breen et al. 1986; Larson et al. 1976; Moreaux u. Vons 1990; Munson et al. 1996; Parks u. Connell 1970; Thiede 1993). Die Aussagekraft dieser Studien ist eingeschränkt. Es handelt sich meist um retrospektive Untersuchungen, exakte Angaben über die primäre Ausprägung der Erkrankung und das Operationsausmaß fehlen. Die Nachuntersuchungen basieren in der Regel lediglich auf Fragebögen ohne spezifische Angaben der Kriterien zur Beurteilung der Symptome. Unspezifische Symptome, wie rezidivierende abdominale Schmerzen, chronische Obstipation, chronische Diarrhoe oder Fieber, erlauben nicht die Diagnose einer rezidivierenden Divertikulitis.

Die Prävalenz abdomineller Beschwerden in der gesunden Bevölkerung ist weitgehend unbekannt. Populationsstudien der Mayo-Klinik zeigten, dass ca. 25% der gesunden älteren Bevölkerung über oben genannte rezidivierende abdominelle Beschwerden klagen (Camilleri et al. 2000; Talley et al. 1992). Die Quantität und Qualität der gastrointestinalen Symptome nach operativer Therapie der Divertikulitis unterscheiden sich hiervon nicht wesentlich.

Das Spektrum der Differentialdiagnosen als Ursache postoperativer Beschwerden ist weit. Chronisch entzündliche Darmerkrankungen, das Kolonkarzinom, die ischämische oder infektiöse Kolitis und narbige Kolonstenosen müssen durch entsprechende diagnostische Maßnahmen ausgeschlossen werden. Die Differenzierung zwischen Divertikulitisrezidiv und dem Symptomkomplex des Colon irritabile ist durch die fehlenden klinischen und laborchemischen Entzündungszeichen beim irritablen Kolon gekennzeichnet. Echte postoperative Divertikulitisrezidive werden mit einer Häufigkeit von 1–11% angegeben. Die überwiegende Zahl dieser Patienten kann erfolgreich konservativ behandelt werden. Reoperationen wegen rezidivierender Divertikulitis sind mit bis zu 3% selten (Benn et al. 1986; Bergamaschi u. Arnaud 1998; Farmakis et al. 1994; Frizelle et al. 1997; Leigh et al. 1962; March et al. 1975; Wolff et al. 1984; Wychulis et al. 1967).

Der Langzeitverlauf der eigenen Patienten, die wegen einer Divertikulitis operiert wurden, konnte bei 113 Patienten in Zusammenarbeit mit den Hausärzten ermittelt werden. Die Beobachtungszeit betrug zwischen 1–11 Jahre. 80% der Patienten waren postoperativ beschwerdefrei, jeweils 10% klagten über mäßige bis starke Beschwerden (Tabelle 49.1). Nur bei einem Patient wurde eine rezidivierende Divertikulitis dokumentiert, die erfolgreich konservativ behandelt wurde. Die Reoperationsrate im eigenen Patientengut betrug 8%, jedoch nicht wegen rezidivierender Divertikulitis (Tabelle 49.2).

Tabelle 49.1. Langzeitverlauf nach operativer Therapie (n=113; Follow-up 1–11 Jahre)

Beschwerden	%
Keine	80
Mäßig	10
Stark	10
Rezidivierende Divertikulitis	0,9

Tabelle 49.2. Langzeitverlauf nach operativer Therapie (n=113; Follow-up 1–11 Jahre)

Reoperation	n	%
Narbenhernie	8	7
Ileus	1	0,9
Rezidivierende Divertikulitis	0	0
Gesamt	9	8

Einfluss des proximalen Resektionsausmaßes auf die Rezidivrate

Pseudodivertikel der Darmwand können sich in jedem Abschnitt des Kolons entwickeln. Prädilektionsstelle ist das Sigma bei über 90% der Patienten. Bei 30% sind neben dem Sigma weiter proximal gelegene Kolonabschnitte bis hin zur Pandivertikulose betroffen, während Divertikel des Rektums eine Rarität darstellen. Die Divertikulitis betrifft jedoch in 95% isoliert das Sigma.

Es stellt sich die Frage, inwieweit proximal belassene Divertikel von prognostischer Bedeutung für die rezidivierende Divertikulitis sind. Basierend auf einer beobachteten Rezidivrate von knapp 8% bei belassenen Divertikeln wurde in den sechziger Jahren die Forderung nach der vollständigen Resektion auch blander Divertikel aufgestellt (Leigh et al. 1962). Wolff et al. (1984) konnten jedoch nachweisen, dass die Anzahl und Lokalisation belassener Divertikel nicht mit der Rezidivrate korreliert und das Rezidivrisiko insgesamt gering ist. Heute besteht Konsens, dass lediglich der entzündlich veränderte Darmabschnitt vollständig reseziert wird, bis eine normale Wanddicke des Kolons erreicht ist (Standards Task Force 1995). Die Resektion blander Divertikel ist nicht erforderlich. Divertikel sollten jedoch nicht in die Anastomose einbezogen werden.

Einfluss der Anastomosenhöhe auf die Rezidivrate

Die Pathogenese der Divertikulose ist multifaktoriell und letztendlich bis heute nicht exakt geklärt. Endogene und exogene Faktoren können unterschieden werden. Von entscheidender Bedeutung für die Ausbildung einer Divertikulose ist die Wandschwäche des Kolons in Kombination mit einer intraluminalen Druckerhöhung. Eine Schrittmacherfunktion kommt insbesondere dem rektosigmoidalen Übergang zu. Die so genannte rektosigmoidale Hochdruckzone kann anatomisch und funktionell definiert werden (Shafik et al. 1999; Stoss 1990). Sie entspricht anatomisch dem Bereich, in dem die Taenien des Kolons fusionieren. Dies geht mit dem Verlust der Haustrierung einher. Diese Zone ist von variabler Längenausdehnung, immer distal des Promontoriums im Bereich der peritonealen Umschlagsfalte gelegen (Stoss 1990). Funktionell erfüllt dieser Übergang eine Sphinkterfunktion (Shafik 1996). In Ruhe übersteigt der intraluminale Druck im rektosigmoidalen Übergang die Druckwerte im Rektum und Sigma. Eine Druckerhöhung im Sigma hat konsekutiv ein Absinken des Druckes in der Hochdruckzone zur Folge. Der umgekehrte Effekt tritt bei Füllung des Rektums ein (Shafik 1996).

Es kann als gesichert angesehen werden, dass die Resektion des rektosigmoidalen Übergangs die postoperative Rezidivrate der Divertikulitis signifikant beeinflusst. Benn et al. (1986) beobachteten nach kolosigmoidaler Anastomose eine Rezidivrate von 12,5%. Nach Resektion des rektosigmoidalen Übergangs mit kolorektaler Anastomose betrug die Rezidivrate lediglich 6,7%. Im Vergleich der laparoskopischen mit der offenen konventionellen Operationstechnik wurde eine Rezidivrate von 9,6% bei den konventionell operierten Patienten beobachtet. Die Anastomose wurde in dieser Gruppe überwiegend kolosigmoidal angelegt. Laparoskopisch wurde der rektosigmoidale Übergang regelhaft reseziert und kolorektal anastomosiert. Die Rezidivrate in dieser Gruppe betrug lediglich 2,7% (Bergamaschi u. Arnaud 1998). Allerdings war der Unterschied bei einer insgesamt kleinen Fallzahl nicht signifikant.

Schlussfolgerungen

Die Frage der Rezidivgefahr nach Resektion wegen Divertikulitis lässt sich aufgrund der unzureichenden Datenlage in der Literatur nur annäherungsweise beantworten. Es fehlen kontrollierte Langzeitstudien mit eindeutigen Erfolgskriterien und Zielpunkten. Die untersuchten Kollektive sind inhomogen. So wird in der Verlaufsbeobachtung nicht zwischen elektivem Eingriff und notfallmäßiger Resektion unterschieden. Mit diesen Vorbehalten erscheinen folgende Schlussfolgerungen für die Praxis begründet:

Zusammenfassend besteht nur ein geringes Risiko für die rezidivierende Divertikulitis nach operativer Therapie, wenn die Prämissen der Operationstechnik beachtet werden. Die adäquate Resektion ist gleichbedeutend mit einer Rezidivprophylaxe. Sie erfordert die vollständige Entfernung des Entzündungsherdes bis in die entzündungsfreie Kolonwand. Weiter proximal lokalisierte, blande Divertikel dürfen belassen werden. Von entscheidender Bedeutung ist die Resektion der Hochdruckzone des rektosigmoidalen Übergangs. Hierzu ist immer die Mobilisierung des Rektums erforderlich. Die Anastomose muss kolorektal angelegt werden.

Literatur

Benn PL, Wolff BG, Ilstrup DM (1986) Level of anastomosis and recurrent colonic diverticulitis. Am J Surg 151:269-271

Bergamaschi R, Arnaud JP (1998) Anastomosis level and specimen length in surgery for uncomplicated diverticulitis of the sigmoid. Surg Endosc 12:1149-1151

Breen RE, Corman ML, Robertson WG, Prager ED (1986) Are we really operating on diverticulitis? Dis Colon Rectum 2:174-176

Camilleri M, Lee JS, Viramontes B, Bharucha AE, Tangalos EG (2000) Insights into the pathophysiology and mechanisms of constipation, irritable bowel syndrome, and diverticulosis in older people. J Am Geriatr Soc 48:1142-1150

Farmakis N, Tudor RG, Keighley MRB (1994) The 5-year natural history of complicated diverticular disease. Br J Surg 81:733-735

Farthmann EH, Rückauer KD, Häring RU (2000) Evidence based surgery: diverticulitis - a surgical disease?, Langenbecks Arch Surg 385:143-151

Frizelle FA, Dominguez M, Santoro GA (1997) Management of post-operative recurrent diverticulitis: a review of the literature. J R Coll Surg Edinb 42:186-188

Larson DM, Masters SS, Spiro HM (1976) Medical and surgical therapy in diverticular disease. A comparative study. Gastroenterology 71:734-737

Leigh JE, Judd ES, Waugh JM (1962) Diverticulitis of the colon. Recurrence after apparently adequate segmental resection. Am J Surg 103:51-54

March J, Liem RKT, Byrd BG, Daniel RA (1975) One hundred conservative operations for diverticulitis of the colon. S Med J 68:133-137

Moreaux J, Vons C (1990) Elective resection for diverticular disease of the sigmoid colon. Br J Surg 77:1036-1038

Munson KD, Hensien MA, Jacob LN, Robinson AM, Liston WA (1996) Diverticulitis: a comprehensive follow-up. Dis Colon Rectum 39:318-322

Parks TG, Connell AM (1970) The outcome in 455 patients admitted for treatment of diverticular disease of the colon. Br J Surg 57:775-778

Shafik A, Doss S, Asaad S, Ali YA (1999) Rectosigmoid junction: anatomical, histological, and radiological studies with special reference to a sphincteric function. Int J Colorect Dis 14:237-244

Shafik A (1996) Sigmoido-rectal junction reflex: role in the defacation mechanism. Clin Anat 9:391-394

Standards Task Force, American Society of Colon and Rectal Surgeons (1995) Practice parameters for sigmoid diverticulitis. Dis Colon Rectum 38:125-132

Stoss F (1990) Investigations of the muscular architecture of the rectosigmoid junction in humans. Dis Colon Rectum 33:378-383

Talley NJ, O`Keefe EA, Zinsmeister AR, Melton III J (1992) Prevalence of gastrointestinal symptoms in the elderly: A population-based study. Gastroenterology 102:895-901

Thiede A (1993) Behandlung der unkomplizierten und komplizierten Divertikulitis. Chir Praxis 46:253-262

Wolff BG, Ready RL, Mac Carty RL, Dozois RR, Beart RW (1984) Influence of sigmoid resection on progression of diverticular disease of the colon. Dis Colon Rectum 27:645-647

Wychulis AR, Beahrs OH, Judd ES (1967) Surgical management of diverticulitis of the colon. Surg Clin North Am 47:961-969

50 Rezidiv nach operativer Therapie der Kolondivertikulitis – eine Nachuntersuchung

O. HANSEN, K. STERNEMANN, T. HEINZ und W. STOCK

Zusammenfassung

In einer prospektiven Studie wurden die Spätergebnisse nach standardisierter operativer Therapie der Sigmadivertikulitis mit den Zielkriterien Rezidiv, Reoperationen und Beschwerden untersucht. Die Nachuntersuchungsrate der 512 resezierten Patienten betrug 93,2%, die mittlere Nachbeobachtungszeit lag bei 68,9 Monaten. Ein Divertikulitisrezidiv trat bei keinem Patienten auf. Ein Patient wurde konservativ nach Resektion einer perforierten Divertikulitis wegen einer Divertikelblutung unter Thrombozytenaggregationshemmern behandelt. 4,8% der Patienten mussten sich wegen Narbenhernien bzw. Adhäsionen einer erneuten Operation unterziehen. 99,5% der Patienten berichten über eine signifikante Beschwerdebesserung postoperativ, jedoch lagen bei 34,2% noch leichtere unspezifische abdominelle Beschwerden (Meteorismus, Obstipationsneigung) vor.

Einleitung

Spätergebnisse nach operativer Therapie einer Sigmadivertikulitis sind in der Literatur selten oder liegen schon über 30 Jahre zurück (Parks 1969; Benn et al. 1986). In den wenigen Arbeiten sind zudem grundlegende Basisdaten wie primäres Stadium der Divertikulitis, Ausmaß der Operation und Lokalisation der Anastomose nicht vorhanden (Haglund et al. 1979; Farmakis et al. 1994; Larson et al. 1976). Auch die Zielkriterien wie Rezidiv, Rezidivoperation und Art der postoperativen Beschwerden sind oft nicht definiert. Daher kann bislang keine exakte Aussage über die Häufigkeit von Rezidiven oder einer erneuten abdominellen Symptomatik nach adäquater Divertikulitisresektion gemacht werden.

Zur weiteren Klärung der Problematik führten wir eine prospektive Nachuntersuchung unseres standardisiert in den letzten 20 Jahren operierten Patientengutes zu obigen Kriterien durch.

Methode

Die Studie wurde als prospektive Analyse mit brieflicher, persönlicher und apparativer Nachuntersuchung durchgeführt. Einschlusskriterien waren alle Patienten mit einer operativen behandelten und histologisch gesicherten Kolondivertikuli-

tis. Die minimale Nachbeobachtungszeit betrug 3 Jahre, sodass alle Patienten von 1980-1996 erfasst wurden. Ausgeschlossen waren Patienten mit simultanem Kolonkarzinom sowie die postoperativ verstorbenen Patienten. Postalisch erfolgte die Analyse mit einem standardisierten Fragebogen mit 18 Items zu abdominellen Beschwerden, der zu einem abdominellen Beschwerdescore (0-29 Punkte) zusammengefasst wurde. Dazu erfolgte eine persönliche Nachuntersuchung und bei Patienten mit Beschwerden eine Koloskopie bzw. ein Kolonkontrasteinlauf. Fragestellung:
1. Rezidivrate nach chirurgischer Therapie,
2. postoperative Beschwerden mittels Score.

Die Operationstechnik aller Patienten war standardisiert: Es erfolgte jeweils die Resektion der Divertikulitis oralwärts bis ins makroskopisch entzündungsfreie und nicht mehr spastische Kolonsegment. Das oralwärts zur Anastomose geeignete Kolonsegment musste mühelos mit einem 31 mm Bougie passierbar sein. Die aborale Resektion wurde in allen Fällen über den rektosigmoidalen Übergang hinaus durchgeführt, sodass die Anastomose immer im oberen Rektum erfolgen konnte.

Ergebnisse

Von 1980-1996 wurden 554 Patienten an einer Sigmadivertikulitis operiert (85,4% elektiv, 14,6% als Notfall). 27 Patienten wurden bei simultanem Kolonkarzinom ausgeschlossen. 15 Patienten verstarben postoperativ. Von diesen 512 Patienten konnten 35 (6,8%) nicht mehr erreicht werden, die Nachuntersuchungsrate betrug so 93,2%. Die mediane Nachuntersuchungszeit betrug 68,9 Monate (64,1-73,7 Monate; 95% KI) Das mittlere Alter der Patienten zum Zeitpunkt der Nachuntersuchung lag bei 68,3 Jahren. Die Stadienverteilung der Divertikulitis ist in Tabelle 50.1 dargestellt.

Ein operationsbedürftiges Rezidiv trat bei keinem Patienten auf. Ein Patient entwickelte zweimal in 3 Jahren eine transfusionspflichtige Divertikelblutung nach Dauertherapie von Thrombozytenaggregationshemmern und nichtsteroidaler Antirheumatika. Unter konservativer Therapie sistierten nach Absetzen der Medikation die Blutungen, koloskopisch und im Kolonkontrasteinlauf ließen sich 7 reizlose Restdivertikel ohne Entzündungszeichen nachweisen. Ein erneutes

Tabelle 50.1. Divertikulitisstadienverteilung der nachuntersuchten Patienten (n=512)

Stadium		[%]
0	Divertikulose	0
I	Blande Divertikulitis	0
II	Akute Divertikulitis	81,8
II a	Phlegmone	16,2
II b	Abszess	65,6
III	Chronisch-rezidivierende Divertikulitis	12,4
IV	Freie Perforation	5,8

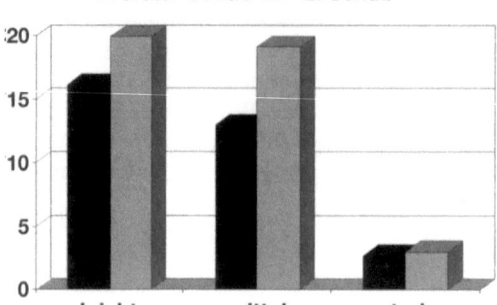

Abb. 50.1. Beschwerdescore nach Divertikulitisoperation in Abhängigkeit zur Anzahl der entzündlichen Schübe (in Prozent, p=0,04)

Auftreten eines divertikulitischen Schubes wurde von keinem Patienten berichtet. 4,8% der Patienten mussten sich im weiteren Verlauf einer erneuten abdominellen Operation wegen eines Narbenbruches bzw. wegen Adhäsionen unterziehen.

In der standardisierten Befragung äußerten 65,7% der Patienten Beschwerdefreiheit. Die übrigen Patienten äußerten noch Restbeschwerden oder neu aufgetretene Beschwerden im Abdomen. Dabei handelte es sich im Wesentlichen um Stuhlunregelmäßigkeiten, Meteorismus und abdominelle Schmerzen. Zur Quantifizierung wurden die Beschwerden nach Schweregrad einem Punktescore zugeordnet. 13,9% hatten leichte Beschwerden, 17,6% mittelschwere und 2,9% starke Beschwerden. Es gab keinen signifikanten Unterschied bei der Stärke der Beschwerden zwischen Notfallpatienten und elektiven Patienten. In den Einzelbeschwerden (z. B. Obstipation, Meteorismus, Schmerzen) zeigte sich ebenfalls keine Differenz zwischen Notfall- oder elektiven Patienten. Es zeigte sich jedoch eine signifikant stärkere Beschwerdesymptomatik der nach dem zweiten (oder jedem weiteren) Divertikulitisschub (n=236) operierten Patienten, verglichen mit den nach dem ersten Schub (n=146) operierten Patienten (Abb. 50.1).

Die apparativen Untersuchungen (Koloskopie, Kolonkontrasteinlauf) zeigten bei den Patienten mit bestehenden funktionellen Restbeschwerden keinen pathologischen Befund außer einer reizlosen Divertikulose in 12%. 99,5% der Patienten berichteten postoperativ über eine deutliche Beschwerdebesserung bzw. Beschwerdefreiheit im Vergleich zum präoperativen Befund. Nur zwei im Notfall operierte Patienten gaben postoperativ stärkere Beschwerden an.

Diskussion

Das Krankheitsbild der Divertikulitis zeigt eine enorme Bandbreite – sowohl in der Ausprägung der Entzündung mit Einbeziehung von Nachbarorganen als auch in der subjektiven Empfindung der Patienten in Bezug auf die resultierenden Beschwerden. Daher ist die Einschätzung des Therapieerfolges von konservativer oder operativer Therapie bislang nur mit »weichen« Daten in der Literatur belegt. Zudem liegen die am häufigsten zitierten Arbeiten 20–30 Jahre zurück und weisen methodentechnisch nur einen EBM-Grad von 4–5 auf (Parks 1969; Benn et al.

1986; Larson et al. 1976). Das einzige harte Kriterium ist das erneute Auftreten einer Divertikulitis mit nachfolgender konservativer oder operativer Behandlung. So existieren nur 4 Studien mit ausreichender Patientenzahl (>70) und adäquater Methodik in der Literatur der letzten 20 Jahren (Benn et al. 1986; Moreaux 1992; Farmakis et al. 1994; Bergamaschi et al. 1998). Bei diesen Autoren liegt das erneute Auftreten einer Divertikulitis postoperativ zwischen 2 und 10%, eine erneute Resektion wegen dieser Rezidivdivertikulitis wird zwischen 0 und 2,2% angegeben. Auffallend ist die Tatsache, dass sowohl von Benn als auch von Bergamaschi die Höhe der Anastomose als wesentliches Kriterium für eine Rezidivdivertikulitis erkannt worden ist. Beide Autoren fanden bei Anastomosen im Sigma enorm hohe Rezidivraten von 10–12,5%, während bei Anastomosen im Rektum nach Resektion der rektosigmoidalen Hochdruckzone die Rezidivhäufigkeit signifikant bis um Faktor 4 geringer waren (Benn et al. 1986; Bergamaschi et al. 1998). Dies sehen wir als Bestätigung für unsere seit 20 Jahren standardisierte Operationstechnik mit regelhafter Anastomose im oberen Rektum. Neben dem ausreichend weiten Darmlumen zur Anastomosierung ist hier der wesentliche Effekt unserer guten Langzeitergebnisse zu sehen.

Trotz der guten Ergebnisse in Bezug auf das Rezidiv berichten ca. 35% der Patienten über meist leichtere abdominelle Beschwerden. Die Zuordnung dieser Beschwerden ist schwierig und nur selten eindeutig als Operationsfolge zu definieren. Meist fallen die Beschwerden in den Symptomkomplex des Colon irritabile (»irritable bowel syndrom«, IBS) bzw. funktioneller Darmbeschwerden (»functional gastrointestinal disorder«, FGD), die nach neuesten Feldstudien auch bei nichtoperierten Patienten in Mitteleuropa in ca. 30% auftreten (Agreus 1998). Ein Zusammenhang mit der Operation ist also eher unwahrscheinlich.

Signifikante Unterschiede zeigten sich jedoch zwischen den Patienten, die bereits im ersten Schub ihrer Divertikulitis wegen eines erheblichen entzündlichen Befundes operiert werden mussten, und den Patienten mit 2 oder mehr Schüben. Hier fand sich in unserer Nachuntersuchung ein signifikant höherer Anteil von Patienten mit mittleren und stärkeren Beschwerden nach chronisch rezidivierendem Verlauf der Divertikulitis als Zeichen für die Schädigung des Restkolons bei diesem chronischem Verlaufsbild.

Schlussfolgerung

Erneute Kolonresektionen bei einem Divertikulitisrezidiv treten nach adäquater operativer Technik und ausreichendem Ausmaß der Resektion nicht auf.

Bei 99,5% der Patienten kam es postoperativ zu einer Besserung der Beschwerden. Ein Drittel der Patienten entwickelt im Verlauf eine leichte Symptomatik von funktionellen gastrointestinalen Beschwerden ohne morphologisch fassbares Korrelat.

Diese Beschwerdesymptomatik ist nach Operationen von Patienten mit dem ersten Divertikulitisschub gering, nach jedem weiteren Divertikulitisschub kommt es zu einer signifikanten Zunahme der Beschwerden als Zeichen der generalisierten chronischen Kolonschädigung.

Literatur

Benn PL, Wolff BG, Ilstrup DM (1986) Level of anastomosis and recurrent colonic diverticulitis Am J Surg 151(2):269–271

Bergamaschi R, Arnaud JP (1998) Anastomosis level and specimen length in surgery for uncomplicated diverticulitis of the sigmoid. Surg Endosc 12:1149–1151

Agreus L (1998) The epidemiology of functional gastrointestinal disorders. Eur J Surg [Suppl] 583:60–66

Moreaux J (1992) Sigmoid diverticular diseases: surgical treatment. Ann Gastroenterol Hepatol 28(3):141–144

Larson DM, Masters SS, Spiro HM (1976) Medical and surgical therapy in divertiucular disease: a comparative study. Gastroenterology 71:734–738

Haglund U, Hellberg R, Johnsen C, Hulten L (1979) Complicated diverticular disease of the sigmoid colon. Ann Chir Gyn 68:412–46

Farmakis N, Tudor RG, Keighley MRB (1994) The 5-year natural history of complicated diverticular disease. Br J Surg 81:733–735

Parks TG (1969) Natural history of diverticular disease of the colon. A review. Br Med J 4:639–645

51 Incidence and Prevention of Adhesions after Surgical Treatment or Diverticular Disease

J. JEEKEL

Introduction

Adhesions are common after abdominal surgery and occur in 90 to 100% (Luijendijk et al. 2000) of patients after laparotomy. Most intra-abdominal adhesions are a-symptomatic but adhesions can cause serious abdominal complications like intestinal obstruction, infertility and less serious complications like chronic abdominal pain and complications of subsequent open laparotomy like inadvertent enterotomy.

Two large cohort studies have been performed studying the complications after open abdominal surgery. One study of Beck et al. (1999) in 18,912 patients with an abdominal procedure with two year follow-up data indicated that within two years 14% of the patients had obstructions, 2.6% required adhesiolysis for obstructions and 12.9% of the patients underwent additional open colorectal or general surgery. After operations of rectum, rectosigmoid and perirectal tissue, 15% of patients had obstructions and 5% required adhesiolysis for obstructions (Luijendijk et al. 2000). This high complication rate is confirmed in the study from Ellis et al. (1999). In this study the data from the Scottish National Health Service were used of patients who underwent open abdominal surgery in 1986. These patients were followed for 10 years. 29,790 patients had open surgery and were analysed. Overall 35% of these patients were re-admitted over a 10-years' period for disorders directly or possibly related to adhesions. 5.7% of all the admissions were classified as being directly related to adhesions. Mid-gut and hindgut surgery had the highest percentage of re-admissions directly related to adhesions (7.3%). These data show that impressive complications are caused by adhesions. After total colectomy and ileal-pouch reconstruction reported a 25% incidence of small-bowel obstruction in a series of 1005 cases.

We may consider intra-abdominal postoperative adhesions as the most frequent long-term complication of the surgeon. Prevention of adhesions is therefore of most importance especially in case a high incidence of adhesiolysis is expected, as for example in operations for colon and rectum and in case of infection. Hence in case of sigmoiditis one might expect a high complication rate of adhesions as dense and large amounts of adhesions may be formed. Although adhesiolysis procedures may be effective, a substantial proportion of lysed adhesions reform. Considering the prognosis of patients with operations for sigmoiditis or sigmoid perforations the use of preventive anti-adhesion measures seems appropriate in these cases. For this reason we studied a new device, Seprafilm™ a bioresorbable membrane, which has experimentally proven efficacious reducing the extent and severity of postoperative adhesion formation.

Prevention of postoperative abdominal adhesions

The formation of intra-abdominal adhesion starts with trauma and damage of the peritoneum and the ensuing inflammatory response intended to repair the mesothelial surface. Re-generation of damaged peritoneum is possible and may be completed within 7 days after surgical trauma. Extensive research has been applied to study potential preventive treatments. A number of agents have been studied, but so far the most promising is Seprafilm™, a bioresorbable membrane composed of sodium hyaluronate and carboxymethylcellulose. Hyaluronate is a natural occurring glycosaminoglycan found in connective tissue and synovial fluid. Experimental work suggests that the Seprafilm™ functions as a physical barrier on a temporary basis separating the cerosal tissues during this inflammatory response phase, thus preventing the formation of adhesions. Resorption of the biodegradable membrane starts after 7 days. In animal studies it has been shown that Seprafilm™ does reduce the incidence and severity of intra-abdominal adhesions.

Prospective randomised clinical studies evaluating the effect of Seprafilm™

In a prospective randomised clinical trial Becker et al. (1966) assessed the value of Seprafilm™ in reducing the incidence and severity of adhesions in patients undergoing colectomy and ileal-pouch-anal anastomosis with diverting loop ileostomy. Adhesion formation was evaluated at consequent ileostomy closure allowing laparoscopic evaluation of formed adhesion. In this study 183 patients were accrued with ulcerative colitis or familial polyposis who were scheduled for colectomy and ileal pouch anastomosis with ileostomy. The Seprafilm™ membrane was placed under the midline incision and at ileostomy closure the incidence and severity of adhesion formation was evaluated under the mid-line laparotomy. Only 5 of the 90 control patients had no adhesions under the midline versus 43 patients of the 85 patients receiving the Seprafilm™ membrane. This was a very significant difference.

Dense adhesions were observed in 58% of the 90 control patients but in only 15% of the 85 patients receiving the Seprafilm™. This study for the first time proved in a prospective randomised study that adhesions can be prevented in a very large percentage of patients using a membrane as a barrier. The disadvantage of the Seprafilm™ membrane is that the application under the midline before closure of the midline abdominal wall is difficult.

A second prospective randomised study was performed in Rotterdam in which Seprafilm™ was applied in the pelvic area and under the midline incision in patients with a Hartmann's procedure with second stage restoration of the continuity of the colon. In 8 participating hospitals the study was performed. Patients requiring a Hartmann's procedure for diverticulitis or obstruction of the rectosigmoid were randomised to receive Seprafilm™ or serve as a control. This model was chosen in order to allow evaluation of adhesion formation in a second stage procedure. It is well known that adhesion formation in the pelvic area after Hartmann's procedures is a problem at second stage surgery and particularly the severity of the adhesions between small-bowel and pelvic area may be such that at re-exploration the serosa of the small-bowel of the whole bowel may be damaged and a perforation may occur. Evaluation of adhesions was performed during surgery for closure of the colostomy and re-anastomosis of the rectal stump. The evaluation of incidence extent and type of adhesions was performed by laparoscopy. After excision of the colostomy in the abdominal wall, the trocar was inserted in the colostomy opening after partial closure. Adhesions at midline incision were identified and incidence and severity scored between abdominal wall and omentum or bowel.

The type of adhesions was determined according to Zühlke. Within the pelvic area the severity and incidence of adhesion was again evaluated by laparoscopy and assessed by the percentage of adhesion covering the area. The severity score of formation of adhesions was calculated by multiplying the extent and type of adhesions for both locations. In this prospective randomised study 71 patients were randomised. It appeared that the severity score for the midline incision was 14 for the Seprafilm™ group and 53 for control group. The severity score in the pelvis was zero in the Seprafilm™ group and 5 in the control group. Thus the severity of adhesions was significantly less in the group of patients that received Seprafilm™ compared to the group of patients that served as controls. We could not confirm the data of Becker describing a significant decrease in the incidence of adhesions as well. A possible explanation for this discrepancy is that in the study of Becker peritonitis was not present in any patients whereas in our study 42 suffered from peritonitis. Peritonitis is known to promote the formation of adhesions. It may be extremely difficult to lower the incidence of adhesions in case of peritonitis.

Conclusion

Although the results with Seprafilm™ are very positive not all adhesions can be prevented and the morbidity may depend on just one persisting adhesion. Furthermore application of the Seprafilm™ is difficult under the midline incision. It is easier in the pelvic area. The membrane can be cut into two or three pieces when positioning it in the pelvis. Dislocation of the Seprafilm™ membrane is possible after application particularly behind the midline incision when closing the abdominal wall. Devices that are easier to handle are preferred and should be developed. At this moment it is advisable to use Seprafilm™ as an anti-adhesive agent particularly after surgery in which adhesion formation is anticipated as in colorectal surgery and surgery for infectious bowel disease.

References

Luijendijk RW, Hop WCJ, Van den Tol MP et al. (2000) A comparison of suture repair with mesh repair for incisional hernia. NEJM 343–346: 392–398.

Beck DE, Opelka FG, Bailey HR, Rauh SM, Pashos CL (1999) Incidence of small-bowel obstruction and adhesiolysis after open colorectal and general surgery. Dis Colon Rectum 42(2):241–247

Ellis H, Moran BJ, Thompson JN et al. (1999) Adhesion-related re-admissions after abdominal and pelvic surgery: a retrospective cohort study. The Lancet 353:1476–1480

Becker et al. (1966) Prevention of postoperative abdominal adhesions by a sodium hyaluronate-based bioresorbable membrane: a prospective, randomized, double-blind multicenter study. J Am Coll Surg 183:297–306

52 Postoperative Komplikationen bei Divertikulitis

J.-P. Ritz und H.J. Buhr

Zusammenfassung

Postoperative Komplikationen spielen unabhängig vom operativen Zugangsweg eine wichtige Rolle in der Behandlung der Divertikelkrankheit. Schwerwiegende Komplikationen treten in etwa 5% der Patienten auf, die postoperative Letalität beträgt etwa 1–3%. Ziel der vorliegenden Arbeit ist es, die wesentlichen Einflussfaktoren auf die postoperative Morbiditäts- und Mortalitätsrate bei der Divertikulitis aufzuzeigen, um eine Möglichkeit zu haben, den postoperativen Verlauf für den Patienten durch Kenntnis dieser Faktoren positiv zu beeinflussen. Wesentlichen Einfluss auf den postoperativen Verlauf nach einer Divertikulitisoperation haben patientenabhängige Faktoren, das Ausmaß der Erkrankung, der operative Zugangsweg, die Anastomosentechnik und operateurabhängige Faktoren.

Patientenabhängige Faktoren sowie das Ausmaß der Schwere der Erkrankung beeinflussen den postoperativen Verlauf nach Divertikulitis negativ. Beide Faktoren sind jedoch durch den behandelnden Chirurgen nur bedingt beeinflussbar. Dagegen sind Faktoren wie der Zugangsweg, die Art der Anastomosentechnik und die Operateurabhängigkeit Punkte, die der Chirurg positiv für den Patienten und seinem postoperativen Verlauf beeinflussen kann. Hierbei sollte in der Wahl des Zugangsweges das laparoskopische Vorgehen als Routinevorgehen in der unkomplizierten Divertikulitis gewählt werden, da dies bei gleicher Komplikationsrate ein hohes Maß an postoperativer Lebensqualität bietet. In den komplizierten perforierten Stadien auch mit generalisierter Peritonitis sollte im Hinblick auf die Anastomosentechnik stets ein einzeitiges Vorgehen angestrebt werden, da dies mit einer signifikant niedrigeren Komplikationsrate behaftet ist. Hierbei ist ein laparoskopischer Zugangsweg nicht empfehlenswert. Die Erfahrung des Operateurs schließlich ist nur bedingt beeinflussbar. Man sollte jedoch die laparoskopische Sigmaresektion nicht als laparoskopische Anfängeroperation wählen und den Eingriff nur unter Anleitung eines erfahrenen Operateurs durchführen.

Einleitung

Die Divertikulose des Dickdarms gehört zu den häufigsten Erkrankungen des Kolons in den Industrieländern mit steigender Inzidenz und wachsender Prävalenz. Vor diesem Hintergrund führt die Erkrankung sowie deren adäquate Therapie immer wieder zu interdisziplinären Diskussionen zwischen Gastroenterologen, Viszeralchirurgen und interventionell tätigen Radiologen. Nach Angaben der Kassenärztlichen Vereinigungen findet sich mit Einführung der laparoskopischen Chirurgie zusätzlich eine ansteigende Häufigkeit an operativen Interventionen.

1849 wurde die Divertikulose des Kolons erstmals durch Cruveilhier beschrieben, wobei damals noch auf ihre große Seltenheit hingewiesen wurde. Als relativ häufige Divertikelkrankheit wurde die Erkrankung und ihre Komplikationen erst in den 30er-Jahren dieses Jahrhunderts erkannt. Inzwischen ist sie als Zivilisationskrankheit der meisten westlichen Länder zur häufigsten Erkrankung des Dickdarms geworden, die allein in den USA mit über 7 Mio. Divertikuloseträgern und etwa 1,5 Mio. Divertikulosekranken einhergeht. Von den Patienten, die eine Sigmadivertikelkrankheit erleiden, werden etwa 10–20% im Laufe ihrer Erkrankung operiert. Die steigende Operationsinzidenz der Sigmadivertikulitis spiegelt sich auch in einem aktuellen Überblick über Publikationen zum Thema Sigmadivertikulitis in den Jahren 1990 bis 2001 in Medline wider. Hier steigt die Zahl der Publikationen zu diesem Thema kontinuierlich an. Verursacht wird dies im Wesentlichen durch Publikationen zur laparoskopischen Sigmaresektion. Dagegen ist die Zahl der Publikationen, die sich mit den postoperativen Komplikationen bei Divertikulitis beschäftigen, während des letzten Jahrzehnts gleich bleibend niedrig.

Dies legt die Frage nahe, welche Rolle postoperative Komplikationen bei der Divertikulitis heutzutage noch spielen und ob durch die Einführung der laparoskopischen Chirurgie die Komplikationen der Erkrankung vernachlässigbar geworden sind. Ein Überblick über die tatsächliche Zahl der postoperativen Komplikationen gibt Tabelle 52.1. Diese Studien zeigen, dass die Gesamtkomplikationsrate nach Divertikulitis zwischen 17 und 26% beträgt. Dieser hohe Anteil an Komplikationen wird im Wesentlichen durch Minorkomplikationen wie lokale Wundinfekte, Abszesse oder postoperative Darmatonien verursacht. Schwerwiegende Komplikationen wie eine Nahtinsuffizienz oder postoperative Nachblutungen treten dagegen lediglich in etwa 5% der Patienten auf. Bei der Divertikulitis ist mit einer postoperativen Mortalität zwischen 1 und 3% zu rechnen. Ziel der vorliegenden Arbeit soll es sein, die wesentlichen Einflussfaktoren auf die postoperative Morbiditäts- und Mortalitätsrate bei der Divertikulitis aufzuzeigen, um eine Möglichkeit zu haben, den postoperativen Verlauf für den Pa-

Tabelle 52.1. Übersicht über die postoperativen Komplikationen nach konventioneller und laparoskopischer Sigmaresektion bei Sigmadivertikulitis

	Siewert et al. (1995) n=204	Köckerling et al. (1999) n=282	Schmedt et al. (2000) n=445
Insuffizienz	2,9	3,9	0,9
Nachblutung	2,4	2,5	1,8
Ileus	0,5	0,4	4,5
Wundinfekt	13,8	3,6	8,6
Kardiopulmonal	7,8	2,8	2,7
Thromboembolie	2,0	k. A.	1,1
Kompl. gesamt	26,0	17,0	26,5
Mortalität gesamt	3,4	1,1	1,6

> **Potentielle Einflussfaktoren auf den postoperativen Verlauf nach Divertikulitis**
>
> - Patientenabhängige Faktoren
> - Ausmaß der Erkrankung
> - Operativer Zugangsweg
> - Anastomosentechnik
> - Operateurabhängige Faktoren

tienten durch Kenntnis dieser Faktoren positiv zu beeinflussen und die Komplikationsrate zu senken.

Einen wesentlichen Einfluss auf den postoperativen Verlauf nach einer Divertikulitisoperation haben fünf Faktoren (s. Übersicht).

Im Folgenden soll jeder dieser einzelnen Punkte auf seinen potentiellen Einfluss im postoperativen Verlauf nach Divertikulitis überprüft und dargestellt werden.

Patientenabhängige Faktoren

Eine Vielzahl von patientenabhängigen Faktoren könnten theoretisch den postoperativen Verlauf nach Divertikulitis beeinflussen. Leider finden sich in der Literatur nur wenige Hinweise, die den Einfluss solcher Faktoren untersuchen. In Betracht kommt: das Geschlecht des Patienten, das Alter, das Gewicht sowie die Anzahl an Vorerkrankungen. Eine prospektive Analyse zu diesem Thema findet sich in einer Publikation von Schlachta et al. (2000b), der an 416 laparoskopischen kolorektalen Resektionen den Einfluss patientenabhängiger Faktoren auf den postoperativen Verlauf untersucht hat. In seinen Untersuchungen zeigte sich, dass übergewichtige Patienten und Patienten mit multiplen Vorerkrankungen eine signifikant längere Operationszeit sowie eine höhere Konversionsrate zum offenen Vorgehen aufwiesen, als Patienten ohne diese Risikofaktoren. Dagegen wiesen Patienten mit einem höheren Alter eine erhöhte Komplikationsrate und damit einhergehend eine längere Liegedauer auf als die jüngeren Patienten des gleichen Krankengutes. Kein Faktor beeinflusste signifikant das Risiko intraoperativer Komplikationen.

Ausmaß der Erkrankung

Während die Mehrzahl der Patienten mit einer Divertikulose des Sigmas asymptomatisch bleiben, entwickeln etwa 20% der Patienten eine so genannte Sigmadivertikelkrankheit. Diese Divertikelkrankheit geht typischerweise einher mit in Schüben verlaufenden lokalen Unterbauchschmerzen sowie einer lokalen phlegmonösen Peridivertikulitis, zunächst ohne Zeichen einer Perforation. Begleitet wird die Erkrankung dabei von allgemeinen Entzündungsparametern wie Fieber, Leukozytose und CRP-Erhöhung. Während die blande lokalisierte Divertikelkrankheit in der Regel durch konservative Maßnahmen auch auf längere Zeit gut

Tabelle 52.2. Überblick über die postoperativen Komplikationsraten nach Sigmaresektion unter Berücksichtigung des Ausmaßes der Erkrankung (Unkompliziert vs. perforiert; L Lap; O offen)

Autor	Patienten [n]	Morbidität [%] Unkompliziert	Perforiert	Mortalität [%] Unkompliziert	Perforiert
Siewert (1995; O)	204	18,5	37,1	0	10
Schlachta (1999; L)	397	19	21	0	0
Köckerling (1999; L)	282	14,8	29,9	0,9	2,2
UKBF (2000; LO)	248	17,3	35,7	0	3,7
Gesamt	1131	17,4	30,9	0,2	3,9

kontrolliert werden kann, werden nach konservativer Behandlung der phlegmonösen Divertikulitis mit Peridivertikulitis relativ hohe Rezidivraten beobachtet, weshalb diese Patienten üblicherweise nach dem zweiten Schub ihrer Erkrankung einer operativen Intervention anempfohlen werden. Zu unterscheiden von diesen unkomplizierten Formen ist bei Fortschreiten der Entzündung die Perikolitis mit Ausbildung von Komplikationen wie gedeckter oder freier Perforation, Abszessbildung, Peritonitis, Fistelbildung, Stenosebildung oder Blutung. In diesen Stadien der Erkrankung gilt grundsätzlich eine Indikation zur operativen Therapie, die nach Möglichkeit als frühelektive Operation erfolgen sollte.

Betrachtet man die Morbidität- und Mortalität der unkomplizierten und komplizierten Form der Divertikulitis, findet sich übereinstimmend in den Studien unabhängig vom Zugangsweg eine deutlich erhöhte Komplikationsrate der Patienten in den komplizierten Stadien. Tabelle 52.2 gibt einen Überblick über 1131 Patienten, die aufgrund einer Sigmadivertikulitis operiert wurden und zeigt die Komplikationsrate in Abhängigkeit von der Verlaufsform der Erkrankung. Es zeigt sich hier in den unkomplizierten Stadien eine Morbidität von 17,4%, in den perforierten Stadien eine Morbidität von 30,9%. Gleichzeitig finden sich in der Mortalität mit 0,2% in den unkomplizierten Stadien und 3,9% in den perforierten Stadien deutliche Unterschiede.

Will man die Bedeutung der Perforation auf dem postoperativen Verlauf genauer betrachten, ist es elementar, das Stadium der perforierten Divertikulitis weiter zu unterteilen. Hier bietet sich die Klassifikation von Hinchey aus dem Jahre 1978 an, der die perforierte Divertikulitis in 4 Stadien unterteilt hat. Er unterscheidet ein Stadium I mit einer perikolisch auf das Mesokolon beschränkten Eiteransammlung. Im Stadium II findet sich ein abgekapselter Abszess im Unterbauch. Die Stadien III und IV dagegen kennzeichnen die generalisierten Formen der Erkrankungen mit einer eitrigen (Stadium III) bzw. kotigen Peritonitis (Stadium IV). Betrachtet man nun die Komplikationsraten postoperativ, aufgeteilt nach den Schweregraden der Perforation, so stellt sich heraus, dass die Problematik der Erkrankung naturgemäß in den fortgeschrittenen Stadien III und IV liegt. Einen Überblick über 1179 Patienten nach Sigmadivertikulitisoperation zeigt eine Morbidität von 31,9% in den Hinchey-I- und -II-Stadien verglichen mit 44,5% in den Hinchey-III- und -IV-Stadien. Die gleiche Übersicht kennzeichnet die Ursache der erhöhten Mortalität in den Hinchey-III- und -IV-Stadien, die mit 21,7% 7fach höher ist, als in den Hinchey-I- und -II-Stadien mit 3,2% (Tabelle 52.3).

Tabelle 52.3. Überblick über die postoperativen Komplikationsraten nach Sigmaresektion unter Berücksichtigung der Perforationsstadien (*L* Lap, *O* offen)

Autor	Patienten [n]	Morbidität [%] Hinchey I/II	Hinchey III/IV	Mortalität [%] Hinchey I/II	Hinchey III
Siewert (1995; O)	204	32,2	42,9	3,1	21,4
Köckerling (1999; L)	282	36,6	50	5,5	k. A.
Schmedt 2000; O)	445	29,0	39,1	1,2	21,5
UKBF (2000; LO)	248	30,4	46,2	3,2	22,3
Gesamt	1179	31,9	44,5	3,2	21,7

Vargas (2000) zeigte, dass die Operationsdauer bei unkomplizierter Divertikulitis im Median 150 min betrug, während sie bei den komplizierten Formen mit 182 min im Schnitt eine halbe Stunde länger war. Gleichzeitig verlängerte sich der durchschnittliche postoperative stationäre Aufenthalt von 4,2 auf 6,8 Tage. Die Untersuchungen zeigen, dass die Formen der komplizierten Divertikulitis eine erhöhte Morbidität und Mortalität aufweisen und technisch anspruchsvoller zu operieren sind. Dies ist jedoch in erster Linie durch Patienten aus den fortgeschrittenen Hinchey-Stadien III und IV mit Zeichen der generalisierten Peritonitis verursacht.

Zugangsweg

Die offene Laparotomie über einen medianen oder pararektalen Schnitt galt bis Anfang der 90er-Jahre als der einzig mögliche und damit der Standardzugang für Patienten, die sich einer Operation aufgrund einer Sigmadivertikulitis unterziehen mussten. Mit der Entwicklung der laparoskopischen Chirurgie wurden auch bald laparoskopische kolorektale Eingriffe durchgeführt. Während dieser Zugangsweg für maligne kolorektale Eingriffe noch immer umstritten ist, gilt die laparoskopische oder laparoskopisch-assistierte Sigmaresektion mittlerweile als das Standardvorgehen für Patienten mit einer Sigmadivertikulitis. Die Gründe hierfür liegen in erster Linie in postoperativen patientenbezogenen Vorteilen. Neben dem durch die geringere Länge der Hautinzisionen verursachten niedrigeren postoperativen Analgetikabedarf führen eine Vielzahl von Studien die raschere Mobilisation sowie den rascheren enteralen Kostaufbau und die frühzeitigere Wiederaufnahme der Darmtätigkeit als Vorteile der laparoskopischen Chirurgie an. Als Nachteile werden dagegen die längere Operationsdauer, der technisch anspruchsvollere Eingriff mit einer langen Lernphase und die hohen Kosten durch spezielle laparoskopische Instrumente angeführt. Betrachtet man die postoperativen Komplikationsraten nach offener und laparoskopischer Sigmaresektion, können insgesamt nur wenig Unterschiede dargestellt werden. Randomisierte Studien zur Beantwortung dieser Fragestellung liegen nicht vor. Erwähnung finden müssen jedoch drei vergleichende Studien mit historischen bzw. prospektiven Vergleichsgruppen aus den letzten drei Jahren. Diese konnten an insgesamt 165 Patienten keine signifikanten Unterschiede zwischen der offenen und laparoskopischen Chirurgie nach Sigmaresektion feststellen. Hier bleibt damit festzuhalten, dass der offene wie der laparoskopische Zugang eine vergleichbare Morbidität und Mortalität aufweisen. Der laparoskopische Zugangsweg bietet dem Patienten jedoch eine Vielzahl von positiven Faktoren. Eine abschließende Beantwortung dieser Frage durch randomisierte Studien steht allerdings aus. Wichtig ist in diesem Zusammenhang zusätzlich die Frage, in welchem Stadium der Erkrankung eine laparoskopische Sigmaresektion erfolgen soll. Die überwiegende Mehrzahl der bisher vorliegenden Studien beschränkt sich dabei auf ein Vorgehen in den Stadien der unkomplizierten Divertikulitis. In unserem eigenen Krankengut konnten wir zeigen, dass nach laparoskopisch assistierter Sigmaresektion in Stadien der komplizierten Divertikulitis eine signifikant längere Operationsdauer, eine höhere Konversionsrate und eine höhere Komplikationsrate mit verlängerter Liegedauer zu verzeichnen ist. Dagegen gelten die Stadien der generalisierten Peritonitis (Stadium Hinchey III und IV) allgemein als nicht indiziert für ein laparoskopisches Vorgehen, da hier die Schwere des Krankheitsbildes und die Lebensbedrohlichkeit der Erkrankung im Vordergrund stehen und Faktoren der postoperativen Lebensqualität eine untergeordnete Rolle spielen.

Anastomosentechnik

Ziel der Behandlung der akuten Divertikulitis ist die Fokussanierung, d.h. die Resektion des entzündlich veränderten Darmabschnittes. Die Vorgehensweise zur Entfernung der Entzündung hat sich dabei während der letzten Jahrzehnte deutlich gewandelt. Bis Mitte des Jahrhunderts galt ein dreizeitiges Vorgehen als Standardverfahren zur Behandlung der Divertikulitis. Hierbei wurde zunächst ein vorgeschaltetes Kolostoma angelegt und ein eventuell vorhandener Abszess drainiert, in der zweiten Sitzung schließlich der entzündete Darmabschnitt reseziert und in einer dritten Operation das Stoma zurückverlegt. Aufgrund der hohen Morbidität und Mortalität dieses Vorgehens gilt ein dreizeitiges Vorgehen heutzutage als obsolet. Weite Verbreitung dagegen findet immer noch das zweizeitige Vorgehen, vorwiegend in den Stadien der komplizierten perforierten Divertikulitis. Hierbei wird im Sinne einer Hartmann-Operation zunächst der entzündliche Darmabschnitt reseziert und eine Diskontinuitätsresektion vorgenommen. In der zweiten operativen Sitzung erfolgt dann die Wiederherstellung der Darmkontinuität. Auch dieses Verfahren ist aufgrund des negativ selektionierten Patientengutes mit einer Morbidität zwischen 63 und 69% und einer Mortalität von 10–28% behaftet. Wesentliches Kriterium gegen ein zweizeitiges Vorgehen ist weiterhin, dass nur bei maximal 60–70% der Patienten tatsächlich eine Kontinuitätswiederherstellung in einem zweiten Eingriff vorgenommen wird und dass dieser Eingriff mit einer eigenständigen Morbidität und Mortalität vergesellschaftet ist. Das Verfahren der Wahl bei der akuten Divertikulitis ist daher heutzutage die primäre Resektion mit gleichzeitiger Wiederherstellung der Darmkontinuität durch eine End-zu-End-Anastomose. Dies setzt jedoch die intensive postoperative Überwachung des Patienten voraus, der bei Verdacht auf eine Anastomoseninsuffizienz frühzeitig einer weitergehenden Diagnostik und ggf. Therapie zugeführt werden muss. Das einzeitige Vorgehen ist selbst in den Stadien der perforierten Divertikulitis mit generalisierter Peritonitis von Vorteil.

In einer randomisierten Multicenterstudie an 105 Patienten konnten Zeitoun et al. (2000) zeigen, dass die Morbidität nach einzeitiger Resektion mit 38,2% signifikant niedriger war als nach zweizeitiger Resektion (79,5%).

Ein weiterer Faktor, der im Hinblick auf postoperative Komplikationen nach Divertikulitisoperationen immer wieder Beachtung findet, ist das Durchführen einer Anastomose durch Handnaht oder mit Hilfe eines Klammernahtgerätes. Daten aus einer Metaanalyse an 2256 Patienten in 17 randomisierten Studien konnten zwischen beiden Nahttechniken keine Unterschiede bezüglich der Anastomoseninsuffizienz, Wundinfektionsrate und Mortalität aufzeigen. Dagegen fanden sich bei den Patienten mit Stapler-Anastomosen signifikant häufiger technische Probleme und postoperative Stenosenstrikturen (3,8% vs. 10,9%).

Hinsichtlich des Einflussfaktors Anastomosentechnik nach Divertikulitisoperation ist daher festzustellen, dass einer einzeitigen Resektion im Hinblick auf das Ziel niedrigerer Komplikationsraten der Vorzug gegeben werden sollte. Die Nahttechnik ist dabei freigestellt, wenn man die erhöhte Strikturenrate nach Stapler-Anastomosen berücksichtigt, die jedoch häufig konservativ behandelt werden können.

Operateurabhängige Faktoren

Ein wesentliches Problem in der laparoskopischen Chirurgie ist das Umsetzen des zweidimensionalen Sehens in ein dreidimensionales Vorgehen. Dies erfordert gerade in der laparoskopischen Kolonchirurgie eine erhebliche Erfahrung, die sich in einer deutlichen Lernkurve widerspiegelt. Verschiedene Autoren konnten zeigen, dass zwischen dem am Beginn des laparoskopischen Operierens durchgeführten Koloneingriffen und den zuletzt durchgeführten Eingriffen eine Zeitreduktion zwischen 30–44% zu verzeichnen war. Der »break-point«, ab dem ein Operateur als ausreichend erfahren in der laparoskopischen Kolonchirurgie gilt, wird von den Autoren mit 15 bis zu 70 laparoskopischen Eingriffen angegeben. Diese Beobachtung spiegelt sich auch in den Ergebnissen von Stevenson et al. (1998) und Schlachta et al. (2001) wider. Beide Autoren konnten in ihren Untersuchungen zeigen, dass die unerfahrenen Operateure mit einer längeren Operationsdauer, einer höheren Konversionsrate, einer längeren Liegedauer und einer gering erhöhter Komplikationsrate behaftet sind.

Die steigende Inzidenz der Sigmadivertikulitis und die steigenden Operationszahlen der Erkrankung machen es notwendig, einen besonderen Blick auf die postoperativen Komplikationen und deren mögliche Einflussfaktoren zu nehmen. Die Entwicklung der laparoskopischen Chirurgie ging mit einer Reihe von positiven Faktoren in der Lebensqualität des Patienten einher, konnte jedoch nicht zu einer signifikanten Verbesserung der postoperativen Morbidität und Mortalität führen. Dies erklärt sich nicht zuletzt dadurch, dass die erkrankungsbedingten Komplikationen überwiegend durch komplizierten Stadien der Erkrankung verursacht werden, die immer noch eine Domäne der offenen Chirurgie sind.

Eine Vielzahl von patientenabhängigen Faktoren sowie das Ausmaß der Schwere der Erkrankung beeinflussen den postoperativen Verlauf nach Divertikulitis negativ. Beide Faktoren sind jedoch durch den behandelnden Chirurgen nur bedingt beeinflussbar. Dagegen sind Faktoren wie der Zugangsweg, die Art der Anastomosentechnik und die Operateurabhängigkeit Punkte, die der Chirurg positiv für den Patienten und seinem postoperativen Verlauf beeinflussen kann. Hierbei sollte in der Wahl des Zugangsweges das laparoskopische Vorgehen als Routinevorgehen in der unkomplizierten Divertikulitis gewählt werden, das bei gleicher Komplikationsrate ein hohes Maß an postoperativer Lebensqualität bietet. In den komplizierten perforierten Stadien auch mit generalisierter Peritonitis sollte im Hinblick auf die Anastomosentechnik stets ein einzeitiges Vorgehen angestrebt werden, da dies mit einer signifikant niedrigeren Komplikationsrate behaftet ist. Die Erfahrung des Operateurs schließlich ist nur bedingt beeinflussbar. Man sollte jedoch die laparoskopische Sigmaresektion nicht als laparoskopischer Anfänger als Operation wählen und den Eingriff nur unter Anleitung eines erfahrenen Operateurs durchführen.

Literatur

Buttenschön K, Büchler M, Vasilescu C, Beger HG (1995) Wandel in der chirurgischen Strategie der akuten und komplizierten Divertikulitis. Chirurg 66:487–492

Faynsod M, Stamos MJ, Arnell T, Borden C, Udani S, Vargas H (2000) A case-control study of laparoscopic versus open sigmoid colectomy for diverticulitis. Am Surg 66:841–843

Hinchey EJ, Schaal PG, Richards GK (1978) Treatment of perforated diverticular disease of the colon. Adv Surg 12:85–109

Hoemke M, Treckmann J, Schmitz R, Shah S (1999) Complicated diverticulitis of the sigmoid: a prospective study concerning primary resection with secure anastomosis. Dig Surg 16: 420–424

Köckerling F, Schneider C, Reymond MA et al. (1999) Laparoscopic resection of sigmoid diverticulitis. Results of a multicenter study. Laparoscopic Colorectal Surgery Study Group. Surg Endosc 13:567–571

Köhler L (1999) Endoscopic surgery: what has passed the test? World J Surg 23:816–824

Köhler L, Rixen D, Troidl H (1998) Laparoscopic colorectal resection for diverticulitis. Int J Colorectal Dis 13:43–47

Köhler L, Sauerland S, Neugebauer E (1999) Diagnosis and treatment of diverticular disease: results of a consensus development conference. The Scientific Committee of the European Association for Endoscopic Surgery. Surg Endosc 13:430–436

MacRae HM, McLeod RS (1998) Handsewn vs. stapled anastomoses in colon and rectal surgery: a meta analysis. Dis Colon Rectum 41:180–189

Schlachta CM, Mamazza J, Seshadri PA, Cadeddu MO, Poulin EC (2000) Predicting conversion to open surgery in laparoscopic colorectal resections. A simple clinical model. Surg Endosc 14:1114–1117

Schlachta CM, Mamazza J, Seshadri PA, Cadeddu M, Poulin EC (2000) Determinants of outcomes in laparoscopic colorectal surgery: a multiple regression analysis of 416 resections. Surg Endosc 14:258–263

Schlachta CM, Mamazza J, Seshadri PA, Cadeddu M, Gregoire R, Poulin EC (2001) Defining a learning curve for laparoscopic colorectal resections. Dis Colon Rectum 44:217–222

Schmedt CG, Bittner R, Schroter M, Ulrich M, Leibl B (2000) Surgical therapy of colonic diverticulitis–how reliable is primary anastomosis? Chirurg 71:202–208

Schoetz DJ (1999) Diverticular disease of the colon – a century old problem. Dis Colon Rectum 42:703–709

Schwandtner O, Schiedeck THK, Killaitis C, Bruch HP (1999) A case-control-study comparing laparoscopic versus open surgery for rectosigmoidal and rectal cancer. Int J Colorect Dis 14:158–163

Siewert JR, Huber FT, Brune IB (1995) Frühelektive Chirurgie der akuten Divertikulitis des Kolons. Chirurg. 66:1182–1189

Stevenson ARL, Stitz RW, Lumley JW, Fielding GA (1998) Laparoscopically assisted anterior resection for diveticular disease. Ann Surg 227:335–342

Tudor RG, Farmakis N, Keighley MRB (1994) National audit of complicated diverticular disease: analysis of index cases. Br J Surg 81:730–732

Umbach TW, Dorazio RA (1999) Primary resection and anastomosis for perforated left colon lesions. Am Surg 65:931–934

Vargas HD, Ramirez RT, Hoffman GC et al. (2000) Defining the role of laparoscopic-assisted sigmoid colectomy for diverticulitis. Dis Colon Rectum 43:1726–1731

Wedell J (1998) Frühelektive Chirurgie der akuten Divertikulitis des Kolons. Chirurg 69(5):538–540

Wolff BG, Devine RM (2000) Surgical management of diverticulitis. Am Surg 66:153–156

Zeitoun G, Laurent A, Rouffet F, Hay J, Fingerhut A, Paquet J, Peillon C, Research TF (2000) Multicentre, randomized clinical trial of primary versus secondary sigmoid resection in generalized peritonitis complicating sigmoid diverticulitis. Br J Surg 87:1366–1374

53 Handassistierte laparoskopische elektive Chirurgie der Sigmadivertikulitis

Guter Kompromiss oder nicht mehr minimal-invasiv?

W. HEITLAND

Zusammenfassung

Mit der handassistierten laparoskopischen Chirurgie (HALS) vereinigen sich die Vorteile des offenen Operierens mit der Möglichkeit des Fühlens, der manuellen Präparation und des schnellen Reagierens bei lokalen Komplikationen, wie z.B. der Blutung, mit den Vorteilen des laparoskopisch assistierten Operierens (SLS) – kleine Hautinzision, vermutlich deutlich verminderte Anzahl an Narbenhernien und Adhäsionen – bei sehr akzeptabler, gegenüber dem offenen Vorgehen kaum verlängerter Operationszeit.

Einleitung

Neue operative Verfahren müssen sich am Bewährten, Guten messen. Im Zeitalter der »evidence-based medicine« bedarf es wichtiger objektiver Kriterien, um einen Methodenvorteil klar herauszuarbeiten. Der laparoskopischen Cholezystektomie ist dies in kurzer Zeit eindrucksvoll gelungen.

1991 wurden die ersten Berichte zur laparoskopischen kolorektalen Chirurgie von Jacobs und anderen mitgeteilt (Jacobs et al. 1991). Niemand zweifelt heute, dass kolorektale Erkrankungen der laparoskopischen Technik zugänglich sind. Warum hat diese Technik für die kolorektale Chirurgie bis heute trotzdem nur zögernd Verbreitung gefunden?

Für die elektive Chirurgie der komplizierten und/oder rezidivierten Divertikulitis des Sigmas gilt die offene einseitige Rektosigmoidresektion als Standard. Die Rektosigmoidresektion ist unter allen kolorektalen Resektionen laparoskopisch sicher am geeignetsten – die onkologischen Bedenken spielen hier keine Rolle (Bruce et al. 1996; Vargas et al. 2000; Sher et al. 1997; Liberman et al. 1996). Zahllose Veröffentlichungen preisen die vermeintlich klaren Vorteile des laparoskopischen Vorgehens gerade für die frühe postoperative Phase. Die Darmfunktion soll früher einsetzen, der Nahrungsaufbau sei früher möglich, die Entlassung aus der stationären Behandlung erfolge früher, der postoperative Schmerzmittelverbrauch sei geringer, die Rate der postoperativen Beeinträchtigung der Lungenfunktion sei geringer, die Rückkehr zum »normalen Leben« bzw. die Wiedereingliederung in den Arbeitsprozess erfolge früher (Köckerling et al. 1989; Ballantyne 1995; Stocci et al. 2000).

Auf die Gefahr, als unmodern zu gelten, teilen wir diese angeblichen Vorteile nur bedingt. Gerade unter dem Eindruck der laparoskopischen Ergebnisse geben wir all unseren Patienten mit offenen kolorektalen Eingriffen dann zu essen, wenn sie über keine Übelkeit klagen, einen weichen Bauch haben und nach Essen verlangen. Dies ist in der Regel spätestens am 3. postoperativen Tag der Fall. Die Darmfunktion setzt beschleunigt ein, durchaus vergleichbar mit der laparoskopischen Operation. Probleme sehen wir nur bei ca. 10% unserer Patienten. Eine Ampulle mehr Schmerzmittel postoperativ oder 1/2 Tag frühere Entlassung sind aus unserer Sicht keine harten Kriterien, die grundsätzlich für das laparoskopische Vorgehen sprechen. Nur ca. 1/3 unserer Patienten mit Operationen wegen Sigmadivertikulitis stehen im Arbeitsleben, die Selbständigen gehen sowieso früh nachhause, offen oder laparoskopisch operiert, die Privatpatienten mit gutem Tagegeld bleiben gerne einen Tag länger.

Wir werden in dieser Ansicht durch eine Arbeit von Fleshman et al. (1996) bestärkt, die laparoskopische kolorektale Chirurgie mit Operationen über eine Minilaparotomie verglichen. Die Hautinzision war bei der Minilaparotomie durchschnittlich 12 cm, um 4 cm länger als beim laparoskopischen Vorgehen, ansonsten fand er alle üblichen Daten identisch. Dem stand eine deutlich schnellere Operationszeit in der Gruppe der Minilaparotomie von durchschnittlich 69 min gegenüber 173 min in der Laparoskopiegruppe gegenüber. Wir stehen kurz vor der Einführung der DRG. Die interne Budgetierung in unseren Krankenhäusern wird uns zwingen, Operationszeit einzukaufen. Der operative Eingriff muss in erster Linie sicher sein, aber schnell und gut ist immer noch besser als langsam und gut.

Trotz aller geäußerten Bedenken gibt es klare Kriterien, die für das laparoskopische Vorgehen sprechen. Die Rate der Narbenhernien wird mit Sicherheit deutlich zurückgehen, der kosmetische Vorteil der kleinen Narbe hat nicht nur Werbewirksamkeit, und es mehren sich Veröffentlichungen, die die Rate der postoperativen Verwachsungen deutlich gemindert sehen. Vor dem Hintergrund dieser Überlegungen schien uns mit der handassistierten laparoskopischen Operationstechnik (HALS) ein interessanter Kompromiss gegeben. Erste Erfahrungen mit dieser Technik wurden 1996 von Bemelmann et al. (1996) mitgeteilt. In den nächsten Jahren wurden diese Systeme technisch wesentlich verbessert und fanden breitere Anwendung (Litwin et al. 2000).

Ergebnisse

Seit Ende 1998 hat die Technik der handassistierten laparoskopischen Chirurgie für die Therapie der elektiven Sigmadivertikulitis an der Chirurgischen Klinik des städtischen Klinikums München Bogenhausen einen festen Platz. Bevorzugt kommt dabei das Handportsystem der Firma Smith & Nephew zum Einsatz. Zunächst werden im rechten Mittelbauch offen transrektal ein erster Trokar und die Kamera eingegeben. Zeigt die Übersichtslaparoskopie lokale Operabilität, wird über einen 7,5 cm langen Hautschnitt im linken Mittelbauch transrektal das Handportsystem eingeführt. Ein zweiter 10-mm-Port für das Ultrazisiongerät wird im rechten Unterbauch eingegeben. Die durch den Handport nach intraabdominell eingehende linke Hand erlaubt ein direktes Mitarbeiten im Abdomen.

Uns überzeugt der Rückgewinn der Taktilität und die Möglichkeit, gerade bei schweren Verwachsungen manuell stumpf zu präparieren. Eventuelle Blutungen können sofort lokal kontrolliert und dann laparoskopisch einfach mit Naht versorgt werden.

Seit Mitte der 90er-Jahre wurden an unserer Klinik Patienten mit Sigmadivertikulitis dann laparoskopisch assistiert operiert, wenn wir die Vorbedingungen für besonders geeignet hielten und die Patienten diese Operationstechnik ausdrücklich wünschten. Die anfänglich gebremste Begeisterung wurde bald von der nüchternen Realität eingeholt. Operationszeiten von 3–4 Stunden sind an einem Versorgungskrankenhaus für eine Rektosigmoidresektion in der Routine nicht akzeptabel. Mitte 1999 sind wir willig auf die handassistierte laparoskopische Technik umgestiegen.

Vom 01.01.1998 bis 28.02.2001 wurden an der chirurgischen Klinik des städtischen Klinikums München Bogenhausen insgesamt 222 Patienten wegen einer Sigmadivertikulitis operiert. 164 Patienten kamen bei entsprechender Indikation zur elektiven Operation. Mit Einführung der HALS ab Juli 1999 sind inzwischen 60 Patienten wegen einer Divertikulitis elektiv mit dieser Technik operiert worden. Das Durchschnittsalter der Patienten betrug 52 Jahre, es handelte sich um 33 Frauen und 27 Männer. Die durchschnittliche Operationszeit lag bei 100 min, wobei auch hier ein deutlicher Lerneffekt zu verzeichnen ist und wir bei den letzten 10 HALS-Operationen bei 90 min lagen. Schien nach erster laparoskopischer Übersicht die Operabilität mit HALS gegeben, war nach eingeben eines Handportsystems nur noch bei einem Patienten eine Konversion notwendig. Kein Patient ist an den Folgen der Operation verstorben. Eine Routinekontrolle der Anastomose erfolgte radiologisch nicht. Bei fraglicher Klinik erfolgte jedoch großzügig eine Kontrolle mit Gastrografin bei 7 Patienten. Dabei zeigte sich eine kleine, gedeckte Insuffizienz, die keiner weiteren operativen Intervention bedurfte und in der Folge problemlos abheilte. Bei 2 Patienten war bei durch CT-gesichertem Abszess im kleinen Becken eine CT-gesteuerte Drainage notwendig. An der Handportinzision trat bei 4 Patienten ein Wundinfekt auf.

Im Vergleich zu der rein laparoskopischen Resektion bei der Divertikulitis, die wir als Standard bis Mitte 1999 durchgeführt hatten, besticht in erster Linie die deutliche Verkürzung der Operationszeit, ohne dass die intra- und postoperativen Komplikationen zugenommen haben. Vergleicht man die Kosten zwischen HALS und SLS, schlägt auf der einen Seite der Preis für den Handport, z.B. der Firma Smith & Nephew, mit ca. DM 650,– zu Buche. Dafür sparen wir auf der anderen Seite die Kosten für drei 10er-Einmaltrokare (ca. DM 250,–), da wir für den Handport im Gegensatz zur SLS nur noch 2 Trokare für Kamera und Ultrazisiongerät benötigen.

Diskussion

Zum heutigen Zeitpunkt liegt für den Vergleich HALS zu SLS nur eine einzige prospektive Studie vor, die von Litwin veröffentlicht wurde (Litwin et al. 2000).

Bei 40 Patienten wurden für SLS und HALS eine durchschnittliche Inzisionslänge von 7,0 cm bzw. 7,4 cm angegeben. Die Darmfunktion war bei 77 bzw. 78% bereits am 3. postoperativen Tag gegeben. Der stationäre Aufenthalt betrug in beiden Gruppen 6 bzw. 7 Tage, der postoperative Schmerzmittelverbrauch war identisch. Komplikationsraten unterschieden sich für beide Gruppen nicht. Aus unserer Sicht kaum zu erklären ist die angegebene Operationsdauer für die beiden Verfahren, die für HALS durchschnittlich 152 min, für SLS 141 min betrug.

Als Schlussfolgerung halten die Autoren fest, dass die HALS-Methode eine sichere Operation erlaubt, vor allem aber, dass dabei alle Vorteile des laparoskopischen Vorgehens bleiben, der Chirurg aber komplexere Operationen deutlich vereinfacht durchführen kann. Unsere Ergebnisse decken sich zu großen Teilen mit der Veröffentlichung von Litwin et al. (2000). Vergleichen wir historische Daten aus der eigenen Klinik für die offene Rektosigmoidresektion bzw. die standardlaparoskopische Technik bei Divertikulitis mit den Daten zu HALS, dann ist die Operationszeit gegenüber dem offenen Vorgehen zwar um ca. 15–20 min verlängert, gegenüber der Standardlaparoskopie aber 1 h kürzer. Uns sind auf der anderen Seite keine Studien bekannt, die für die rein laparoskopische Operationstechnik Zeiten von unter 2,5 h im Durchschnitt vorlegen.

So schwierig gerade die Kosten-/Nutzenanalyse der verschiedenen Verfahren ist, so sehr sind wir uns in der Verantwortung sicher darüber einig, dass die Länge der Operationszeit ökonomisch eine weit größere Rolle in der Zukunft spielen wird, als wir uns dies heute eingestehen wollen. Ob man letztendlich die handassistierte laparoskopische Chirurgie vor dem strengen Urteil der Puristen noch als laparoskopisch bezeichnen darf, interessiert uns wenig. Gerade in der Chirurgie geht es nicht nur um Popularität und das Aufzeigen von vermeintlichen Vorteilen. Es geht um Sicherheit unter wirtschaftlichem Einsatz der vorhandenen Mittel, natürlich mit größtmöglichem Komfort für unsere Patienten. Unter diesem Aspekt ist die handassistierte laparoskopische elektive Chirurgie der Sigmadivertikulitis aus unserer Sicht nicht nur ein hervorragender Kompromiss, sondern stellt inzwischen das Standardverfahren an unserem Hause dar.

Literatur

Ballantyne GE (1995) Laparascopic assisted colorectal surgery: review of results in 752 patients. Gastroenterology 3:75

Bemelman WA, Ringers J, Meijer DW, de Wit CW, Bannenberg JJ (1996) Laparaskopic assisted colectomy with the dexterity pneumo sleeve. Dis Col Rectum 39:59

Bruce CJ, Coller JA, Murray JJ, Schoetz DJ (1996) Laparoscopic resection for diverticular disease. Dis Col Rectum 39:I

Fleshman JW, Fry RD, Birnbaum EH, Kodner IJ (1996) Laparoscopic assisted and minilaparatomic approaches to colorectal diseases are similar in early outcome. Dis Col Rectum 39:15

Jacobs M, Verdeja JC, Goldstein HJ (1991) Minimally invasive colon resection (laparoscopic colectomy). Surg Lap Endosc 1:144

Koeckerling F, Schneider C, Reynond MA (1998) Early results of a prospectice multicenter study, on 500 consecutive cases of laparascopic colorectal surgery. Surg Endosc 12:37

Liberman MA, Phillips EH, Caroll BJ, Fallas M, Rosenthal R (1996) Laparoscopic colectomy vs. traditional colectomy for diverticulitis. Outcome and cost. Surg Endosc 10:15

Litwin DE (2000) Hand assisted laparoscopic vs. standard laparoscopic surgery for colorectal disease. A prospective randomized trial. Surg Endosc 14:896

Litwin DE, Darzt A, Jakmowicz J (2000) Hand-assisted laparoscopic surgery with the hand port system: Initial experience with 68 patients. Ann Surg 231:715

Sher ME, Agachan F, Bortul M, Nogueras JJ, Weiss EG, Wexner SD (1997) Laparascopic surgery for diverticulitis. Surg Endosc 11:264

Stocci L, Nelson H, Young Fadok TM (2000) Safety and advantages of laparascopic vs. open colectomy in the elderly. Dis Col Rectum 43:326

Vargas HD, Ramirex RT, Hoffmann GC, Hubbard GW (2000) Defining the role of laparascopic assisted sigmoid colectomy for diverticulitis. Dis Col Rectum 43:1726

54 Zusammenfassung Operative Therapie III

R. Kasperk

Die Rezidivgefahr nach Resektion (Forthmann, Freiburg) entscheidet sich maßgeblich anhand der adäquaten Resektionstechnik. Wichtig erscheint insbesondere die Resektion bis hinunter ins obere Rektum. Hypothetische Grundlage dieser Empfehlung ist die Vermutung, dass verbliebene distale Sigmareste quasi als Hochdruckzone verbleiben und damit zu einer Druckerhöhung im vorgeschalteten Kolonabschnitt mit unter Umständen verbliebenen Divertikeln und damit der erneuten Neigung zur Ausbildung einer Divertikulitis führen. Hierzu passt der vorläufige Befund einer nach laparoskopischer Sigmaresektion geringeren Rezidivquote, da hierbei aus technischen Gründen praktisch immer bis ins obere Rektum präpariert und reseziert werden muss. Nach proximal muss das makroskopisch entzündlich veränderte Kolon komplett entfernt werden, Kolonanteile mit blanden Divertikeln können belassen werden. Insgesamt ist ein Rezidiv nach Resektion selten.

Eine Nachuntersuchung von 477 Patienten, die innerhalb eines Zeitraumes von 16 Jahren wegen einer Kolondivertikulitis operiert worden waren (Hansen, Düsseldorf), erbrachte bei einer mittleren Nachbeobachtungszeit von 69 Monaten eine Rezidivrate von 0,25%. Dementsprechend ist festzustellen, dass nach adäquater Resektion ein Rezidiv praktisch nicht auftritt.

Postoperative Komplikationen in der Divertikulitischirurgie (Buhr, Berlin) sind vor allem die Insuffizienz, die Nachblutung, Ileus, Wundinfekt sowie kardiopulmonale und thromboembolische Ereignisse. Die Häufigkeit der Komplikationen hängt ab von der Konstitution des Patienten, von der Anastomosentechnik, der Erfahrung des Operateurs, dem Stadium der Erkrankung und dem Zugangsweg. Auch aus Gründen der Senkung der Gesamtkomplikationsrate ist, wenn irgend möglich, ein einzeitiges Verfahren zu bevorzugen. Um postoperativen Strikturen vorzubeugen, sollte bei der Verwendung von Klammernahtgeräten der größtmögliche Durchmesser gewählt werden.

Adhäsionen stellen die häufigste Komplikation des Chirurgen dar (Jeekel, Rotterdam). Wichtig zu deren Verhinderung sind eine atraumatische Chirurgie, eine Infektionsprophylaxe und weitgehende Vermeidung von Fremdmaterial.

Die handunterstützte laparoskopische Sigmaresektion (Heitland, München) hat als Vorteile den Erhalt der Taktilität, die Möglichkeit einer stumpfen Präparation mit Gefühl, eine Erleichterung des endoskopischen Nähens und einer Zeitgewinnung gegenüber der konventionellen Laparoskopie. Hinsichtlich der Parameter Stuhlgang, Schmerzmittelverbrauch, Wundinfekt, postoperativer Ileus sowie Krankenhausaufenthalt und Kosten besteht keine Differenz zum konventionellen laparoskopischen Vorgehen.

IVd Operative Therapie IV

55 Stage-Dependent Surgery of Colonic Diverticulitis

S.A. STRONG

Introduction

Nearly 75% of persons hospitalized for acute colonic diverticulitis will respond to non-operative treatment that includes suitable antimicrobial therapy, and can be discharged home without undergoing surgery for their acute disease presentation (Ambrosetti et al. 1992). Operative intervention is warranted in the remaining patients because of signs of generalized peritoneal irritation or diverticular disease complications, such as abscess, free perforation, fistulization, or obstruction, that confound management and persist despite appropriate medical therapy. More specifically, clinical peritonitis is found in 25% of patients undergoing emergent laparotomy for acute diverticulitis (Wedell et al. 1997). And, while abscesses are demonstrated by computerized tomography (CT) in only 16% of individuals admitted with left-sided colonic diverticulitis (Ambrosetti et al. 1992), 31-56% of persons undergoing emergent laparotomy will harbor an abscess (Killingback 1983; Rodkey u. Welch 1984; Ambrosetti et al. 1992). The operative management of these patients with diverticulitis complicated by peritonitis or abscess has been retrospectively evaluated by many centers. To best analyze the resultant studies, one must consider the stage of peritonitis, perioperative variables, operative alternatives, and outcome associated with each of the procedures. Unfortunately, the paucity of prospective trials makes it difficult to propose evidence-based recommendations.

Staging systems

Peritonitis-based systems

Several authors have attempted to classify patients with inflammatory complications of diverticular disease based upon intra-operative findings. Categorization of these findings allows comparison of the outcome associated following differing operations from assorted series, and reduces variability introduced by diverse patient populations. Hughes and colleagues (1963) suggested four categories that include the following:
- local peritonitis;
- local paracolic or pelvic abscess;

- general peritonitis after rupture of a paracolic or pelvic abscess, and;
- general peritonitis secondary to free perforation of the colon.

An analogous system for the degree of perforation was devised by Hinchey et al. (1978). That classification includes the following:
Stage I   diverticultis with confined paracolic abscess,
Stage II   diverticulitis with distant (e.g. pelvic, retroperitoneal) abscess,
Stage III   diverticulitis with purulent peritonitis, and
Stage IV   diverticulitis with fecal peritonitis.

Stage III disease is considered »non-communicating« with the bowel lumen because of obliteration of the diverticular neck by inflammation, and Stage IV disease is reasoned to be »communicating« with a freely perforated diverticulum.

Killingback (1983) advocated a more complex categorization in which abscess, perforation, gangrenous sigmoiditis, and peritonitis are subclassified. A modification of Hinchey's description was offered by Sher and colleagues (1997) whereby Stage II disease is stratified to whether the abscess is amenable to percutaneous drainage (Stage IIa) or complex and/or associated with a fistula (Stage IIb).

Pre-operative factors-based systems

Biondo et al. (2000) adopted a slightly different approach, and developed a scoring method that predicts operative mortality associated with left colonic peritonitis caused by benign as well as malignant disorders. They used univariate and multivariate logistic regression analysis to determine the impact of myriad peri-operative variables, including the Hinchey peritonitis score, to devise a Peritonitis Severity Score (PSS). The resultant PSS included six factors that significantly impacted the risk for mortality. These variables included the following:
- age (<70 years versus >70 years),
- American Society of Anesthesiologists (ASA) score (I, II versus III versus IV, V),
- underlying disease (ischemic colitis),
- Hinchey peritonitis score (I–II versus III–IV),
- pre-operative organ failure, and
- immunocompromised status.

Of these factors found significant by univariate analysis, only ASA score and pre-operative organ failure independently influenced post-operative mortality by multivariate analysis (Biondo et al. 2000).

Setti Carraro and associates (1999) retrospectively studied 135 patients with perforated diverticular disease, searched for predictors of operative mortality, and sought to establish guidelines for safe anastomosis. After multivariate analysis, only the acute physiology and chronic health evaluation (APACHE II) score independently predicted mortality, while none of the reviewed variables were significantly associated with operative morbidity.

Preferred systems

Despite the many methods offered in the literature, the original Hinchey peritonitis classification system and its modified version are the schemas most commonly reported by major centers and adopted by governing bodies for the development of practice guidelines (Kohler et al. 1999; Stollman u. Raskin 1999; Wong et al. 2000). Therefore, this paper will also utilize the Hinchey system for all ensuing discussion, unless otherwise indicated.

Operative goals and alternatives

An individualized approach that combines mature judgement with adherence to established surgical principles is required when confronted with a patient requiring operative treatment of complicated diverticulitis. The goals of the procedure are to control sepsis, eliminate further complications such as fistula or obstruction, remove the causative diseased colonic segment, and restore intestinal continuity. These goals should be attained while minimizing morbidity, length of hospitalization, and cost, and maximizing survival and quality of life.

The operative options when performing surgery for complicated diverticulitis include the following:
- proximal diversion with suture, omental patch, and drainage,
- resection with colostomy and mucus fistula or closure of the distal bowel,
- resection with coloproctostomy, and
- resection with coloproctostomy and proximal diversion.

Preliminary considerations

The surgeon should consider the physiologic status of the patient with an aim to optimize oxygen delivery, replace deficits, and control sepsis. Patients with complicated diverticulitis are often older and may have cardiac disease that compromises their survival. A peripheral arterial catheter and pulmonary artery catheter may be necessary to determine cardiac function and improve oxygen delivery. Persons may also present after several days of illness that can cause dehydration and electrolyte imbalances; these must be aggressively reversed prior to operative treatment. Broad-spectrum antibiotics directed against gram-negative aerobic and anaerobic bacteria must be initiated as soon as complicated diverticulitis has been diagnosed.

In selected cases, non-operative therapy might be considered. Ambrosetti et al. (1992) prospectively evaluated the outcome of isolated abscesses complicating diverticular disease without clinical peritonitis. They found that a confined paracolic abscess usually (9/10) resolves with antibiotic therapy alone, especially if the abscess is less than 5 cm in maximal dimension. Furthermore, after nearly 2 years of follow-up, the diseased colonic segment only occasionally (2/9) required subsequent resection. Alternatively, distant abscesses behaved less favorably. Despite liberal indications for percutaneous drainage, the majority (10/12) of these patients required operation during or subsequent to their initial hospitalization.

Most experienced surgeons will anticipate that fecal diversion may be required and the dissection along the paracolic gutter or within the pelvis might be arduous. Accordingly, the patient must be counseled about the potential for ileostomy or colostomy, and marked pre-operatively in an abdominal area that is within the rectus muscle, away from bony prominences, skin creases, and scars, easily visible, and off the waistline. Further, ureteral stents placed at cystoscopy just prior to laparotomy can facilitate ureter identification during the course of the operation.

Initiating the operation

The patient is placed in the modified lithotomy position. Following cystoscopy and placement of stents, rigid proctoscopy should be performed to evacuate the contents of the rectum and exclude any mucosal lesions or other abnormalities. The abdomen and perineum are then prepared and draped in the usual sterile fashion. A midline laparotomy incision allows adequate visualization of all viscera. Exploration is performed to determine the extent of peritonitis and exclude other abnormalities such as malignancy, concomitant small bowel obstruction, and hepatic abscess. The peritoneal cavity is then lavaged of any purulent or feculent debris.

Continuing the operation

Based upon pre-operative variables, the patient's response to anesthesia, and intra-operative findings, a decision is made as to which operative procedure is warranted.

In the rare instance where diversion with omental patch and drainage is considered appropriate, little mobilization is required once the perforation is identified. The perforation is sutured closed, a pedicle of omentum based on the left gastroepiploic vessels is mobilized and secured over the site, and, if appropriate, drains are placed into the left paracolic gutter and pelvis to drain any inflammatory nidus.

Resection with colostomy and mucus fistula or closure of the distal bowel is more commonly warranted. In this instance, only the region of perforation and adjacent inflammation is resected. Some believe incomplete resection of the involved mesocolon leads to continued sepsis and risks death (Wedell et al. 1997). The proximal bowel is mobilized only to the extent that allows tension-free creation of a colostomy. The distal bowel can be left open and exteriorized as a mucus fistula (Kumar et al. 1997), closed and implanted in the subcutaneous space, or closed and left intra-peritoneal. If appropriate, drains are placed into the left paracolic gutter and pelvis to drain any residual inflammatory nidus.

Resection with coloproctostomy is the one of the most common procedures performed for diverticulitis complicated by abscess. Unlike the previouslymentioned procedures, the left colon and splenic flexure must be mobilized to permit en bloc resection of the diseased segment and the abscess cavity. The bowel is divided proximally where inflammatory changes and hypertrophy of the muscular layer are absent. Distally, the bowel is divided beyond the level of inflammatory alterations and where the teniea coli become confluent. The mesentery can be divided along the wall of the bowel or closer to the named vessels depending on the surgeon's level of comfort and the clinical situation recalling the caveat about continued sepsis from unresected mesocolon (Wedell et al. 1997). In either case, care must be taken to avoid damage to the retroperitoneal structures including the ureters and sympathetic nerves. The resected specimen is then opened in the operating theater and inspected to exclude a malignancy. Unprepared bowel can be cleared of lumenal contents with on-table lavage, introducing the irrigant through an appendicotomy or enterotomy and evacuating the effluent through corrugated tubing secured in the colonic limb. Some surgeons prefer to perform colonic lavage after creating the anastomosis, allowing the effluent to drain transanally. Still others avoid bowel preparation altogether (Irving and Scrimgeour 1987; Doroudi et al. 1990; Hsu 1998). An end-to-end coloproctostomy is then fashioned with either a handsewn or stapled technique, depending upon the surgeon's preference. The integrity of the anastomosis should be guaranteed by insufflating the rectum and distal colon with air while the anastomosis is submerged in saline that fills the pelvis. Proximal diversion can then be created in selected individuals with a loop ileostomy, or albeit less desirable, a loop transverse colostomy. If appropriate, drains are placed into the left paracolic gutter and pelvis to drain any residual inflammatory nidus.

Completing the operation

The peritoneal cavity is again irrigated with warmed saline and hemostasis is assured; antibiotic-containing solutions are not generally prescribed. The fascia of the linea alba is closed in a running fashion with monofilament suture that is long-lasting or permanent. The skin margins are then approximated. Alternatively, the wound can be left open or loosely closed and wicked with betadine-soaked gauze if contamination has been excessive. Any stomas are then matured primarily and pouched (Roed-Petersen et al. 1992). The patient should be subsequently transferred to the recovery or intensive care unit for close monitoring because significant fluid and electrolyte shifts can occur during the ensuing hours that may lead to cardiopulmonary compromise and renal insufficiency.

Laparoscopy

A laparoscopic approach to complex diverticular disease may be prohibitively difficult secondary to inflammation and induration of the colon and surrounding structures. In experienced hands, however, these difficult procedures often can be successfully performed with the laparoscope. In a multicenter trial, Kockerling and colleagues (1999) reported that their conversion rate was 4.8% and 18% for uncomplicated and complicated diverticulitis, respectively, treated by laparoscopic colectomy. Although some (Sardella and Vignati 2000) feel the benefit of laparoscopic resection of perforated diverticulitis is generally limited by the illness not the operative approach, Franklin et al. (1997) reported decreased ileus (7% with laparoscopy versus 20% with laparotomy) in acute complicated cases. Regardless, the consensus statement from the European Association for Endoscopic Surgery (Kohler et al. 1999) concluded that the laparoscopic approach is not the first choice in Hinchey I and II patients, but might be justified if no gross abnormalities are found during diagnostic laparoscopy. They further cautioned against laparoscopic resections for Hinchey III and IV disease.

Laparoscopic resection has obviously deserved a prominent position in the operative management of uncomplicated diverticular disease. As experience grows, outcome analysis will undoubtedly support its use in selected cases of complicated disease, and the current opinions will be altered to reflect this attitude.

Outcomes

Stage I, II

Belmonte and associates (1996) retrospectively reviewed their experience with Stage I and II disease requiring operative treatment. Of the 61 persons with Stage I disease, 53 (87%) underwent resection with non-diverted coloproctostomy. Only 2 (3.8%) anastomotic leaks occurred, and the group's overall morbidity rate was 22%. In those 39 individuals with Stage II peritonitis, 27 (69%) underwent resection with coloproctostomy, 16 without and 11 with proximal diversion. The overall leak rate was identical at 3.8%, but the group's morbidity rate of 30% was slightly increased.

Stage III, IV

Most surgeons would admonish the use of diversion without resection for Stage III or IV peritonitis based on the historical evidence (Krukowski and Matheson 1984). However, Kronborg (1993) conducted a prospective randomized trial on 62 patients with diffuse peritonitis resulting from perforated left-colonic diverticulitis, comparing transverse colostomy, suture and omental covering of the visible perforation versus resection and colostomy without primary anastomosis. For Stage III peritonitis, the post-operative mortality rate was significantly lower after colostomy (0/21) than after acute resection (6/25). The mortality rate in persons with Stage IV disease did not differ significantly between colostomy (6/10) and acute resection (2/6).

Krukowski and Matheson (1984) reviewed the literature published between 1957 and 1984 to report on 1292 patients treated by operation for generalized purulent or fecal peritonitis. They reported the mortality rate associated with

Table 55.1. Mortality following operation for purulent or fecal peritonitis (Krukowski and Matheson 1984)

Procedure	Number of Patients	Mortality (%)
Proximal diversion with/without suture or drainage	657	25.7
Resection with colostomy	262	12.2
Resection with coloproctostomy	100	9.0
Resection with coloproctostomy and proximal diversion	33	6.1

Table 55.2. Mortality and morbidity following resection and anastomosis for purulent or fecal peritonitis

Author	Number of Patients	Mortality [%]	Morbidity [%]	Number of Clinical Leaks
Gregg 1987	17	0	48	0
Alanis et al. 1989	34	3	50	0
Smirniotis et al. 1992	6	17	33	0
Saccomani et al. 1993	11	4	45	0
Overall	68	4	47	0

each of the previously mentioned procedures (Table 55.1). Despite the outcomes favoring resection with coloproctostomy over the Hartmann's procedure, they justifiably felt a primary anastomosis can be considered in only the most favorable of circumstances. Since then, a few small series of patients treated by resection and coloproctostomy with or without proximal diversion have been reported with an overall mortality rate of approximately 4% (Table 55.2). Some pundits advocate this approach because the temporary colostomy created with a Hartmann's procedure is ultimately permanent in nearly one-third of individuals, and the morbidity associated with colostomy takedown ranges from 24% to 65% (Umbach and Dorazio 1999). However, leakage from an unprotected anastomosis is still associated with a high mortality rate (Tudor et al. 1994), and individualized use of the procedure is well-advised.

Recommendations

Stage I

Persons with Stage I disease should be initially treated non-operatively utilizing intravenous broad-spectrum antibiotics. Percutaneous drainage is reserved for patients who fail to improve within 48 hours. Urgent operative intervention is indicated for individuals that develop generalized peritonitis or fail to respond to parenteral antibiotics and percutaneous drainage. Elective resection and primary anastomosis several weeks later is suggested for otherwise healthy persons, but there may be a role for observation alone. Randomized trials are necessary to better elucidate the optimum treatment following successful non-operative management.

Stage II

Patients with Stage II disease should be initially treated non-operatively utilizing intravenous broad-spectrum antibiotics and percutaneous abscess drainage. Urgent operative intervention is indicated for individuals that develop generalized peritonitis or fail to respond to parenteral antibiotics and percutaneous drainage. Elective resection and primary anastomosis several weeks later is suggested for most persons, but there may be a role for observation alone in patients with significant co-morbidity.

Stage III

Individuals with Stage III disease require operative intervention after preliminary optimization and resuscitation. Most persons should be treated with a Hartmann's procedure that includes resection of the diseased segment, closure of the distal stump, primary maturation of a colostomy, and drainage of any residual nidus of infection. The occasional patient can undergo resection and primary anastomosis with or without proximal diversion. Individuals over the age 70 years or immunocompromised status should likely have diversion of the fecal stream. Persons with an ASA score of IV/V or pre-operative organ failure would usually be best managed without an anastomosis. Only the rare individual with preclusive co-morbidity or prohibitive adhesions is relegated to peritoneal lavage, proximal fecal diversion, suture of the visible perforation with omental coverage, and possible drainage. Randomized trials are necessary to better elucidate the optimum manner of treatment.

Stage IV

Persons with Stage IV disease require operative intervention after preliminary optimization and resuscitation. Nearly all patients should be treated with a Hartmann's procedure that includes resection of the perforated segment, closure of the distal stump, primary maturation of a colostomy, and drainage of any residual nidus of infection. Only the rare individual with prohibitive adhesions is relegated to peritoneal lavage, proximal fecal diversion, suture of the visible perforation with omental coverage, and possible drainage.

Conclusions

The operative treatment of acute left-sided colonic diverticulitis must be individualized depending on pre-operative factors, the patient's condition, and intraoperative peritonitis scoring. In many individuals with a localized or remote abscess, resection and primary anastomosis with or without proximal diversion can be safely performed. Contrarily, this procedure is appropriate in only selected individuals with purulent or fecal peritonitis where a Hartmann's procedure is more commonly justified.

References

Alanis A, Papicolaou GK, Tadros RR, Fielding LP (1989) Primary resection and anastomosis for treatment of acute diverticulitis. Dis Colon Rectum 32:933–939

Ambrosetti P, Robert J, Witzig JA, Mirescu D, de Guatard R, Borst F, Rohner A (1992) Incidence, outcome, and proposed management of isolated abscesses complicating acute left-sided colonic diverticulitis. A prospective study of 140 patients. Dis Colon Rectum 35:1072–1076

Belmonte C, Klas JV, Perez J, Wong WD, Rothenberger DA, Goldberg SM, Madoff RD (1996) The Hartmann procedure: first choice or last resort in diverticular disease? Arch Surg 131:612–617

Biondo S, Ramos E, Deiros M, Rague JM, De Oca J, Moreno P, Farran L, Jaurrieta E (2000) Prognostic factors for mortality in left colonic peritonitis: a new scoring system. J Am Coll Surg 191:635–642

Doroudi S, Wilson NM, Heddle RM (1990) Primary restorative colectomy in malignant left-sided large bowel obstruction. Ann R Coll Surg Engl 72:393–395

Franklin ME Jr, Dorman JP, Jacobs M, Plasencia G (1997) Is laparoscopic surgery applicable to complicated colonic diverticular disease? Surg Endosc 11:1021–1025

Gregg RO (1987) An ideal operation for diverticulitis of the colon. Am J Surg 153:285–290

Hinchey EJ, Schaal PGH, Richards GK (1978) Treatment of perforated disease of the colon. Adv Surg 12:86–109

Hsu T (1998) One-stage resection and anastomosis for acute obstruction of the left colon. Dis Colon Rectum 41:28–32

Hughes ESR, Cuthbertson AM, Carden ABG (1963) The surgical management of acute diverticulitis. Med J Aust 1:780–782

Irving AD, Scrimgeour D (1987) Mechanical bowel preparation for colonic resection and anastomosis. Br J Surg 74:580–581

Killingback M (1983) Management of perforated diverticulitis. Surg Clin North Am 63:97–115

Kockerling F, Schneider C, Raymond MA et al. (1999) Laparoscopic resection of sigmoid diverticulitis. Results of a multicenter study. Laparoscopic Colorectal Surgery Study Group. Surg Endosc 13:567–571

Kohler L, Sauerland S, Neugebauer (1999) Diagnosis and treatment of diverticular disease. Results of a consensus development conference. Surg Endosc 13:430–436

Kronborg O (1993) Treatment of perforated sigmoid diverticulitis: a prospective randomized trial. Br J Surg 80:505–507

Krukowski ZH, Matheson NA (1984) Emergency surgery for diverticular disease complicated by generalized and faecal peritonitis: a review. Br J Surg 71:921–927

Kumar P, Sangwan YP, Horton A, Ross AH (1996) Distal mucus fistula following resection for perforated sigmoid diverticular disease J R Coll Surg Edinb 41:316–318

Rodkey GV, Welch CE (1984) Changing patterns in the surgical treatment of diverticular disease. Ann Surg 200:466–478

Roed-Petersen K, Andersen B, Baden H, Burcharth F (1992) Morbidity after immediate and delayed opening of sigmoid end colostomy: a randomized trial. Eur J Surg 158:495–497

Saccomani GE, Santi F, Gramegna A (1993) Primary resection with and without anastomosis for perforation of acute diverticulitis. Acta Chirurgica Belgica 93:169–172

Sardella WV, Vignati PV (2000) Laparoscopic surgery for diverticulitis. Semin Colon Rectal Surg 11:231–234

Setti Carraro PG, Magenta A, Segala M, Ravizzini C, Nespoli A, Tiberio G (1999) Predictive value of a pathophysiological score in the surgical treatment of perforated diverticular disease. Chirurgia Italiana 51:31–36

Sher ME, Agachan F, Bortul M, Nogeuras JJ, Weiss EG, Wexner SD (1997) Laparoscopic surgery for diverticulitis. Surg Endosc 11:264–267

Smirniotis V, Tsoutsos D, Fotopulos A (1992) Perforated diverticulitis: a surgical dilemma. Int Surg 77:44–47

Stollman NH, Raskin JB (1999) Diagnosis and management of diverticular disease of the colon in adults. Am J Gastroenter 94:3110–3121.

Tudor RG, Farmakis N, Keighley MRB (1994) National audit of complicated diverticular disease: analysis of index cases. Br J Surg 81:730–732

Umbach TW, Dorazio RA (1999) Primary resection and anastomosis for perforated left colon lesions. Am Surgeon 65:931–933

Wedell J, Banzhaf G, Chaoui R, Fischer R, Reichmann J (1997) Surgical management of complicated diverticulitis. Br J Surg 84:380–383

Wong WD, Wexner SD, Lowry A et al. (2000) Practice parameters for the treatment of sigmoid diverticulitis – supporting documentation. Dis Colon Rectum 43:290–297

56 What is Evidence-based in Surgery for Diverticular Disease of the Colon?

BOON-SWEE OOI und F. SEOW-CHOEN

Abstract

There is minimal role for surgery in acute uncomplicated diverticulitis. Bowel rest and antibiotics are successful in from 70% to 100% of cases. Resection should be considered for recurrent attacks only. Acute complicated diverticulitis on the other hand should be treated with surgery. Whereas previous surgical choice dictated a multi-step approach, current evidence prefers a single-stage resection. Diverticulitis associated with a fistula also requires surgical therapy in the main, as these seldom heal spontaneously. Diverticulitic stricture is unusual and often treated conservatively. Laparoscopic techniques are finding increasing acceptance for diverticular surgery. Recurrent diverticulitis is uncommon after inadequate surgery but can occur. Whereas surgery for complicated diverticulitis in the immuno-compromised patient is necessary not every young person requires surgery for an attack of acute diverticulitis. Only about 30% diverticulitis bleeding require surgical intervention as most stop bleeding spontaneously.

Surgery for Acute Uncomplicated Diverticulitis

Acute uncomplicated diverticulitis refers to diverticulitis which are not associated with complications such as abscesses, phlegmon, fistulation, free perforation, fecal peritonitis or acute obstruction. There is minimal role for surgery in such patients as conservative or medical therapy often suffices and is successful in resolving acute uncomplicated diverticulitis (Wexner and Dailey 1986; Thompson and Bailey 1990). A conservative approach consisting of bowel rest and intravenous antibiotic results in complete resolution of the acute episode in the majority (70–100%) of acute diverticulitis (Wexner and Dailey 1986; Thompson and Bailey 1990). According to the Standards Task Force of The American Society of Colon and Rectal Surgeons (1995), resection should only be considered after two attacks of uncomplicated sigmoid diverticulitis as conservative treatment is more likely to fail with successive attacks of diverticulitis.

The choice of antibiotics should provide broad coverage for colonic microflora, particularly gram-negative rods (*Escherichia coli*) and anaerobes (*Bacteroides fragilis*; Nichols 1986). Diagnostic imaging such as CT scan is only needed in cases where the conservative approach has failed to result in improvement of the patient's general condition. This will assist the surgeon in deciding for further therapy as additional complications such as an intra-abdominal abscess may be evident (Detry et al. 1992; Hachigian et al. 1992). A complete evaluation of the colon is necessary after the initial acute inflammation has resolved (Standards Task Force of The American Society of Colon and Rectal Surgeons 1995). The appropriate investigations include a full colonoscopy or a combination of flexible sigmoidoscopy and double-contrast barium enema. This is important to assess the site of inflammation for residual stenosis as well as the severity and extent of diverticulosis and to exclude an underlying malignancy. A high fibre diet is advised for all patients following recovery as it may prevent recurrence in up to 70% of cases (Painter 1982).

Surgery for Complicated Diverticulitis

Complicated Diverticulitis

This refers to diverticulitis associated with complications such as abscesses, phlegmon, free perforation, fecal peritonitis, fistulation and acute obstruction. The surgical management of complicated diverticulitis from its earliest detailed description in the early 1900s to the present era of laparoscopic surgery, continues to generate interest and controversy among surgeons worldwide. From the simple drainage of a localized abscess with or without proximal colostomy to multi-stage resection of the diseased sigmoid colon with or without anastomosis, surgical techniques continue to evolve with advances in recent anesthetic techniques, surgical instrumentation and perioperative care. One consistent feature is a trend towards single-stage procedure with primary anastomosis accomplished in a minimally invasive manner using laparoscopic techniques.

Evolution of Surgical Options for Complicated Diverticulitis

1. Drainage of abscess (open or percutaneous)
2. Drainage of abscess and proximal colostomy
3. Exteriorization and resection with colostomy and mucus fistula (Mikulicz operation)
4. Resection with sigmoid colostomy and closure of rectal stump (Hartmann's procedure)
5. Resection with sigmoid colostomy and mucus fistula
6. Resection with primary anastomosis and proximal colostomy
7. Resection and primary anastomosis without proximal colostomy
8. Laparoscopic or laparoscopic assisted resection and pPrimary anastomosis

---

This change in the management of complicated diverticular disease however should be evidence-based so as to achieve the best possible outcome with minimal morbidity and mortality. Nevertheless, before the introduction of disease severity classification by Hinchey and associates (1978; Table 56.1), it was difficult to analyze the literature due to a lack of a standardized way of staging diverticulitis at surgery.

Table 56.1. Hinchey's Classification of Severity of Perforated Diverticulitis

Stage	
I	Pericolic abscess or phlegmon
II	Pelvic, intra-abdominal or retroperitoneal abscess
III	Generalized purulent peritonitis
IV	Generalized fecal peritonitis

Diverticulitis associated with Abscess, Phlegmon, Free Perforation and Peritonitis William Mayo et al. first presented the results of surgical resection for diverticular disease to the American Surgical Society in 1907. However, it was Smithwick who presented the classic three-stage approach in 1942, which soon was to become the gold standard of care for surgery of complicated diverticulitis for many decades. In 1968, Colcock from the Lahey Clinic demonstrated the utility of single-stage resection by safely resecting and anastomosing 61% of 294 patients with diverticulitis. Several authors (Rodkey and Welch 1984; Madden and Tan 1961), had since showed a significantly reduced morbidity and mortality with single-stage resection compared to multi-stage resection. In the early 1980s, single-stage resection with primary anastomosis became the preferred method. Hackford and associates reported a series of 140 patients with complicated diverticulitis treated with primary resection and anastomosis in 1985. This was successful in 61% of patients with mortality rate of only 1%, while the mortality of three-stage resection was as high as 14% (Table 56.2). Today, single-stage resection remains the procedure of choice for complicated diverticular disease (Biondo et al. 2001). Nevertheless, primary anastomosis after resection should be used only for stages I and II disease whereas the two-stage resection is recommended for stages III and IV disease (Auguste and Wise 1981). For stage IV disease, an initial Hartmann's procedure followed by subsequent re-anastomosis is the procedure of choice still (Standards Task Force of The American Society of Colon and Rectal Surgeons 1995; Hackford et al. 1985; Schoetz 1999). In the series by Eisenstat et al. (1983), when 19 patients who underwent a Hartmann's procedure were compared with 22 patients who had a three-stage surgery, morbidity and mortality rates showed virtually no difference at 23% and 16% versus 24% and 14%, respectively.

Table 56.2. Morbidity and Mortality of Perforated Diverticulitis according to Types of Surgery

Procedure	Morbidity [%]	Mortality [%]
Drainage and colostomy	20–90	12–64
Hartmann's Procedure	13–95	0–37
Resection and anastomosis	18–50	0–10
Laparoscopic surgery	5–29	0–1

Diverticulitis associated with Fistulas Many types of fistulas may complicate diverticulitis. The most common variety is the colovesical fistula (30–60%), followed by colocutaneous (15–30%), colovaginal (10–25%) and coloenteric (10–20%) fistulas (Gordon 1992). The general principle of management is resection of the diseased segment of colon. A conservative approach produces satisfactory results in a few selected cases only (Amin 1984). The aim of operative management is to achieve cure with a single-stage resection with primary anastomosis (Wassef et al. 1983). Adequate resection of the diverticula-bearing colon is essential, but provided the »other-affected« organ e.g. vagina, uterus, bladder, is otherwise healthy apart from the fistula, these other organs should be resected minimally (Gordon 1992; Wassef 1983). Whenever feasible, the omentum should be placed between these structures and the bowel anastomoses to reduce the risk of fistula recurrence (Gordon 1992).

Diverticulitis associated with Obstruction Intestinal obstruction secondary to diverticulitis is uncommon. Patients with colonic obstruction caused by diverticular stricture should undergo expeditious surgery following a course of resuscitation (Standards Task Force of The American Society of Colon and Rectal Surgeons 1995). Occasionally, surgery is required due to the inability to differentiate diverticular stricture from malignancy and the actual cause of obstruction may be apparent only at surgery (Jackson 1982). The use of an endoluminal stent as a temporizing measure to relieve colonic obstruction before definitive resection has been reported with good result (Davidson and Sweeny 1998). However, the actual role of endoluminal stenting in benign colonic obstruction caused by diverticular disease needs further evaluation.

Laparoscopic Approach Laparoscopic techniques had produced promising success in terms of safety with low morbidity and mortality, decreased ileus and length of hospital stay (Bruce et al. 1996; Liberman et al. 1996; Sher et al. 1997; Franklin et al. 1997; Stevenson et al. 1998; Siriser 1999; Kockerling et al. 1999; Vargas et al. 2000; Faynsod et al. 2000). In a recent study by The Norfolk Surgical Group Laparoscopic Surgery Registry, laparoscopic-assisted sigmoid colectomy for diverticulitis achieved adequate resection with very low recurrence and offers the benefits of shorter hospital stay and faster recovery (Vargas et al. 2000). This experience is shared by another large prospective multicenter trial by the Laparoscopic Colorectal Surgery Study Group from Hannover, Germany (Kockerling et al. 1999). The reported complication rates were 5–29% with a very low mortality rates of 0–1%. The rates of conversion to open surgery were 10–30% (Table 56.3). Because of the difficulty in resecting inflamed colon and thickened mesentery in diverticulitis coupled with the loss of tactile sensation in laparoscopic procedure, it had been suggested that part of the procedure should be accomplished extracorporally. This results in shorter operating time, shorter period of ileus and hospital stay with reduced postopera-

Table 56.3. Laparoscopic Surgery for Diverticular Disease

Authors/Year	Patients No.	Conversion [%]	Morbidity [%]	Mortality [%]
Franklin et al. 1997	164	10	5	0
Siriser 1999	65	5	17	0
Kockerling et al. 1999	1118	7	29	1
Faynsod et al. 2000	20	30	10	0
Vargas et al. 2000	69	26	10	0

tive morbidity compared to a totally laparoscopic technique (Kockerling et al. 1999; Vargas et al. 2000; Eijsbouts et al. 2000). The role of laparoscopic resection for fistulas complicating diverticulitis is still controversial. Vargas et al. (2000) and Sher et al. (1997) both found a significantly high (50%) conversion rate associated with fistulas. In contrast, in the series by Stevenson et al. (1998) and Liberman et al. (1996), there were no conversions at all in their series of diverticulitis complicated by fistula. This finding was also supported by Hewett and Stitz (1995).

Recurrent Diverticulitis after Resection

About 4–7% of patients develop recurrent diverticulitis following a limited resection considered adequate at the time of surgery for diverticulitis (Leigh et al. 1962; Killingback 1990; Freischlag et al. 1986). There are two main issues regarding the extent of resection. Firstly, is it necessary to remove all of the diverticular-bearing colon to decrease recurrence? Wolff et al. (1984) demonstrated that recurrent diverticulitis was not dependent on the number of diverticula and subtotal colectomy is not recommended in patients with pan-colonic diverticular disease. Secondly, where should the distal anastomosis be performed? A study from Mayo Clinic (Benn et al. 1986) has shown that the recurrent diverticulitis rate was significantly lower if the level of anastomosis was at the rectum (6.7%) compared to the distal sigmoid colon (12.5%). Re-operation was required in 3.4% of the patients in whom the sigmoid colon was used as the distal anastomotic site and in 2.2% of those in whom the rectum had been used. An effort should be made not to incorporate diverticula into the anastomosis.

Diverticulitis in Special Circumstances

Diverticulitis in Young Patients Diverticular disease is relatively uncommon in patients younger than 40 years of age (Chodak et al. 1981; Eusebio and Eisenberg 1973). They comprise 2% to 5% of all patients with diverticular disease (Ouriel and Schwartz 1983). However, it is often believed that diverticulitis in young patients is a more aggressive disease and requires surgery almost twice as often as older patients (Hannan et al. 1961). Therefore, surgery is often recommended in young patients after one documented attack of acute diverticulitis. However, this approach has recently been challenged by some authors who found that only 25% of young patients with diverticulitis required surgery at the initial attack and 68% did not require surgery during a minimum of five-year follow-up (Vignati et al. 1995).

Diverticulitis in Immunocompromised Patients Immunocompromised patients require a more aggressive approach (Perkins et al. 1984). Such patients include those with renal failure, acquired immunodeficiency syndrome, patients on steroids and post-transplant patients. These patients present with minimal signs and are more likely to perforate during an attack of acute diverticulitis (Perkins et al. 1984; Starnes et al. 1984). They are also less likely to respond to conservative treatment and early surgical intervention therefore is advisable (Perkins et al. 1984).

Surgery for Bleeding Diverticulosis

Bleeding diverticulosis stops spontaneously in 70% of cases but the remaining 30% will continue to bleed and may require emergency surgery (McGuire and Haynes 1972). Among patients with severe hematochezia and diverticulosis, at least 20% have definite evidence of diverticular hemorrhage (Jensen et al. 2000). Initial measures to stop bleeding may include colonoscopic diathermy or sclerotherapy (Jensen et al. 2000; Teague et al. 1978; Chaudhry et al. 1998). Colonoscopic treatment with epinephrine injections, bipolar coagulation, or both may prevent recurrent bleeding and decrease the need for surgery (Jensen et al. 2000). In a recent study, all ten (100%) patients with definite diverticular hemorrhage treated endoscopically either with epinephrine injections or electro-coagulation had no recurrent bleeding and none required surgery (Jensen et al. 2000). However, when conservative therapy is not possible or fails, urgent or emergency surgery may be needed. The frequency of recurrent bleeding ranges from 0–25% (Lewis and Schnug 1972).

Controversy remains as to how much colon is to be removed at the time of initial surgery. If a previous investigation has revealed the source of bleeding, the appropriate segmental resection must be performed. If segmental diverticulosis alone is present, resection of this alone represents appropriate therapy (Field and Field 1994). If pan-colonic diverticulosis is present, the situation is less simple (Field and Field 1994). If no source of bleeding is found, intra-operative colonoscopy or on-table mesenteric angiography may be used to identify the source of bleeding (Lewis and Schnug 1972). Total colectomy and ileorectal anastomosis should be performed in this situation (Field and Field 1994; Wong et al. 1997). The rationale for this extended surgery is based on the 30% rebleeding rate in cases having blind segmental resection (McGuire and Haynes 1972; Drapanas et al. 1973).

In Singapore, we found that multiple right-sided diverticulosis was more likely to cause bleeding and surgical intervention was often required (Wong et al. 1997; So et al. 1999). This may be due to the fact that the thinner colonic wall on the right side would make the vessels more vulnerable to injury and bleeding. This vulnerability would also account for the more common need for surgical intervention (Wong et al. 1997).

References

Amin M, Nallinger R, Polk HC (1984) Conservative treatment of selected patients with colovesical fistula due to diverticulitis. Surg Gynecol Obstet 159:442–444

Auguste LJ, Wise L (1981) Surgical management of perforated diverticulitis. Am J Surg 41:122–127

Benn PL, Wolff BG, Ilstrup DM (1986) Level of anastomosis and recurrent colonic diverticulitis. Am J Surg 151:269–271

Biondo S, Perea MT, Rague JM, Pares D, Jaurrieta E (2001) One-stage procedure in non-elective surgery for diverticular disease complications. Colorectal Disease 3:44–47

Bruce CJ, Coller JA, Murray JJ, Schoetz DJ Jr, Roberts PL, Rusin LC (1996) Laparoscopic resection for diverticular disease. Dis Colon Rectum 39:S1-6

Chaudhry V, Hyser MJ, Gracias VH, Gau FC (1998) Colonoscopy: the initial test for acute lower gastrointestinal bleeding. Am Surg 64:723-728

Chodak GW, Rangel DM, Passaro E Jr (1981) Colonic diverticulitis in patients under age 40: need for earlier diagnosis. Am J Surg 141:699-702

Colcock BP (1968) Surgical treatment of diverticulitis. Twenty years' experience. Am J Surg 115:264-270

Davidson R, Sweeney WB (1998) Endoluminal stenting for benign colonic obstruction. Surg Endosc 12:353-354

Detry R, James J, Kartheuser A et al. (1992) Acute localized diverticulitis: optimum management requires accurate staging. Int J Colorectal Dis 7:38-42

Drapanas T, Pennington DG, Kappelman M et al. (1973) Emergency subtotal colectomy: preferred approach to management of massive bleeding diverticular disease. Ann Surg 177:519-526

Eijsbouts QA, de Haan J, Berends F, Sietses C, Cuesta MA (2000) Laparoscopic elective treatment of diverticular disease. A comparison between laparoscopic-assisted and resection-facilitated techniques. Surg Endosc 14:726-730

Eisenstat TE, Rubin RJ, Salvati EP (1983) Surgical management of diverticulitis: the role of the Hartmann procedure. Dis Colon Rectum 26:429-432

Eusebio EB, Eisenberg MM (1973) Natural history of diverticular disease of the colon in young patients. Am J Surg 125:308-311

Faynsod M, Stamos MJ, Arnell T, Borden C, Udani S, Vargas H (2000) A case-control study of laparoscopic versus open sigmoid colectomy for diverticulitis. Am Surg 66:841-843

Field RJ Sr, Field RJ Jr (1994) Subtotal abdominal colectomy for control of massive lower gastrointestinal bleeding. J Miss State Med Assoc 35:29-33

Franklin ME Jr, Dorman JP, Jacobs M, Plasencia G. (1997) Is laparoscopic surgery applicable to complicated diverticular disease? Surg Endosc 11:1021-5.

Freischlag J, Bennion RS, Thompson JE Jr (1986) Complications of diverticular disease of the colon in young people. Dis Colon Rectum 29:639-643

Gordon PH (1992) Diverticular Disease of the Colon. In: Gordon PH, Nivatvongs S (eds) Principles and practice of surgery for the colon, rectum, and anus. St. Louis, Missouri 777-780

Hachigian MP, Honickman S, Eisenstat TE, Rubin RJ, Salvati EP (1992) Computed tomography in the initial management of acute left-sided diverticulitis. Dis Colon Rectum 35:1123-1129

Hackford AW, Schoetz DJ Jr, Coller JA, Veidenheimer MC (1985) Surgical management of complicated diverticulitis. The Lahey Clinic experience, 1967 to 1982. Dis Colon Rectum 28:317-321

Hannan CE, Knightly JJ, Coffey RJ (1961) Diverticular disease of the colon in the younger age group. Dis Colon Rectum 4:419-423

Hewett PJ, Stitz R (1995) The treatment of internal fistulae that complicate diverticular disease of the sigmoid colon by laparoscopically assisted colectomy. Surg Endosc 9:411-413

Hinchey EJ, Schaal PG, Richards GK (1978) Treatment of perforated diverticular disease of the colon. Adv Surg 12:85-109

Jackson BR (1982) The diagnosis of colonic obstruction. Dis Colon Rectum 25:603-609

Jensen DM, Machicado GA, Jutabha R, Kovacs TO (2000) Urgent colonoscopy for the diagnosis and treatment of severe diverticular hemorrhage. N Engl J Med 13(342):78-82

Killingback M (1990) Diverticulitis of the colon. In: Fazio VW (ed) Current therapy in colon and rectal surgery. BC Decker, Toronto, pp 222-231

Kockerling F, Schneider C, Reymond MA et al. (1999) Laparoscopic resection of sigmoid diverticulitis. Results of a multicenter study. Laparoscopic Colorectal Surgery Study Group. Surg Endosc 13:567-571

Leigh JE, Judd ES, Waugh JM (1962) Diverticulitis of the colon. Recurrence after apparently adequate segmental resection. Am J Surg 103:51-54

Lewis EE, Schnug GE (1972) Importance of angiography in the management of massive hemorrhage from colonic diverticula. Am J Surg 124:573-580

Liberman M, Philips H, Carroll B, Fallas M, Rosenthal R (1996) Laparoscopic colectomy vs. Traditional colectomy for diverticulitis. Surg Endosc 10:15-18

Madden JL, Tan PY (1961) Primary resection and anastomosis in the treatment of perforated lesions of the colon, with abscess or diffusing peritonitis. Surg Gynecol Obstet 113:646-650

Mayo WJ, Wilson LB, Giffin HZ (1907) Acquired diverticulitis of the large intestine. Surg Gynecol Obstet 5:8-15

McGuire HH, Haynes BW (1972) Massive hemorrhage from diverticulosis of the colon: Guidelines for therapy based on bleeding patterns observed in fifty cases. Ann Surg 175:847-855

Nichols RL (1986) Management of intra-abdominal sepsis. Am J Med 80:204-209

Ouriel K, Schwartz SI (1983) Diverticular disease in the young patient. Surg Gynecol Obstet 156:1-5

Painter NS (1982) Diverticular disease of the colon: the first of the Western diseases shown to be due to a deficiency of dietary fibre. South Afr Med J 61:1016–1020
Perkins JD, Shield CF III, Change FC et al. (1984) Acute diverticulitis: comparison of treatment in immunocompromised and non-immunocompromised patients. Am J Surg 148:745–748
Rodkey GV, Welch CE (1984) Changing patterns in the surgical treatment of diverticular disease. Ann Surg 200:46–78
Schoetz DJ Jr (1999) Diverticular disease of the colon: a century-old problem. Dis Colon Rectum 42:703–709
Sher M, Agachan F, Bortul M, Nogueras J, Weiss E, Wexner S (1997) Laparoscopic surgery for diverticulitis. Surg Endosc 11:264–267
Siriser F (1999) Laparoscopic-assisted colectomy for diverticular sigmoiditis. A single-surgeon prospective study of 65 patients. Surg Endosc 13:811–813
Smithwick RH (1942) Experiences with the surgical management of diverticulitis of the sigmoid. Ann Surg 115:969–985
So JB, Kok K, Ngoi SS (1999) Right-sided colonic diverticular disease as a source of lower gastrointestinal bleeding. Am Surg 65:299–302
Standards Task Force, American Society of Colon and Rectal Surgeons (1995) Practice parameters for sigmoid diverticulitis–supporting documentation. Dis Colon Rectum 38:126–132
Starnes HF Jr, Lazarus JM, Vineyard G (1985) Surgery for diverticulitis in renal failure. Dis Colon Rectum 28:827–831
Stevenson A, Stitz R, Lumley J, Fielding G (1998) Laparoscopically assisted anterior resection for diverticular disease. Ann Surg 227:335–342
Teague RH, Thornton JR, Manning AP et al. (1978) Colonoscopy for investigation of unexpected rectal bleeding. Lancet 1:1350–1351
Thompson DA, Bailey HR (1990) Management of acute diverticulitis with abscess. Semin Colon Rectal Surg 1:74–80
Vargas HD, Ramirez RT, Hoffman GC et al. (2000) Defining the role of laparoscopic-assisted sigmoid colectomy for diverticulitis. Dis Colon Rectum 43:1726–1731
Vignati PV, Welch JP, Cohen JL (1995) Long-term management of diverticulitis in young patients. Dis Colon Rectum 38:627–629
Wassef R, Morgan S, Tasse D, Bernard D (1983) Fistulas in diverticular disease of the colon: study of 29 cases. Can J Surg 26:546–549
Wexner SD, Dailey TH (1986) The initial management of left lower quadrant peritonitis. Dis Colon Rectum 29:635–638
Wolff BG, Ready RL, MacCarty RL, Dozois RR, Beart RW Jr (1984) Influence of sigmoid resection on progression of diverticular disease of the colon. Dis Colon Rectum 27:645–647
Wong SK, Ho YH, Leong APK, Seow-Choen F (1997) Clinical behavior of complicated right-sided and left-sided diverticulosis. Dis Colon Rectum 40:344–348

Sachverzeichnis

Abszess 67, 97
- Drainage 234
- interventionelle Therapie 130-135
- perkutane Drainage 130
abwartendes Verhalten 286
»acquired neuromuscular derangement« 39
»adhesion, incidence and prevention« 333-335
Aktivität, körperliche 32
Altemeier 145
Altern, Einfluß 59
Anastomose
- Höhe 325, 326
- Technik 342, 343
Anatomie 2-13, 73, 74
- Kolon 5-7
Angioarchitektur 7, 8
Angiographie 208, 283
Antibiotika 233
Antiperistaltik 7
Antirheumatika, nichtsteroidale 81
APACHE II Score 291
Arteria marginalis (Drummond) 7
Ätiologie 2-13, 44, 64, 73, 74

Ballaststoffhypothese 30
Bindegewebserkrankung 51
Biopsiediagnostik 69
Blutung 101, 123-128
- Diagnostik 204-211
- Lokalisation 283, 287
- Rezidivblutung 126
- sistieren 126
- Therapie 235, 236
- - Resektion 283-288
- untere gastrointestinale 124, 205-211
3-B-Regel 83
Burkitt 142

C
»cross-links« 59
CT (Computertomographie) 176-182
- Hydro-CT 184-189
- Rolle bei der Stadieneinteilung 190-193
- Spiral-CT 223, 225

Diabetes mellitus, Diabetiker, Besonderheiten 141-149
Diagnostik
- Biopsiediagnostik 69
- Fehldiagnose 220
- klinische 218
- Kostenanalyse 224
- nach akuter unkomplizierter Divertikulitis 217-221
- präoperative 222-226
- - Beurteilung 224, 225
- - Verfahren 223
Diskontinuitätsresektion 302-310
»diverticular disease« 143
- »natural history« 243-245
Divertikel
- Entstehung, Anatomische Grundlagen 8-12
- ernährungsbedingte Volkskrankheit 29-33
- extramurale 10
- falsche 3
- Graser-Divertikel 16
- Histologie 67, 68
- inkomplette 10
- intramurale 10
- komplette 10
- Lokalisation 12, 13
- Pseudodivertikel 66
- Pulsionsdivertikel 3, 10
- Riesendivertikel 67
- Traktionsdivertikel 3
- wahre 3
Divertikelkrankheit 83
- unkomplizierte / komplizierte 78
Divertikelträger 77-81
Divertikulitis 101, 102
- akute 95-97
- Algorithmus 226
- blande 94, 95
- chronisch-rezidivierende 97, 98
- endoskopische Zeichen 197
- iatrogene 201, 202
- Klassifikation 82-91
- Kolonkontrasteinlauf 176-182, 223, 224
- Komplikationen, postoperative 337-344
- Leitsymptom 137
- Linksdivertikulitis 314
- natürlicher Verlauf, Langzeitstudie 151-156

- Pathologie 64-71
- Rechtsdivertikulitis 311-317
- Schweregrade 84-88
- Sigma, Verlauf 158-162
- Sonographie 169-175, 223, 225
- Stadieneinteilung 93
- - Rolle des CT 190-193
- Therapie
- - endoskopische 201
- - konservative 228-236
Divertikulose 30, 83, 94
- Ätiologie 44, 64
- Pathogenese, Hypothese 37
- Pathologie 64-71
- Tierstudien 31
»Dome-Sign«-Phänomen 171
Druckkammer 8
Drucksteigerung 34-37

Einstiegsoperation 261
Elastizität 59
Endoskopie, Stellenwert 194-202
- Divertikulitiszeichen 197
- Durchführung 196
- Indikation 195, 196
Enterographie, endoskopische 198
Entzündungsinfiltrate 68
Ernährung
- faserarme 147-149
- Richtlinien 29
»evidence-based medicine« 256
»evidence-based surgery« 364-369
Evidenzgrade 233
Extrazellulärmatrix 51

Fehldiagnose 220
Feldstimulation, elektrische (EFS) 45, 47
Fleischmann 16

Gefäßlücke 8
Genetik, genetische Faktoren 64
GLQI (gastrointestinaler Lebensqualitätsindex) 273, 274
Goldstandard 252
Graser 4
- Graser-Divertikel 16

HALS (handassistierte laparoskopische Chirurgie) 346-349
Hartmann-Operation 302, 309
Hinchey-Stadien 87, 243
Histologie 67, 68
historische Entwicklung 15-26
Hyperkontraktilität, muskuläre 42
Hypertrophie, muskuläre 66
Hypoganglionose 42

Innervationsstörungen 38-42

Klassifikation, Divertikulitis 82-91
Kokarde, pathologische 171
Kollagen 51

Kollagenstoffwechsel 57
Kolitis
- chronische 68
- kollagene 69
Kolon / Colon
- Anatomie 5-7
- Angioarchitektur 7, 8
- Colon sigmoideum 12
- Motilitätsstörung, in-vitro-Untersuchung 38-50
- Wand
- - Rigidität 61
- - ultrastrukturelle Zusammensetzung 58
Kolonkontrasteinlauf, Divertikulitis 176-182, 223
- Beurteilung 224
Koloskopie 195, 223, 283
- Beurteilung 225
Komplikationen 101, 102, 119, 120
- septische 102, 103
Komplikationen, postoperative 337-344
konkurrierende Erkrankungen 219, 220
Kontinuitätswiederherstellung 302
Kontraktilität 45
Konzertinaform 8
Kortikosteroide 81
Kosten-Nutzen-Relation, präoperative Diagnostik 222

Laparoskopie 256-261
- Grenzen 262, 263
- Indikation / Ergebnisse 264-267
- im fortgeschrittenen Hinchey-Stadium 268-271
- versus offene Technik, Lebensqualität 273-276
Lavage
- Etappenlavage 299
- kontinuierliche postoperative 299
Lebensalter 111
Lebensgewohnheiten 78
Lebensqualität
- gastrointestinaler Lebensqualitätsindex (GLQI) 273, 274
- laparoskopische versus offene Technik 273-276
Leitlinien, Fachgesellschaften 217
Leitsymptome, Divertikulitis 137
Letalität 291
Linksdivertikulitis 314

Mannheimer Peritonitis Index 291, 298
Matrixmetalloproteinasen (MMP) 51-55
Morbidität 252, 291
Morgagni 4, 15
Mortalität 252
Motilitätsstörungen 34-37
- Kolon, in-vitro-Untersuchung 38-50
Muskelstreifenpräparate 45

Nervensystem, enterisches 39
Neurotransmitter 45

– Homöostase 39
Nomenklatur 3, 4
Notfallkoloskopie 204
Notfalloperation 286
Nuklearmedizin / nuklearmedizinische Methoden 204
– Szintigraphie 283

Operationsindikation 154, 160
»outcome« 297

Pathologie 2-13, 64-71, 73, 74
Perforation
– freie 98
– gedeckte 68
Peridivertikulitis 84
– phlegmonöse 68
Perikolitis 85
Peritonitisbehandlung, Stufenkonzept 298-301
Phlegmone 67, 96
Physiologie 2-13, 73, 74
Plexus
– P. myentericus (Auerbach) 5, 42
– P. submucosus externus (Schabadasch) 5, 42
– P. submucosus internus (Meissner) 5
Plexusarchitektur 39
Prädisposition 62
Prognose, prognostische Kriterien 289-296
Pseudodivertikel 66
Pulsionsdivertikel 3, 10

Rechtsdivertikulitis 311-317
Resektion
– Diskontinuitätsresektion 302-310
– laparoskopische 258-260
– Rezidiv 323-326
– Zeitpunkt, optimaler 247-254
Rezidiv
– nach Resektion 323-326
– Nachuntersuchung 328-331
Riesendivertikel 67
Riesenganglien 42
Rigidität, Darmwand 61
Ringmuskelschicht 8
Risikomarker 141, 145
Rundzellinfiltrate 68

S
»saccharine disease« 141
Schub, zweiter 247

Schweregrade, Divertikulitis 84-88
– Hinchey 87, 243
»second look« 304
Segmentation 61
Sigmadivertikulitis
– Hydro-CT 184-189
– Verlauf 158-162
SLS (laparoskopisch assistiertes Operieren) 346
Sonographie, Divertikulitis 169-175, 223
– Beurteilung 225
Spiral-CT 223
– Beurteilung 225
»stage-dependent surgery« 355-362
»staging« / Stadieneinteilung, Divertikulitis 93
– klinisches 218, 219
– Rolle des CT 190-193
– »systems« 355-357
Stenose, Erstmanifestation 220
Stufenkonzept, Peritonitisbehandlung 298-301
Submukosa 10
Szintigraphie 283

Taenia 7
Therapie
– endoskopische 201
– konservative 248, 249
– – Entscheidungskriterien 231-236
– – Standards 230, 231
– – Stellenwert 229, 230
– operative
– – »evidence-based surgery« 364-369
– – Goldstandard 252
– – HALS (handassistierte laparoskopische Chirurgie) 346-349
– – Laparoskopie (s. dort)
– – Resektion (s. dort)
– – SLS (laparoskopisch assistiertes Operieren) 346
– – »stage-dependent surgery« 355-362
Traktionsdivertikel 3
Tuscheinjektion 209

Vas rectum 12
Volkskrankheit 29-33

Ziehharmonikastruktur 8
Zivilisationskrankheit 148
Zystenniere 80

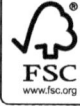

MIX
Papier aus verantwortungsvollen Quellen
Paper from responsible sources
FSC® C105338

If you have any concerns about our products,
you can contact us on
ProductSafety@springernature.com

In case Publisher is established outside the EU,
the EU authorized representative is:
**Springer Nature Customer Service Center GmbH
Europaplatz 3, 69115 Heidelberg, Germany**

Printed by Libri Plureos GmbH
in Hamburg, Germany